OSTEOPATIA
um conceito global e integrativo

GUSTAVO LUIZ BORTOLAZZO
HUGO PASIN NETO
EDUARDO SILVEIRA BICALHO

OSTEOPATIA
um conceito global e integrativo

Atualizada e ampliada
2ª edição

editora dos Editores

OSTEOPATIA: UM CONCEITO GLOBAL E INTEGRATIVO

Editores: Gustavo Luiz Bortolazzo, Hugo Pasin Neto e Eduardo Silveira Bicalho

---

Capa, projeto gráfico, diagramação e produção editorial:
Futura *(rogerio@futuraeditoracao.com)*

Revisão: Isabel Góes

Todos os direitos reservados. Nenhuma parte deste livro poderá ser reproduzida, sejam quais forem os meios empregados, sem a permissão, por escrito, das editoras. Aos infratores aplicam-se sanções previstas nos artigos 102, 104, 106 e 107 da Lei nº 9.610, de 19 de fevereiro de 1998.

ISBN: 978-65-6103-074-8

Editora dos Editores

São Paulo: Rua Marquês de Itu, 408 – sala 104 – Centro. (11) 2538-3117

Rio de Janeiro: Rua Visconde de Pirajá, 547 – sala 1.121 – Ipanema
www.editoradoseditores.com.br

Impresso no Brasil
Printed in Brazil
1ª impressão – 2025
© 2025 Editora dos Editores

Este livro foi criteriosamente selecionado e aprovado por um Editor científico da área em que se inclui. A Editora dos Editores assume o compromisso de delegar a decisão da publicação de seus livros a professores e formadores de opinião com notório saber em suas respectivas áreas de atuação profissional e acadêmica, sem a interferência de seus controladores e gestores, cujo objetivo é lhe entregar o melhor conteúdo para sua formação e atualização profissional. Desejamos-lhe uma boa leitura!

Dados Internacionais de Catalogação na Publicação (CIP)
(Câmara Brasileira do Livro, SP, Brasil)

Osteopatia : um conceito global integrativo/organização Gustavo Luiz Bortolazzo, Hugo Pasin Neto, Eduardo Silveira Bicalho. – 2. ed. atual. e ampl. – São Paulo : Editora dos Editores, 2025.

Vários autores.
ISBN 978-65-6103-074-8

Fisioterapia 2. Neurologia 3. Odontologia 4. Ortopedia 5. Osteopatia I. Bortolazzo, Gustavo Luiz. II. Pasin Neto, Hugo. III. Bicalho, Eduardo Silveira.

25-262687

CDD-615.533
NLM-WB-940

Índices para catálogo sistemático:

1. Osteopatia: Terapêutica 615.533
Eliane de Freitas Leite - Bibliotecária - CRB 8/8415

Para todos que colaboraram com a nossa formação e aos nossos maiores incentivadores: famílias, pacientes e alunos.

PREFÁCIO DA 1ª EDIÇÃO

O conceito osteopático está em movimento e se espalha gradual e inexoravelmente pelo mundo. O ensino da Osteopatia está se tornando cada vez mais bem-sucedido em todos os países, o que se observa pelo aumento na quantidade de escolas e pela melhor estruturação do currículo dessa disciplina. Este é particularmente o caso do Brasil, que tive o prazer de visitar muitas vezes.

É, portanto, com grande satisfação que escrevo este prefácio.

A publicação de um livro reflete um longo caminho de aprendizado, reflexão e maestria tanto teórica quanto prática. Este livro de abordagem geral sobre Osteopatia, sério e rigoroso, retrata perfeitamente todas as sutilezas da arte osteopática.

Depois de uma síntese sobre o conceito básico, os autores descrevem de maneira clara e precisa as diferentes técnicas específicas e necessárias para compreender e aplicar o tratamento osteopático. Observo, com contentamento, que este conceito é tratado em todos os seus aspectos.

O tratamento é holístico, o que significa que contempla não apenas o corpo como um todo, mas também os arranjos técnicos necessários para se alcançar o sucesso terapêutico, selecionados individualmente para cada paciente, seus aspectos funcionais, estruturais, viscerais, cranianos, etc.

Os autores fazem isso de maneira abrangente nesta obra, além de evidenciarem todos os diferentes aspectos do tratamento osteopático. Cada capítulo está bem documentado e todas as técnicas são apresentadas igualmente, sem vieses, o que seria contrário ao espírito globalista e holístico.

Apesar de essa profissão ser aprimorada principalmente pela prática, é por meio dos livros que são transmitidas as informações e as ideias. Por isso, desejo que esta obra tenha muito sucesso, sendo útil tanto aos estudantes quanto aos profissionais, e espero que ajude a difundir o conceito da Osteopatia a outras profissões médicas e também ao público em geral.

A Osteopatia é uma medicina manual que tem se mostrado eficaz em qualquer contexto em que é ensinada e aplicada. Os pacientes que procuram o profissional osteopata são cada vez mais numerosos, porque a Osteopatia, em alguns casos, é uma alternativa simples e eficiente, representando uma nova possibilidade quando outros tratamentos que não foram efetivos.

Mais uma vez, parabenizo os autores pela seriedade e vontade de deixar claro, por meio de seus trabalhos, que a Osteopatia tem seu lugar no contexto médico.

Tenho ensinado há muitos anos e em todo o mundo, inclusive em países nos quais a Osteopatia ainda está em estado embrionário, e é sempre uma grande alegria quando um livro é publicado localmente, porque significa que o conceito osteopático criou raízes, como acontece agora no Brasil.

Parabéns aos autores, Gustavo, Hugo e Eduardo. Desejo muito sucesso e que a Osteopatia encontre um lugar crescente em seu país. Sejam exigentes em seu ensino e na manutenção de um conceito osteopático abrangente e de qualidade, sempre em benefício da população.

Todos os meus mais afetuosos sentimentos a vocês e ao caloroso Brasil.

SERGE PAOLETTI
Diplomado pela European School of Osteophy.
Membro fundador da L'académie d'ostéopathie de France.
Autor do livro Les Fascias, traduzido em sete idiomas,
ministra cursos ao redor do mundo há muitos anos.

PREFÁCIO DA 2ª EDIÇÃO

Quando vim lecionar no Brasil, quase 20 anos atrás, a profissão e a educação osteopática já estavam presentes no país há anos, embora ainda em sua fase inicial de desenvolvimento. No entanto, fiquei impressionado com a capacidade intelectual e a paixão dos colegas que participaram nos cursos...

Antes e desde então, a osteopatia brasileira vem crescendo rapidamente, atingindo um nível educacional de pós-graduação, expandindo-se com sucesso desde sua aplicação clínica em nível nacional até na evidência científica com um impacto mundial.

Atualmente, o número de brasileiros que consultam um osteopata está aumentando consideravelmente, influenciando significativamente a nível social e na relação custo-benefício para a restauração, manutenção e promoção da saúde e bem-estar individual.

Graças à contribuição de vários entusiastas colegas e diversas instituições brasileiras, a osteopatia floresce ano após ano, oferecendo à profissão seu valor único e precioso.

Este livro, escrito em língua portuguesa na sua primeira e original edição, é apenas um exemplo desse processo de amadurecimento. Ele fornece uma cobertura ampla e multidisciplinar sobre considerações osteopáticas nas ciências básicas e clínicas, demonstrando uma variedade de métodos de manipulação em Osteopatia.

A pesquisa e as aulas práticas retornam às origens do tratamento osteopático para proporcionar uma compreensão dos conceitos fundadores desta filosofia.

Os autores oferecem um equilíbrio inteligente entre os princípios da osteopatia e sua aplicação prática, apoiada nas mais recentes evidências científicas e numa fundamentação crítica.

O resultado é um guia completo para avaliação e tratamento osteopático não só para estudantes, mas também para profissionais, para se tornarem osteopatas pensantes e curiosos e que possam colocar seus conhecimentos a serviço da comunidade em geral.

PAOLO TOZZI, MSC OST, DO, PT
Head of Academics A. C.S. Malta

APRESENTAÇÃO

A ideia de escrever este livro surgiu da necessidade de apresentar e difundir a Osteopatia, na língua portuguesa, para os profissionais da área da saúde (fisioterapeutas, ortopedistas, neurologistas, dentistas, reumatologistas...), bem como ser uma fonte de consulta aos Osteopatas e estudantes de Osteopatia, em seus variados temas.

O trabalho de coleta de dados foi iniciado antes do projeto do livro, especialmente para confecção de material disponibilizado nas aulas que os autores ministram há alguns anos.

Nesse sentido, o grande objetivo desta obra foi explorar o conceito osteopático, muito mais do que apresentar testes e técnicas de tratamento utilizadas pelos Osteopatas.

Para explorar os conceitos osteopáticos de maneira mais didática, o livro foi dividido em 4 partes, que são: **Histórico e Princípios da Osteopatia, Conceitos Relevantes em Osteopatia, Avaliação Osteopática** e **Tratamento Osteopático**.

O livro, portanto, aborda o início da Osteopatia e suas raízes, seu desenvolvimento, alguns conceitos anatômicos, biomecânicos e neurofisiológicos que embasam as condutas osteopáticas e as diferentes visões dos personagens relevantes na história da prática, sobre a avaliação e o tratamento osteopático.

Buscou-se, como referências para pesquisa, os principais autores e instituições ao nível mundial sobre os temas abordados nestes capítulos.

Espera-se que o leitor possa ser apresentado ou aprofundar seus conhecimentos acerca da Osteopatia com informações embasadas cientificamente e/ou com as teorias mais aceitas atualmente.

A Osteopatia abarca outros temas não abordados neste texto, porém optou-se pelos temas que dessem suporte ao objetivo desta obra.

Boa leitura.

AUTORES

Gustavo Luiz Bortolazzo
Diplomado em Osteopatia – CBO (Colégio Brasileiro de Osteopatia)
Doutor em Anatomia – UNICAMP (Universidade Estadual de Campinas)

Hugo Pasin Neto
Diplomado em Osteopatia – CBO (Colégio Brasileiro de Osteopatia)
Doutor em Ciências da Reabilitação – UNINOVE

Eduardo Silveira Bicalho
Diplomado em Osteopatia – SEFO (Scientif European Federation of Osteopaths)
Mestre em Bioengenharia – PUC/PR

COLABORADORES

Andreia Cristina de Oliveira Silva
Diplomado em Osteopatia – CBO (Colégio Brasileiro de Osteopatia)
Doutora em Ciências da Reabilitação – UNINOVE

Bruno Luis Amoroso Borges
Diplomado em Osteopatia CBO (Colégio Brasileiro de Osteopatia)
Doutor em Saúde Reabilitação e Interdisciplinaridade UNICAMP (Universidade Estadual de Campinas)

Daniel dos Santos Camilo
Certificado em Osteopatia EOM
Especialista em Osteopatia Coffito

Eduardo De Latorre Fusatto
Diplomado em Osteopatia – CBO (Colégio Brasileiro de Osteopatia)
Mestre em Fisioterapia – UNIMEP (Universidade Metodista de Piracicaba)

Fabiana Forti Sakabe
Diplomada em Osteopatia CBO (Colégio Brasileiro de Osteopatia)
Doutora em Anatomia UNICAMP (Universidade Estadual de Campinas)

Fabrício de Oliveira Teixeira Lopes
Diplomado em Osteopatia – CBO (Colégio Brasileiro de Osteopatia)
Mestre em Anatomia – UNICAMP (Universidade Estadual de Campinas)

Jones Macagnan
Diplomado em Osteopatia – CBO (Colégio Brasileiro de Osteopatia)
Mestre em Educação – UNIVALI

Leonardo Sette Vieira

Especialista em Osteopatia Coffito

Mestre em Reabilitação e Desempenho Funcional UFVJM (Universidade Federal dos Vales do Jequitinhonha e Mucuri)

Marco Aurélio Serafim Bonvino

Certificado em Osteopatia – EOM

Doutor em Ciências do Movimento – UNIMEP (Universidade Metodista de Piracicaba)

Rodolfo Amoroso Borges

Diplomado em Osteopatia CBO (Colégio Brasileiro de Osteopatia)

Mestre em Tecnologia, Gestão e Saúde ocular UNIFESP (Universidade Federal de São Paulo)

Tatiane Garcia Stancker Moreno

Certificada em Osteopatia – CBO (Colégio Brasileiro de Osteopatia)

Mestre em Ciências da Reabilitação – UNINOVE (Universidade Nove de Julho)

Vinicius Sigrist Navas

Diplomado em Osteopatia CBO (Colégio Brasileiro de Osteopatia)

Mestre em Saúde Coletiva/Epidemiologia UNICAMP (Universidade Estadual de Campinas)

SUMÁRIO

PARTE 1 • HISTÓRICO E PRINCÍPIOS DA OSTEOPATIA

Capítulo **1**
ANDREW TAYLOR STILL, O CRIADOR DA OSTEOPATIA 19
Eduardo Silveira Bicalho
Vinicius Sigrist Nava

Capítulo **2**
O QUE É OSTEOPATIA 24
Eduardo Silveira Bicalho
Vinicius Sigrist Nava

Capítulo **3**
PRINCÍPIOS DA OSTEOPATIA 31
Hugo Pasin Neto

Capítulo **4**
OSTEOPATIA NO MUNDO 37
Rodolfo Amoroso Borges

Capítulo **5**
ANATOMIA E FISIOLOGIA BÁSICA EM OSTEOPATIA 42
Eduardo de Latorre Fusatto

PARTE 2 • CONCEITOS RELEVANTES EM OSTEOPATIA

Capítulo **6**
FÁSCIAS 59
Hugo Pasin Neto
Leonardo Sette Vieira

Capítulo **7**
BIOTENSEGRIDADE 75
Gustavo Luiz Bortolazzo
Fabiana Forti Sakabe

Capítulo **8**
DIAFRAGMAS 80
Rodolfo Amoroso Borges

Capítulo **9**
POSTUROLOGIA 99
Hugo Pasin Neto

Capítulo **10**
DISFUNÇÃO SOMÁTICA 107
Eduardo Silveira Bicalho
Marco Aurélio Serafim Bonvino

Capítulo **11**
AS VÍSCERAS – MOVIMENTOS E DISFUNÇÕES 118
Gustavo Luiz Bortolazzo

Capítulo **12**
O CRÂNIO – MOBILIDADE E DISFUNÇÕES 124
Eduardo Silveira Bicalho
Tatiane Garcia Stancker Moreno

Capítulo **13**
OS 5 MODELOS DA APLICAÇÃO DA OSTEOPATIA 136
Eduardo Silveira Bicalho
Daniel Camilo

PARTE 3 • AVALIAÇÃO OSTEOPÁTICA

Capítulo **14**
ANAMNESE 143
Hugo Pasin Neto
Ana Laura Schlliemann

Capítulo **15**
TESTES DE MOBILIDADE GERAL E DE AUSCULTA 149
Gustavo Luiz Bortolazzo

Capítulo **16**
TESTES DE MOBILIDADE SEGMENTAR 156
Hugo Pasin Neto

Capítulo **17**
TESTES VISCERAIS 161
Gustavo Luiz Bortolazzo

Capítulo **18**
TESTES PARA O CRÂNIO 164
Hugo Pasin Neto

Capítulo **19**
EXAMES COMPLEMENTARES PARA AVALIAÇÃO E DIAGNÓSTICO EM OSTEOPATIA 170
Jones Macagnan

PARTE 4 • TRATAMENTO OSTEOPÁTICO

Capítulo **20**
ABORDAGEM OSTEOPÁTICA MUSCULOESQUELÉTICA 191
Gustavo Luiz Bortolazzo
Hugo Pasin Neto

Capítulo **21**
ABORDAGEM OSTEOPÁTICA VISCERAL 205
Gustavo Luiz Bortolazzo

Capítulo **22**
ABORDAGEM OSTEOPÁTICA AO CRÂNIO 211
Eduardo Silveira Bicalho
Tatiane Stancker Moreno

Capítulo **23**
MODELO BIOMECÂNICO DE LITTLEJOHN E TRATAMENTO GLOBAL OSTEOPÁTICO (G.O.T.) 224
Fabrício de Oliveira Teixeira Lopes

Capítulo **24**
ABORDAGEM OSTEOPÁTICA NO SISTEMA NERVOSO AUTÔNOMO 233
Andréia Cristina de Oliveira Silva

Capítulo **25**
ABORDAGEM FLUÍDICA NA OSTEOPATIA 238
Leonardo Sette Vieira

Capítulo **26**
OSTEOPATIA PEDIÁTRICA 250
Bruno Amoroso Borges

Capítulo **27**
OSTEOPATIA BASEADA EM EVIDÊNCIAS 272
Hugo Pasin Neto
Gustavo Luiz Bortolazzo

Parte 1
HISTÓRICO E PRINCÍPIOS DA OSTEOPATIA

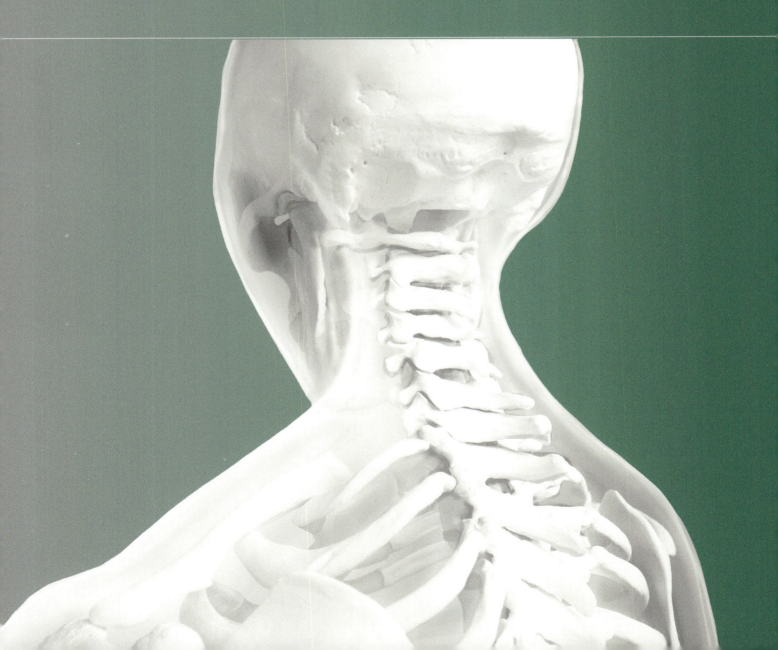

Capítulo **1**

ANDREW TAYLOR STILL, O CRIADOR DA OSTEOPATIA

Eduardo Silveira Bicalho
Vinicius Sigrist Nava

A.T. STILL E SUAS ORIGENS

No dia 6 de agosto de 1828, nasceu Andrew Taylor Still em Lee County, no estado da Virgínia (Estados Unidos). Com descendência escocesa e irlandesa, desde cedo Still seguiu os passos de seu pai, Abram Still, um pastor de igreja metodista, fazendeiro e médico de fronteira. Desenvolveu diversas habilidades em sua vida, como de fazendeiro, mecânico, inventor, além de ter sido um dedicado homem de família.[1]

Desde sua infância sofria com fortes crises de dores de cabeça. Em sua biografia[1] relatou que em uma ocasião, quando tinha por volta de 10 anos, experimentou posicionar a base de sua cabeça em uma corda esticada, e descansar nessa maneira. Acabou adormecendo e quando acordou percebeu que sua dor havia passado. Repetiu esse ato em outras crises, na época sem ter a mínima ideia dos motivos pelos quais a dor havia amenizado. Essas observações o ajudaram futuramente no desenvolvimento de alguns conceitos que fundamentaram a Osteopatia, e ele então considerou esse evento como "a primeira lição em Osteopatia".[1]

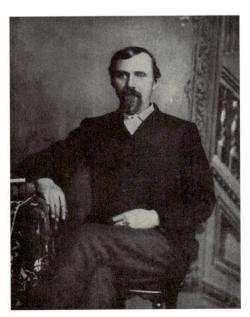

Figura 1.1. Foto de Andrew Taylor Still
Fonte: Dr. Andrew Still – modificado por Still.[1]

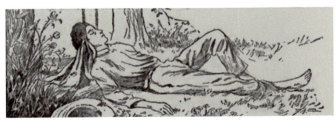

Figura 1.2. Andrew Still descansando a cabeça
A primeira lição de Osteopatia: Andrew Still descansando com sua cabeça apoiada em uma corda esticada. Modificado de Still.[1]

Tinha fascínio por anatomia, desde sua adolescência, por isso quando caçava animais, ele os dissecava para poder observar suas estruturas. Curiosamente, relata em sua biografia a captura de cervos, águias, cobras e seus encontros com panteras.[1]

"A tarefa de despelar esquilos me colocou em contato com músculos, nervos e veias. Os ossos, que constituem o incrível alicerce da maravilhosa casa em que habitamos, já eram objeto de estudo para mim muito antes de eu aprender os nomes difíceis que a ciência lhes deu."[1]

Teve sua formação em medicina prática no Missouri e, em 1853, já casado com a sua primeira esposa Mary M. Still, mudou-se para o Kansas onde, juntamente com seu pai, dividia suas tarefas da fazenda com o tratamento médico de índios nativos da tribo Shawnee, enfrentando doenças como a erisipela, febre, disenteria, pneumonia e cólera.[1]

Ativista dos movimentos sociais a favor da abolição da escravidão, que culminaria na Guerra Civil americana (1861–1865), Still enfrentou tensas situações políticas no período. Em 1861 alistou-se para lutar a guerra ao lado dos abolicionistas, deixando o serviço militar no ano seguinte. Still relatou com humor um dos momentos mais intensos que viveu durante as batalhas, no qual quase foi morto: "... se os rebeldes soubessem quanto chegaram perto de abater a Osteopatia a tiros, talvez não tivessem sido tão descuidados".[1]

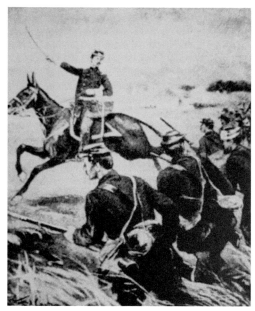

Figura 1.3. Osteopatia em Perigo, Dr. Still na Guerra de Secessão *"Osteopatia em Perigo". Modificado de Still.*[1]

Epidemias de algumas doenças, que na época poderiam ser letais, como sarampo, tuberculose e meningite, atingiam sua comunidade e pacientes. Tais episódios fizeram com que Still refletisse sobre a impotência que a medicina praticada na época tinha para resolver algumas enfermidades.[2]

Foi um homem que sofreu grandes tragédias em sua vida. Dos seus doze filhos, seis vieram a falecer na infância. Em 1864, após retornar da Guerra Civil, três de seus filhos morreram em curto período de tempo devido à meningite. Algumas semanas após, falece sua filha mais nova, de pneumonia. Devastado pelo drama que vivia, Still passou a crer que a medicina ortodoxa, como ele definia, era muitas vezes ineficaz na compreensão da etiologia das doenças, e consequentemente nos seus tratamentos.[3] Medicamentos nocivos eram utilizados, como o arsênio, ópio, mercúrio e drogas a base de álcool, além de procedimentos cirúrgicos que muitas vezes resultavam em óbitos. Alguns tratamentos poderiam ser mais danosos do que curadores.

"Meu sono fora praticamente arruinado. Dia e noite eu via legiões de homens e mulheres cambaleando de um lado para outro, implorando para serem libertos dos vícios da droga e da bebida... Buscava compreender a causa de tanta morte, escravidão e angústia entre meu povo. Descobri que a causa era a ignorância de nossas "Escolas de Medicina."[1]
Ao invés de cair em depressão em virtude de suas perdas, inspirou-se e resolveu dedicar vários anos de sua vida analisando intensamente a anatomia e também a fisiologia para buscar melhor compreender o corpo humano, e dessa forma achar novas maneiras de poder abordá-lo.[4] *Sua fé em Deus e sabedoria foram as motivações necessárias na busca para tentar modificar o rumo de sua prática médica.*

MOMENTO DE REVELAÇÃO

No dia 22 de junho de 1874, segundo Andrew Still, ocorreu o momento de revelação, sendo por ele considerado o dia do nascimento da filosofia osteopática. O momento em que percebeu, após eventos marcantes em sua vida, a importância do sistema musculoesquelético sobre as funções nervosas e vasculares gerais do corpo humano, e como os distúrbios mecânicos e funcionais poderiam desequilibrar o desempenho natural dos sistemas, expondo o organismo às doenças.[2] *"... como uma explosão de luz solar, toda a verdade se descortinou em minha mente: pelo estudo, pesquisa, observação, gradualmente eu me aproximava de uma ciência que viria a ser um grande benefício para o mundo."*[1]

Inicialmente seus conceitos sofreram grande resistência das pessoas ao seu redor. Quando tornou suas ideias públicas, foi expulso da igreja metodista, a qual considerava que somente Deus poderia curar com as mãos.[5] Além disso, foi massacrado pela comunidade médica, e considerado insano por seus amigos e familiares. Isso o levou a uma época de arruinamento financeiro.

"... todos aqueles sobre quem exercia influência, passaram a acreditar que eu enlouquecera. Até crianças me davam bronca por eu dizer que não cria que a medicina de Deus envolvesse drogas como uísque e ópio, e que eu cria que ele nos dera pernas, nariz, língua e outros atributos na medida exata de nossas necessidades da vida, fosse para a cura ou o bem-estar. Por causa desses argumentos chamaram-me de infiel, excêntrico e louco, e os abutres teológicos recomendavam a Deus que me matasse para salvar os cordeiros."[1]

A primeira tentativa do Dr. Still em promover os conceitos da Osteopatia foi na universidade Baker, a qual sua família auxiliou a fundar,[5] e onde não obteve sucesso, sendo seu método considerado como charlatanismo.[2] Sua perseverança, agregada aos resultados obtidos em sua prática clínica ao longo do tempo, foram fundamentais para que lentamente pudesse convencer as pessoas de que seu método deveria ser levado em consideração.

Meses depois do dia da "revelação", em janeiro de 1875, Still se mudou de Kansas para a cidade de Kirksville, no estado do Missouri, onde passaria o resto de sua vida,[5] onde instalou sua prática clínica e seu método inovador de tratamento foi se tornando lentamente conhecido pelos ótimos resultados promovidos. Passados poucos anos, já tinha boa reputação no estado do Missouri, de tal forma que os pacientes viajavam de cidades distantes para serem atendidos por Still. Foi solicitado a fazer viagens para realizar atendimentos em cidades vizinhas.

Nessa época o "velho doutor" passou a ensinar seus próprios filhos a prática da Osteopatia. Harry Still, com apenas 17 anos na época, foi seu primeiro aprendiz, seguido pelos seus irmãos, Charles e Herman.[6] Percebendo que ele e seus três filhos não conseguiam atender a demanda de pacientes que surgiam, Still pensou em ensinar outros discípulos para poder difundir a Osteopatia. Inicialmente encontrou certas dificuldades em propagar seus conhecimentos, pois seus alunos tinham dificuldade em compreender sua filosofia e acompanhar suas profundas noções anatômicas e fisiológicas.[7]

PRIMEIROS PASSOS NO ENSINO E TITULAÇÃO DA OSTEOPATIA

No ano de 1892, fundou a primeira escola de Osteopatia na cidade de Kirksville, a *American School of Osteopathy*, atualmente denominada como *A. T. Still University*.[4]

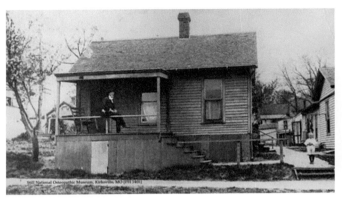

Figura 1.4. Primeira Escola de Osteopatia. Estrutura inicial da American School of Osteopathy com Andrew Still sentado na varanda. *Modificado de Chila.*[5]

A primeira turma foi composta por 21 alunos, incluindo membros de sua família. Ensinou aos discípulos principalmente sua filosofia, assim como as bases do tratamento osteopático.[4] O registro do número de alunos crescia de forma exponencial, pois em 1895 eram 28 alunos e em 1900 mais de 700. Na virada do século foram fundadas mais doze escolas de Osteopatia nos Estados Unidos pelos discípulos graduados nos cursos de Still.

No final do século XIX, a presença das mulheres no ensino superior americano era quase inexistente. Still, entretanto, não fazia distinção entre os gêneros e exaltava a capacidade das mulheres no desenvolvimento da Osteopatia.

"A mim elas provaram que, se o homem é o cabeça da família, sua alegada superioridade deve estar apenas em sua força muscular e não em

seu cérebro. As mulheres têm ido muito bem nas aulas, nas clínicas e na prática, e são tão dignas de seu diploma quanto qualquer cavalheiro que já adentrou os portões da Escola Americana de Osteopatia."[1]

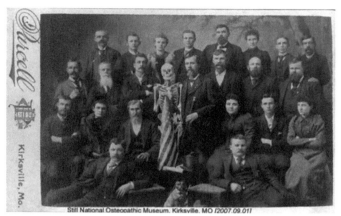

Figura 1.5. A primeira turma da American School of Osteopathy, em 1892.
Modificado de Chila.[5]

As ideias de Still foram bastante questionadas e muitas vezes ridicularizadas pela comunidade médica da época. Isso fez com que surgisse a necessidade de diferenciar a titulação de um médico "tradicionalista", com reconhecimento de M.D. (*medical doctor*) daquele com a formação osteopática. Passou a existir então a titulação de diplomado em Osteopatia – D.O.[3]

A primeira associação reguladora da atividade da Osteopatia nos Estados Unidos foi criada em 1897, a então denominada *American Association for the Advancement of Osteopathy*. No ano de 1901, a mesma recebeu o nome que tem até os dias atuais – *American Osteopathic Association*.

MIGRAÇÃO DA OSTEOPATIA PARA O VELHO CONTINENTE

Em 1900, um formidável aluno graduou-se na escola de Still, John Martin Littlejohn, e posteriormente tornou-se professor da filosofia e inclusive reitor da escola. Tempos depois, Littlejohn e seus irmãos se mudaram para Chicago, onde fundaram uma escola de Osteopatia. Mais tarde, foi responsável por levar a Osteopatia para o primeiro país fora dos Estados Unidos, no início do século XX, a Inglaterra. Uma das escolas de Osteopatia mais reconhecidas e respeitadas da Europa até hoje, a *British School of Osteopathy* foi fundada em Londres, em 1915, por Littlejohn, e a partir daí ocorreu um processo de migração da Osteopatia para outros países da Europa.[3]

FIGURAS IMPORTANTES NO DESENVOLVIMENTO DA OSTEOPATIA

Outros personagens foram fundamentais no desenvolvimento da história da Osteopatia, sendo alguns deles discípulos diretos de Andrew Still:[2]

- William Sutherland: aluno de Still, criador da Osteopatia craniana;
- Harrison Fryette: osteopata que se dedicou ao estudo da mecânica da coluna vertebral e formulou alguns princípios ensinados até os dias atuais nas escolas de Osteopatia;
- Fred Mitchell: fez trabalhos importantes sobre a mobilidade do sacro e também ajudou a desenvolver as chamadas técnicas de energia muscular;
- Irwin Korr: neurofisiologista que passou anos como professor em Kirksville e outras escolas de Osteopatia. Publicou importantes trabalhos e teorias sobre os princípios neurofisiológicos das disfunções somáticas e da própria Osteopatia;
- Lawrence Jones: desenvolveu as técnicas de *strain/counterstrain;*
- Stanley Schiowitz: reitor do colégio de Osteopatia de Nova Iorque. Desenvolveu as chamadas técnicas de liberação posicional.

OBRAS DE ANDREW STILL

Still escreveu algumas obras, sendo que nenhuma delas foi composta especificamente por ensinamentos de técnicas osteopáticas, mas sim muito aprofundamento na filosofia do método. Para ele, seus discípulos necessitavam ter conhecimento anatômico e fisiológico bastante apurado, para que a partir disso pudessem desenvolver suas próprias técnicas. As principais obras publicadas pelo Dr. Andrew Still foram:

- *Autobiography of Andrew Taylor Still with a History of the Discovery and Development of the Science of Osteopathy*, em 1897;[1]
- *Philosophy of Osteopathy*, em 1899;[7]
- *The Philosophy and Mechanical Principles of Osteopathy*, em 1902;[8]
- *Osteopathy Research and Practice*, em 1910.[9]

Em seus documentos, A.T. Still descreveu a Osteopatia não como um simples método de trabalho mecânico e manual do corpo humano, e sim como uma verdadeira filosofia que respeita o ser humano individualmente em todas as suas relações com seu meio interno e o que abrange. Segundo ele, um osteopata deveria saber se posicionar publicamente a respeito dos princípios da filosofia que segue, assim como no exemplo de um político que segue um determinado partido. Os principais pontos na campanha contra a doença, segundo a filosofia osteopática de Still:[9]

1. Nós acreditamos em saneamento e higiene;
2. Nós nos opomos ao uso de drogas como agentes medicinais;
3. Nós nos opomos à vacinação;
4. Nós nos opomos ao uso de soros no tratamento das doenças. A natureza fornece seus próprios soros se nós soubermos como administrá-los;
5. Nós reconhecemos que muitos casos necessitam de tratamentos cirúrgicos e sugerimos como último recurso. Acreditamos que muitos procedimentos cirúrgicos são realizados desnecessariamente e que muitas operações podem ser evitadas com o tratamento osteopático;
6. O osteopata não depende de eletricidade, raios-x, hidroterapia ou outros adjuntos, mas confia em medidas osteopáticas no tratamento da doença;
7. Nós temos um sentimento amistoso a outros métodos de cura naturais que não usam drogas, mas nós não incorporamos nenhum outro método em nosso sistema. Nós nos opomos às drogas; e pelo menos a respeito disso, todos os métodos naturais ocupam a mesma posição. Os princípios fundamentais da Osteopatia são diferentes daqueles de qualquer outro sistema e a causa da doença é considerada por um ponto de vista: a doença é resultado de anormalidades anatômicas seguidas por discórdia física. Para curar a doença, as partes anormais devem ser ajustadas ao normal; portanto, outros métodos que são completamente diferentes em princípios não têm espaço no sistema osteopático;
8. A Osteopatia é um sistema independente e pode ser aplicada em todas as condições de doenças, incluindo os casos puramente cirúrgicos, e nesses casos a cirurgia é filiada à Osteopatia;
9. Nós acreditamos que nossa "casa terapêutica" é grande suficientemente para a Osteopatia e quando outros métodos são agregados aquele tanto de Osteopatia deve ser retirado.[9]

É bastante explícito nas obras de Still, sua repulsa em relação aos medicamentos e alguns outros procedimentos médicos daquela época. Focava suas hipóteses nas capacidades autorreguladoras do corpo humano. Entretanto, deve-se levar em consideração que ocorreram importantes avanços científicos possibilitando salvar vidas de condições que não eram tratáveis naquela época.

Still pregava que era contra o uso abusivo e irracional dos medicamentos: que não mostrassem benefícios clínicos; que se mostravam danosos; e que não tivessem relações com a causa das doenças. Aceitava o uso de anestésicos, antídotos a venenos, e alguns outros poucos medicamentos que eram comprovadamente benéficos.[5]

Seguiu sua vida como osteopata clínico e professor difundindo sua filosofia até sua morte, em 12 de dezembro de 1917, com 89 anos. O personagem faleceu, mas suas ideias e princípios permanecem vivos ao redor do mundo, talvez de maneira muito mais ampla que o próprio Still pudesse imaginar. A Osteopatia veio a se tornar mais que um simples método de tratamento, e sim, uma filosofia de vida, que respeita a arte natural e biológica do corpo humano.

REFERÊNCIAS

1. Still AT. Autobiography of Andrew T. Still. With a History of the Discovery and Development of the Science of Osteopathy, 1 ed. Kirksville, MO: Publicado pelo autor, 1897.
2. DiGiovanna EL, Schiowitz S, Dowling DJ. An Osteopathic Approach to Diagnosis and Treatment. 3 ed. Lippincott Williams & Wilkins, 2005.
3. Parsons J, Marcer N. Osteopathy: Models for Diagnosis, Treatment and Practice. 1 ed. Elsevier Health Sciences, 2006.
4. Ward R. Foundations for Osteopathic Medicine. Philadelphia: Lippincott Williams & Wilkins, 2003.
5. Chila AG. Foundations of osteopathic medicine, 3 ed. Philadelphia: Lippincott Williams & Wilkins; 2010.
6. Gevitz N. A Degree of Difference: The Origins of Osteopathy and First Use of the "DO" Designation. The Journal of the American Osteopathic Association. 2014 Jan; 114 (1): 30-40.
7. Still AT. Philosophy of Osteopathy. Kirksville, MO: 1899.
8. Still AT. The Philosophy and Mechanical Principles of Osteopathy. Hudson-Kimberly Publishing Company, 1902.
9. Still AT. Osteopathy Research and Practice. Publicado originalmente pelo autor, 1910.

Capítulo 2

O QUE É OSTEOPATIA

Eduardo Silveira Bicalho
Vinicius Sigrist Nava

ORIGEM DA FILOSOFIA OSTEOPÁTICA

Nas obras escritas por A.T. Still, fica transparente sua insatisfação com os procedimentos médicos realizados na época frente às doenças.

"Na doença Deus deixou o homem em um mundo de adivinhações? Adivinhar quais são os problemas? Adivinhar o que fazer, e os resultados? E quando morto, adivinhar para onde vai?"[1]

Sentimentos de impotência e frustração diante das doenças, especialmente após a morte de quatro filhos em curto período de tempo, levaram Still à necessidade de buscar respostas diferentes das quais encontrara na prática médica tradicional. Percebeu que somente poderia ser capaz de entender a origem das doenças após conhecer detalhadamente o funcionamento natural dos componentes estruturais e funcionais do corpo humano. Still, que era um sujeito bastante religioso, acreditava que o corpo humano tinha sido perfeitamente feito por Deus, e que em estado de saúde e equilíbrio, as células, tecidos e sistemas dependeriam de adequados fluxos nervosos e vasculares.[2]

Por volta das 10 horas da manhã do dia 22 de junho de 1874, Still relatou ter sido o momento de clareza e revelação que mudaria o rumo de sua carreira profissional e de toda sua vida. O dia em que subitamente percebeu a dimensão da importância da anatomia e de suas relações com o desempenho de eventos naturais do organismo. Em sua autobiografia, citou: *"No dia 22 de junho de 1874, atirei à brisa a bandeira da osteopatia"*[1].

Fatos relevantes que ocorreram em sua vida pessoal e prática clínica fizeram com que buscasse passar longo tempo refletindo sobre as relações mecânicas do organismo com sua fisiologia, como no funcionamento de uma verdadeira máquina. Deduziu que restrições/disfunções nos distintos tecidos do corpo poderiam causar consequências não somente mecânicas, mas também fisiológicas em diversos sistemas. Propôs que os "desalinhamentos", como descreveu na época, seriam capazes de causar distúrbios ligados à condução de estímulos pelos neurônios, e também danos ligados à dinâmica dos fluidos arteriais, venosos e linfáticos.

Idealizou que tais condições alteradas poderiam causar adaptações difusas e consequentemente serem os fatores iniciais no desenvolvimento de diversas condições patológicas, não somente no próprio sistema neuromusculoesquelético, mas também em outros sistemas e no organismo globalmente. Para ele, as restrições teciduais poderiam ser produzidas por adaptações a traumas e doenças, e sua manutenção poderia ser capaz de auxiliar na manutenção de condições patológicas impedindo a sua resolução.

Atualmente denominadas como "disfunções somáticas", reconhecidamente são alterações mecânicas com consequências neurofisiológicas. Podem atingir diferentes tecidos corporais e influenciar negativamente funções como o aporte sanguíneo e o controle neuromuscular da área afetada pelo problema. Também podem causar repercussões distantes devido às diversas relações que as estruturas e sistemas corporais apresentam.[3] Still, um homem à frente de seu tempo, notou que os sistemas vascular e neural atravessam verdadeiros desfiladeiros e canais formados pelos ossos e fáscias, sendo vulneráveis mecanicamente em algumas áreas. Deduziu que:

"... os ossos poderiam ser usados para amenizar a pressão nos nervos, veias e artérias."[1]

Propôs então um método de análise individual e global do paciente, que teria como principal meta buscar tais disfunções e suas adaptações, no intuito de compreender as relações das patologias com as alterações mecânicas. Para poder abordar o organismo, propôs técnicas de correção dessas restrições para proporcionar o despertar dos mecanismos autorreguladores corporais.

Após esse súbito momento de descoberta em 1874, Still não voltou atrás em relação às filosofias de tratamentos que eram praticados até então por seus colegas médicos e por ele mesmo.[4] Passou os primeiros cinco anos, até cerca de 1879, incluindo em sua prática clínica sua nova filosofia de tratamento, além dos medicamentos alopáticos. Nesses anos iniciais testou a combinação dos tratamentos com fármacos e manipulações em seus pacientes, e se convenceu que sua abordagem mecânica manual gerava resultados tão bons ou até melhores que os tratamentos medicamentosos.[5] Originava-se nessa época uma proposta de cuidado de saúde que viria a influenciar a vida de muitas pessoas.[4]

"Eu recebi um tiro, não no coração, mas na cúpula da razão."[1]

"Como uma explosão de raios solares toda a verdade veio a minha mente, que eu estava gradualmente me aproximando de uma ciência pelo estudo, pesquisa e observação que seria de grande benefício para o mundo."[1]

Baseado em alguns princípios tradicionais desde sua origem e também em seu processo de evolução ao longo da história, a filosofia osteopática busca unir conhecimentos científicos e organizar um raciocínio baseado em todos os aspectos da saúde. O foco central é o paciente como um todo, de maneira individualizada, considerando suas questões físicas, mentais, emocionais e espirituais.

A Osteopatia se fundamenta em propostas que envolvem o conceito de unidade da estrutura (anatomia) e função (fisiologia) do corpo humano. Baseado nessas ideias, seu criador propôs os grandes princípios do método, que serão descritos em capítulo específico adiante.[6,7]

A INSERÇÃO DAS MANIPULAÇÕES NA OSTEOPATIA

As obras escritas por Still focavam muito na filosofia de seu método e não nas técnicas manipulativas especificamente. Por isso não se sabe exatamente como e quando ele inseriu os procedimentos manuais na sua prática osteopática. Em 1879, cerca de cinco anos após declarar a origem da Osteopatia, intitulou-se como um "*bonesetter* iluminado". Os "ajustadores ósseos" geralmente adquiriam sua prática através de ensinamentos familiares, e já naquela época a comunidade médica menosprezava suas funções.[3]

Pouco anteriormente a essa época, viveu Waterman Sweet, um dos práticos de ajustes ósseos mais conhecidos nos Estados Unidos. Publicou um livro em 1843 no qual relatava a importância que os ajustes ósseos tinham sobre alguns aspectos fisiológicos, como a vascularização sanguínea, por exemplo. Não se sabe exatamente se Still teve contato com a literatura de Sweet ou até mesmo com os métodos manipulativos utilizados pelos práticos.[8] Em sua autobiografia, Still relatou ter sido testemunha de ajustes ósseos realizados em comunidades indígenas, por isso sugere-se que sua habilidade de "ajustar" possa ter vindo de seu interesse nessas práticas.[1]

Em seus relatos é presumível compreender que o desenvolvimento da Osteopatia não ocorreu de forma linear na vida de Still. Por ter certo conhecimento e interesse em maquinaria de fazenda, pensava no funcionamento do corpo humano como o de uma verdadeira máquina. Isso o fez criar uma abordagem mecânica em virtude de sua descrença nos tratamentos farmacológicos disponíveis.[1]

Na mesma época que declarou a origem da Osteopatia, também se designou como um "curandeiro magnético". Nos documentos históricos e na própria biografia de Still, algumas questões relacionadas a esse fato ficam obscuras, como, por exemplo: o que o levou a realizar esse tipo de tratamento magnético? Quais eram seus princípios? O tratamento magnético teria alguma relação com o desenvolvimento da Osteopatia?[8]

Problemas inicialmente tratados por Still

Still pensava que sua ciência poderia ser utilizada não apenas para tratar problemas musculoesqueléticos, como também doenças envolvendo outros sistemas. Descreveu em suas obras que os tratamentos osteopáticos iniciais foram aplicados em casos de pneumonia, asma, erisipela, problemas intestinais, além dos deslocamentos ósseos, como ele mesmo definia.

Tratava pacientes com ampla diversidade de doenças, tendo sempre em mente que: devolvendo a capacidade mecânica às articulações e tecidos, poderia influenciar positivamente todos os sistemas. Para ele a Osteopatia poderia ser explicada de maneira puramente mecânica. Em uma de suas obras citou:

> "Encontre e remova a causa, então o efeito desaparecerá."[9]

Em sua biografia relatou um caso em especial que despertou sua atenção. Caminhando na rua com um amigo, passou por uma senhora aparentemente de origem pobre junto a seus filhos, sendo que um deles, com cerca de quatro anos, aparentava estar doente, pois era possível observar sangue escorrendo de suas pernas. Pediu gentilmente a senhora para que pudesse tentar ajudar seu filho, que apresentava disenteria hemorrágica, na época letal a muitos pacientes. Ao colocar o menino no colo, percebeu que seu abdome e face estavam frios e sua região lombar e base da cabeça estavam mais quentes. De maneira quase intuitiva fez um trabalho manual para relaxar e descongestionar as regiões cervical e lombar, espalhando o calor para as zonas frias. A mãe da criança relatou melhora surpreendente já no dia seguinte.[1] Após esse "milagre", vários outros casos semelhantes foram tratados.

A ciência osteopática buscou, desde seu princípio, englobar as funções químicas, biológicas e físicas relacionadas à manutenção da saúde e os seus papéis desequilibrados nos casos patológicos. O conhecimento sobre a integração fisiológica entre os sistemas é essencial para os seguidores desse tipo de filosofia, seja para o raciocínio sobre hipóteses diagnósticas ou até mesmo para aplicação dos tratamentos osteopáticos adequados.

Os conceitos filosóficos sobre os princípios do método vêm sofrendo um processo evolutivo ao longo do tempo, pois na época da fundação da Osteopatia, o conhecimento básico sobre algumas ciências, como a fisiologia, bioquímica e patologia, era de certa forma escasso.[6]

Gênese e definições da palavra Osteopatia

Quando se busca a origem e a definição da palavra Osteopatia na documentação existente, é essencial observar as publicações iniciais de Andrew Still. Desde a época do nascimento do método, há cerca de 140 anos, existia certa dificuldade em definir de forma clara e objetiva o significado do que seria a Osteopatia.

Somente por volta de 1889, mais de 10 anos após anunciar o nascimento da filosofia, A.T. Still denominou especificamente como "Osteopatia" seu método com diagnóstico e tratamento únicos, aparte do que se exercia na época. Quando indagado por seus colegas, pelo fato de que o termo Osteopatia não estaria disponível nos dicionários, Still respondeu: "nós iremos inserir".[5]

Introduziu na prática médica um conceito de tratamento que utilizava condições naturais para facilitar a busca da homeostase e o processo de cura, ao invés de tratamentos agressivos e devastadores.[5]

Em sua biografia, publicada em 1897, definiu a prática como:

> "... é a ciência que consiste em conhecimentos exatos, exaustivos e verificáveis da estrutura e função do mecanismo humano, anatomia, fisiologia e psicologia, incluindo a química e física de seus elementos conhecidos, de forma a ser possível descobrir certas leis orgânicas e recursos remediadores, dentro do próprio corpo, pelo qual a natureza sobre o tratamento científico peculiar a prática osteopática, além de todos os métodos comuns, artifícios, ou estímulos medicinais, e em harmonia de acordo com seus próprios princípios mecânicos, atividades moleculares, e processos metabólicos, pode se recuperar de deslocamentos, desorganizações, desarranjos, e consequentes doenças, e recuperar o seu equilíbrio normal de forma e função em saúde e força."[1]

A palavra Osteopatia, desde seu início, causou certa confusão em sua definição. Deriva de duas palavras gregas: *"osteon"* significando osso; e *"pathos"* denotando doença/sofrimento ou influenciado por algo.

Tucker, em 1904, questionou as raízes da palavra Osteopatia, sugerindo que poderia ser confundida com uma doença ou dor dos ossos. Insatisfeito com a definição da palavra *pathos*, consultou um especialista em línguas antigas de uma universidade em Ohio, o professor Rockwell. A resposta dada pelo professor foi que a palavra *pathos* significava "influenciado ou sensível a algo", e que secundariamente poderia significar dor ou sofrimento. A conclusão seria que o significado da palavra Osteopatia, respeitando suas raízes gregas, seria: influenciado pelos ossos ou esqueleto.[10]

O nome Osteopatia aparentemente foi dado em contraste à alopatia e homeopatia. Em grego, alopatia significa em sua raiz, "influenciado pelo oposto", e homeopatia significa, "influenciado pelo mesmo ou pelo semelhante".

Além das definições de Still, diversas outras surgiram nesses mais de cem anos que se passaram. Alguns conceitos foram documentados por associações de Osteopatia, por várias personalidades e pelo próprio glossário de terminologias osteopáticas da *American Association of Colleges of Osteopathic Medicine,* no qual é definido que medicina osteopática é uma profissão que enfatiza a relação entre estrutura e função, e se baseia na capacidade que o corpo tem de se autocurar.[7] É enfatizado nesse glossário, que por definição, a medicina osteopática difere-se da osteopatia praticada na Europa e em outros países do mundo, pois nos Estados Unidos é uma formação médica na qual o profissional pode exercer as condutas médicas gerais além da abordagem osteopática.

Nesse mesmo documento também se encontra a definição de terapia manipulativa osteopática: "a aplicação terapêutica de forças guiadas manualmente por um osteopata para aprimorar a função fisiológica e a homeostase que foram alteradas pela disfunção somática".[7] Nesse caso a definição englobaria os praticantes de osteopatia que não possuem formação médica, como ocorre em diversos países fora dos Estados Unidos.

Outra definição, proposta pelo *General Osteopathic Council of Great Britain (GOsC),* indica que: "Osteopatia é um sistema de diagnóstico e tratamento estabelecido e reconhecido, que baseia sua principal ênfase na integridade estrutural e funcional do corpo. É distinta pelo fato de reconhecer que algumas dores e incapacidades das quais sofremos vêm de anormalidades na função da estrutura corporal, assim como os danos causados pelas doenças".[4]

Desde 1991, a *American Osteopathic Association* (AOA) adotou a seguinte definição para a medicina osteopática: "Um sistema completo de cuidado de saúde, com uma filosofia que combina as necessidades do paciente com a prática atual de medicina, cirurgia e obstetrícia; que enfatiza e relação entre estrutura e função; e que tem apreciação na habilidade do corpo de curar a si mesmo".[5]

É possível perceber que existe certa diversificação na tentativa da definição da Osteopatia de forma precisa. Grande variedade de conceitos está documentada, porém, nenhum desses é utilizado de forma padronizada pelas associações internacionais e escolas de Osteopatia.

ABORDAGENS DA OSTEOPATIA

A Osteopatia, didática e classicamente, é dividida em 3 abordagens de técnicas, a Abordagem Estrutural, a Abordagem Visceral e a Abordagem Craniana.

A **Abordagem Estrutural** refere-se a técnicas utilizadas no sistema músculo esquelético e articular. As **Intervenções Viscerais** tratam da mobilidade das vísceras em relação às estruturas vizinhas, como outras vísceras, músculos, articulações, vasos, entre outros. A **Abordagem Craniana** engloba a avaliação e o tratamento da mobilidade dos ossos do crânio. Todas as técnicas podem gerar repercussões fluídicas, mecânicas e neurológicas, resultando em efeitos locais e sistêmicos.

Erroneamente, em algumas ocasiões, são utilizados termos como "Osteopatia Estrutural", "Osteopatia Visceral" ou "Osteopatia Craniana". A divisão das abordagens aplica-se somente para fins pedagógicos, mas deve-se destacar que a Osteopatia é uma só e as abordagens são complementares entre si e interdependentes.

OS 5 MODELOS DE APLICAÇÃO DA OSTEOPATIA

No início dos anos de 1980, o *Educational Council on Osteopathic Principles* (ECOP), entidade da *American Association of Colleges of Osteopathic Medicine* (AACOM) desenvolveu os 5 modelos conceituais da prática osteopática: Modelo Biomecânico-Estrutural, Modelo Neurológico, Modelo Circulatório-Respiratório, Modelo Metabólico-Energético e Modelo Do Comportamento Biopsicossocial.[6] Esses modelos, que serão detalhados mais adiante, no **Capítulo 13**, englobam a perspectiva da Osteopatia centrada no indivíduo, de maneira holística, considerando todos os sistemas e suas inter-relações, frente a toda a sua complexidade. Desta forma, o osteopata aborda, da maneira mais completa possível, todos os possíveis fatores que possam gerar dificuldades para o corpo buscar, naturalmente, a homeostase e o restabelecimento da saúde.

PAPEL DO OSTEOPATA

Um osteopata é considerado:

"... uma pessoa que atingiu a formação acadêmica e profissional nacionalmente reconhecida em seu

país, para que possa realizar prática independente de diagnóstico e tratamento baseados nos princípios da filosofia osteopática".

É explícito nos documentos que definem as diretrizes da profissão, que os países estabelecem individualmente os estandartes acadêmicos e profissionais para exercer a prática osteopática.[7]

Os praticantes de Osteopatia podem ter diferentes formações para atuar profissionalmente, dependendo da nação na qual queiram exercer. Em alguns países pode ser realizada uma formação específica em Osteopatia, enquanto em outros é necessário ter a formação associada à médica ou à fisioterapêutica. Nos próximos capítulos será exposta à situação legal da profissão osteopática em vários países.

Segundo o próprio Still, a principal meta de um osteopata é buscar a perfeição fisiológica, corrigindo mecanicamente os desequilíbrios ósseos e teciduais, para que as artérias possam livremente nutrir os tecidos, e as veias possam drenar as impurezas. Também expunha o fato que o tecido nervoso deve estar livre de obstruções que possam interferir sobre suas funções ligadas à condução de estímulos para todo o organismo.[11] "

A regra da artéria deve ser absoluta, universal, e desobstruída, ou a doença será o resultado."[1]

Still proclamou que a função universal dos nervos depende diretamente de sua nutrição arterial, e que o cérebro humano é a farmácia de Deus, pois tem nele todas as substâncias necessárias para a saúde.[11]

As funções primárias de um praticante de Osteopatia, propostas atualmente, são:[5]

- Buscar as causas primárias das doenças utilizando práticas disponíveis baseadas em evidências;
- Potencializar a capacidade de cura dos pacientes;
- Individualizar o planejamento de abordagem ao paciente com ênfase na saúde e na prevenção de doenças;
- Utilizar um diagnóstico palpatório e tratamento manipulativo com foco nas alterações das condições mecânicas, estruturais e fisiológicas.

O osteopata é um artista que deve estudar anatomia profundamente para que possa visualizar mentalmente todas as estruturas do corpo humano, e suas funções em condições normais e irregulares.[11]

"O primeiro passo na Osteopatia é acreditar em nosso próprio corpo"[11].

Para Still, Deus seria o pai da Osteopatia e ele seria apenas uma manifestação da mente do criador maior.[1] Uma de suas frases marcantes citou que:

"... a Osteopatia é anatomia no início, no final, e a todo momento."[1]

Investigar e compreender

Uma das principais propostas da filosofia osteopática, desde seu princípio, é de analisar e abordar o corpo de forma globalizada e não somente de maneira segmentar. Compreender as relações mecânicas, fisiológicas e neurológicas entre os sistemas em condições de homeostase é fundamental, além de levar em consideração a possibilidade que os problemas mecânicos nos diferentes tecidos podem gerar desequilíbrios fisiológicos levando o organismo aos sintomas e doenças. O objetivo crucial de uma investigação osteopática é entender como as disfunções somáticas podem comprometer a homeostase e equilíbrio biológico de um indivíduo.

O sistema neuromusculoesquelético tem papel importante na filosofia osteopática, pois é intimamente conectado a todos os outros sistemas do corpo humano.[12] Percebendo a relação entre estrutura e função nos níveis celulares, teciduais e sistêmicos do organismo, é possível compreender como distúrbios funcionais podem afetar diferentes funções fisiológicas. Fundamentado por esse raciocínio, além de tratar determinadas dores e doenças, é possível encontrar problemas e resolvê-los antes mesmo que se tornem patológicos, em sua forma subclínica, de maneira preventiva.

Assim como em outras abordagens, o osteopata deve saber reconhecer os sintomas existentes, buscando sua origem de manifestação. Deve saber excluir a possibilidade de patologias orgânicas contraindicadas a esse tipo de tratamento.

A inspeção e exame mecânico/funcional nos segmentos corporais devem ser realizados pelo osteopata, para que ele possa relacionar os sinais e sintomas quando existentes, com o histórico clínico geral do paciente e as disfunções encontradas. Essa interação é fundamental na compreensão das adaptações do organismo em seu todo, respeitando a filosofia osteopática proposta pelo Dr. Still.

Corrigir "obstáculos" da homeostase

Em sua essência, o tratamento osteopático é realizado através de técnicas que buscam, através de estímulos mecânicos manuais, corrigir disfunções somáticas no intuito de restaurar sua mobilidade. O sistema neuromúsculoesquelético é utilizado como interface para poder acessar os outros sistemas. Buscam-se respostas reflexas neurofisiológicas geradas pela ativação de receptores sensoriais teciduais em virtude dos estímulos mecânicos aplicados pelas manipulações. Ou seja, a proposta é que as intervenções osteopáticas manuais provoquem respostas mecânicas e neurofisiológicas, no intuito de promover a homeostase.

O método engloba abordagens manipulativas sobre diversos tecidos situados em segmentos musculoesqueléticos, cranianos e viscerais, etc. Em cada um desses campos, o profissional osteopata possui ao seu dispor um grande arsenal de técnicas manuais que são especificamente direcionadas para atingir um determinado tecido e provocar uma determinada resposta, como, por exemplo:[7,12]

- Restaurar a mobilidade;
- Reduzir tensões fasciais;
- Suprimir as facilitações medulares;
- Potencializar a função neural;
- Auxiliar a drenagem venosa e linfática.

Distinto de boa parte de outros profissionais de saúde que abordam sinais e sintomas de uma determinada enfermidade, o osteopata busca simplesmente proporcionar ao organismo o caminho do equilíbrio removendo problemas que possam estar dificultando ou impedindo a sua defesa. A filosofia osteopática embasa-se no fato que o próprio organismo realiza seu processo de cura, pois tem mecanismos específicos para isso. Still insistia na ideia que o corpo tem sua própria farmácia.[11]

A abordagem osteopática pode ser feita de forma preventiva ou curativa. A correção das adaptações disfuncionais em um indivíduo sem queixas e sintomas, teria como objetivos minimizar ou antecipar a chance de instalações de sintomas e doenças.

ARSENAL TERAPÊUTICO DO OSTEOPATA

As técnicas desenvolvidas ao longo da história da Osteopatia podem ser classificadas basicamente como técnicas diretas, indiretas e as combinadas. Simplificando, as diretas são aplicadas contra as barreiras mecânicas, impondo às articulações ou tecidos uma tensão no sentido da mobilidade restrita. Já as técnicas indiretas vão ao sentido oposto da barreira ou restrição, ou seja, no sentido da facilidade do movimento para obter um estado de relaxamento mecânico, chamado de ponto de quietude (*still point*). As técnicas combinadas, como o próprio nome sugere, combinam os princípios de técnicas diretas e indiretas. Alguns tipos de técnicas osteopáticas serão detalhadas em capítulos posteriores.

Embora tecnicamente o tratamento osteopático seja manualmente aplicado, deve-se levar em consideração o fato que o diagnóstico é apoiado na globalidade do organismo e por isso o tratamento deve ser feito além do conceito das disfunções somáticas localizadas, e sim cuidando do corpo em sua totalidade.

O tratamento osteopático pode ser feito de forma isolada ou combinado com outros tipos de cuidados de saúde. Em síntese, a proposta primordial desse tipo de tratamento é potencializar a capacidade fisiológica que o próprio organismo possui em buscar a saúde, restaurando as funções mecânicas normais, minimizando a exposição do corpo.

OSTEOPATIA VETERINÁRIA

O conceito da Osteopatia tem se desenvolvido na área veterinária nos últimos anos. A autocura, a habilidade genuína de adaptação frente a estresses ou desequilíbrios e o restabelecimento da homeostase, obviamente, não se aplica apenas ao organismo humano.

O trabalho da Osteopatia veterinária se iniciou no Reino Unido, originalmente em equinos, no século XX. Em meados da década de 1990, um grupo de osteopatas iniciou a criação de um treinamento profissional de pós-graduação para osteopatas qualificados no Reino Unido para embarcar com segurança no reino animal.[13] Atualmente, concentrados principalmente no Reino Unido, os cursos e formações em Osteopatia veterinária têm se difundido pelo mundo e proporcionado novas perspectivas terapêuticas para os animais.

CONSIDERAÇÕES FINAIS

A Osteopatia tem as ferramentas necessárias para suprimir condições que possam precipitar ou manter diversos estados de doença, ou desequilíbrio, ajudando o organismo a ativar sua regulação, eliminando ou reduzindo a necessidade de medicamentos, ou até mesmo procedimentos cirúrgicos. Desde o início, a filosofia se estendia as relações entre corpo, mente e espírito. Segundo o Dr. Still:

"Encontrar a saúde deve ser o objetivo do praticante da Osteopatia. Qualquer um pode encontrar a doença".[11,14]

Em capítulos posteriores nessa obra, serão mais profundamente detalhados os princípios da Osteopatia, a definição da disfunção somática, assim como também serão explorados de forma mais ampla temas relacionados ao diagnóstico e tratamento osteopáticos, e seus diferentes modelos de aplicação.

REFERÊNCIAS

1. Still AT. Autobiography of Andrew T. Still. With a History of the Discovery and Development of the Science of Osteopathy. 1 ed. Kirksville, MO: Publicado pelo autor, 1897.
2. Sammut EA, Searle-Barnes PJ, Searle-Barnes P. Osteopathic Diagnosis. 1 ed. Cheltenham: Nelson Thornes, 1998.
3. Greenman PE. Princípios da Medicina Manual. 2 ed. Editora Manole, 2001.
4. Parsons J, Marcer N. Osteopathy: Models for Diagnosis, Treatment and Practice. 1 ed. Elsevier Health Sciences, 2006.
5. Chila AG. Foundations of osteopathic medicine, 3 ed. Philadelphia: Lippincott Williams & Wilkins; 2010.
6. Tozzi P, Lunghi C, Fusco G. Los Cinco Modelos Osteopáticos: Racional, aplicación, integración – De la tradición a la innovación para uma osteopatía centrada em la persona. Madri: Editorial Dilema, 2017.
7. Ward R. Foundations for Osteopathic Medicine. Philadelphia: Lippincott Williams & Wilkins, 2003.
8. American Association of Colleges of Osteopathic Medicine (AACOM).Glossary of Osteopathic terminology Nov 2011.
9. Gevitz N. A Degree of Difference: The Origins of Osteopathy and First Use of the "DO" Designation. The Journal of the American Osteopathic Association. 2014 Jan; 114 (1): 30-40.
10. Still AT. Osteopathy Research and Practice. Publicado originalmente pelo autor, 1910.
11. Tucker EE. The word 'osteopathy'. The Journal of Osteopathy, 1904; May:194-196.
12. Still AT. Philosophy of Osteopathy. Kirksville, MO: 1899.
13. Nevin T.Criatures. June: 2020. https://medium.com/creatures/animal-osteopathy-bd9f27c13e5c
14. DiGiovanna EL, Schiowitz S, Dowling DJ. An Osteopathic Approach to Diagnosis and Treatment. 3 ed. Lippincott Williams & Wilkins, 2005.
15. Stone C. Science in the Art of Osteopathy: Osteopathic Principles and Practice. Nelson Thornes, 1999.

Capítulo **3**

PRINCÍPIOS DA OSTEOPATIA

Hugo Pasin Neto

INTRODUÇÃO

Como toda ciência, a Osteopatia está em constante evolução, impulsionada por uma sociedade tecnológica que valoriza a mudança e a prática de medicina baseada em evidências. Em um artigo sobre a Osteopatia nos tempos modernos, Cotton[1] conclui que houve muitos progressos com relação ao seu entendimento nos últimos tempos e salienta a importância dessa evolução não se afastar dos ideais dos primeiros princípios descritos por Still. Segundo o autor, esses princípios definem o início dessa ciência e podem ser considerados um "porto seguro" para os osteopatas, comparando-os à importância do DNA para a célula.

Esses princípios foram criados e apresentados por Andrew Taylor Still em suas aulas, textos e, principalmente, através de dois livros. Um deles publicado em 1902, intitulado de *The philosophy and mechanical principles of osteopathy*[2] e outro publicado em 1910, intitulado de *Osteopathy research and practice*.[3] Nesses livros, ele não descreveu uma lista de princípios e sim apresentou as ideias através de textos que relacionavam a visão sobre saúde/doença e a filosofia osteopática, conforme trecho do capítulo 1 do livro *The philosophy and mechanical principles of osteopathy*:[2]

(...) Essa parte do estudo, princípios de Osteopatia, nos dá uma compreensão da perfeição conseguida na construção do homem. Para compreender este motor da vida, é necessário manter constantemente os planos e especificações na mente, a tal ponto que não exista falta de conhecimento das localizações e uso de todas e quaisquer partes. Um conhecimento completo de todas as peças, com suas formas, tamanhos e locais de fixação, é obtido, e deve ser tão completamente fundamentado na memória que não possa haver dúvida do uso ou propósito, da grande ou pequeno peça, e que função elas têm que cumprir no funcionamento do motor. Quando as especificações são completamente aprendidas, vamos então retomar o capítulo sobre a divisão de forças, pelo qual este motor move e executa as funções para as quais foi criado. Neste capítulo, o pensamento será encaminhado ao cérebro para obter um conhecimento desse órgão, onde a força começa e como ela é conduzida para qualquer correia, polia ou divisão do edifício inteiro. Depois de aprender onde a força é obtida e como é transmitida de um lugar para outro em todo o corpo, a pessoa se torna interessada e sabiamente instruída. Ele vê as várias partes deste grande sistema da vida ao preparar fluidos comumente conhecidos, como sangue, passando por um conjunto de tubos, grandes e pequenos, alguns tão pequenos que exprimem a ajuda de microscópios poderosos para ver suas formas infinitamente minúsculas, através das quais o sangue e outros fluidos são conduzidos. Por este conhecimento com o corpo normal, que foi conquistado por um estudo

de anatomia e nas salas de dissecação, ele está bem preparado para ser convidado à sala de navegação, para fazer comparações entre os motores normais e anormais. Ele é chamado a esta sala com o objetivo de comparar os motores que foram danificados de alguma forma. Reparar esta máquina significa fazer um ajuste da condição anormal para a condição normal. Nosso trabalho começaria primeiro alinhando. Então, nós iríamos naturalmente ser conduzido para uma caldeira, caixa de vapor, poços e todas as partes que pertencem a um motor completo. Como maquinistas osteopatas, não vamos além de ajustar as condições anormais de volta para o normal. A natureza fará o resto.

VISÃO HISTÓRICA SOBRE A INTERPRETAÇÃO DOS PRINCÍPIOS DA OSTEOPATIA

Segundo Parsons e Marcer,[4] as primeiras interpretações dos escritos de Still resultaram na formação de 4 princípios, sendo: o corpo é uma unidade, a estrutura governa a função, a lei da artéria suprema e o corpo possui mecanismos de autorregulação e autocura. Porém, segundo Rogers,[5] Hulett[6] fez a primeira publicação que buscou organizar essas ideias em uma lista com frases e preceitos simples, em um livro chamado *"A Textbook of the Principles of Osteopathy"*, no ano de 1922. Como dito, essa publicação foi realizada em um livro, não sendo exposta a uma avaliação por pares, o que é praxe antes da publicação de um artigo em um periódico científico, antes de acontecê-la. Nessa ocasião, as ideias de Still foram apresentadas em sete tópicos:

1. A estrutura normal é essencial para a função normal;
2. A função normal deve ser alcançada se a estrutura estiver normal;
3. O ambiente normal é essencial para a função e estrutura normal;
4. O sangue preserva e defende as células do corpo;
5. O sistema nervoso unifica o corpo em suas atividades;
6. Os sintomas e as doenças são devido à falha do organismo em encontrar equilíbrio em circunstâncias adversas de forma eficiente;
7. Métodos racionais de tratamento devem visar fornecer nutrição normal, inervações e drenagem para todos os tecidos do corpo e estes dependem principalmente da manutenção das estruturas e relações normais.

Depois disso, outros autores apresentaram diferentes formas para descrever os princípios.[7,8] Até que, em 1953, um Comitê Especial de Princípios e Técnicas Osteopáticas da Faculdade de Osteopatia de Kirskville publicou no *Journal of Osteopathy*[9] uma proposta, estabelecendo quatro princípios gerais:

O Corpo é uma Unidade

O princípio da unidade do corpo propõe uma abordagem sobre o indivíduo, e não sobre a doença, entendendo-o como um todo, sem separá-lo em partes. Still propunha a ideia que o todo não seria apenas a junção das diferentes partes, mas a permanente e total relação entre elas. Assim, quando uma das partes estivesse prejudicada, o todo estaria comprometido. Com base nesse conceito, pode-se dizer que quando um sistema, um órgão ou uma articulação, tem sua função alterada, todo o sistema integrado se adapta a essa alteração, sempre em busca do equilíbrio, isto é, da homeostase.

Por exemplo, uma entorse de tornozelo pode provocar adaptações funcionais locais e "distantes", no joelho, na pelve e/ou na coluna vertebral, ou ainda ser um "problema a mais" para o corpo lidar diariamente, tornando-o mais vulnerável a outras condições patológicas. Isso significa que toda disfunção ou patologia repercute não apenas de maneira local, mas também de maneira sistêmica, influenciando a capacidade de autocura do indivíduo.

Essas adaptações podem ser justificadas pela busca do corpo em se equilibrar e se propagam por meio de tensões mecânicas e distúrbios neurológicos funcionais. Ainda nesse exemplo, demonstrando a unidade do corpo, as adaptações que atingiram a pelve podem influenciar as vísceras pélvicas, em decorrência de tensões fasciais, e comprometer sua função.

Vale salientar que o princípio de totalidade (unidade) proposto por Still vai além da anatomia, englobando também corpo, mente e espírito. Assim, conforme descrito por Parsons e Marcer,[4] a Osteopatia eliminaria a avaliação do corpo sozinho e o colocaria dentro do ambiente, o que ofereceria a essa proposta terapêutica uma visão completa da relação causa e efeito da doença. Segundo Still, a doença em um corpo anormal é tão natural quanto a saúde em um corpo funcionalmente equilibrado.

A Inter-relação Entre a Estrutura e a Função

Com relação ao princípio que salienta a relação entre estrutura e função, Parsons e Marcer[4] creditaram a Viola M. Frymann a frase que melhor define a intensidade dessa relação: "estrutura é a função solidificada".

Segundo Still, a qualidade da estrutura (parte do corpo) interfere diretamente em sua atividade, assim como uma atividade prejudicada pode interferir na qualidade da estrutura. Esse fato pode ser exemplificado pela alteração no formato de uma articulação que sofre sobrecarga mecânica por tempo prolongado e apresenta sinais de degeneração em decorrência dessa alteração funcional. Da mesma maneira, uma articulação que possui uma malformação congênita, por exemplo, tende a apresentar perda de qualidade funcional.

O Corpo Possui Mecanismos de Autorregulação

O princípio de autocura e autorregulação proposto por Still foi baseado na importância da anatomia e na capacidade inerente ao corpo de se autoequilibrar, fenômeno citado por Hulett[6] como "força vital". Segundo Still, essa força inicia, controla e coordena todo o corpo, reforçando que a vida é um princípio individual da natureza e que deve ser respeitada.

De acordo com Sammut e Searle-Barnes,[10] o corpo busca constantemente adaptações para autorregular-se, ainda que essa característica seja notada apenas quando um problema está instalado. É por isso que os indivíduos são tão resilientes, como resultado de um conjunto de compensações que, segundo os autores, têm a finalidade inconsciente de minimizar os efeitos deletérios de um determinado estresse, independentemente de ser físico ou emocional.

As adaptações/compensações realizadas por diversos mecanismos de defesa do corpo garantem a capacidade de se manter saudável; então, quando uma doença se manifesta, isso quer dizer que todas as formas de compensações foram esgotadas e, mesmo assim, o equilíbrio não foi conseguido.

É importante ressaltar que os fatores desencadeantes de adaptações (fatores estressores) são cumulativos. Isso permite compreender por que dois indivíduos submetidos a traumas idênticos apresentam sintomas diferentes ou mesmo não apresentam sintomas. A cada fator estressor o corpo busca uma nova adaptação sobre a condição presente no momento, e essa condição prévia é diferente para cada indivíduo, pois é resultado da história individual.

A terapia racional é baseada no entendimento da unidade do corpo, mecanismos de autorregulação e a inter-relação de estrutura e função

Esse quarto princípio se baseia na atenção e integração total dos três primeiros no cuidado do paciente. Reforçando a ideia de que a Osteopatia deva ser centrada no indivíduo e não no sintoma ou doença.

Posteriormente, visando agregar as ideias publicadas em 1953, DiGiovanna e Schiowitz,[11] acrescentaram:

1. Quando a adaptação normal é perturbada ou quando as mudanças ambientais superam a capacidade do corpo de automanutenção, a doença se instala;
2. A circulação dos fluidos corporais é essencial à manutenção da saúde;
3. Os nervos desempenham um papel crucial no controle dos fluidos do corpo;
4. Existem componentes somáticos para as doenças que são as manifestações e muitas vezes a manutenção das doenças.

Nessa publicação os autores retornam a "chamar a atenção" para a movimentação fluídica e sua relação com o sistema nervoso. Anteriormente denominada com "lei da artéria" e "o sangue preserva e defende as células do corpo" a ideia é reforçar a importância da qualidade nutricional celular promovida pela irrigação sanguínea. Seguindo esse princípio, uma célula que não possui uma irrigação plena está vulnerável a assumir uma condição patológica, pois sua capacidade de se autorregular encontra-se debilitada. Todavia, esse princípio é muito mais amplo, abrangendo, atualmente, não apenas o fluxo arterial e venoso, mas também o fluxo de qualquer fluido corporal, incluindo linfa, líquido intersticial e líquido cefalorraquidiano. Nesse sentido, por sua íntima relação, sua abrangência permeia obrigatoriamente todos os outros princípios. Por exemplo, considerando-se que o controle vasomotor é realizado pelo sistema nervoso simpático (SNS) e que este emerge da medula espinhal alojada pela coluna vertebral, uma disfunção nesse nível poderia repercutir de maneira sistêmica com prejuízo de irrigação. E considerando-se que essa mesma disfunção vertebral no nível de emergência do SNS foi ocasionada pela aferência de uma alteração estrutural traumática, como uma ruptura de um ligamento do tornozelo após um trauma, essa relação com os outros princípios (unidade do corpo, autorregulação, estrutura e função) se torna ainda mais evidente.

Seguindo a busca por evoluir na interpretação e acompanhar os ideais contemporâneos, em 2002,[5] um novo consenso, formado por membros de diferentes faculdades de Osteopatia redigiram os princípios. Dessa vez, ampliou-se a proposta ao reforçar, além dos princípios osteopáticos, os princípios para o atendimento ao paciente, sendo descritos da seguinte forma:

Uma pessoa é o produto da dinâmica interação entre corpo, mente e espírito

O entendimento desse princípio muito se assemelha a ideia de 1953 com relação a considerar o corpo como uma unidade. Nesse caso, reforça a relação além do físico, entendendo todas as possíveis influências a que um indivíduo pode estar submetido.

Uma propriedade inerente dessa interação dinâmica é a capacidade do indivíduo para a manutenção da saúde e recuperação da doença

Esse princípio está diretamente relacionado com as ideias de 1953 e 1991 relacionadas a capacidade de autorregulação, ao atentar-se ao fato da capacidade do indivíduo em se equilibrar, ressaltando que não é o profissional osteopata que o faz melhorar de suas queixas, mas sim ele próprio, considerando que a Osteopatia visa apenas otimizar essa capacidade inerente do corpo de buscar a homeostase.

Para a Osteopatia a saúde é o estado normal do corpo.

Muitas forças, tanto intrínsecas quanto extrínsecas à pessoa, pode desafiar essa capacidade inerente e contribuir para o aparecimento da doença

Esse tópico visa destacar a percepção da Osteopatia sobre as diversas "cargas alostáticas" que podem desestabilizar o sistema, sejam elas intrínsecas ou extrínsecas. Reforçando a importância de o Osteopata reconhecer todas as possibilidades através de uma ótima anamnese.

Nesse momento, é possível perceber um importante destaque na descrição dos primeiros princípios da Osteopatia. Nas primeiras descrições não era deixada tão clara a influência do agente externo, mas sim, era reforçada a ideia de que a doença era o resultado das disfunções somáticas que comprometiam as diversas funções, circulatória e neurológica, por exemplo. A doença agora tem uma definição, mais ampla, pois destaca dentro das cargas alostáticas, tanto os fatores internos quanto externos. Essa ideia, sempre esteve presente na Osteopatia, ao incluir nos princípios, as mudanças ambientais como fator extressor, mas, nesse momento, com maior destaque.

O sistema musculoesquelético influencia significativamente a capacidade do indivíduo de restaurar essa capacidade inerente e, portanto, para resistir aos processos de doença

Esse tópico, amplamente apresentado nas propostas anteriores, destaca a relação entre a estrutura e a função. Para a Osteopatia o sistema músculo esquelético desempenha um papel essencial na saúde e na doença. Disfunções somáticas podem afetar diversos outros sistemas, como o circulatório, neurológico e visceral. Intervir sobre esse sistema, através da terapia manual e do incentivo a prática de atividades físicas são propostas terapêuticas da Osteopatia.

O paciente é o centro do cuidado para a saúde

Esse tópico é voltado para a prática clínica e reforça a ideia de centrar toda avaliação e tratamento no indivíduo e não em sua patologia. Além disso, esse tópico buscar atentar o Osteopata sobre a importância da boa relação entre o profissional e o paciente, colocando-se de maneira empática, paciente e amorosa, assumindo a missão de ajudar.

O paciente é o principal responsável pela sua saúde

A mesma "entrega" exigida pelo profissional no tópico anterior é reforçado nesse momento. Dessa vez, por parte do paciente, visto que o profissional não pode transferir saúde para o paciente. Assim, o paciente tem a responsabilidade primária por sua saúde. Ele deve co-

Primeiras interpretações	1922	1953	1991	2002
O corpo é uma unidade;	A estrutura normal é essencial para a função normal;	O corpo é uma unidade;	Quando a adaptabilidade normal é interrompida ou quando as mudanças ambientais superam a capacidade de automanutenção do corpo, pode surgir a doença;	Uma pessoa é o produto da dinâmica interação entre corpo, mente e espírito;
A estrutura governa a função;	A função normal deve ser alcançada se a estrutura estiver normal;	A inter-relação entre a estrutura e a função;		Uma propriedade inerente dessa interação dinâmica é a capacidade do indivíduo para a manutenção da saúde e recuperação da doença;
A regra da artéria suprema;	O ambiente normal é essencial para a função e estrutura normal;	O corpo possui mecanismo de autorregulação;	O movimento dos fluidos corporais é essencial para a manutenção da saúde;	Muitas forças, tanto intrínsecas quanto extrínsecas à pessoa, pode desafiar essa capacidade inerente e contribuir para o aparecimento da doença;
O corpo possui mecanismos de autorregulação e autocura.	O sangue preserva e defende as células do corpo;	A terapia racional é baseada no entendimento da unidade do corpo, mecanismos de autorregulação e a inter-relação de estrutura e função.	Os nervos desempenham um papel crucial no controle dos fluidos corporais;	O sistema musculoesquelético influencia significativamente a capacidade do indivíduo de restaurar essa capacidade inerente e, portanto, para resistir aos processos de doença;
	O sistema nervoso unifica o corpo em suas atividades;		Existem componentes somáticos para as doenças que não são apenas manifestações das doenças, mas sim fatores que contribuem para a manutenção do estado da doença.	O paciente é o centro do cuidado para a saúde
	Os sintomas e as doenças são devido à falha do organismo em encontrar equilíbrio em circunstâncias adversas de forma eficiente; Métodos racionais de tratamento devem visar fornecer nutrição normal, inervações e drenagem para todos os tecidos do corpo e estes dependem principalmente da manutenção das estruturas e relações normais.			O paciente é o principal responsável pela sua saúde Um programa de tratamento eficaz deve ser baseado nesses princípios.

laborar com o tratamento estando atento com relação às melhorias na alimentação, na prática de atividade física, na regulação do sono e equilíbrio do estresse.

Um programa de tratamento eficaz deve ser baseado nesses princípios

Esse item salienta a importância de estar atento a integração dos tópicos anteriores, reforçando a importância de olhar o indivíduo como um todo, assumir a parte que cabe ao profissional e repassar, com empatia e paciência, a responsabilidade do tratamento que cabe ao paciente.

CONSIDERAÇÕES FINAIS

Segundo Cotton,[1] esses princípios da Osteopatia, apresentados em tópicos, muitas vezes recebem críticas por sua simplicidade e objetividade, porém eles ultrapassam o óbvio e devem ser encarados como um guia para a ação, isto é, como uma referência para o profissional. Por outro lado, é nítida a complexidade de definir e dividir didaticamente os princípios da Osteopatia, em virtude de sua inter-relação permanente e da abordagem ampla que a Osteopatia oferece em sua proposta.

Como toda ciência, a Osteopatia está evoluindo, em todos os aspectos, inclusive no aprimoramento das descrições dos seus princípios. Essa evolução deve ser cuidadosa para não afastar da ideia original, mas se faz necessária visto a grande transformação constante de toda a sociedade.

Um dos autores da proposta de interpretação dos princípios de 1953, entendendo a complexidade de buscar definir em poucas palavras os princípios da Osteopatia, demonstra o entendimento sobre a necessidade de evoluir de acordo com os tempos essa definição ao expressar na época: o que foi descrito não está completo, não é dogma ou credo, é interpretativo, é provisório.[12]

REFERÊNCIAS

1. Cotton A. Osteopathic principles in the modern world. Int J Ostheopath Med. 2013;16(1):17-24.
2. Still AT. The philosophy and mechanical principles of osteopathy. Kansas City: Hudson-Kimberly;1902.
3. Still AT. Osteopathy research and practice. Kirksville: Still;1910.
4. Parsons J, Marcer N. Osteopathy: models for diagnosis, treatment and practice. London: Elsevier Churchill Livingstone; 2005.
5. 5.Rogers F, D'Alonzo Jr G, Glover J, Korr I, Osborn G, Patterson, et al. Proposed tenets of osteopathic medicine and principles for patient care. J Am Osteopath Assoc 2002; 102:63e5.
6. Hulett GD. A Textbook of the Principles of Osteopathy. 5th ed., A.T. Still Research Institute; 1922;176.
7. Denslow JS. The place of the osteopathic concept in the healing arts. J Am Osteopath Assoc 1947;46:601e7.
8. Laughlin Jr E. An introduction to osteopathy. Kirksville, MO: The Journal Printing Co; 1932. p. 69.
9. Special Committee on Osteopathic Principles and Osteopathic Technic by Kirksville College of Osteopathy and Surgery. The osteopathic concept. An interpretation. J Osteopathy 1953;60: 7e10.5.
10. Sammut EA, Searle-Barnes PJ. Osteopathic diagnosis. Cheltenham: Stanley Thornes; 1998.
11. DiGiovanna EL, Schiowitz R, eds. An osteopathic approach to diagnosis and treahnent. Philadelphia: JB Lippincott; 1991
12. Tilley RM. The osteopathic concept and professional growth. J Osteopath 1953;October:11e5.

Capítulo **4**

OSTEOPATIA NO MUNDO

Rodolfo Amoroso Borges

A Osteopatia começou a se disseminar mundialmente um pouco antes do início do século XX através dos médicos osteopatas que se formaram nos Estados Unidos e que começaram a viajar pelo mundo para ensinar e aplicar o conhecimento da filosofia deste método de tratamento.[1] O licenciamento dos médicos osteopatas se iniciou nos Estados Unidos em 1897, já dos osteopatas como profissionais de saúde independentes começou em 1978 na Austrália.[2]

Como existem diferentes nomenclaturas para os praticantes de Osteopatia, é importante destacar o significado de cada uma para que fique clara a compreensão pelo leitor. Atualmente, existem duas denominações diferentes para quem atua com a Osteopatia: o **Osteopata** e o **Médico Osteopata**.

O **Médico Osteopata** é a pessoa com todos os direitos e obrigações de um médico e que passou por uma formação acadêmica e profissional em seu país e atua também praticando o diagnóstico e o tratamento da medicina osteopática. Nos Estados Unidos, muitas escolas de medicina osteopática surgiram em paralelo com as escolas de formação médica. Elas têm o currículo idêntico ao das universidades médicas, em sua grande parte. Geralmente, os dois primeiros anos são aulas teóricas, enquanto o terceiro e o quarto consistem em aulas práticas nas mais diversas especialidades médicas.[3] Há outro modelo educacional para os médicos osteopatas que é um programa de doutorado que leva ao licenciamento de Doutor em Osteopatia (DO). Quando estes estudantes completam o treinamento do DO, eles podem seguir um programa de residência médica na área em que ele optar. Em grande parte dos países, o título DO também é conhecido como Diplomado em Osteopatia, o mais alto título que um osteopata pode atingir na área.

Na Europa, o médico osteopata pode fazer a formação completa em medicina e depois optar pela pós-graduação que requer um treinamento de 700 horas com duração mínima de 4 anos de curso. O médico osteopata atua diagnosticando e tratando de acordo com a sua especialidade médica, assim como na área osteopática.[4]

A *European Register for Osteopathic Physicians* é quem regula os padrões de treinamento e avaliação dos médicos osteopatas na Alemanha, França e Suíça. Nos outros vizinhos europeus, cada país é responsável por isso.[1]

Já o **Osteopata** é o profissional que atingiu o reconhecimento acadêmico e profissional em seu país para praticar o diagnóstico e tratamento osteopáticos baseados nos princípios da filosofia da Osteopatia. A atuação do osteopata se baseia no tratamento estrutural, visceral e craniano, de acordo com o que ele julgar necessário. O trabalho do osteopata, diferentemente do médico osteopata, não envolve farmacologia, cirurgia ou outras atribuições da medicina.

A Osteopatia é uma prática de cuidado da saúde distinta das outras, porém, ambos profissionais podem atuar em conjunto com médicos e outros profissionais da saúde para ajustar o diagnóstico e tratamento de acordo com as necessidades do paciente.[4]

Atualmente, a Osteopatia é regulamentada no mundo de acordo com o que cada país define para os seus padrões acadêmicos e profissionais. Nos últimos anos, duas organizações foram criadas para ajudar na padronização da aplicação e ensino da Osteopatia pelo mundo: a *International Osteopathic Alliance* (OIA) e a *World Osteopathic Health Organization* (WOHO).

Existem dois tipos de formação em Osteopatia preconizadas pela *WHO Benchmarks for Training in Osteopathy*:

- Tipo I: para pessoas que com pouco ou nenhum treinamento de saúde prévio, mas que tenham completado o Ensino Médio ou o equivalente com carga horário de 5.000 horas entre atividades teóricas e práticas;
- Tipo II: para pessoas com formação prévia em alguma área da saúde com carga horária de 1.500 horas.

Segundo dados da *Osteopathic International Alliance*,[2] há uma estimativa de aproximadamente 197.000 médicos osteopatas e osteopatas oferecendo a Osteopatia em 46 países, sendo que desse número, 79.000 são apenas osteopatas. Entre esses profissionais, 45.000 são registrados oficialmente em seus países de atuação.

Médicos osteopatas podem atuar em 57 países do mundo como profissionais reconhecidos e regulamentados. Já os osteopatas têm esse reconhecimento em 13 países.[2]

A Osteopatia tem apresentado um crescimento importante no número de profissionais. Desde 2013, o número de médicos osteopatas aumentou em 34% e o de osteopatas, 84%.[2]

ESTADOS UNIDOS

Nos EUA, a medicina osteopática é regulada individualmente por cada estado, e não em nível federal. Além disso, todos os médicos osteopatas devem estar licenciados em seus respectivos conselhos estaduais para que possam atuar, os quais podem ser combinados ou separados entre médicos e médicos osteopatas.

Apenas médicos são reconhecidos como DO no país, porém profissionais formados em outras localidades atuam nos EUA como profissionais de terapia manual ou manipulativa.

Segundo o relatório anual de 2020-21 da *American Osteopathic Association*, há cerca de 135.000 médicos osteopatas nos EUA, atuando nos 50 estados americanos, com maior presença nas regiões sul e nordeste. Há também cerca de 34.000 estudantes de medicina osteopática, o que mostra que a profissão continua a crescer em território estadunidense.

Em virtude da abordagem holística proporcionada pela Osteopatia, 56% dos médicos osteopatas americanos optam por se especializar também em saúde da família, clínica geral e pediatria.[6,7]

CANADÁ

O primeiro médico osteopata a atuar no país iniciou seu trabalho em 1899, pouco depois da abertura da *American School of Osteopathy*.

No início do século XX, foram formadas três associações no Canadá: *The Ontario Osteopathic Association*, *Western Canada Osteopathic Association* e *Canadian Osteopathic Association*. Entretanto, cada estado regula a atuação dos médicos no país, assim como nos EUA. Por isso, nem sempre um médico osteopata pode atuar em um estado diferente do seu enquanto não estiver registrado na região.

Existem variações nas nomenclaturas utilizadas pelos profissionais que atuam com a Osteopatia no país. Por exemplo, nos estados de Alberta, Colúmbia Britânica e Ontário, apenas um DO registrado pode usar as nomenclaturas osteopata, médico osteopata e/ou DO. Curiosamente, em outros estados, como na Nova Escócia, a lei estadual não permite que uma pessoa se intitule DO nem médico osteopata.[1,2] Todavia, ao contrário dos EUA, há osteopatas que se formaram em Osteopatia sem terem se formado em medicina.[1]

No Canadá, a Osteopatia permanece sem reconhecimento e regulamentação. No entanto, a *Canadian Federation of Osteopaths*, que atua em cinco estados canadenses, tem feito tratativas para estabelecer essa prática como profissão. Enquanto isso, os osteopatas não registrados só podem utilizar as denominações "terapeuta manual osteopático" e/ou "profissional osteopático".[2]

Osteopatas estrangeiros que desejam atuar no Canadá podem se candidatar pelo site da *Canadian Manual Osteopathy Examining Board* (CMOEB). Para trabalhar como osteopata no país, é necessário ter formação em uma das escolas acreditadas pela CMOEB.[8]

EUROPA

Atualmente, 11 países europeus tem leis que regulamentam a prática e ensino da Osteopatia em seus territórios. São eles: Chipre, Dinamarca, Finlândia, França, Islândia, Liechtenstein, Luxemburgo, Malta, Portugal, Suíça e Reino Unido. A Itália reconhece os osteopatas como profissionais da saúde independentes e há um processo de regulamentação da profissão atualmente. Na Noruega, o seu parlamento votou a favor da regulação da Osteopatia como uma profissão da saúde de cuidado primário em dezembro de 2020.[5]

Reino Unido

O principal representante da Osteopatia no Reino Unido foi o médico osteopata John Martin Littlejohn, que teve seu primeiro contato com essa prática em Kirskville, Missouri, onde foi tratado de um problema de garganta por Andrew Taylor Still. Impressionado com os resultados, Littlejohn decidiu também estudar Osteopatia, formando-se em 1900 pela *American School of Osteopathy* (ASO).

No início do século XX, pela quantidade de médicos osteopatas formados pela ASO que retornavam ao Reino Unido, foram iniciadas conversas para que a Osteopatia fosse introduzida na ilha. Assim, em 1917, foi criada a primeira escola de Osteopatia, a *British School of Osteopathy* (BSO), em Londres.[1]

Na Inglaterra, a Osteopatia é regulamentada pelo *Osteopaths Acts*, aprovado em 1993 e que controla os títulos de osteopata e médico osteopata. Atualmente, quem regula a profissão é o *General Osteopathic Council* (GOsC), de modo que todo profissional de Osteopatia deve se registrar nesse conselho para poder atuar como osteopata ou médico osteopata, sob risco de cometer ofensa criminal caso não o faça.[1,2,8-11]

A formação em Osteopatia na Inglaterra varia entre 4 e 5 anos, combinando trabalho acadêmico e clínico. Atualmente, há 11 instituições permitidas para o ensino da Osteopatia, incluindo três universidades públicas. Depois de formado, o profissional pode receber três titulações de bacharel (BSc, BOst e BOstMed) ou a titulação de mestrado em Osteopatia (MOst).[6,7]

Para se tornar osteopata no Reino Unido, além da formação integral, com duração de 4 anos, e da formação de meio período, que dura 5 anos, há cursos mais curtos para quem já é formado em fisioterapia ou medicina.[9]

Segundo o GOsC,[10] há em torno de 5.300 osteopatas registrados no país, dos quais 86% atuam na Inglaterra, 3% na Escócia, 2,7% no País de Gales, 0,5% na Irlanda do Norte e 7,8% nos demais países mundo afora.

França

A primeira escola de Osteopatia fundada na França foi a École *Francaise d' Ostéopathie*, na década de 1950, destinada a médicos e fisioterapeutas, com professores advindos principalmente do Reino Unido. No entanto, como a Osteopatia era considerada ilegal no país, a escola foi forçada a se mudar para a Grã-Bretanha. Até 1974, apesar de a escola estar sediada na Inglaterra, todas as aulas eram lecionadas em francês, em um curso de meio período. Nesse mesmo ano, porém, houve a abertura de um curso integral de 4 anos em língua inglesa e a mudança de nome para *European School of Osteopathy*.[1]

Até o fim do século XX, os registros dos osteopatas eram vinculados às escolas onde se formavam. A partir de 2002, porém, a Osteopatia foi reconhecida como profissão, sendo regulamentada, em 2007, com o Decreto n.2007/435, de 25 de março de 2007, quando a denominação *ostéopathe* se tornou protegida por lei.[2,12] Segundo esse Decreto, estão autorizados a se formar em Osteopatia na França todos os profissionais que tiverem título em medicina, fisioterapia e enfermagem.

Não existe um conselho único de registro de osteopatas no país. Em vez disso, os profissionais devem se registrar na agência regional de saúde que abrange a área onde irão atuar.[12]

Atualmente, há cerca de 33.000 osteopatas registrados na França, além de 2.500 estudantes que se tornarão médicos osteopatas.[2]

Alemanha

Assim como em outros países europeus, na Alemanha existem osteopatas e médicos osteopatas. Para o profissional graduado em medicina, há cursos com o mesmo conteúdo programático das escolas americanas. Quando formados, esses médicos podem se afiliar a duas instituições: a *Deutsche Gesellschaft für Osteopathische Medizin* e a *Deutsch-Amerikanische Akademie für Osteopathie*.

Há também cursos destinados a fisioterapeutas e outros profissionais que não tenham formação em medicina, tanto em período integral, quanto em meio período, fornecendo também o título de bacharel ou mestre.

A lei *Heilpraktiker* (praticantes de cura) gerencia os profissionais dessa área, sendo reconhecida para quem trabalha com medicina complementar e alternativa. Uma prova que avalia conhecimentos em anatomia, fisiologia e patologia é necessária para que o profissional possa ser autorizado pelas autoridades alemãs para exercer a Osteopatia. Atualmente, há cerca de 10.000 osteopatas atuando no país.[1,2,13,14]

Na Alemanha há o reconhecimento da Osteopatia como profissão, no entanto, não há ainda regulação, sendo algo que está sendo considerado pelo governo alemão.[2]

Suíça

O ensino da Osteopatia na Suíça segue os mesmos padrões estabelecidos pela Alemanha. Em 2003, foi criada a *Swiss Society of Osteopathic Physicians*, que define que, assim como médicos, fisioterapeutas também podem se formar em Osteopatia, em cursos de período integral ou meio período. Todavia, para serem reconhecidos profissionalmente, devem se submeter a uma prova chamada *Inter-cantonal Osteopathy Diploma*. Essa prova foi estabelecida em uma conferência de saúde pública em 2007 realizada com a finalidade de regulamentar a Osteopatia no país. Há atualmente cerca de 1000 profissionais registrados no país.[1,2,5]

Portugal

A Osteopatia é considerada uma profissão da saúde desde 2003 através da Lei nº 45/2003. Ainda, o título Osteopata possui proteção da Lei nº 71/2013 e pela Portaria nº 207-B/2014. A prática de Osteopatia realizada por um profissional que não seja osteopata é sujeita a punição pela Lei nº 2/2021.[5]

Há atualmente 5 associações osteopáticas em Portugal:

1. Associação dos Osteopatas de Portugal
2. Associação de Profissionais de Osteopatia
3. Associação Portuguesa de Osteopatia Clássica
4. Associação Independente de Osteopatia
5. Associação Portuguesa dos Profissionais em Osteopatia

Dentre elas, a Associação dos Osteopatas de Portugal é a que mais possui afiliados – em torno de 250 – num total de 2.050 osteopatas atuantes no território português.[5]

Há aproximadamente 400 estudantes de Osteopatia no país, sendo que 90% deles fazem o Tipo I e 10%, o Tipo II.[5]

AUSTRÁLIA

A Osteopatia foi introduzida na Austrália por médicos osteopatas formados pela *American School of Osteopathy* entre o fim do século XIX e começo do século XX. Contudo, somente após 1909 esses médicos começaram a se organizar para praticar a Osteopatia no país,[5] quando criaram uma associação profissional nos moldes da *American Osteopathic Association* no estado de Victoria, a *Australian Osteopathic Association*.

Em 1974, foram iniciadas negociações para que a Osteopatia fosse reconhecida e regulamentada. Atualmente, a *Osteopathy Board of Australia* é responsável pelo registro de osteopatas e estudantes de Osteopatia. Esse conselho é subordinado à agência reguladora de saúde do país.[1,2,15,16]

Desde 1995, o curso é integral, com duração de 5 anos, sendo concedido ao profissional título de bacharel em ciência ou mestre em Osteopatia. Há cerca de 3.000 osteopatas registrados no país.[17]

NOVA ZELÂNDIA

A Osteopatia foi introduzida no país na metade da década de 1990, quando muitos osteopatas formados na Austrália e no Reino Unido se mudaram para a Nova Zelândia. No período, foi criada, em Auckland, a primeira escola acreditada de Osteopatia em período integral.

Em 2003, o *Health Practitioners Competence Assurance Act* foi aprovado, dando origem ao *Osteopathic Council of New Zealand*, que atualmente regula a profissão, registra os osteopatas e determina o escopo da prática da Osteopatia no país, onde há mais de 700 osteopatas registrados.[1,2,16,18]

Assim como na Austrália, o curso de Osteopatia é integral, com duração de 5 anos, e, depois de formado, o profissional pode obter o título de bacharel em ciências ou mestre em osteopatia.[1,2,16,18]

ARGENTINA

A Argentina teve sua primeira escola fundada em 1992 pelo osteopata Gilles Drevon DO, o *Instituto Argentino de Osteopatia* (IAO) sendo a primeira do tipo na América Latina. Nesse país, a Osteopatia segue dois modelos de ensino, parcial, destinado a profissionais da saúde como médicos e fisioterapeutas e estudantes da área da saúde dos últimos anos com carga horária de 1.500 horas. O modelo completo é destinado a alunos que tenham o chamado Título Secundário Completo e que pretendem curso disciplinas do ciclo biológico com carga horária de 5.000 horas.[19]

A Osteopatia não é regulamentada na Argentina, o que permite que qualquer pessoa se autointitule osteopata.[19]

Há diversos cursos de formação em Osteopatia, com carga horária variando entre 60 e 5.000 horas. No entanto, o *Registro Argentino de Osteópatas*, aceita apenas a inscrição de osteopatas com formação de 1.500 h em meio período, para profissionais de saúde, ou de 5.000 h em período integral. Atualmente conta com 139 associados.[2,19]

ÁFRICA DO SUL

Na África do Sul, apesar de haver regulamentação da Osteopatia desde 1984, pelo *Allied Health Professions Council*, não há escolas de formação no país. Os osteopatas que atuam na África do Sul são formados, essencialmente, na Europa. A associação sul-africana afirma que, em virtude da falta de financiamento e do pequeno número de osteopatas que poderiam ministrar o curso no país, não há em um futuro próximo à possibilidade de abrir uma escola de Osteopatia, de modo que o profissional deve buscar formação em outro país.[2,20]

JAPÃO

No Japão, existe um programa de certificação nacional para profissionais de medicina alternativa e complementar. No entanto, a Lei para Praticantes Médicos diz que o cuidado de saúde só pode ser realizados por médico ou dentista formados. Porém, a Osteopatia se encaixa nos serviços de quase-saúde e são classificados como profissionais certificados pelo governo. Dessa forma, os osteopatas podem solicitar reembolsos dos convênios de saúde mediante encaminhamento médico. Há no Japão em torno de 100 osteopatas registrados.[2,21]

REFERÊNCIAS

1. Carreiro F. International osteopathic medicine and osteopathy. In: Chila AG. Foundations of osteopathic medicine. 3.ed. Philadelphia: Lippincott, Williams &Wilkins; 2010.
2. Osteopathic International Alliance. Osteopathy and osteopathic medicine: a global view of practice, patients, education and the contribution to healthcare delivery. 2020. Disponível em: https://oialliance.org/wp-content/uploads/2021/02/OIA_Report_2020_FINAL.pdf. Acesso em: 22/04/2022.
3. LESHO, Emil P. An overview of osteopathic medicine. Archives of Family Medicine, v. 8, n. 6, 6 nov. 1999. http://dx.doi.org/10.1001/archfami.8.6.477
4. European Register for Osteopathic Physicians. Declaration for osteopathy. Disponível em: http://www.erop.org/vorwort_eng.shtml. Acesso em: 22/04/2022.
5. Regulation of the Osteopathic Profession in Europe. An Overview. Disponível em: https://www.osteopatas.org/ficheros/Regulation_of_Osteopaths_Europe_EFFO_ROE.pdf. Acesso em: 15/04/2022.
6. American Association of Colleges of Osteopathic Medicine. Osteopathic Medical College Information Book (CIB). Disponível em: https://osteopathic.org/wp-content/uploads/OMP-Report-2020-21.pdf. Acesso em: 15/04/2022.
7. American Osteopathic Association. Osteopathic medical profession report. Disponível em: https://osteopathic.org/about/aoa-statistics. Acesso em: 15/04/2022.
8. Canadian Manual Osteopathy ExaminingBoard. How to apply. Disponível em: http://www.cmoeb.org/how_to_apply.html. Acesso em: 22/04/2022.
9. British School of Osteopathy. Osteopathy course information. Disponível em: https://www.uco.ac.uk/courses/how-apply. Acesso em: 25/04/2022.
10. General Osteopathic Council. Training and registration. Disponível em: http://www.osteopathy.org.uk/training-and-registration. Acesso em: 25/04/2022.
11. Her Majesty's Stationery Office. Osteopaths act. London, 1993. Disponível em: http://www.legislation.gov.uk/ukpga/1993/21/pdfs/ukpga_19930021_en.pdf. Acesso em: 19/02/2019.
12. Journal Officiel de la République Française . Décret n° 2007-435 du 25 mars 2007 relatif aux act es et aux conditions d'exercice de l'ostéopathie. Paris, 2007. Disponível em: https://www.legifrance.gouv.fr/affichTexte.do?cidTexte=JORFTEXT000000462001#LEGISCTA000006105559. Acesso em: 19/02/2019.
13. Osteopathie in Deutschland. Disponível em: https://youtu.be/3No3avZX898. Acesso em: 01/05/2022.
14. Erste Durchführungsverordnung zum Gesetz über die berufsmäßige Ausübung der Heilkunde ohne Bestallung (Heilpraktikergesetz). Disponível em: https://www.gesetze-im-internet.de/heilprgdv_1/BJNR002590939.html. Acesso em: 22/03/2019.
15. Osteopathy Board of Australia. Registering as na osteopath in Australia. Disponível em: http://www.osteopathyboard.gov.au/Registration.aspx. Acesso em: 18/05/2022.
16. Health Profession Agreements. Disponível em: https://www.osteopathyboard.gov.au/About/Health-Profession-Agreements.aspx. Acesso em: 18/05/2022.
17. Osteopathy Board of Australia. Registrant Data: Reporting Period: 01 January 2022 to 31 March 2022. Disponível em: https://www.ahpra.gov.au/documents/default.aspx?record=WD22%2f31830&dbid=AP&chksum=fY9Y3yLJpX83XXyNjH8jOQ%3d%3d&TSPD_101_R0=08c403b005ab200067222f4f7f9fa5600aa-f43aaa1a6e0074436e1a65aa918cafaadb389facc1eb9084b7461f-f1430003e281aa7b43b88b9c8667a99622301751f2ce2533ec-cd2ca1b5e7478ddc7bbd14ab629ac6b8a2e42b6c232c442e92ea5. Acesso em: 18/05/2022.
18. Osteopathic Council of New Zealand. Our role. Disponível em: https://www.osteopathiccouncil.org.nz/Public/Public/About-the-Council/What-Do-We-Do.aspx?hkey=9592a657-f8ca-4c97-9144-a1dbdfc-b8ad6. Acesso em: 18/05/2022.
19. Registro Argentino de Osteópatas. Sobre la osteopatía en Argentina. Disponível em: https://www.registrodeosteopatas.com.ar/sobre-la-osteopatia/en-argentina.html. Acesso em 20/05/2022.
20. Osteopathic Association of South Africa. About Osteopathy. Disponível em: https://www.oasa.co.za/about-osteopathy . Acesso em: 20/05/2022.
21. Japan Health System Review, 2018. Disponível em: https://apps.who.int/iris/bitstream/handle/10665/259941/9789290226260-eng.pdf. Acesso em: 20/05/2022.

Capítulo 5

ANATOMIA E FISIOLOGIA BÁSICA EM OSTEOPATIA

Eduardo de Latorre Fusatto

INTRODUÇÃO

O conceito osteopático está embasado fortemente na anatomia e na fisiologia, tendo como principais motivadores o seu criador, Andrew Taylor Still, no campo da anatomia e o Dr. John Littlejohn, no campo da fisiologia. O conhecimento destas áreas favorece o entendimento global do organismo e de como cada técnica utilizada pelo Osteopata repercute nos diferentes tecidos corporais.

Dr. Andrew Taylor Still costumava definir que a Osteopatia é "anatomia a todo o momento", assim, quanto mais se souber de anatomia e fisiologia, mais se compreenderá a patologia e os caminhos do tratamento osteopático.

Este capítulo visa apresentar alguns conceitos fundamentais para que sejam embasados a avaliação e o tratamento osteopático a partir dos conhecimentos da anatomia e da fisiologia.

Serão abordados os temas: Segmento Medular, Sistema Nervoso Autônomo (Sistema Nervoso Simpático e Parassimpático) e seus reflexos (somato-somático, somato-visceral, víscero-somático e víscero-visceral).

SEGMENTO MEDULAR/METÂMERO:

Um segmento medular, ou metâmero, é a unidade funcional vertebral, ou seja, é composta por duas vértebras e todos os elementos que fazem parte do segmento (vasos, articulações, músculos, ligamentos, dentre outras).

Segundo Parsons,[1] a distribuição das fibras nervosas é segmentar por todo o organismo e um metâmero é um segmento medular que proporciona inervação sensitiva e motora para regiões específicas do corpo, de acordo com a divisão embriológica.

Cada segmento medular recebe e envia informações (inervação aferente e eferente), por meio do sistema nervoso somático e autônomo[2] a diferentes elementos: a pele (dermátomo), ao músculo (miótomo), ao osso (esclerótomo), vaso sanguíneo – artéria (angiótomo) e a víscera (viscerótomo).[1] Assim:

- **Dermátomo**: É a área cutânea inervada por uma única raiz nervosa. Classicamente, os dermátomos foram demonstrados por Keegan e Garret em 1948. Geralmente há uma sobreposição dos dermátomos na região torácica.[3,4]
- **Miótomo**: grupo de fibras musculares inervadas pelos axônios motores dentro de cada nervo segmentar (raiz).[5] Por exemplo: L1 – iliopsoas, C5 – Bíceps braquial, C4 – Trapézio superior dentre outras. Salienta-se que cada músculo apresenta, normalmente, inervação multissegmentar.
- **Esclerótomo**: É uma região de periósteo inervada por uma única raiz nervosa. Assim, como o dermátomo e o miótomo, há uma grande variabilidade entre indivíduos.[5]
- **Angiótomo**: Compreende todos os vasos, artérias, veias e sistema linfático do nível da raiz nervosa.[1]

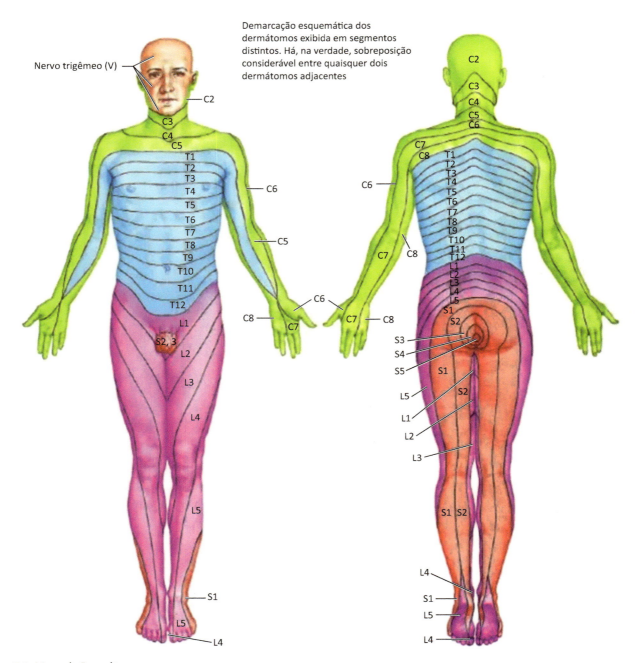

Figura 5.1. Mapa de Dermátomos.
Fonte: Modificado de Netter, F. Atlas de Anatomia Humana – 6ª Ed. Editora Elsevier/Medicina Nacionais, 2015.

– **Viscerótomo**: É uma víscera inervada por uma única raiz nervosa. Assim como o músculo, as vísceras apresentam inervação multissegmentar. A literatura é vasta e divergente quando se trata de inervação visceral. Utilizando o estômago como exemplo, o autor Burns (1915)[6] descreve o segmento de T5-T10, Kranz (1929)[7] descreve o segmento de T5-T7 e Northup (1944)[8] descreve que a inervação é o segmento de T5; dentre outros autores.[9]

Como citado anteriormente, dentre as estruturas do segmento medular/metâmero está o sistema nervoso envolvido na região. Por ser um importante sistema no tratamento osteopático, deve-se ter conhecimento sobre a sua anatomia e neurofisiologia.

ORGANIZAÇÃO BÁSICA DO SISTEMA NERVOSO

O sistema nervoso é dividido estruturalmente em Sistema Nervoso Central e Sistema Nervoso Periféri-

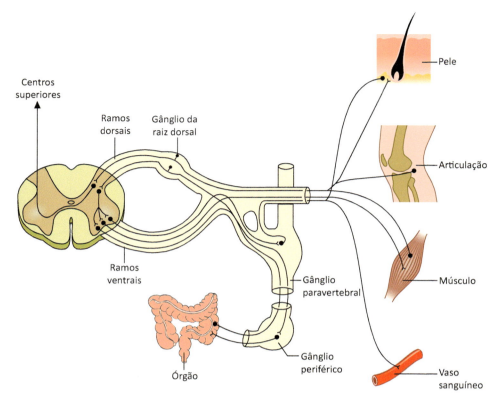

Figura 5.2. – Segmento medular
Fonte: Modificado de Haines, D. E. Fundamental Neuroscience for Basic and Clinical Applications. 4 ed. ELSEVIER, 2005.

co; e funcionalmente em Sistema Nervoso Somático e Autônomo.[2,10]

Pela divisão estrutural, o Sistema Nervoso Central é constituído por encéfalo e medula espinhal, tem a função de receber, interpretar e enviar respostas recebidas pelo Sistema Nervoso Periférico. O Sistema Nervoso Periférico é formado pelos nervos periféricos e gânglios, sendo subdividido em sistema aferente, que é sensitivo, e eferente, que é motor.[2]

Já na divisão funcional, o sistema nervoso somático é responsável pela organização relacionada ao sistema osteomuscular e o sistema autônomo é responsável pelas respostas viscerais (músculo cardíaco, músculos lisos e glândulas).

Segundo Wilson-Pauwels et al. (1997),[10] o sistema nervoso somático permite que o indivíduo interaja com o ambiente externo e responda voluntariamente a sinais sensoriais recebidos e interpretados de forma consciente. O sistema nervoso autônomo permite agir sobre o ambiente interno do corpo, e pode ser definido como um substrato neurológico que atua para manter a homeostase. A grande maioria dos sinais autonômicos sensoriais não é percebida conscientemente, e sua atividade motora não está no âmbito voluntário.

Assim, os impulsos nervosos que seguem pelo sistema nervoso somático eferente terminam em músculo estriado esquelético, sendo voluntários, enquanto os que seguem pelo sistema nervoso autônomo terminam em músculo estriado cardíaco, músculo liso ou glândula sendo involuntários.[1,2]

Do ponto de vista anatômico, uma diferença bastante relevante, entre o sistema nervoso somático e o sistema nervoso autônomo, é com relação ao número de neurônios envolvidos que ligam o sistema nervoso central (medula ou tronco encefálico) ao órgão efetuador (músculo ou glândula). No sistema nervoso somático é de apenas um neurônio, o neurônio motor somático, cujo corpo, localiza-se na coluna anterior da medula espinhal, seu axônio sai pela raiz anterior e termina em placas motoras localizadas nos músculos estriados esqueléticos. Já no sistema nervoso autônomo há dois neurônios unindo o sistema nervoso central ao órgão efetuador. Destes dois neurônios, um deles tem o corpo dentro do sistema nervoso central (medula ou tronco encefálico), o outro tem seu corpo localizado no sistema nervoso periférico. Os corpos de neurônios localizados fora do sistema nervoso central normalmente estão próximos, formando dilatações denominadas *gânglios*. Desta forma, os neurônios do sistema nervoso autônomo cujos corpos estão situados fora do sistema nervoso central se encontram em gânglios e são

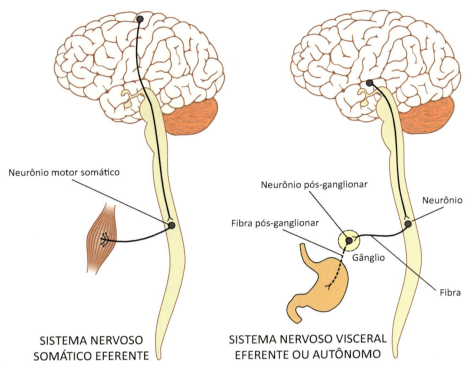

Figura 5.3. – Diferenças anatômicas entre o sistema nervoso somático eferente (lado esquerdo) com o sistema nervoso visceral eferente ou autônomo (lado direito).
Fonte: Modificado de Machado, A.; Haertel, L. M. Neuroanatomia funcional. Ed 3. Atheneu, 2013

chamados *neurônios pós-ganglionares*; já aqueles neurônios que têm seus corpos dentro do sistema nervoso central são denominados *neurônios pré-ganglionares*. No sistema nervoso autônomo não existem placas motoras, como no sistema nervoso somático.[2]

O sistema nervoso autônomo tem relação com o sistema endócrino e imunológico, auxiliando na manutenção da homeostase[11] e dividido em duas partes: sistema nervoso simpático, que tem sua origem na medula no nível da coluna torácica e lombar alta, sendo denominado toracolombar, seus neurônios pré-ganglionares e sistema nervoso parassimpático, que está localizado no crânio e no canal do sacro, sendo denominado craniossacral, seus neurônios pré-ganglionares. Esses sistemas dependem de uma série de dois neurônios multipolares, diferente da inervação sensitiva ou motora onde há um neurônio unipolar. O que diferencia o sistema nervoso simpático do sistema nervoso parassimpático é basicamente a localização dos corpos celulares pré-sinápticos e os nervos que conduzem as fibras pré-sinápticas originadas do sistema nervoso central[3] e o tamanho das fibras pré e pós-ganglionares e na estrutura da fibra pós-ganglionar.[2]

Machado (2004)[2] também diferencia, através dos neurotransmissores, adrenalina e noradrenalina (Sistema Nervoso Simpático) e acetilcolina (Sistema Nervoso Parassimpático). O sistema nervoso simpático também utiliza a acetilcolina como neurotransmissor, mas apenas em locais específicos, como as fibras que inervam as glândulas sudoríparas e os vasos dos músculos estriados esqueléticos.[12] E pela ação fisiológica, onde na maioria dos casos os sistemas nervosos descritos são antagônicos. Uma das diferenças fisiológicas é que o parassimpático tem ações sempre localizadas a um órgão ou setor do organismo, enquanto as ações do simpático, embora possam ser também localizadas, tendem a ser difusas, atingindo todo organismo. Observando a anatomia dos sistemas nervosos em questão, vê-se que os gânglios do sistema parassimpático estão próximo das vísceras e fazem com que o território de distribuição das fibras pós-ganglionares seja, necessariamente, restrito. Além disso, no sistema parassimpático uma fibra pré-ganglionar faz sinapse com um número relativamente pequeno de fibras pós-ganglionares. No sistema simpático os gânglios se localizam longe do órgão alvo e próximos à coluna vertebral, e uma fibra pré-ganglionar faz sinapse com um grande número de fibras pós-ganglionares que se distribuem a territórios consideravelmente maiores.

Sistema Nervoso Simpático: Os corpos celulares pré-sinápticos simpáticos são encontrados nas colunas intermediárias (cornos laterais da medula espinhal) da região de T1 até L2/L3, por isso chamado de toracolombar. Os corpos celulares pós-sinápticos estão situados em dois locais – gânglios paravertebrais (formam as cadeias simpáticas direita e esquerda e se estendem do gânglio cervical superior até o gânglio ímpar no cóccix) e nos pré-vertebrais (situados próximos às origens dos principais ramos da parte abdominal da aorta, por exemplo, o gânglio celíaco que dão origem ao tronco celíaco, gânglio aórtico-renal, gânglio mesentérico superior e gânglio mesentérico inferior). (Gray, 1988, Machado, 2004; Beck, 2008; Moore, 2011)

Os axônios dos neurônios pré-ganglionares saem através das raízes anteriores da medula espinhal e seguem juntamente com o ramo anterior do nervo espinhal. Logo após sua entrada no ramo anterior, saem através dos ramos comunicantes brancos e seguem seus trajetos, que podem ser: 1) fazer sinapse com um neurônio pós-ganglionar em um gânglio paravertebral mais alto; 2) fazer sinapse com um neurônio pós-ganglionar em um gânglio paravertebral mais baixo; 3) Fazer sinapse com um neurônio pós-ganglionar do mesmo nível; 4) Atravessar um tronco simpático sem fazer sinapse, continuando com um neurônio abdominopélvico (responsável pela inervação das vísceras abdominais e pélvicas) para chegar aos gânglios pré-vertebrais.[2,3,12,13]

As fibras simpáticas pós-sinápticas, além de terem ações sobre as vísceras, estimulam a vasomotricidade (contração dos vasos sanguíneos) e dos músculos eretores dos pelos e glândulas sudoríparas. Esse sistema, mediado pelos neurotransmissores adrenalina e noradrenalina, prepara o corpo para situações de "luta ou fuga". As reações são

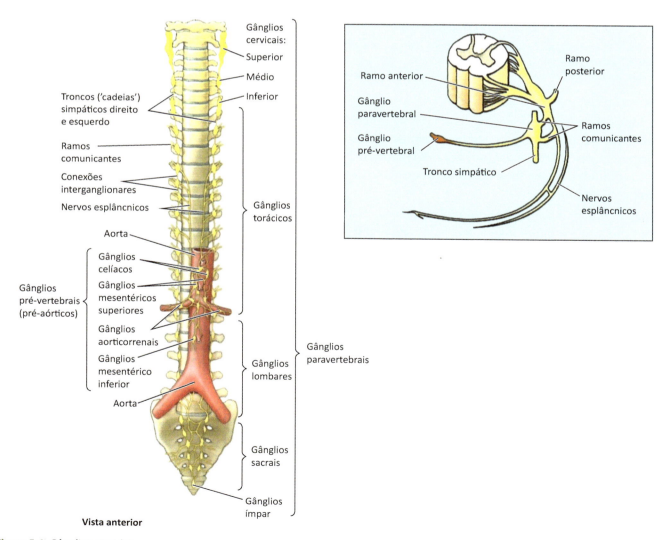

Figura 5.4. Gânglios simpáticos.
Fonte: Modificado de Moore, K. L., Dalley, A. F., Agur, A. M. R. Anatomia Orientada Para a Clínica. Ed. 6, GUANABARA KOOGAN. 2011.

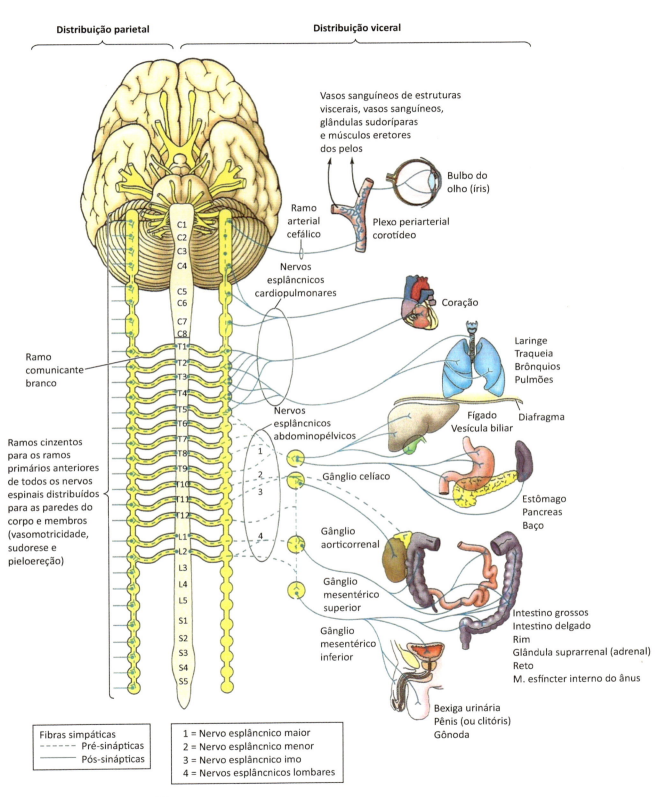

Figura 5.5. Sistema nervoso Simpático.
Fonte: Modificado de Moore, K. L., Dalley, A. F., Agur, A. M. R. Anatomia Orientada Para a Clínica. Ed. 6, GUANABARA KOOGAN. 2011.

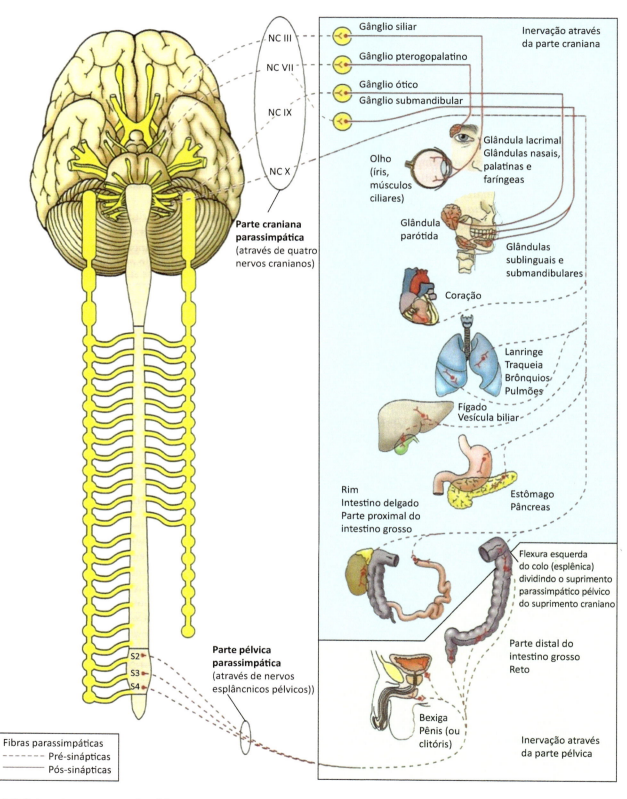

Figura 5.6. Sistema nervoso parassimpático.
Fonte: Modificado de Moore, K. L., Dalley, A. F., Agur, A. M. R. Anatomia Orientada Para a Clínica. Ed. 6, GUANABARA KOOGAN. 2011.

moderadas constantemente e ajustadas em respostas às informações recebidas por centros superiores referentes às funções viscerais, circulação, metabolismo, tônus da musculatura lisa, motilidade visceral, função cardíaca e pulmonar.[2,3,12,13]

Sistema Nervoso Parassimpático: Os corpos celulares dos neurônios parassimpáticos pré-sinápticos estão localizados na substância cinzenta do tronco encefálico (pares cranianos III, VII, IX e X) e na substância cinzenta dos segmentos sacrais (S2, S3 e S4). Por isso é chamado de craniossacral.[2,3,12,13]

É responsável pela inervação parassimpática das estruturas da cabeça através de fibras do III (oculomotor), VII (facial) e IX (glossofaríngeo), das vísceras pélvicas, através dos segmentos sacrais e das vísceras torácicas e abdominais do X (nervo Vago). A maioria das fibras pré-sinápticas são muito longas, indo do sistema nervoso central até o gânglio próximo ao órgão alvo, enquanto as pós-sinápticas são curtas, partindo de um gânglio localizado perto ou alojado no órgão alvo. Não existe inervação parassimpática nos membros inferiores e superiores.[2,3,12,13]

Controlado pelo neurotransmissor acetilcolina, o sistema parassimpático é basicamente um sistema homeostático ou anabólico, como aqueles que permitem o corpo se alimentar e assimilar o alimento.[12]

O sistema nervoso autônomo possui um papel regulador de grande parte das funções orgânicas. Em diversos estudos, têm-se acumulado evidências que a resposta imune está também sob a influência do sistema nervoso autônomo. A influência do sistema nervoso simpático parece complexa, apresentando efeitos pró e anti-inflamatórias, enquanto o Sistema Nervoso Parassimpático induz efeitos predominantemente anti-inflamatórios. Curiosamente, parece que estes sistemas atuam de forma sinérgica na regulação de resposta imune ao nível do baço.[14]

Basbaum e Levine (1991)[15] citam que o Sistema Nervoso Simpático contribui para o período inflamatório, promovendo a vasodilatação e consequente extravasamento de plasma, descrevem também que substâncias libertadas a partir dos terminais periféricos e de nervo pós-ganglionares simpáticos que regulam esse fenômeno.

Schaible e Straub (2014)[16] mostram que a inervação simpática da sinóvia da articulação do joelho de ratos influencia fortemente a inflamação que o grupo experimenta comparado com o grupo controle. Usando simpatectomia química ou bloqueio de adrenoceptores, eles mostram que a atividade nos neurônios simpáticos aumenta a inflamação das articulações na fase aguda e reduz a inflamação das articulações na fase crônica. Isso se correlaciona com a observação que a densidade da inervação simpática do tecido sinovial diminui cronicamente durante a inflamação. Além dos efeitos vasculares locais na articulação, o sistema nervoso simpático influencia inúmeros processos imunológicos na articulação e nos órgãos linfoides. Assim, o efeito líquido do sistema nervoso simpático no tecido inflamado resulta dos efeitos simpáticos locais na articulação, bem como das influências simpáticas nos principais processos imunológicos sistêmicos.

Borges *et al.* (2018), realizaram uma revisão sistemática sobre o efeito da manipulação da coluna vertebral e técnicas miofasciais na variabilidade da frequência cardíaca, concluíram que com base nos achados, a Osteopatia exerce uma influência no sistema nervoso autônomo, dependendo do local e tipo de estimulação. Uma maior resposta parassimpática foi encontrada quando a estimulação foi realizada nas regiões cervical e lombar, enquanto uma maior resposta simpática foi encontrada quando a estimulação foi realizada na região torácica.[17]

REFLEXOS

Em 1905, Charles Sherrington[18] publicou seu texto intitulado *A ação integrativa do Sistema Nervoso* que descreve sobre o conhecimento dos aspectos fundamentais, explicando como o sistema nervoso manipula e realiza integração das informações recebidas. Estudou em animais descerebrados, explorou os reflexos espinhais e demonstrou que não funcionam como uma série de processos isolados, como eram então aceitos, mas sim que eles funcionam como uma parte integrada das atividades totais do organismo.

Nos dias atuais, sabe-se consideravelmente mais sobre a função do sistema nervoso e sua integração com as diversas funções do corpo. Todos os neurônios e células gliais que compõem todo o sistema nervoso são organizados em grupos funcionais, muitas vezes com características extremamente diferentes, tanto na sua estrutura como na sua função. Muitos destes neurônios estão envolvidos em "redes" que respondem a estímulos para os músculos e glândulas produzindo atividade ou secreções.[11,19]

O reflexo nervoso é uma relação básica entre um estímulo de entrada para o corpo e uma saída involuntária através de uma ação de um músculo ou um órgão secretório.[1,11]

Reflexo Medular:

O conceito usual do reflexo sugere que estes são definidos e limitados principalmente por um canal de entrada e um canal de saída, com pouca interação com outras redes reflexas. Quase todas as redes de reflexos podem ser influenciadas por uma grande variedade de outros sinais excitatórios e inibidores, independente se provenientes de níveis mais altos ou mais baixos do sistema nervoso central.[11]

São partes funcionais dos reflexos: Terminação Nervosa Sensitiva, Neurônio Aferente, Interneurônios, Neurônio Eferente e Terminações Eferentes.

- Terminação nervosa sensitiva: Essas terminações recebem estímulos, originando potenciais de ação de diferentes graduações que, provocam o aparecimento de potencial de ação. Este é conduzido centripetamente, passando diretamente do prolongamento periférico ao prolongamento central.[2] São exemplos de terminações sensitivas os corpúsculos de Paccini e Ruffini, as terminações nervosas livres, a parte sensitiva do fuso neuromuscular, o órgão tendinoso de Golgi, terminações das mucosas das vísceras, entre outros.
- Neurônio aferente: especializado em conduzir impulsos. São aferentes os neurônios, fibras ou feixes de fibras que trazem impulsos a uma determinada área do sistema nervoso central.[2]
- Interneurônios: Os neurônios de associação constituem a grande maioria dos neurônios existentes no sistema nervoso central. Alguns têm axônios longos e fazem conexões com neurônios situados em áreas distantes. Outros têm axônios curtos e ligam-se apenas com neurônios vizinhos.[2] São os responsáveis por amplificar ou minimizar estímulos.
- Neurônios eferentes: Levam impulsos e se referem ao que sai de uma determinada área do sistema nervoso central. Assim, são eferentes os neurônios, fibras ou feixes de fibras que levam impulsos de uma determinada área do sistema nervoso.[2] Terminações Eferentes: As fibras nervosas eferentes somáticas relacionam-se com as fibras musculares estriadas esqueléticas através de estruturas especializadas denominadas *placas motoras*. Na placa motora, a terminação axônica emite finos ramos contendo pequenas dilatações, os *botões sinápticos* de onde é liberado o neurotransmissor.[2]
- Terminações Eferentes Viscerais: Nas terminações nervosas viscerais dos mamíferos o mediador químico pode ser a acetilcolina ou a noradrenalina. Assim, as libras nervosas eferentes somáticas são colinérgicas, enquanto as viscerais podem ser colinérgicas ou adrenérgicas. Não possuem placas motoras, como nas terminações somáticas. O neurotransmissor é liberado em um grande trecho final da fibra nervosa e não apenas em sua extremidade, podendo a mesma fibra estabelecer contato com um grande número de fibras musculares ou células glandulares. Observou-se dois tipos de vesículas: agranulares (acetilcolina-parassimpático) e granulares (adrenalina – simpático).[2]

Um **reflexo monossináptico** simples é composto por um ramo aferente e um receptor periférico que, quando estimulado, despolariza e gera um potencial de ação que penetra na medula espinhal e sai como sinal eferente até uma junção neuromuscular, por exemplo. Um exemplo clássico do reflexo monossináptico é o teste de reflexo patelar, onde o estímulo de um "toque" no tendão patelar "alonga" bruscamente o ventre do músculo estimulado, que por sua vez excitam o **fuso muscular**. Os sinais neurais, ou potenciais de ação, são enviados através dos neurônios sensitivos que apresentam terminação nos fusos e seguem para a medula espinhal. Na medula espinhal este estímulo chega ao motoneurônio que inerva o músculo em questão fazendo com que o mesmo se contraia.[1, 11]

Sabe-se que há correlação de modulações entre diversos níveis medulares durante o reflexo, já que os interneurônios promovem uma ligação ascendente e descendente dos níveis medulares e dentro do próprio segmento.

Estão presentes também no músculo, mais especificamente na junção entre ventre e tendão, o órgão tendinoso de Golgi que trabalha de forma antagônica ao fuso muscular, ou seja, o fuso responde a mudanças de comprimento e velocidade e o órgão tendinoso de Golgi detecta o grau e a velocidade do aumento de tensão.[1, 11]

Os neurônios aferentes estimulados enviam ramos que informam outros neurônios na medula espinhal, que, por sua vez, enviam informações para os neurônios motores do músculo antagonista ao alongado, formando um **reflexo polissináptico**. Essas informações transmitidas pelos neurônios inervam o músculo estimulado e fornecem sinais para inibir os neurônios motores que inervam o músculo antagonista. Quando um músculo contrai, o antagonista é inibido para permitir um movimento mais harmônico. Além disso, outros ramos axonais podem seguir a outras regiões da medula espinal e para o tronco cerebral. O que até então parecia uma única rede reflexa torna-se um complexo conjunto de percursos dentro da medula espinhal e do tronco cerebral.[1,11]

Reflexo Somato-somático

São padrões reflexos nas estruturas somáticas produzidas por estimulação na estrutura somática relacionada segmentalmente. Ou seja, é a resposta musculoesquelética por um estímulo dado a uma estrutura somática.

O reflexo mais conhecido são os reflexos defensivos, como os movimentos de retirada de um membro para um estímulo nocivo. Estes reflexos ocorrem quando um estímulo é aplicado a uma estrutura somática. Isto inicia uma grande atividade neural (muitas vezes nociceptiva) através do ramo aferente para a medula espinhal. A atividade aferente segue através de sinapses para o interneurônios da medula espinhal, e finalmente para os neurônios motores do corno ventral. Assim, os neurônios motores, provocam uma contração muscular. Os reflexos têm pelo menos um interneurônio entre os estímulos sensoriais e a resposta dos neurônios motores. Estes reflexos não ocorrem de forma isolada, pelo contrário, são acompanhados por uma propagação da atividade ao longo do sistema nervoso.[11]

Reflexo víscero-visceral

O reflexo víscero-visceral é quando há entrada sensorial de uma estrutura visceral, que provoca atividade em um órgão. Estes reflexos são envolvidos, por exemplo, na distensão do intestino que resulta no aumento da contração do músculo do próprio intestino. Reflexos víscero-viscerais envolvem a atividade aferente dos receptores na medula espinhal através de interneurônios para produzir atividade eferente simpática e/ou neurônios motores parassimpáticos.[11]

CONCI *et al.* (1986)[20] observaram que durante manipulação de vasos sanguíneos nos procedimentos cirúrgicos em pacientes com morte cerebral ocorriam reflexos cardiovasculares. Os resultados maiores foram observados em pacientes com pouco tempo de ventilação mecânica e que não utilizavam medicamentos para controle de fluxo e pressão. Concluíram que, sem maior modulação central e livre de efeitos farmacológicos significativos, ainda apresenta reflexos víscero-somáticas e víscero-viscerais.

Reflexo Viscerosomático:

Segundo o glossário de terminologias osteopáticas (2011)[21] reflexo viscerosomático é causado por estímulos viscerais locais que produzem padrões de resposta reflexas nas estruturas somáticas segmentalmente relacionados. Ou seja, é a repercussão no sistema musculoesquelético, podendo gerar, por exemplo, aumento do nível de tensão muscular ou diminuição do limiar sensitivo da pele/periósteo.

Reflexo viscerosomático é iniciado por impulsos aferentes de receptores presentes nas vísceras; estes impulsos chegam até o corno dorsal (posterior) da medula espinal, onde ocorrem sinapses com os neurônios de interligação (interneurônios).[9]

Aferências viscerais desempenham um papel importante na manutenção do equilíbrio interno e dos ajustes relacionados com as funções viscerais, além de conduzirem estímulos que, ao chegarem ao córtex cerebral, vão gerar dor.

A dor visceral pode ser causada eventualmente pela distensão/inflamação de uma víscera, anóxia (em particular dos músculos lisos), irritação por metabólitos, estiramento ou compressão dos vasos sanguíneos, irritação do peritônio, contração excessiva da parede muscular ou por distensão da cápsula fibrosa de um órgão.[22, 23]

Como as terminações nervosas sensíveis à dor (nocicepção) não são presentes em grande número nas vísceras, a sensação de dor, ou uma resposta reflexa visceral, pode ser resultado da associação de aferências de diversas vísceras.

Diversos receptores viscerais foram identificados na mucosa e área epitelial, que respondem a estímulos mecânicos, dolorosos e estímulos químicos. Há receptores de tensão nas camadas de músculos viscerais que respondem à distensão mecânica (como o grau de enchimento da víscera); receptores de tensão na camada serosa, os quais são mais lentos e que também monitoram plenitude da víscera, como, por exemplo, os corpúsculos de Paccini localizados no mesentério. Há também receptores de dor (terminações nervosas livres) nos vasos sanguíneos viscerais.[24]

Os impulsos de receptores viscerais viajam ao longo das fibras nervosas aferentes que paralelos às fibras ner-

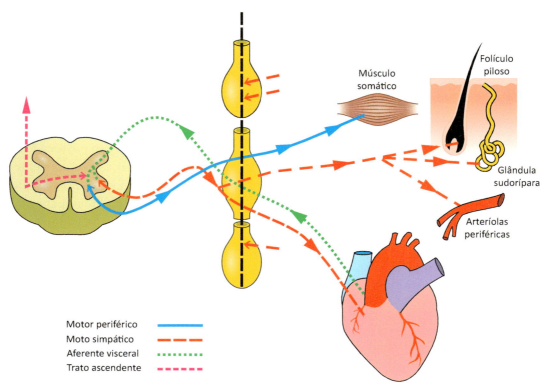

Figura 5.7. Representação esquemática do reflexo víscero-somático.
Fonte: Modificado de Beal, M. C. Viscerosomatic reflexes: A review. JAOA, vol. 85, nº 12, dec. 1985.

vosas eferentes simpáticas derivam do mesmo segmento de medula espinhal e tem uma distribuição semelhante para a região (músculos, pele, vaso, etc.) ou víscera. Nervos aferentes viscerais são preponderantes em relação às fibras nervosas eferentes; a proporção de aferentes de fibras eferentes é de 9:1 para o nervo vago e 3:1 para os nervos esplâncnicos, ao mesmo tempo que diminui a 1:1 para os nervos pélvicos.[24]

Arcos reflexos viscerais são geralmente polissinápticos. Um estímulo dos neurônios aferentes viscerais pode resultar em mudanças em relação à sensibilidade da pele associado a vasomotricidade, reação pilomotora e sudomotora.[22]

Estudos em animais mostraram evidências que o reflexo viscerosomático resulta na contração muscular localizada. Em estudos com voluntários, observou-se espasmo de músculo esquelético após estímulos nociceptivos viscerais, que podem variar de contrações musculares generalizadas ou como tensão localizada da musculatura paravertebral.[25,26]

Eble, (1960)[25] relata que a estimulação da pelve renal, ureter, tuba uterina, intestino delgado ou cólon em coelhos resultou na contração muscular reflexa dos músculos paravertebrais. A localização da resposta muscular variou de acordo com o órgão estimulado.

Diversos outros estudos no decorrer do tempo têm observado essas relações. Tremolaterra *et al.* (2006)[27] observaram que voluntários com edema e distensão abdominal, em resposta a aumentos de volume intra-abdominais, são associadas com distonia muscular da parede abdominal. Citam que os dados de seu trabalho adicionam uma nova perspectiva, pois mostra que as respostas viscerosomática são um componente importante do mecanismo da distensão abdominal.

Estes experimentos são importantes para embasar a atuação do Osteopata direcionada às vísceras, mesmo quando os sintomas são musculoesqueléticos.[26,28]

Reflexo Somatovisceral:

Segundo o Glossário de Terminologias Osteopáticas (2011),[21] reflexo somatovisceral é a estimulação somática local produzindo padrões somáticos de resposta reflexa em estruturas viscerais segmentalmente relacionados. Ou seja, é a repercussão no sistema visceral advindo de uma alteração musculoesquelética correspondente ao mesmo segmento medular.

O estudo neurofisiológico do reflexo somato-autonômico, especialmente do reflexo somato-simpático, foi relatado pela primeira vez por Hans Schaefer *et al.* no final de 1950.[29] Trabalharam com estímulos em vários nervos somáticos aferentes através de correntes elétricas em gatos anestesiados e gravaram os potenciais reflexos de ação (ou descargas) a partir de nervos eferentes simpáticos cardíacos e renais. Descobriram que estas descargas reflexas envolveram uma via de reflexo central através do tronco cerebral, mas não uma via de reflexo proprioespinhal.[30] O trato proprioespinhal é uma via que interliga grupos de neurônios em vários segmentos dentro do mesmo nível medular.[12]

O pesquisador AKIO SATO[30] publicou diversos trabalhos em animais sobre os reflexos somatoviscerais em sistema gastrointestinal,[31] reflexo vesical,[32] cardíaco, fluxo sanguíneo cerebral,[33,34,35] fluxo sanguíneo no nervo periférico,[36,37,38,39] na medula da glândula adrenal[37,40,41,42] e sistema imune.[43]

Todas as evidências encontradas por SATO[30] demonstram que em animais anestesiados onde os fatores emocionais estão eliminados, a estimulação do nervo somático aferentes pode regular várias funções viscerais por respostas que são reflexas por natureza (intrínseco). Uma conclusão comum em seus trabalhos é que os efeitos da estimulação aferente somática são dependentes dos tecidos e dos segmentos da coluna vertebral.

Com o sistema nervoso central íntegro, as respostas são às vezes gerais, como pode ser visto no fluxo sanguíneo cortical cerebral, na frequência cardíaca, na secreção hormonal medular suprarrenal e na função imunológica do baço, ao passo que, por vezes, têm uma organização segmentar forte, como pode ser visto na motilidade gástrica e urinária e na contratilidade vesical. Sato utilizou em suas pesquisas estímulos dolorosos em diferentes locais do corpo do rato para obtenção dos seus resultados.

A resposta no órgão pode ser predominantemente simpática ou parassimpática, porém esta predominância depende do órgão, do local estimulado, bem como do tipo ou modo da estimulação.[30]

O reflexo somatovisceral nas funções autonômicas, hormonais e imunológicas demonstrado em animais anestesiados parece funcionar mesmo durante estados de consciência. A análise de mecanismos neurais destas respostas reflexas parece ser muito importante para a aplicação clínica cujo objetivo é regular a função visceral por tratamento físico.[30]

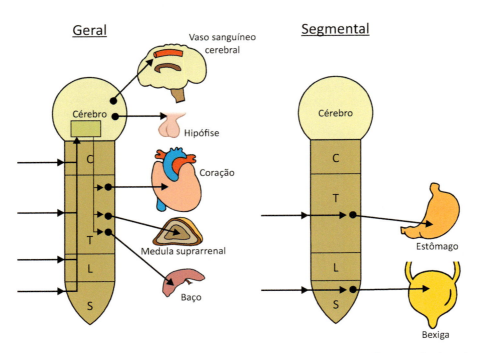

Figura 5.8. Diagrama esquemático de respostas reflexas somato-autonômicas. As respostas no fluxo cerebral cortical arterial, frequência cardíaca, a secreção hormonal medular adrenal, e função imunológica do baço são gerais, ao passo que as respostas na motilidade gástrica e contratilidade vesical urinária são segmentares.
Fonte: Modificado de Sato, A. Neural mechanisms of autonomic responses elicited by somatic sensory stimulation. Neuroscience and behavioral physiol. Vol. 27, nº 5, 1997.

Chiu et al. (1999)[44] utilizou a corrente elétrica entre a 6ª e 7ª costelas de diferentes tipos de animais e encontrou aumento da produção de colecistoquinina (CCK), que por sua vez afeta a motilidade do trato biliar, demonstrando que a estimulação de uma área somática gera um reflexo visceral.

Já Clinton & McCarthy (1993)[45] realizaram manipulação articular com contato na 1ª costela e encontraram aumento da atividade sudomotora nas mãos. Rome (2010)[46] conclui, em seu trabalho, que na ausência de prova contrária, parece haver extensa, se não esmagadora, prova quanto à possibilidade de um modelo manual influenciar positivamente o sistema nervoso autônomo e através disso, fisiopatologia e sintomas. Contudo, parece ser existir uma necessidade de mais pesquisas, tanto para a neurofisiologia dos mecanismos relacionados com a coluna vertebral, complexos envolvidos e estudos clínicos para avaliar áreas de limitações e eficácia.

REFERÊNCIAS

1. Parsons, J.; Marcer, N. Osteopatía: Modelos de diagnóstico, tratamento y prática. Pag. 17 – 39. 1 ed. Elsevier, 2007.
2. Machado, A.; Haertel, L. M. Neuroanatomia funcional. Pag. 17 a 33. Ed 3. Atheneu, 2013
3. Moore, K. L., Dalley, A. F., Agur, A. M. R. Anatomia Orientada Para a Clínica. Ed. 6, GUANABARA KOOGAN. 2011.
4. Dângelo. J. G.; Fattini, C. A. Anatomia humana básica. Pág. 52-65. Ed 2. Atheneu, 2002.
5. Magee, D. J. Avaliação musculoesquelética. Ed. 5, Manole, 2010.
6. Burns. L. Stomach diseases. JAOA. Vol, 14, pag. 393-396. Abril, 1915.
7. Krans, M. A. Symposium on stomach and duodenum. Manipulative treatment diseases of stomach and duodenum. JAOA, vol. 29, pag. 158-160, dec. 1929.
8. Northup, T. L. Miscellaneous case reports. In academy of Applied Osteopathy. American Academy of Ostheopathy, Nemark, Ohio, 1944.
9. Beal, M. C. Viscerosomatic reflexes: A review. JAOA, vol. 85, no 12, dec. 1985.
10. Wilson-Pauwels, L.; Stewart, P. A.; Akesson, E. J. Autonomic Nerves: Basic Science, Clinical Aspects and Case studies. Pag. 3 – 43. Ed 1. DC Becker, 1997.
11. Chila, A. Fundations of osteoathy medicine. Ed 3. Wolters Kluwer, 2011. Glossary of osteopathic Terminology. 56, 118 – 133. Revised november 2011. AACOM, 2011.
12. Guyton, A. C., Fisiologia Humana. Guanabara Koogan. 6 ed., 2009.
13. Gray, H. Gray Anatomia. Ed. 29. Guanabara Koogan, 1988
14. GONÇALVES, J. A influência do sistema nervoso Autônomo na resposta inflamatória da sepsis. Arq Med vol.28 no.1 Porto fev. 2014
15. Basbaum, A. I., Levine, J. D. The contribution of the nervous system to inflammation and inflammatory disease. Canadian Journal of Physiology and Pharmacology, Vol. 69, No. 5 : pp. 647-651, 1991.
16. Schaible, H. G., Straub, R. H. Function of the sympathetic supply in acute and chronic experimental joint inflammation. Autonomic Neuroscience: Basic and Clinical. Vol. 182, p. 55-64, 2014.
17. Borges, B. A., Bortolazzo, Neto, H. P., Effects of spinal manipulation and myofascial techniques on heart rate variability: A systematic review. Journal of Bodywork & Movement Therapies, Vol. 22 Issue 1, p203 6p. Jan2018.
18. Sherrington CS. The Integrative Action of the Nervous System. New Haven, CT: Yale University Press, 1905.
19. Wurster RD. Program control of circulatory behavior. Behav Brain Sci 1986;9:305.
20. CONCI, F., PROCACCIO, F., AROSIO, M., BOSELLI, L. Viscero-somatic and viscero-visceral reflexes in brain death. Journal of Neurology, Neurosurgery, and Psychiatry. n 49. Pag. 695-698, 1986.
21. Glossary of osteopathic terminology. American association of colleges of ostheopatic. November, 2011.
22. Brodal, A. Neurological anatomy in relation to clinical medicine. Ed 3. Oxford university press, new York, 1981.
23. Appenzeller, O. The autonomic nervous system. Ed. 3, Elservier medical press, Amsterdan, 1982.
24. Leek, B. F. Abdominal and pelvic visceral receptors. Br Med Bull. Vol. 33, pag. 163-168, maio 1977
25. Eble, J. N. Patterns of response of the paravertebral musculature to visceral stimuli. Am J Physiol, vol. 198, pag. 429-433, fev 1960
26. Schoen, R. E.; Finn, W. E. A modelo for studying a viscerosomatic reflex induced by miocardial infarction in the cat. JAOA, vol. 78, pag. 62-63, 1978.
27. Tremolaterra, F.; Villoria, A.; Azpiroz, F.; et al. Impaired viscerosomatic reflexes and abdominal-wall dystony associated with bloating. Am Gastroent Assoc Inst. Vol. 130, pg 1062-1068, abril 2006.
28. Hix, E. L. A visceral influence on the cutaneorenal receptive field. JAOA, vol 72, 1972.
29. Shaefer, H., Sell, R., Erdelyi, A. Untersuchungen über den EinflufB peripherer Nervenreizung auf die sympathische Aktivität," Arch. Ges. Physiol., 267, 566-581 (1958).
30. Sato, A. Neural mechanisms of autonomic responses elicited by somatic sensory stimulation. Neuroscience and behavioral physiol. Vol. 27, n 5, 1997.
31. H. Kametani, A. Sato, Y. Sato, and A. Simpson, "Neural mechanisms of reflex facilitation and inhibition of gastric motility to stimulation of various skin areas in rats," J. Physiol., 294, 407-418 (1979).
32. A. Sato, Y. Sato, H. Sugimoto, and N. Terui, "Reflex changes in the urinary bladder after mechanical and termal stimulation of the skin at various segmental levels in cats," Neuroscience, 2, 111-117 (1977)
33. T. Adachi, K. Meguro, A. Sato, and Y. Sato, "Cutaneous stimulation regulates blood flow in cerebral cortex in anesthetized rats," NeuroReport, 1, 41-44 (1990).
34. D. Biesold, O. Inanami, A. Sato, and Y. Sato, "Stimulation of the nucleus basalis of Meynert increases cerebral cortical blood flow in rats," Neurosci. Lea., 98, 39-44 (1989).
35. A. Sato, Y. Sato, and A. Suzuki, "Mechanism of the reflex inhibition of micturition contractions of the urinary bladder elicited by acupuncture-like stimulation in anesthetized rats," Neurosci. Res., 15, 189-198 (1992)
36. T. Akaishi, A. Kimura, A. Sato, and A. Suzuki, "Responses of neurons in the nucleus basalis of Meynert to various afferent stimuli in rats," NeuroReport, 1, 37-39 (1990).
37. T. Araki, T. Hamamoto, M. Kurosawa, and A. Sato, "Response of adrenal efferent nerve activity to noxious stimulation of the skin," Neurosei. Lea., 17, 131-135 (1980).
38. J. H. Coote and A. Sato, "Supraspinal regulation of spinal reflex discharge into cardiac sympathetic nerves," Brain Res., 142, 425-437 (1978).

39. H. Hotta, K. Nishijo, A. Sato, Y. Sato, and S. Tanzawa, "Stimulation of lumbar sympathetic trunk produces vasoconstriction of the vasa nervorum in the sciatic nerve via ot-adrenergic receptors in rats," Neurosci. Lett., 133, 249-252 (1978).
40. B. Budgell and A. Sato, "Somatoautonomic reflex regulation of sciatic nerve blood flow," J. Neuromusculoskeletal Syst. 2, 170-177 (1994).
41. M. Kurosawa, A. Suzuki, K. Utsugi, and T. Araki, "Response of adrenal efferent nerve activity to non-noxious mechanical stimulation of the skin in rats," Neurosci. Lea., 34, 295-300 (1982).
42. T. Araki, K. Ito, M. Kurosawa, and A. Sato, "Responses of adrenal sympathetic nerve activity and catecholamine secretion to cutaneous stimulation in anesthetized rats," Neuroscience, 12, 289-299 (1984).
43. A. Kimura, N. Nanai, and A. Sato, "Somatic afferent regulation of cytotoxic activity of splenic natural killer cells in anesthetized rats," Jpn. J. Physiol., 44, 651-664 (1994).
44. Chiu, J. Kuo, Y. Lui, W., et al. Somatic Electrical nerves stimulation regulates the mobility of sphincter of oddi in rabbits and cats. Digestive diseases and sciences. Vol. 44, n 9, pag, 1759-1767, set 1999.]
45. Clinton, E. M. F., McCarthy, P. W. The effect of a Chiropratic adjustment of the first rib on the eletric skin responses in ipsilateral and contralateral human forelimbs. Complementary therapies in medicine. Vol. 1, pag. 61-67, 1997.
46. Rome, P. L. Neurovertebral Influence on Visceral and ANS Function: Some of the Evidence to Date - Part II – Somatovisceral. Chiropractic Journal of Australia. Volume 40 Issue 1 (Mar 2010).

BIBLIOGRAFIA

1. Parsons, J.; Marcer, N. **Osteopatía: Modelos de diagnóstico, tratamento y prática.** Pag. 17 – 39. 1 ed.. Elservier, 2007.
2. Machado, A.; Haertel, L. M. Neuroanatomia funcional. Pag. 17 a 33. Ed 3. Atheneu, 2013
3. Moore, K. L., Dalley, A. F., Agur, A. M. R. Anatomia Orientada Para a Clínica. Ed. 6, GUANABARA KOOGAN. 2011.
4. Dângelo. J. G.; Fattini, C. A. Anatomia humana básica. Pág. 52 -65. Ed 2. Atheneu, 2002.
5. Magee, D. J. Avaliação musculoesquelética. Ed. 5, Manole, 2010.
6. Burns. L. Stomach diseases. JAOA. Vol, 14, pag 393-396. Abril, 1915.
7. Krans, M. A. Symposium on stomach and duodenum. Manipulative treatment diseases of stomach and duodenum. JAOA, vol 29, pag 158-160, dec 1929.
8. Northup, T. L. Miscellaneous case reports. In academy of Applied Osteopathy.. American Academy of Osteopathy, Nemark, Ohio, 1944.
9. Beal, M. C. Viscerosomatic reflexes: A review. JAOA, vol 85, no 12, dec 1985.
10. Wilson-Pauwels, L.; Stewart, P. A.; Akesson, E. J. Autonomic Nerves: Basic Science, Clinical Aspects and Case studies. Pag. 3 – 43. Ed 1. DC Becker, 1997.
11. Chila, A. Fundations of osteoathy medicine. Ed 3. Wolters Kluwer, 2011 Glossary of osteopathic Terminology. 56, 118 – 133. Revised november 2011. AACOM, 2011.
12. Gray, H. **Gray Anatomia**. Ed. 29. Guanabara Koogan, 1988
13. Guyton, A. C., Fisiologia Humana. Guanabara Koogan. 6 ed., 2009.
14. GONÇALVES, J. A influência do sistema nervoso Autónomo na resposta inflamatória da sepsis. Arq Med vol.28 no.1 Porto fev. 2014 Netter, F. Atlas de Anatomia Humana - 6ª Ed. Editora Elsevier / Medicina Nacionais, 2015.
15. Basbaum, A. I., Levine, J. D. The contribution of the nervous system to inflammation and inflammatory disease. **Canadian Journal of Physiology and Pharmacology,** Vol. 69, No. 5 : pp. 647-651, 1991.
16. Sherrington CS. *The Integrative Action of the Nervous System*. New Haven, CT: Yale University Press, 1905.
17. Wurster RD. Program control of circulatory behavior. *Behav Brain Sci* 1986;9:305.
18. CONCI, F., PROCACCIO, F., AROSIO, M., BOSELLI, L. Viscero-somatic and viscero-visceral reflexes in brain death. Journal of Neurology, Neurosurgery, and Psychiatry. n 49. Pag 695-698, 1986.
19. Glossary of osteopathic terminology. American association of colleges of ostheopatic. November, 2011.
20. Brodal, A. Neurological anatomy in relation to clinical medicine. Ed 3. Oxford university press, new York, 1981.
21. Appenzeller, O. The autonomic nervous system. Ed. 3, Elservier medical press, Amsterdam, 1982.
22. Leek, B. F. Abdominal and pelvic visceral receptors. Br Med Bull. Vol 33, pag 163-168, maio 1977
23. Eble, J. N. Patterns of response of the paravertebral musculature to visceral stimuli. Am J Physiol, vol 198, pag 429-433, fev 1960
24. Schoen, R. E.; Finn, W. E. A modelo for studying a viscerosomatic reflex induced by miocardial infarction in the cat. JAOA, vol 78, pag 62-63, 1978.
25. Tremolaterra, F.; Villoria, A.; Azpiroz, F.; et al. Impaired viscerosomatic reflexes and abdominal-wall dystony associated with bloating. Am Gastroent Assoc Inst. Vol 130, pg 1062-1068, abril 2006.
26. Hix, E. L. A visceral influence on the cutaneorenal receptive field. JAOA, vol 72, 1972.
27. Shaefer, H., Sell, R., Erdelyi, A. Untersuchungen über den EinflufB peripherer Nervenreizung auf die sympathische Aktivität," Arch. Ges. Physiol., 267, 566-581 (1958).
28. Sato, A. Neural mechanisms of autonomic responses elicited by somatic sensory stimulation. Neuroscience and behavioral physiol. Vol 27, n 5, 1997.
29. H. Kametani, A. Sato, Y. Sato, and A. Simpson, "Neural mechanisms of reflex facilitation and inhibition of gastric motility to stimulation of various skin areas in rats," J. Physiol., 294, 407-418 (1979).
30. A. Sato, Y. Sato, H. Sugimoto, and N. Terui, "Reflex changes in the urinary bladder after mechanical and termal stimulation of the skin at various segmental levels in cats," Neuroscience, 2, 111-117 (1977)
31. A. Sato, Y. Sato, and R. F. Schmidt, "Heart rate changes reflecting modifications of efferent cardiac sympathetic outflow by cutaneous and muscle afferent volleys," J. Auton. Nerv. Syst., 4, 231-247 (1981).
32. T. Adachi, K. Meguro, A. Sato, and Y. Sato, "Cutaneous stimulation regulates blood flow in cerebral cortex in anesthetized rats," NeuroReport, 1, 41-44 (1990).
33. D. Biesold, O. Inanami, A. Sato, and Y. Sato, "Stimulation of the nucleus basalis of Meynert increases cerebral cortical blood flow in rats," Neurosci. Lea., 98, 39-44 (1989).
34. A. Sato, Y. Sato, and A. Suzuki, "Mechanism of the reflex inhibition of micturition contractions of the urinary bladder elicited by acupuncture-like stimulation in anesthetized rats," Neurosci. Res., 15, 189-198 (1992)
35. T. Akaishi, A. Kimura, A. Sato, and A. Suzuki, "Responses of neurons in the nucleus basalis of Meynert to various afferent stimuli in rats," NeuroReport, 1, 37-39 (1990).
36. T. Araki, T. Hamamoto, M. Kurosawa, and A. Sato, "Response of adrenal efferent nerve activity to noxious stimulation of the skin," Neurosei. Lea., 17, 131-135 (1980).

37. J. H. Coote and A. Sato, "Supraspinal regulation of spinal reflex discharge into cardiac sympathetic nerves," Brain Res., 142, 425-437 (1978).
38. H. Hotta, K. Nishijo, A. Sato, Y. Sato, and S. Tanzawa, "Stimulation of lumbar sympathetic trunk produces vasoconstriction of the vasa nervorum in the sciatic nerve via ot-adrenergic receptors in rats," Neurosci. Lett., 133, 249-252 (1978).
39. B. Budgell and A. Sato, "Somatoautonomic reflex regulation of sciatic nerve blood flow," J. Neuromusculoskeletal Syst. 2, 170-177 (1994).
40. M. Kurosawa, A. Suzuki, K. Utsugi, and T. Araki, "Response of adrenal efferent nerve activity to non-noxious mechanical stimulation of the skin in rats," Neurosci. Lea., 34, 295-300 (1982).
41. T. Araki, K. Ito, M. Kurosawa, and A. Sato, "Responses of adrenal sympathetic nerve activity and catecholamine secretion to cutaneous stimulation in anesthetized rats," Neuroscience, 12, 289-299 (1984).
42. A. Kimura, N. Nanai, and A. Sato, "Somatic afferent regulation of cytotoxic activity of splenic natural killer cells in anesthetized rats," Jpn. J. Physiol., 44, 651-664 (1994).
43. Chiu, J. Kuo, Y. Lui, W., et al. Somatic Electrical nerves stimulation regulates the mobility of sphincter of oddi in rabbits and cats. Digestive diseases and sciences. Vol 44, n 9, pag, 1759-1767, set 1999.]
44. Clinton, E. M. F., McCarthy, P. W. The effect of a Chiropratic adjustment of the first rib on the eletric skin responses in ipsilateral and contralateral human forelimbs. Complementary therapies in medicine. Vol 1, pag 61-67, 1997.
45. Rome, P. L. Neurovertebral Influence on Visceral and ANS Function: Some of the Evidence to Date - Part II – Somatovisceral. Chiropractic Journal of Australia. Volume 40 Issue 1 (Mar 2010).
46. Borges, B. A., Bortolazzo, Neto, H. P., Effects of spinal manipulation and myofascial techniques on heart rate variability: A systematic review. Journal of Bodywork & Movement Therapies, Vol. 22 Issue 1, p203 6p. Jan2018.
47. Schaible, H. G., Straub, R. H. Function of the sympathetic supply in acute and chronic experimental joint inflammation. Autonomic Neuroscience: Basic and Clinical. Vol 182, p. 55-64, 2014.

Parte 2

CONCEITOS RELEVANTES EM OSTEOPATIA

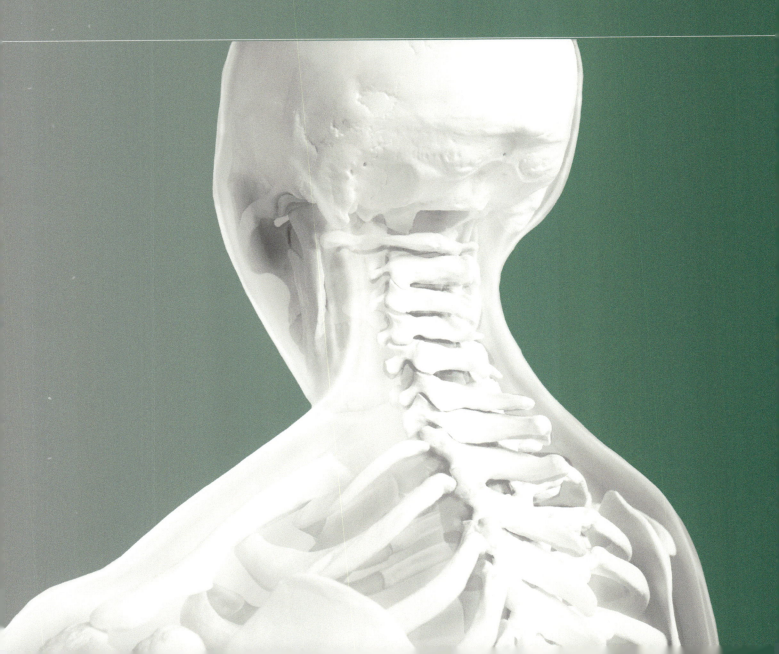

Capítulo 6

FÁSCIAS

Hugo Pasin Neto
Leonardo Sette Vieira

INTRODUÇÃO

Fáscia é um tecido de conexão que envolve todo o corpo, atuando como uma verdadeira rede que recobre e penetra nos diferentes tecidos e órgãos. Segundo Stecco et al.,[1] a fáscia cria uma continuidade estrutural que dá forma e função a todos os tecidos e órgãos, o que permite considerar o corpo uma unidade funcional, conforme proposto por Andrew Taylor Still, em um dos princípios da osteopatia, e descrito por Bordoni e Zanier[2] (**Figura 6.1**).

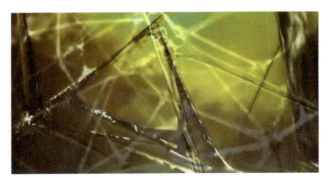

Figura 6.1. – Sistema Fascial
Fonte: Produtora/Editora: Endovivo, Guimberteau J. C. Filme: Homofasciaticus, 2018

A importância de considerar esse tecido na osteopatia foi descrita por Lee,[3] que relatou que atuar sobre a fáscia é fundamental para alcançar os objetivos terapêuticos desejados. Still, em 1902,[4] já citava a função desse tecido na manutenção do equilíbrio, relatando que nele estaria o local para procurar as causas das doenças.

CONCEITOS

A complexidade da fáscia se reflete na dificuldade de defini-la. Segundo a Comissão Federativa de Terminologia Anatômica,[5] fáscias seriam camadas ou outras agregações dissecáveis de tecido conjuntivo. Já segundo Standring,[6] fáscia seria uma massa de tecido conjuntivo grande o suficiente para ser vista a olho nu. Outra definição, agora mais anatômica, é de Langevin e Huijing,[7] que descreveram que fáscia é qualquer camada de tecido conectivo denso e irregular, ou seja, um componente de tecido mole que permeia todo o corpo humano, incluindo aponeuroses, ligamentos, tendões, retináculos, cápsulas articulares, túnicas de órgãos e vasos, meninges, periósteo e todo endomísio.

Um comitê fundado em 2007 pela Associação Mundial de Pesquisa em Fáscia apresentou, em 2015, no IV Congresso Mundial de Fáscia em Washington, EUA, como:

O sistema fascial consiste no contínuo tridimensional de tecidos conectivos moles, contendo colágeno, frouxos e densos que permeiam o corpo. Ele incorpora elementos como tecido adiposo, adventícia e bainhas neurovasculares, aponeuroses, fáscias profundas e superficiais, epineuro, cápsulas articulares, ligamentos, membranas, meninges, expansões miofasciais, periósteos, retináculos,

> *septos, tendões, fáscias viscerais, todas as artérias intramusculares e tecidos conjuntivos intermusculares incluindo endo-/peri-/epimísio. O sistema fascial interpenetra e envolve todos os órgãos, músculos, ossos e fibras nervosas, dotando o corpo de uma estrutura funcional e proporcionando um ambiente que permite que todos os sistemas do corpo operem de maneira integrada.[8]*

Outra definição foi proposta em março de 2018, por pesquisadores italianos que apresentaram uma proposta de definição da fáscia com base na função do tecido:

> *A fáscia é qualquer tecido que contenha características capazes de responder a estímulos mecânicos. O contínuo fascial é o resultado da evolução da perfeita sinergia entre os diferentes tecidos, capaz de apoiar, dividir, penetrar e conectar todos os sistemas do corpo, desde a epiderme até o osso, envolvendo todas as funções e estruturas orgânicas. O contínuo transmite constantemente e recebe informações mecanometabólicas que podem influenciar a forma e a função de todo o corpo. Esses impulsos aferentes/eferentes provêm da fáscia e dos tecidos que não são considerados parte da fáscia em modo biunívoco.[9]*

Em julho de 2018, os mesmos autores incluíram o conceito de fáscia líquida que complementa e interage com a fáscia sólida, criando uma rede de informações ao considerar a unidade do corpo. A este modelo, deram o nome de *Rapid Adaptability of Internal Network* (RAIN):

> *RAIN complementa o modelo de biotensegridade da fáscia sólida, implementando sua funcionalidade máxima com a fáscia líquida. A fáscia líquida possui uma alta variabilidade na alteração das pressões nas quais flui, tanto em repouso quanto durante as mudanças posturais, a fim de melhorar o contínuo da fáscia sólida, no que diz respeito ao movimento, à função e à forma.[10]*

A dificuldade de encontrar um conceito que atenda a todos deixa claro que diferentes tipos de tecidos de conexão são classificados como fáscia, tendo como diferença entre eles a densidade e a direção das fibras de colágeno. Por exemplo, nos tecidos superficiais, a fáscia apresenta densidade menor e fibras de colágeno em diferentes direções; já nos tendões e ligamentos, seguem a mesma direção, ou seja, são alinhadas.

Com relação ao alinhamento das fibras, há mais uma controversa discussão sobre a denominação da fáscia. Para Chila,[11] o tecido fascial se caracteriza por ser irregular. Tendões ou ligamentos apresentam disposição regular projetadas para atender específicos requisitos funcionais, com nítidas fronteiras anatômicas, o que não se iguala à classificação de estrutura fascial de arranjo irregular, capaz de "puxar" em várias direções.

O fato é que fáscia é um tecido conectivo e cada região é diferente uma da outra no que se refere ao alinhamento das fibras. A arquitetura do alinhamento das fibras de colágeno está relacionada à tensão diária recebida pela fáscia, pois, quando um tecido recebe uma tensão constante em direção e intensidade, a matriz dos fibroblastos se ajusta para atender a essa demanda.

HISTOLOGIA DO TECIDO CONJUNTIVO

É chamado de tecido conjuntivo justamente porque une todo o corpo. É o tecido que forma toda a base para que cada tecido do corpo possa funcionar de forma adequada. Ao mesmo tempo, se diferencia em uma grande variedade de tecidos com as mais variadas funções. Penetra e envolve todas as estruturas corporais. Toda fáscia é um tecido conjuntivo, mas nem todo tecido conjuntivo é considerado fáscia. Os tecidos ósseos, cartilaginoso, os músculos e o sangue, que são parte do tecido conjuntivo, não são considerados tecido fascial.[12] Ao mesmo tempo, autores como John Sharkey *et al.*, 2019, consideram grande parte do tecido ósseo como integrante do sistema fascial. Isso se deve a experimentos desses autores que mostram que o osso apresentam as mesmas características dos outros tecidos considerados Sistema Fascial.[12] Ao mesmo tempo, outro grupo de pesquisadores considera os líquidos como parte do Sistema Fascial através da justificativa embrionária e funcional do sangue e linfa. Segundo esses autores, deveríamos considerar o Sistema Fascial como um sistema de Fáscia Líquido se relacionando com um Sistema de Fáscia Sólida. A esse modelo eles denominaram de RAIN.[10] Devido à grande diferenciação e controversa de conceitos devemos ter muito cuidado a tentar delinear os limites de Fáscia e Tecido Conjuntivo. Acreditamos que definições mais claras e uniformes sejam fundamentais para consolidar bases sólidas para entendimento desse sistema tão importante para o funcionamento do corpo.

Em relação ao tecido conjuntivo em toda a sua globalidade, torna-se fundamental entender a sua constituição. Podemos dividi-lo em Células e Matriz Extracelular:

- **Células:** subdivididas em fixas e móveis;
- **Matriz extracelular (MEC):** subdividida em proteínas estruturais e substância fundamental amorfa.

Células fixas são aquelas que agem localmente, sem transitar pelos diversos sistemas do corpo. São elas: fibroblastos, miofibroblastos, condroblastos, osteoblastos, osteoclastos, células de musculatura lisa, entre outras. Já células móveis são, principalmente, aquelas do sistema imunológico que transitam pela MEC e pelo sistema de líquidos do corpo de acordo com a necessidade do sistema.[13]

A MEC é formada, principalmente, por colágeno e elastina. O colágeno é a proteína mais abundante no corpo e forma diversos tipos, conforme o arranjo das ligações de suas fibras. Por exemplo, os colágenos tipo 1, que forma os tendões sadios, são alinhados em paralelo, pois têm o objetivo de transmitir tensão. Já os colágenos tipo 3 formam as cápsulas articulares e estão alinhados em forma de rede, uma vez que sua função destina à contenção do espaço articular.[14]

A substância fundamental amorfa, uma das partes que constituem a MEC, é formada basicamente por água, proteoglicanos, glicosaminoglicanos e ácido hialurônico. Esses três últimos ligam-se entre si, formando grandes polímeros aos quais atraem moléculas de água, o que deixa a MEC com estado mais gelatinoso.[14]

CITOLOGIA E FIBROBLASTOS

O fibroblasto é considerado a principal célula do sistema fascial.[15] Ele produz todos os principais componentes da MEC e tem poder de contração devido à abundância de filamentos de actina presentes em seu citoplasma.[16] Segundo Junqueira e Carneiro,[17] os fibroblastos conseguem modular sua capacidade metabólica e consequentemente sua morfologia, podendo, inclusive, se diferenciar em miofibroblastos, células com alto poder de contração e de grande importância no tratamento de feridas, aumentando a rigidez da MEC e a produção de colágeno, o que pode provocar alteração funcional do tecido e até mesmo uma sensibilização periférica.[18]

Em situações normais, essas células estão presentes em abundância na camada profunda da fáscia profunda, que envolve os músculos profundos e músculos posturais. Já em condições patológicas, ocorre um aumento da quantidade de miofibroblastos na MEC do parênquima dos órgãos de pacientes com cardiopatia crônica e com doença pulmonar obstrutiva crônica (DPOC).[19]

Segundo Langevin et al.,[20] o resultado da tensão mecânica no fibroblasto estimula a remodelação do seu citoesqueleto, e é essa capacidade de adaptação que permite que as células se ajustem e mudem seu formato como uma estratégia de sobrevivência.[21]

Chiquet et al.[22] relatam que a tensão causa não apenas uma variação morfológica momentânea nas células, mas também uma alteração metabólica denominada resposta mecanometabólica ou mecanotransdução. Nesse cenário, após a tensão atingir o fibroblasto, em sua membrana celular, há uma resposta nas integrinas (proteínas de membrana), que liberam a passagem de cálcio para dentro da célula, provocando uma contração dos filamentos de actina intracelulares e uma remodelagem da biotensegridade celular. Essa tensão remodela os microtúbulos de tubulina e chega até o núcleo celular. Com isso, ocorre uma reprogramação do DNA para a produção dos componentes a fim de equilibrar a MEC (**Figura 6.2**).[23]

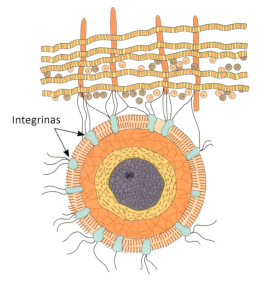

Figura 6.2. Demonstração da relação do espaço intra e extracelular via integrinas.
Fonte: Adaptada de Oschman, 2016.[24]

Meyer et al.,[25] em um estudo que buscava avaliar a influência mecânica sobre a proliferação ou apoptose dos fibroblastos, realizaram um experimento utilizando tubos de ensaio de diferentes tamanhos e estimulando o desenvolvimento dos fibroblastos. Observaram, assim, que a alteração do fator mecânico sobre os fibroblastos determinou a proliferação e a apoptose das células, mesmo utilizando fatores de crescimento iguais. Isso proporciona o entendimento que a fáscia é permanentemente mutável e que essa mutação está diretamente relacionada às influências mecânicas.

Segundo Neuberger e Slack,[14] 50% das fibras de colágeno se renovam em um corpo saudável a cada ano. Essa informação corrobora com a fornecida por outros autores, os quais atribuem a essa dinâmica de renovação valores que variam entre 30% em 6 meses e 75% em 2 anos, dependendo da idade dos indivíduos.

Percebe-se, assim, que a fáscia está diariamente exposta a sobrecargas que estimulam sua matriz e, consequentemente, sua renovação. Portanto, é importante salientar que essa sobrecarga deve ser realizada em busca da harmonia e do equilíbrio funcional, visto que o contrário pode desfavorecer a função ou mesmo causar disfunções.

Nesse sentido, Beam et al.[26] ressalta a importância da realização do alongamento da fáscia em diferentes direções a fim de garantir sua permanente liberdade funcional. Schleip et al.[27] apresentam um modelo de treinamento fascial pelo movimento, priorizando controle em grandes amplitudes associadas a movimentos em diferentes velocidades.

Sobre a característica dos tipos de fibras que compõem esse tecido, destaca-se que as fibras colágenas são de proteína curta, com três cadeias de aminoácidos enrolados (glicina, prolina e hidroxiprolina) e arranjadas em feixes ondulados, os quais exercem uma grande força de tração, cedendo apenas 10% do seu tamanho. Com outra disposição, as fibras denominadas reticulares formam redes em torno das células e dos órgãos, sendo, diferentemente das fibras colágenas.

Outro tipo de fibra são as denominadas elastinas, caracterizadas por proteínas de longa duração formadas por aminoácidos entrelaçados (desmosina, isodesmosina, prolina e glicina) com elos de ligação espaçados, o que lhes proporciona uma pequena força de tração, cedendo 150% do seu tamanho.

Cabe destacar que, independentemente do tipo da fibra, sua síntese é realizada basicamente por fibroblastos.

EMBRIOLOGIA

Após divisões celulares progressivas e múltiplas, o embrião compõe-se de 16 células, formando um maciço celular com aparência semelhante à de uma amora. No 5º dia após a fecundação, ainda no trânsito final da tuba uterina, o zigoto (óvulo fecundado) atinge 32 células, apresentando já nesse momento uma cavidade central com fluido denominada blastocele.

Na 2ª semana, começam a surgir estruturas que darão origem aos anexos embrionários, dividindo o embrião em duas partes. Nessa fase, o embrião é constituído por duas camadas, denominadas epiblasto e hipoblasto, sendo a primeira a mais externa.

O hipoblasto, camada mais interna, migra e reveste internamente a cavidade central (blastocele), resultando no revestimento do saco vitelino (endoderma) e na proliferação do epiblasto, que formará o revestimento do saco amniótico (ectoderma).

Em seguida, na 3ª semana, o embrião se organiza em um disco trilaminar, fase essa conhecida como Gastrulação. Nessa fase, ele deixa de ser uma camada bilaminar e passa a ter o formato de um disco embrionário trifásico, iniciado com a formação da linha primitiva na superfície do epiblasto, formando o último dos três folhetos embrionário, denominado mesoderma.

O mesoderma está localizado entre os outros dois folhetos (endoderma e ectoderma) que, após a multiplicação e diferenciação celular, se dividem em três partes (dorsal/paraxial, medial e ventral/lateral) que dão origem a diversos tecidos.

O mesoderma dorsal ou paraxial, origina os somitos, que constituem uma unidade segmentar do embrião, que formarão os metâmeros e consequentes níveis medulares no adulto. Segundo Blechschmidt (2012) esse processo de segmentação é formado a partir da influência das artérias transversais, que são ramos da aorta dorsal primitiva formadas para nutrir o rápido desenvolvimento do tubo neural.[28] Ao mesmo tempo, que essas artérias nutrem o tubo neural, elas não acompanham sua velocidade de crescimento, formando assim um aparato restritor e consequentemente segmentando o embrião. Os somitos formam os miótomos, dermátomos e esclerótomos.

Os miótomos formarão grande parte dos músculos e fáscia de movimento do corpo. Os miótomos são divididos em epímero e hipômero. O Epímero formará todos os músculos extensores axiais e respectivas fáscias do esqueleto axial localizados atrás do processo transverso das vértebras. O hipômero formará todos os músculos e respectivas fáscias de movimento localizados a frente do

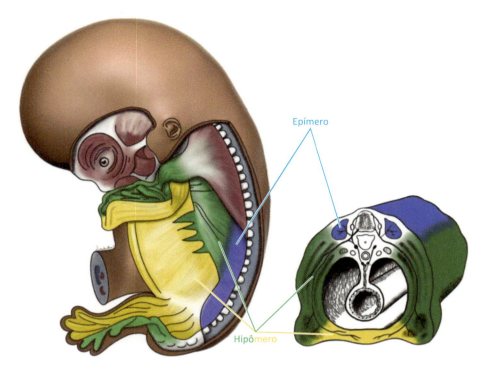

Figura 6.3. Representação do Epímero e Hipômero. (publicação autorizada pelo autor Leonardo Sette Vieira e desenhista Valeska Peró).

processo transverso vertebral do esqueleto axial e todos os músculos e fáscias do esqueleto apendicular.[29]

O Dermátomo originará parte grande parte da derme juntamente com o meso lateral, somatopleura. E os esclerótomos originarão todos os ossos do corpo, com exceção dos ossos do crânio e hioide, que se originam de células mesenquimais da crista neural craniana.[30]

Já o mesoderma intermediário, denominado mesômero, origina os rins, as gônadas e os ureteres e as respectivas fáscias do sistema geniturinário. Ele forma principalmente as estruturas atrás da cavidade celômica abdominal, abaixo do septum transverso (futuro centro frênico do diafragma). O sistema geniturinário e suas respectivas fáscias se desenvolvem em direção à pelve e influenciam na formação de todas as fáscias pélvicas.

Finalmente, o mesoderma ventral ou lateral, é subdividido em 2 partes: Somatopleura e Esplancnopleura. A Somatopleura se relaciona com a parte metabólica do ectoderma e formará parte da musculatura do tronco junto com o meso somítico (paraxial) e também a parte mais externa da cavidade celômica que originará as fáscias viscerais mais externa ou fáscias parietais, conhecidas também como fáscias insercionais.[31]

A esplancnopleura tem uma proximidade grande com o endoderma do tubo digestivo primitivo. Com as dobras, subsequentes ao crescimento e desenvolvimento do embrião, a esplancnopleura formará a parte mais interna da cavidade celômica e originará toda a parte de musculatura lisa dos órgãos e também as fáscias de revestimento ou fáscias viscerais, que apresentam contato direto com os órgãos.[32]

Como visto, o tecido fascial deriva majoritariamente do mesoderma, com exceção das fáscias e todo tecido conjuntivo da cabeça e pescoço.[33,34] Nessa região ocorre uma diferenciação de células mesenquimais ectodérmicas oriundas da crista neural craniana, que migram para a região da cabeça e pescoço para formarem os ossos, músculos e fáscias. Isso se dá por influência do crescimento do tubo digestivo primitivo (endoderma/ Foregut) na região da cabeça. A medida que ocorre o crescimento e diferenciação, as células liberam fatores gênios na matriz extracelular da região. Isso determina a atração e consequente atração das células ectodérmicas cranianas.[30] Essa migração é organizada pela formação dos arcos faríngeos ou branquiais que se formam por um processo de segmentação craniana influenciada por ramos craniais da artéria aorta dorsal primitiva e veias cardinais cranianas.[28] Essa diferenciação segue intensa até o final da 8ª semana, período onde termina o desenvolvimento embrionário e se inicia o desenvolvimento fetal.

Ao fim do período embrionário já estão formados os principais órgãos e tecidos e, a partir daí, se observa a maturação desses sistemas e o crescimento rápido do corpo no desenvolvimento fetal.

ANATOMIA

A descrição anatômica da fáscia é complexa, visto que, por isolar os órgãos, é nomeada de acordo com a estrutura anatômica que rodeia, o que pode transmitir a ideia de que a fáscia é apenas parte dos órgãos que envolve, quando, na verdade, é um tecido conjuntivo contínuo que une e integra os diferentes órgãos. Segundo Benjamin,[35] essa nomenclatura independente é uma barreira para a compreensão da verdadeira função e influência desse tecido.

A dificuldade na descrição anatômica deve-se à grande ramificação desse tecido, que, segundo Bojsen-Moller et al.,[36] após realizar dissecações e estudos fisiológicos, verificaram, por exemplo, que as conexões fasciais resultam em transmissão de força entre músculos sinergistas e antagonistas. Reforçando a dificuldade de descrever anatomicamente esse tecido, Fasel et al.[37] citaram as discrepâncias existentes sobre a definição das camadas fasciais e suas subdivisões.

Diante do exposto e buscando uma apresentação didática que contemple a característica de continuidade desse tecido, a fáscia pode ser dividida anatomicamente de diferentes maneiras. Entre as classificações mais didáticas, está a divisão em camada superficial e profunda. Segundo Bordoni e Zanier,[2] a fáscia superficial é composta por fibras de colágeno dispostas de modo irregular permeando todo o corpo e, conforme descrito por Abu-Hijleh,[38] está posicionada sob a derme, coberta superficialmente pela camada de tecido adiposo, com fibras de colágeno orientadas de maneira perpendicular, formando o retináculo superficial da pele, e, ainda, envolvida profundamente por uma segunda camada de gordura, com fibras de colágeno orientadas obliquamente formando o retináculo profundo da pele. Essas três camadas formam a fáscia superficial,[39] cuja função principal é a drenagem venosa e linfática. As fibras de colágeno do retináculo superficial tem a orientação de 90 graus para auxiliar no amortecimento do impacto e as fibras de retináculo profundo tem orientação oblíqua para auxiliar no deslizamento.

Após a fáscia superficial, composta pelas três camadas subdérmicas, encontra-se a segunda camada de fáscia, a profunda, que apresenta tecido conjuntivo mais denso e pode ser considerada a última antes de atingir o sistema esquelético. Segundo Stecco et al.,[1] suas fibras de colágeno são mais organizadas, dispostas em paralelo e com terminações nervosas proprioceptivas classificadas como corpúsculos de Ruffini e Pacini. Essas camadas apresentam pouca fibra de elastina e têm como funções principais a transmissão de força e a coordenação de grupos musculares.[40] No tronco, subdividem-se em três camadas bilaminares, separadas entre si por tecido conjuntivo frouxo. Já nos membros, a fáscia profunda apresenta duas subdivisões, separando músculos superficiais e biarticulares dos monoarticulares e profundos.[41]

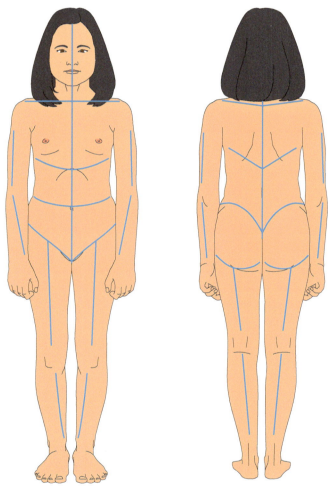

Figura 6.4. Camadas de fáscia profunda e superficial se encontram em algumas regiões.
Fonte: Modificada de Stecco C. Funcional atlas of the human fascial system; 2015.[39]

Outras subdivisões que permitem um maior aprofundamento nas diversas ramificações desse tecido são consideradas. Paoletti[42] propõe a divisão do tecido fascial da seguinte maneira:

- **Fáscia superficial:** presente entre os tecidos adiposo superficial e o subcutâneo, cobrindo todo

o corpo, com pequenas exceções, como rosto, parte do esternocleidomastoideo, parte posterior do pescoço, osso esterno e glúteos;
- **Aponeuroses externas:** aponeuroses epicraniana e cervical superficial, tronco, membros superiores e inferiores;
- **Aponeuroses internas:** aponeuroses cervical média e profunda, endotorácica e pelve menor;
- **Eixo central:** aponeuroses interpterigóidea, pterigotemporomaxilar, palatina e faríngea e pericárdio;
- **Aponeuroses toracoabdominal:** pleuras e peritônio.

FUNÇÕES

A fáscia é um tecido contínuo, que integra todos os sistemas e, portanto, apresenta diversas funções, entre as quais se destacam as de suporte, proteção, amortecimento, transmissão de força, órgão sensorial, defesa, comunicação e movimento.

A função de suporte das fáscias está relacionada à capacidade de manter cada órgão em seu respectivo espaço. Essa característica pode ser facilmente entendida se considerarmos os mesos, estruturas de conexão e sustentação das vísceras no esqueleto. Por exemplo, o mesentério oferece sustentação ao intestino delgado por estar fixado na porção posterior da parede do abdome, e o mesocólon sigmoide estabiliza o cólon sigmoide do intestino grosso na articulação sacroilíaca esquerda.

Vale ressaltar que esses mesos carregam dentro de seu duplo folheto de tecido conjuntivo uma rede vasculonervosa formada por nervo, artéria e veia. Além disso, estando fixadas junto ao sistema musculoesquelético, essas fáscias garantem mais que a sustentação, possibilitando a mobilidade essencial à saúde das vísceras.

Outros exemplos de sustentação e suporte são as aponeuroses presentes perto das articulações, servindo como pontos de apoio e estabilidade para os tendões que seguem os membros superiores e inferiores ou mesmo os próprios tendões dos músculos estriados esqueléticos que se fixam no periósteo a fim de transmitir a tensão gerada pelo sistema muscular ao sistema ósseo, gerando o movimento.

Também é importante a função de proteção que as fáscias oferecem aos tecidos que circundam. Essa função pode ser observada atentando-se aos locais onde a fáscia se torna mais densa, como a lombar ou mesmo as palmares e plantares. A maior densidade acumulada nessas regiões oferece maior proteção e suporte a essas áreas.

Além disso, por ser um tecido de continuidade, a fáscia consegue, em virtude de sua elasticidade, dissipar o impacto, diminuindo a pressão pontual provocada pelo trauma. Ao sofrer um impacto em uma determinada região, a fáscia distribui essa força em diferentes direções, diminuindo a pressão em um ponto específico.

Assim como ocorre nas fáscias que revestem o sistema nervoso central, denominada meninges, as quais apresentam líquido como tecido interposto, essa dissipação de força causada por um eventual trauma é ainda mais evidente, podendo ser considerada um verdadeiro efeito amortecedor de impactos.

Ainda a respeito da função de proteção que uma fáscia pode exercer sobre um órgão, pode-se destacar sua relação com o sistema musculoesquelético. Ao envolvê-lo e dividi-lo em compartimentos, a fáscia se interpõe entre as fibras musculares, que, ao serem tensionadas no sentido do estiramento, por exemplo, sofrem essa tensão antes das fibras musculares propriamente ditas, protegendo esse tecido.

O arranjo das estruturas fasciais, separando os órgãos em compartimentos, faz com que lesões inflamatórias ou infecciosas não possam se dissipar ou proliferar com facilidade. Isso pode ser observado nos fascículos, descritos anteriormente, ou mesmo nas divisões dos segmentos pulmonares, ou hepáticos. Essa característica de separação dos órgãos em compartimentos exerce uma verdadeira função de defesa, visto que compartimenta os agentes patógenos. Além disso, a fáscia, em virtude de sua substância fundamental amorfa, fornece um ambiente de combate aos patógenos, desde as aferências nervosas que influenciam os centros reguladores até o ambiente de movimentação de macrófagos e leucócitos. Considerando o conceito de sistema fascial líquido, isto é, a MEC do tecido conjuntivo, permite o trânsito das células do sistema imunológico, alcançando as áreas do corpo que necessitam de defesa e proteção (será aprofundado no capítulo sobre fluídos).[43]

Nesse sentido, Gabbiani[44] relatou que os fibroblastos teriam um papel de extrema importância no processo cicatricial, creditando esse feito a uma variação dos fibroblastos denominada miofibroblastos. Segundo o autor, essas células se contraem simultaneamente durante a cicatrização de feridas, aproximando as bordas da cicatriz.

Hinz et al.[45] afirmaram que a investigação dessa estrutura demonstrou a presença de um tipo diferente de actina, denominada actina alfa.

O controle da contração dessas fibras ainda é discutido. Devido à presença de fibras autônomas incorporadas no tecido fascial, descritas por Staubesand et al.[46] e Yahia et al.,[47] existe a hipótese que os miofibroblastos possam ser regulados por esses nervos autonômicos. Contudo, outros cenários podem estar relacionados, por exemplo, à contração por influência mecânica.

Outra teoria, agora relacionada a um produto fibrogênico denominado TGF-β 1, cuja produção é desencadeada por estresse emocional ou por processo inflamatório local, indica que essa substância poderia realizar a contração das fáscias por meio da ação das actinas alfa e ainda transformar fibroblastos em miofibroblastos. O prejuízo funcional dessa transformação e a contração das fibras de actina alterariam a forma de tensão das fáscias, transformando sua característica assimétrica em simétrica, afetando o equilíbrio de todo o sistema.

Com relação à função de transmissão de forças, as fáscias musculares – epimísio, camada mais externa que reveste todo o músculo; perimísio, fáscia que circunda grupos de fibras, formando compartimentos denominados fascículos; e endomísio, fáscia que penetra dentro dos fascículos, separando cada fibra muscular, além de organizar a força muscular, somadas às camadas de fáscia profunda, que envolvem grupos musculares, formam estruturas que transmitem a força gerada pelo movimento por todo o corpo, o que faz com que o sistema economize energia.

Parte dos tendões não se insere nos ossos, dando continuidade ao sistema. Por exemplo, o tendão distal do bíceps tem cerca de 40% de suas fibras contínuas com a fáscia antebraquial anterior através do *lacertus fibrosus* (**Figura 6.5**).[48] Outro exemplo é a continuidade da fáscia peitoral maior com a fáscia braquial.[49]

Ainda em relação ao movimento, a fáscia apresenta contração própria por meio da contração dos fibroblas-

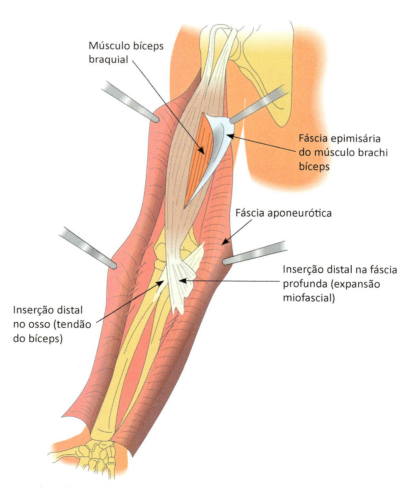

Figura 6.5. Representação esquemática da continuidade fascial (tendão distal do bíceps e fáscia antebraquial anterior).
Fonte: Adaptada de Stecco, 2015.[40]

tos, dos miofibroblastos e das células de musculatura lisa presentes em sua MEC com potencial de contração,[50] perpetuando e transmitindo a força gerada pelos músculos para todo o sistema, além de mantê-lo sob uma pré-tensão contínua, aumentando o tempo de resposta ao movimento.[51] Sawicki et al.[52] relataram que a fáscia tem capacidade de armazenar energia durante o movimento, e essa energia acumulada auxiliaria em diversos movimentos do dia a dia, como andar, saltar e correr.

Kram e Danson[53] denominaram esse movimento como "mecanismo de catapulta". Corroborando com esses achados, Fukunaga et al.[54] relataram que o alongamento e o encurtamento da fáscia atuam como um ioiô, auxiliando os músculos e, consequentemente, impulsionando o movimento.

Outra função importante é a sensitiva. A fáscia apresenta função de órgão sensorial em virtude de sua enorme quantidade de receptores neurais. Pesquisadores da Universidade de ULM na Alemanha fizeram uma revisão de literatura em 2017 reforçando o conceito de que a Fáscia seria o maior "Órgão Sensorial" do corpo. Estudos de análises histológicas demonstram que a maior concentração de receptores neurais do corpo ficam localizados no Sistema Fascial. Com isso podemos considerar a fáscia como um elo principal entre todos os tecidos do corpo com o cérebro. Isso relaciona a fáscia com percepções cerebrais importantes para a sobrevivência e saúde em um contexto BioPsicoSocial como a percepção de Dor e as percepções Emocionais.[55]

Estudos publicados por Stillwell[56] e confirmados por Yahia et al.,[57] após uma pesquisa sobre a fáscia toracolombar, constataram a presença de dois mecanoceptores nessa região, classificados como corpúsculo de Ruffini e corpúsculo de Vater Pacini. Essas evidências levaram os pesquisadores à conclusão que essa fáscia tem uma importante função proprioceptiva na mecânica da coluna vertebral.

Segundo Cottingham,[58] Ward[59] e Schleip,[60] as fáscias apresentam receptores de Golgi em todos os tecidos conjuntivos, distribuídos em ligamentos, cápsulas articulares e junções miotendíneas. Complementando, Burke e Gandeva[61] afirmaram que apenas 10% dos receptores de Golgi localizam-se no tendão, estando os outros 90% presentes nas junções miotendíneas, nas aponeuroses articulares, nas cápsulas articulares e nos ligamentos.

Segundo Mitchell e Schmidt,[62] um nervo como o tibial apresenta 3 vezes mais fibras sensoriais que fibras motoras, e desse grande número de fibras sensitivas, apenas 20% estão relacionadas aos receptores descritos anteriormente, conhecidos como fusos musculares, órgãos de Golgi, corpúsculos de Pacini e terminações de Ruffini.

A maioria das terminações sensitivas pertence a um grupo de pequenas terminações nervosas pouco descritas em livros, conhecidas como neurônios ocultos ou receptores intersticiais, por serem muito menores em diâmetro e amielinizados em sua maior parte. Atualmente, sua principal função é considerada mecanoceptora, apesar de serem terminações multimodais.

Schleip[63] descreve que as terminações nervosas livres são os receptores mais abundantes no corpo. No tecido musculoesquelético, representam cerca de 80% dos receptores neurais e conduzem as informações para áreas corticais ligadas ao movimento, como o córtex cingulado e somatossensorial. Entretanto, diversas informações do sistema de movimento seguem para o córtex insular, considerado o maestro da orquestra emocional, que tem relação direta com a percepção interoceptiva e com a formação e modificação dos padrões emocionais.

O autor ainda afirma que essas pequenas terminações podem ser divididas em unidades de pressão de baixo e alto limiar. Em um estudo realizado em tendão calcâneo de gatos, observou-se prevalência das terminações de baixo limiar de pressão, levando o autor à conclusão que o contato suave poderia alterar essa aferência e a consequente eferência.

Análises histológicas estimam que tenhamos uma média de 250 milhões de terminações nervosas livres (TNL) na rede Fascial. Se compararmos com a pele que tem cerca de 200 milhões ou com a retina que tem uma média de 126 milhões de TNL, o Sistema Fascial pode ser considerado o tecido mais inervado do corpo.[64] Devido a essas características, o professor R. Schleip e a professora C. Stecco, em 2021, propuseram que o Ssitema Fascial é o maior órgão sensorial do corpo humano.[65]

É consenso que a fáscia apresenta uma função sensorial importante nos aspectos de proteção, propriocepção e emoção. Não existe um órgão no corpo que não seja envolvido por uma fáscia, o que confere a esses tecidos a grande função de garantir a integridade anatômica,[66,67] ou seja, o formato dos órgãos. Todavia, conforme descrito anteriormente, as fáscias também apresentam muitas outras importantes funções relacionadas à homeostase e ao equilíbrio funcional de todo o corpo, podendo, segundo Van der Wal,[68] ser consideradas um determinador da saúde do indivíduo.

AVALIAÇÃO

A avaliação do tecido fascial pode ser dividida em etapas. Frequentemente utilizada para examinar disfunções, a avaliação postural é indicada como etapa inicial. Nessa fase, são observadas assimetrias e áreas de tensão, indicando áreas de restrição de mobilidade.

Essa primeira etapa pode ser completada pela análise da postura durante o movimento, relacionando-se as informações encontradas à amplitude e à qualidade do movimento e à dor.

Ao se associar as informações estáticas e dinâmicas, é possível identificar as zonas de restrição e compensação (**Figura 6.6** e **Vídeos 6.1 A-C**), comumente denominadas zonas de hipomobilidade e hipermobilidade.

Devido à presença maior de fuso muscular no perimísio, localizado no meio do ventre muscular, onde não há grandes trocas de direção, pode-se associar alterações em um plano de movimento a essas regiões, direcionando a palpação. Quando o movimento segue alterações em mais de um plano, já que as "articulações fasciais" são formadas de sobreposições de camadas fasciais, pode-se direcionar a palpação para os retináculos e os locais de encontros da fáscia profunda.

Ao término da fase de observação, inicia-se a de palpação, na qual, segundo Paoletti,[12] deve-se considerar o fato de uma fáscia estar sendo posicionada sobre a outra, porque enquanto uma indica suas limitações de movimento, a outra possibilita percebê-las e compreendê-las.

A palpação é realizada para avaliar a mobilidade do tecido em diferentes amplitudes, de micromovimentos, imperceptíveis à visão, até grandes movimentos, visivelmente observados. Para avaliação dos micromovimentos, a palpação é denominada ausculta; já para os grandes movimentos, é denominada teste de mobilidade fascial.

A ausculta consiste em posicionar as mãos sobre a pele do indivíduo, obtendo a maior área de contato possível, de maneira plana e com uma pressão que permita atingir a fáscia do modo mais sutil possível. A mão deve estar totalmente passiva e o terapeuta extremamente concentrado para que consiga perceber movimentos muito pequenos.

A fáscia "guarda" restrições que podem ser frutos de traumas mecânicos e emocionais, muitas vezes inconscientes ao paciente, e o osteopata deve estar devidamente concentrado e "conectado" para compreender essa restrição.

Durante a ausculta, o osteopata deve ser neutro, isto é, não impor direção durante a palpação da fáscia. A palpação deve ser passiva, respeitando o tempo e o ritmo do paciente.

EXEMPLO 1

Teste de ausculta fascial da parte superior do tórax

Para a realização deste teste, o osteopata deve posicionar suas mãos totalmente abertas sobre a região superior do tronco do paciente, da maneira mais sutil

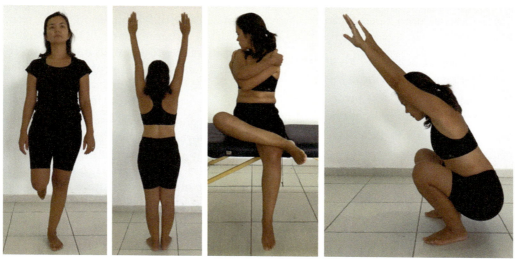

Figura 6.6. Exemplos de posturas dinâmicas que permitem a observação de restrições de cadeias fasciais.

Vídeos 6.1 A, B e C

possível, e sentir a movimentação das fáscias, que deve ser simétrica (**Figura 6.7**).

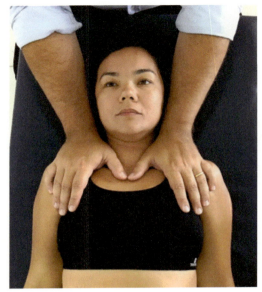
Figura 6.7. Teste de ausculta fascial da parte superior do tórax.

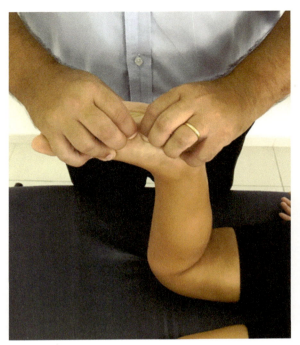
Figura 6.8. Teste de mobilidade da aponeurose plantar.

Vídeo 6.2

Uma segunda alternativa para avaliação por ausculta é a ativa. O osteopata posiciona a mão sobre a região a ser tratada, conforme descrito anteriormente, de maneira plana e sutil, porém impõe uma leve tensão em diferentes direções e avalia em qual delas existe restrição.

Diferentemente da avaliação da ausculta, o teste de mobilidade deve ser realizado com a ponta dos dedos "segurando" o tecido fascial (ligamentos, aponeurose, víscera, articulação, etc.) a ser tratado e tensionando-o de maneira moderada a intensa.

Os testes de mobilidade podem ser relacionados diretamente sobre um segmento (por exemplo, fáscia plantar) ou realizados de modo mais global, considerando cadeias fasciais, conforme exemplos a seguir.

EXEMPLO 2
Teste para aponeurose plantar

Para realizar este teste, o osteopata deve estar posicionado do lado a ser tratado e o indivíduo deve estar em decúbito ventral, com o joelho do lado a ser avaliado flexionado, expondo a superfície plantar. Em seguida, o osteopata posiciona seus dedos na margem interna da fáscia plantar, tracionando-a lateralmente. A restrição da mobilidade dessa aponeurose indicará a diminuição de mobilidade (**Figura 6.8** e **Vídeo 6.2**).

Também pode ser realizado o teste de transmissão de tensão dentro de uma cadeia fascial, sendo este um dos propósitos do tecido fascial.

EXEMPLO 3
Teste para a transmissão de força da camada superficial da lâmina posterior da fáscia toracolombar/ Glúteo máximo com grande dorsal do lado oposto

Para realizar este teste, o terapeuta deve se posicionar atrás do paciente e colocar uma mão no glúteo máximo (GM) a ser observado. Pede-se ao paciente para fazer um "duplo V" com os cotovelos, cruzar a perna do lado a ser avaliado sobre a outra e realizar a rotação de tronco ipsilateral ao GM a ser testado. O osteopata deve sentir a transmissão de força até sua mão e comparar com o lado oposto. Trata-se o lado que a tensão do movimento não chega (**Figura 6.9** e **Vídeo 6.3**).

Além disso, pode-se também testar a dura-máter medular, o que é feito com o paciente na posição de Slump ou em decúbito lateral.

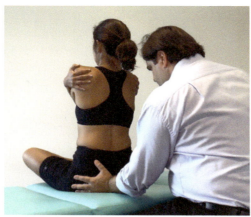
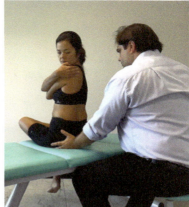

Figura 6.9. Teste para a transmissão de força da camada superficial da lâmina posterior da fáscia toracolombar: glúteo máximo com grande dorsal do lado oposto.

Vídeo 6.3

EXEMPLO 4
Teste para fáscia neuromeníngea

Para a realização deste teste, o indivíduo deve estar posicionado em decúbito lateral, com cervical, tronco, quadris e joelhos totalmente flexionados, e o osteopata deve se posicionar na frente dele e colocar a mão distal na base do seu sacro, com os dedos direcionados para a cabeça e a mão cefálica posicionada com o antebraço na região occipital e os dedos na altura de T2 apontados para os pés do paciente. Nessa posição, testa-se a mobilidade da aponeurose – a restrição indicará a disfunção. Durante o teste, as mãos do osteopata podem se aproximar, buscando outros níveis vertebrais e determinando a altura da restrição da aponeurose meníngea (**Figura 6.10** e **Vídeo 6.4**).

No que se refere às fáscias viscerais, sua avaliação pode ser baseada em:

- Mobilidade: movimento de uma víscera em relação à outra;
- Motilidade: movimento embrionário de inspir e expir;
- Motricidade: movimento da víscera em relação ao sistema musculo-esquelético.

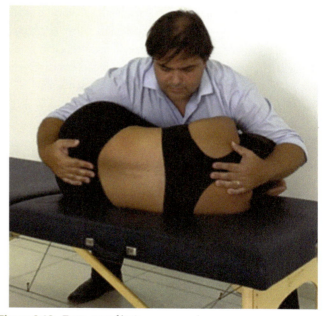

Figura 6.10. Teste para fáscia neuromeníngea.

Vídeo 6.4

EXEMPLO 5

Teste de mobilidade do estômago em relação ao fígado (omento menor)

Para a realização deste teste, o paciente deve estar em decúbito dorsal e o terapeuta, sentado ao seu lado, com uma mão no fígado e a outra no estômago, solicita uma inspiração profunda e avalia o movimento entre as duas vísceras (**Figura 6.11**).

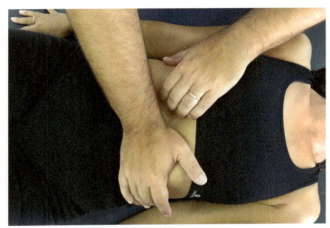

Figura 6.11. Teste de mobilidade do estômago em relação ao fígado.

EXEMPLO 6

Teste de motricidade do fígado em relação à caixa torácica

Para a realização deste teste, o paciente deve estar em decúbito dorsal e o terapeuta, posicionado do seu lado direito, com a mão no fígado, solicita uma inspiração profunda associada ao movimento de flexão de ombro. Enquanto o tórax sobe, o fígado é deslocado em sentido inferior e lateral pela ação do diafragma, devendo o osteopata avaliar a qualidade e a quantidade do movimento (**Figura 6.12** e **Vídeo 6.5**).

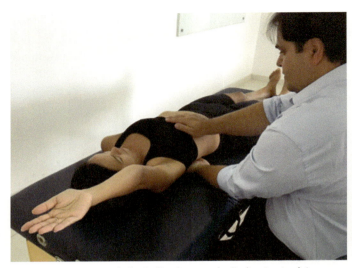

Figura 6.12. Motricidade do fígado em relação à caixa torácica.

Vídeo 6.5

EXEMPLO 7

Teste de motilidade do pulmão

Para a execução deste teste, o paciente deve estar em decúbito dorsal e o terapeuta, sentado ao seu lado, solicita a realização de respirações basais. Na expiração, o terapeuta testa o movimento de inspirar e, na inspiração, o de expirar (**Figura 6.13**).

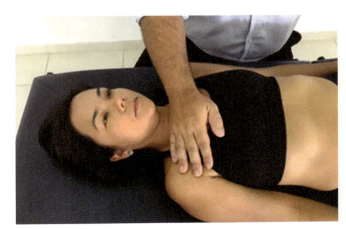

Figura 6.13. Motilidade do pulmão.

Essas avaliações direcionam a intervenção indicada para cada caso, de modo que as alterações de mobilidade, motricidade ou motilidade poderão ser tratadas por meio de técnicas diretas, ou indiretas.

TRATAMENTO

O tratamento fascial é amplamente discutido, porém, necessita de mais estudos que justifiquem sua eficácia. Segundo Pedrelli *et al.*,[69] a manipulação fascial é terapêutica porque altera a aferência vinda desse tecido e, consequentemente, a eferência. Já Chaudhry *et al.*[70] atribuem a melhora de mobilidade observada após a manipulação do tecido fascial à alteração viscoelástica causada por esse estresse, o que acontece em função da "quebra" de ligações cruzadas na MEC.

A soma desses e de outros fatores pode estar relacionada à melhora da mobilidade do tecido fascial após manipulação desse tecido. Ainda segundo Chaudhry *et al.*,[70] depois da manipulação, observa-se uma mudança nas propriedades mecânicas do tecido, como alteração da rigidez e da viscosidade.

A proposta terapêutica para o tecido fascial divide-se em duas modalidades: técnicas indiretas (por indução) e técnicas diretas.[12] Para Ajimsha,[71] as técnicas fasciais indiretas devem ser aplicadas com uma carga baixa e seu estresse de estiramento deve ser mantido por um longo período. Paoletti,[13] por sua vez, considera que o tratamento da fáscia, na maioria das vezes, deve ser sutil, isto é, realizando-se a tensão na direção do ponto de fixação e aguardando o relaxamento do tecido. Essa pressão deve ser mantida por 1 a 2 min, até que se perceba o relaxamento embaixo das mãos. Conforme o tecido relaxa, novas tensões direcionam a movimentação das mãos, devendo a manipulação acompanhar essa alteração. Essa proposta pode ser utilizada quando as técnicas diretas não puderem ser realizadas (p. ex., em caso de dor).[64]

Earls e Myers[72] enfatizam os cuidados necessários durante a aplicação dessas técnicas. Segundo os autores, se for aplicada força excessiva na superfície da pele, haverá fusão das camadas, atrapalhando seu deslizamento. Assim, destaca-se a importância de moldar as mãos e os dedos aplicando tensão e pressão apenas o suficiente para atingir o tecido desejado. Isso significa "atingir o relacionamento com os tecidos".

Já em relação às técnicas diretas, diferenciadas por serem aplicadas com um contato direto e firme sobre a região a ser tratada, na maioria das vezes com a ponta dos dedos, busca-se restaurar a mobilidade de tecidos mais densos, como ligamentos, mesos, tendões e bandas fasciais (p. ex., fáscia plantar).

Paoletti[12] divide as técnicas diretas fasciais em técnicas de pressão, estiramento, deslizamento e estruturais, apresentadas a seguir.

EXEMPLO 8
Técnicas de pressão

As técnicas de pressão devem ser aplicadas sobre uma região pontual de tensão (por exemplo, ponto de inserção de uma fáscia). Sua aplicação deve ser feita com o polegar e mantida acompanhando o relaxamento do tecido, isto é, conforme o tecido relaxa, a pressão aumenta.

Associada à tensão, o autor sugere a aplicação de rotação e um pequeno deslizamento e rotação do polegar, movimento denominado pressão de moagem (**Figura 6.14** e **Vídeo 6.6**).

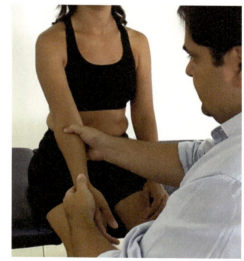

Figura 6.14. Exemplo da técnica de pressão.

Vídeo 6.6

EXEMPLO 9
Técnicas de estiramento

As técnicas de estiramento são aplicadas sobre as bandas fasciais. Basicamente, são realizadas por meio dos contatos com as pontas dos dedos nas extremidades a serem tratadas e por uma tração longitudinal na respectiva banda fascial (**Figura 6.15**).

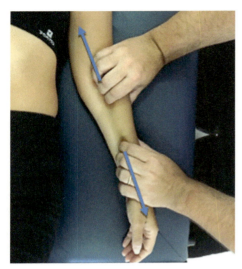

Figura 6.15. Exemplo da técnica de estiramento.

EXEMPLO 10

Técnicas de deslizamento

As técnicas de deslizamento são aplicadas em grandes fáscias e se baseiam no deslizamento dos dedos com pressão moderada sobre as mesmas (**Figura 6.16**).

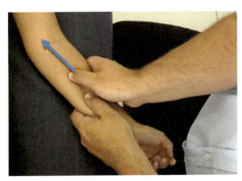

Figura 6.16. Exemplo técnica de deslizamento.

EXEMPLO 11

Técnicas estruturais

As técnicas estruturais estão relacionadas às pequenas e profundas fáscias, impossíveis de serem palpadas, como os tecidos periarticulares. Assim, seu tratamento deve ser realizado considerando-se as disfunções somáticas às quais estão relacionados (**Figura 6.17**).

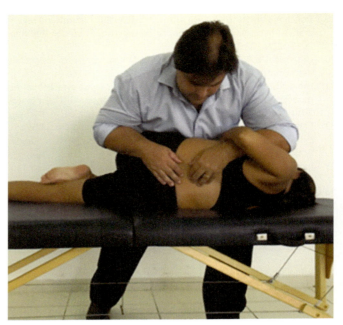

Figura 6.17. Exemplo de técnica estrutural.

REFERÊNCIAS

1. Stecco C, Tiengo C, Stecco A, et al. Fascia redefined: anatomical features and technical relevance in fascial flap surgery. Sur Radiol Anat. 2013;35(5):369-76.
2. Bordoni B, Zanier E. Cranial nerves XIII and XIV: nerves in the shadows. J Multidiscip Healthc. 2013;6(3):87-91.
3. Lee PR. Still's concept of connective tissue: lost in "translation". JAOA. 2006;106(4):176-7.
4. Still AT. The philosophy and mechanical principles of osteopathy. Kansas City: Hundson-Kimberly Publication; 1902.
5. Terminologia anatomica. Stuttgart: FCAT; 1998.
6. Standring S. Gray's anatomy: the anatomical basis of clinical practice. 4 ed. Edinburgh: Elsevier; 2008.
7. Langevin HM, Huijing PA. Communicating about fascia: history, pitfalls, and recommendations. Int J Ther Massage Bodywork. 2009;2(4):3-8.
8. Associação Mundial de Fáscia. WSH; 2015.
9. Bordoni B, Marelli F, Morabito B, et al. New proposal to define the fascial system. Complement Med Res. 2018;25(4):257-62.
10. Bordoni B, Marelli F, Morabito B, et al. A new concept of biotensegrity incorporating liquid tissue: blood and lymph. J Evid Based Integr Med. 2018;23:2515690X18792838.
11. Chila A. Foundations of osteopathic medicine. Philadelphia: Wolters Lippincott, Williams & Wilkins; 2011.
12. John Sharkey: Regarding: Update On fascial nomenclature-an additional proposal BH John Sharkey MSc, Clinical Anatomist. Journal of Bodywork and Movement Therapies, Volume 23, Issue 1, Pg 6-8, 2019.
13. Ader R. Psychoneuroimmunology. 4 ed. Boston: Elsevier; 2007.
14. Neuberger A, Slack HG. The metabolism of collagen from liver, bone, skin and tendon in the normal rat. Biochem J. 1953;53(1):47-52.
15. Tozzi P, Lunghi C, Fusco G. Los cinco modelos osteopáticos. Madrid: Dilema; 2017.
16. Liptan GL. Fascia: a missing link in our understanding of the pathology of fibromyalgia. J Bodyw Mov Ther. 2010;14(1):3-12.
17. Junqueira LC, Carneiro J. Histologia básica. 10 ed. Rio de janeiro: Guanabara Koogan; 2004.
18. Bordoni B, Zanier E. Cicatrici: um sistema da trattare. Milão: Ermes; 2015.

19. Dogan A, Parmaksiz M, Elçin AE, et al. Extracellular matrix and regenerative therapies from the cardiac perspective. Stem Cell Rev Rep. 2016;12(2):202-13.
20. Langevin HM, Nedergaard M, Howe AK. Cellular control of connective tissue matrix tension. J Cell Biochem. 2013;114(8):1714-9.
21. Langevin HM, Bouffard NA, Fox JR, et al. Fibroblast cytoskeletal remodeling contributes to connective tissue tension. J Cell Physiol. 2011;226(5):1166-75.
22. Chique M, Gelman L, Lutz R, et al. From mechanotransduction to extracellular matrix gene expression in fibroblasts. Biochim Biophys Acta. 2009;1793(5):911-20.
23. Ingberg DE. Cellular mechanotransduction: putting all the pieces together again. FASEB J. 2006;20(7):811-27.
24. Oschman JL. Energy medicine. 2 ed. New Hampshire: Elsevier; 2016.
25. Meyer CJ, Francis J, Alenghat PR, et al. Mechanical control of cyclic AMP signalling and gene transcription through integrins. Nat Cell Biol. 2000;2(1):666-8.
26. Beam L, DeLany J, Haynes W, et al. The stretching debate. J Bodyw Mov Ther. 2003;7(3):80-98.
27. Schleip R, Gitta D. Training principles for fascial connective tissue: scientific foundations and suggested pratical applications. J Bodyw Mov Ther. 2013;17(1):103-15.
28. Blechschmidt E, Gasses F. Biokinetics and Biodynamics of human differentiation. Louisiana: North Atlantic Books; 2012
29. Willard F, Vleeming A, Schuenke, Danneels L, Schleip R: The thoracolumbar fascia: Anatomy, funcion and clinical considerations. J. Anatomy 221, pg 507-536, 2012.
30. Le Douarin N, Brito J. Creuzet S: Role of the neural crest in face and brain development. Brain research reviews 55, pg 237-247, 2007.
31. Vieira L: Embryology of the Fascial System. Cureis 12(8), pg 1-21, 2020.
32. Stecco L, Stecco C: Fascial Manipulation for internal dysfunctions. Piccin Libraria, Padova/ITA, 2012.
33. Bordoni B, Zanier E. Clinical and symptomatological reflections: fascial system. J Multidiscip Healthc. 2014;7(4):401-11.
34. Van der Wal J. The architecture of the connective tissue in musculoskeletal system. Int J Ther Massage and Bodyw. 2009;2(4):9-23.
35. Benjamin M. The fascia of the limbs and back – a review. J Anat. 2009;214(3):1-18.
36. Bojsen-Moller J, Schwartz S, Kalliokoski KK, et al. Intermuscular force transmission between human plantarflexor muscles in vivo. J Appl Physiol. 2010;109(6):1608-18.
37. Fasel JH, Dembe JC, Majno PE. Fascia: a pragmatic overview for surgeons. Am Surg. 2007;73(5):451-53.
38. Abu-Hijleh MF, Roshier AL, Al-Shboul Q, et al. The membranous layer of superficial fascia: evidence for its widespread distribution in the body. Surg Radiol Anat. 2006;28(6):606-19.
39. Stecco C. Funcional Atlas of the human fascial system. Philadelphia: Churchill Livingstone; 2015.
40. Kawakami Y, Muraoka T, Ito S, et al. In vivo muscle fibre behavior during countermovement exercise in humans revels a significant role for tendon elasticity. J Physiol. 2002;540(Pt 2):635-46.
41. Paoletti S. The fasciae: anatomy, dysfunction and treatment. Seattle: Eastland Press; 2006.
42. Bordoni B, Lintonbon D, Morabito B. Meaning of the solid and liquid fascia to reconsider the model of biotensegrity. Cureus. 2018;10(7): e2922.
43. Gabbiani G. Evolution and clinical implications of the myofibroblast concept. In: Findley TW, Schleip R. Fascia research. Basic science and implications for conventional and complementary health care. Munich: Urban and Fischer; 2007.
44. Hinz B, Pittet P, Smith-Clerc J, et al. Myofibroblast development is characterized by specific cell-cell adherens junctions. Mol Biol Cell. 2004;15(9):4310-20.
45. Staubesand J, Baumbach KUK, Li Y. La structure find de l'apone'vrose jambie're. Phlebologie.1997;50(3):105-13.
46. Yahia LH, Pigeon P, Des Rosiers EA. Viscoelastic properties of the human lumbodorsal fascia. J Biomed Eng. 1993;15(2):425-9.
47. Stecco A, Macchi V, Stecco C, et al. Anatomical study of miofascial continuity in the anterior region of the upper limb. J Bodyw Mov Ther. 2009;13(1):53-62.
48. Stecco C, Porzionato A, Macchi V, et al. The expansions of the pectoral girdle muscles into the brachial fascia: morphological aspects and spatial disposition. Cells Tissues Organs. 2008;188(3):320-9.
49. Tozzi P, Lunghi C, Fusco G. Los cinco modelos de osteopaticos. Madrid: Dilema; 2017.
50. Tuvey M, Fonseca S. The medium of haptic perception: a tensegrity hipotesis. J Mot Behav. 2014;46(3):143-87.
51. Sawicki GS, Lewis CL, Ferris DP. It pays to have a spring in your step. Exerc Sport Sci Rev. 2009;37(4):130-8.
52. Kram R, Dawson TJ. Energetics and bio mechanics of locomotion by red kangaroos. Comp Biochem Physiol B Biochem Mol Biol. 1998;120(1)41-9.
53. Fukunaga T, Kawakami Y, Kubo K, et al. Muscle and tendon interaction during human movements. Exerc Sport Sci Rev. 2002;30(4):106-10.
54. Gunther B, Schleip R, Jager H, Kingler W. Fáscia as a Sensorial Organ: a literatura review of the sensory innervation of muscular fascia. UULM, 2017.
55. Stilwell DL. Regional variations in the innervation of deep fasciae and aponeuroses. Anat Rec.1957;127(2):635-53.
56. Yahia L, Rhalmi S, Newman N, et al. Sensory innervation of human thoracolumbar fascia. Acta Orthop Scand. 1992;63(2):195-7.
57. Cottingham JT. Healing through touch – history and a review of the physiological evidence. Boulder: Rolf Institute Publications; 1985.
58. Ward RC. Myofascial release concepts. In: Basmajian V, Nyberg R. Rational manual therapies. Baltimore: Lippincott, Williams & Wilkins; 1993.
59. Schleip R. Fascia as an organ of communication. In: Schleip R, Findley TW, Chaitow L. Fascia: the tensional network of the human body. Philadelphia: Churchill Livingstone; 2012.
60. Burke D, Gandeva SC. Peripheral motor system. In: Paxines G. The human nervous system. San Diego: Academic Press; 1990.
61. Mitchell JH, Schmidt RF. Cardiovascular reflex control by afferent fibers from skeletal muscle receptors. In: Rowell LB, Shepherd JT. Handbook of physiology. Bethesda: American Physiological Society; 1977.
62. Schleip R. Fascia as a sensory organ. Fascia in the osteopathic field, 2017.
63. Grunwald, M. Homo hapticus. Munich, Germany: Droemer Verlag. 2017.
64. Schleip R. Stecco C. Fascia as sensory organ/ Chapter 15/ Fáscia in Sport and Movement/ R. Schleip e J. Wilke. Hanns-rigidez Puclishing UK, 2 edition, 2021.
65. Varela FJ, Frenk S. The organ of form: towards a theory of biological shape. J Social Biol Struct.1987;10(2):73-83.
66. Garfin SR, Tipton CM, Mubarak SJ, et al. Role of fascia in maintenance of muscle tension and pressure. J Appl Physiol.1981;51(2):317-20.
67. Van der Wal JC. Proprioception. In: Schleip R, Findley TW, Chaitow L. Fascia: the tensional network of the human body. Philadelphia: Churchill Livingstone; 2012.
68. Pedrelli A, Stecco C, Day JA. Treating patellar tendinopathy with Fascial Manipulation. J Bodyw Mov Ther. 2009;13(1):73–80.
69. Chaudhry H, Schleip R, Ji Z, et al. Three-dimensional mathematical model for deformation of human fasciae in manual therapy. JAOA. 2008;108(8):379-90.
70. Ajimsha MS. Effectiveness of direct vs indirect technique myofascial release in the management of tension-type headache. J Bodyw Mov Ther. 2011;15(4):431-5.
71. Cantu RI, Grodin AJ. Myofascial manipulation – theory and clinical application. Gaithersburg: Aspen Publication; 1992.
72. Earls J, Myers T. Fascial release structural balance. England: Lotus Publishing; 2010.

Capítulo 7

BIOTENSEGRIDADE

Gustavo Luiz Bortolazzo
Fabiana Forti Sakabe

Desde o princípio do desenvolvimento do conceito osteopático, A.T. Still e, posteriormente, outros grandes osteopatas, difundiram a ideia que o corpo tem uma capacidade inerente de mover-se no sentido do equilíbrio (mecânico, postural, metabólico, neurofisiológico...) e que esta capacidade era auxiliada, também, pelas interrelações existentes entre as diversas partes do corpo.

Com o desenvolvimento dos conceitos osteopáticos, outros pilares foram se solidificando e, consequentemente, norteando a avaliação e a conduta do osteopata. Um destes pilares é o princípio de que estrutura e função estão inter-relacionados de forma recíproca. Outro, é o princípio que alterações funcionais/mecânicas que ocorrem em um local do corpo também interferem à distância.

Estes princípios, desenvolvidos por A.T. Still e por outros osteopatas, puderam ser comprovados pela evolução dos conhecimentos de outras áreas da ciência, que ocorreram muitos anos após as observações de A.T. Still.

Um conhecimento que pode embasar os princípios de unidade e globalidade do corpo humano é o da tensegridade. É um conceito não muito recente, que foi, posteriormente, aplicado ao corpo humano e faz com que o entendimento da dinâmica corporal (mecânica corporal) seja realizado de uma maneira não segmentada, mas integrada.

A tensegridade é um conceito físico, que surgiu das teorias de compressão-tensão desenvolvidas pelo matemático, artista e inventor estadunidense Richard Buckminster Fuller (1895-1983) na década de 1920. As formas construídas segundo este modelo são estabilizadas por estruturas de compressão descontínuas unidas por uma estrutura de tensão contínua e pode se manter estável durante a dinâmica, inclusive se sobre ela não incidir a força gravitacional.[1]

A aplicação deste modelo ao corpo humano foi iniciada na década de 1970, especialmente estudando a coluna vertebral de humanos. O precursor destes estudos foi o médico-cirurgião Stephen Levin, que utilizou o termo biotensegridade[2] relacionando a tensegridade em estruturas vivas, como a arquitetura celular e sua relação com a matriz extracelular, e como as outras células se aderem às estruturas ao seu redor.[3-5] Na década de 1980 evoluiu para outras áreas de estudo e se desenvolveu especialmente ao nível celular, principalmente com os estudos de Donald E. Ingber. De acordo com os pensamentos de Ingber, o corpo humano é um sistema hierárquico (de micro para macro) de arquiteturas tensegritivas, que são interdependentes. É um sistema com continuidade estrutural, capaz de estabilidade, bem como flexibilidade de uma forma não linear e anisotrópica. Os elementos de compressão exercem forças exteriores (força centrífuga), elementos de tensão exercem forças internas de uma forma dinâmica e equilibrada (força centrípeta).

Até hoje, na maioria das escolas de movimento, a estabilidade e a dinâmica corporal são ensinadas pelo modelo newtoniano. Segundo este modelo, uma carga compressiva aplicada sobre uma viga irá incidir localmente, do outro lado da viga, sem que haja repercussão sobre outras regiões. Esse conceito é utilizado, por exemplo, na construção civil, onde as estruturas são estáticas ou com pouca flexibilidade.

Se seguirmos o modelo newtoniano, podemos entender a coluna vertebral como uma "torre de blocos", em que a força compressiva que vem da gravidade e é aplicada sobre a parte superior da coluna incidiria diretamente sobre o osso sacro, que dissiparia esta força compressiva para os dois lados da pelve e, consequentemente, para os membros inferiores.[6]

Isto não ocorre no corpo humano, pois este modelo poderia ser aplicado de maneira segura apenas numa situação em que houvesse total simetria anteroposterior e laterolateral e que este segmento corporal fosse estático.

Sabe-se que a coluna vertebral não apresenta simetria em nenhum plano do espaço em condições de normalidade (cabe salientar que normal é o que mais ocorre), porém é estável, tanto na condição estática, quanto na dinâmica. Esta estabilidade é dada pela conformação estrutural da coluna, ação neuromuscular e porque a coluna é apenas uma parte de uma estrutura maior – o corpo humano –, que é estável por se apresentar num modelo de biotensegridade.

Mesmo numa condição fisiológica, as diversas partes do corpo apresentam desalinhamentos anteroposteriores e laterolaterais (gerado pela conformação óssea, pelas curvaturas fisiológicas da coluna vertebral ou pela atitude escoliótica desenvolvida pela existência de um membro dominante, por exemplo). Nesta condição de desalinhamento, se admitido o modelo newtoniano, ocorreria aumento da tensão muscular (que seria constante), compressão exagerada e excesso de gasto energético. Isto levaria à degeneração precoce e à incapacidade de se manter ereto ou realizar movimentos com o tronco e os membros.

No modelo de biotensegridade, uma carga compressiva ou tensional aplicada sobre uma estrutura deve ser assimilada sobre todo o conjunto, o que faz com que haja dissipação de forças e minimize a repercussão sobre uma região específica. Esta condição minimiza a chance de as estruturas chegarem a seu ponto de falha e, consequentemente, ocorrer rupturas, fraturas, lesões.

A estabilidade estática e dinâmica dos modelos de biotensegridade ocorrem independentemente de a estrutura apresentar simetria nos planos do espaço, como observado na **Figura 7.1** (nesta figura a estrutura se apresenta assimétrica, porém mantém a estabilidade e não colapsa) e pode ser alcançada porque esta estrutura está organizada numa situação de tensão mantida por um único cabo e triangulações.[7] Esta situação de assimetria é a encontrada no corpo humano quando observadas as características morfológicas da coluna vertebral, do fêmur, da caixa torácica e de todas as suas demais partes, principalmente quando estão em movimento.

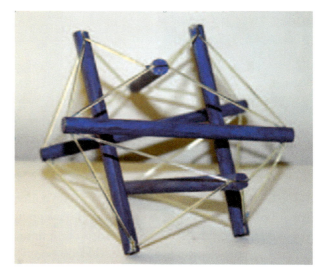

Figura 7.1. Modelo de tensegridade – estável apesar da assimetria.
Fonte: Adaptada de Randel, 2013.[3]

Ingber e outros autores demonstraram que a célula apresenta tensão, mesmo sem estímulo mecânico externo, o que denominaram condição de pré-estresse.[1,8,9] Na célula, os microfilamentos geram o componente tensional (*in vivo* estão tensos e adquirem formas triangulares) e os microtúbulos são os componentes compressivos descontínuos, num modelo de biotensegridade. Esta condição faz com que estímulos mecânicos aplicados na matriz extracelular sejam transferidos diretamente para o interior da célula. Estes estímulos fazem com que os microfilamentos alterem sua forma e os microtúbulos alterem sua posição e, mesmo após o estímulo (compressivos e/ou tensionais), a célula continue estável, porém com nova organização interna e nova forma.[1] A célula pode adaptar-se a diferentes ambientes. Se a célula está num ambiente mais flexível tenderia a perder tensão e, consequentemente, colapsar, porém isso não ocorre porque se adapta a esta condição "enrugando" sua membrana. Esta adaptação traciona a matriz extracelular, transferindo tensão de dentro da célula para a matriz extracelular, o que mantém sua membrana num estado de tensão constante. A tensão constante garante a interdependência dos componentes de compressão em qualquer situação.

A célula pode tracionar a matriz extracelular porque há integração mecânica entre a membrana celular e a matriz extracelular, que se dá, principalmente, pelas integrinas.[8,9] As integrinas (**Figura 7.2**) são proteínas de adesão, que atravessam a membrana celular e propiciam a continuidade entre a matriz extracelular com o meio intracelular. Elas monitoram e controlam o equilíbrio químico, avaliam e respondem tensão mecânica dentro e ao redor da célula.[10] Vale salientar que isso é observado no citoesqueleto de todas as células (por exemplo, células epiteliais, células nervosas, células imunes, células ósseas e fibroblastos) e não apenas nas células musculares. Segundo Tadeo et al.[7] e Ingber,[8,10] as integrinas estão entre as primeiras moléculas na superfície celular capazes de detectar um sinal mecânico e transmiti-lo através da superfície da célula por vias moleculares específicas. Além disso, forças transmitidas sobre estes receptores, são convertidos em alterações na bioquímica intracelular e na expressão gênica.

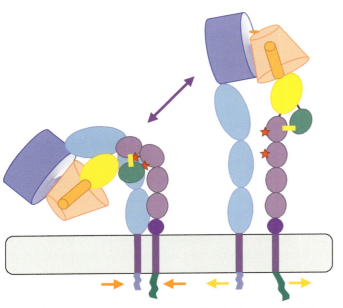

Figura 7.2. Integrina inativa e ativa (modificado de Hynes, 2002).

Além da integração mecânica entre a célula e a matriz extracelular dada pelas integrinas, há a integração mecânica entre as células, que é dada pelos fibroblastos.[11]

Nesse sentido, forças mecânicas aplicadas sobre os tecidos podem interferir sobre a estrutura celular e seu funcionamento. Para investigar esta relação, Langevin e seus colaboradores[12] avaliaram os efeitos da tração na fáscia superficial de ratos sobre as características estruturais do núcleo dos fibroblastos e encontraram aumento da área de secção transversal do núcleo e diminuição do número de invaginações da membrana nuclear. Standley e Meltzer[13] e Meltzer et al.[14] têm demonstrado evidências que os métodos manuais, como a liberação miofascial e a técnica de *strain/counterstrain* (tensão/contra tensão) são capazes de inverter o comportamento celular inflamatório em minutos.

A partir desta condição de biotensegridade, as células, por se apresentarem unidas e tensas (condição de pré-estresse), são capazes de detectar forças externas ou internas (compressão e/ou alongamento), transmitir essa informação mecânica para o interior/exterior da célula ou sistema, a fim de permitir que as funções locais e sistêmicas permaneçam estáveis. Quando uma célula se deforma com a passagem de um vetor de força, a mudança na forma ativa uma série de eventos metabólicos, hormonais e alterações na expressão gênica, fenômeno conhecido como mecanotransdução.[1,9,15]

O estímulo mecânico é detectado principalmente pelas integrinas que modificam o sinal, amplificam e propagam através de uma série de reações bioquímicas dependentes de força.[16] Este fenômeno é importante para a compreensão do desenvolvimento e funcionamento celular e tecidual, de como se relacionam as estruturas dentro de um tecido corporal, de como os tecidos se relacionam entre si e de como se dão alguns processos patológicos.

A mecanotransdução pode auxiliar no entendimento dos efeitos não mecânicos dos tratamentos que utilizam tração e compressão sobre os tecidos e estimulam a flexibilidade corporal.

Além das células, as outras estruturas do corpo humano, como coração, pulmão, ossos, moléculas são também estabilizadas por este sistema de compressão-tensão, assim como todo organismo. O corpo funciona num modelo de biotensegridade formado por diversos modelos de tensegridade menores. Para exemplificar, pode-se entender iniciando de estruturas menores para estruturas maiores, com suas relações, como segue.

Cada célula está estabilizada segundo um modelo de biotensegridade, como propôs Ingber. Segundo Tadeo et al.[5] esse processo envolve componentes intra e extracelulares, incluindo a participação da matriz extracelular e microtúbulos que atuam como estruturas de compressão, e microfilamentos que atuam como estruturas de tensão. Um conjunto de células também pode ser entendido como uma estrutura de tensegridade, com as células unidas entre si pelos fibroblastos e cada célula unida com a membrana extracelular pelas integrinas. A junção de conjuntos de células formam um tecido (músculo, ligamento, cápsula articular), que também se comporta como um modelo de tensegridade, onde os conjuntos de células estão unidos por tecido conectivo (endomísio, perimísio, endoneuro). Os tecidos estão unidos entre si formando uma parte do corpo (perna, braço, abdome), que também é estável dinamicamente; as diversas partes unidas formam o corpo, que é estável dinamicamente, num modelo de biotensegridade formado pela união de diversos modelos de tensegridade menores.[5,9]

Quando é aplicada compressão/tensão sobre qualquer parte deste conjunto, todo o conjunto é afetado. Haverá deformação, porém a estabilidade será mantida na nova condição/forma. Joshi, Balthillaya e Prabhu[17] compararam, em 58 indivíduos assintomáticos, técnicas de alongamento dos isquitobiais isolada e liberação miofascial da fáscia plantar e suboccipital e verificaram que houve aumento na flexibilidade dos isquitobiais nos 2 grupos avaliados. De acordo com autores supracitados, seguindo o princípio da biotensegridade, existe uma continuidade entre a fáscia e músculos que podem estar distantes anatomicamente, o que justificaria os efeitos à distância. O mesmo comportamento foi observado no estudo de Sakabe et al.[18] os quais demonstraram que a manipulação da coluna cervical superior aumentou a flexibilidade da cadeia posterior de indivíduos com cefaleia.

Inclusive a estabilidade dos ossos pode ser explicada pela biotensegridade. Por exemplo, o fêmur, que recebe a força compressiva proveniente do acetábulo e, por apresentar um ângulo de aproximadamente 45º do colo em relação à diáfise, a parte medial da diáfise recebe compressão enquanto a parte lateral da diáfise recebe tração,[19] como mostra a **Figura 7.3**. Nesse caso, o osso não funciona como uma viga, porém é capaz de ser estável. A estabilidade existe porque, no seu interior, o osso compacto é substituído por osso esponjoso, que tem sua forma organizada de maneira triangular e contínua, o que dissipa a força compressiva medial no sentido lateral sobre todo o fêmur e reduz a compressão que chega ao joelho.

A estabilidade visceral também pode ser explicada sob o ponto de vista da biotensegridade. O pulmão funciona numa condição de constante tensão. Esta tensão é imposta de superficial para profundo, desde a periferia até o hilo pulmonar, que é transmitida pelo sistema fibroso do pulmão. O sistema fibroso pulmonar apresenta forma geodésica, que impõe constante tensão sobre o hilo pulmonar. Durante a inspiração, o pulmão é tracionado pela ação do diafragma, que gera pressão negativa intratorácica

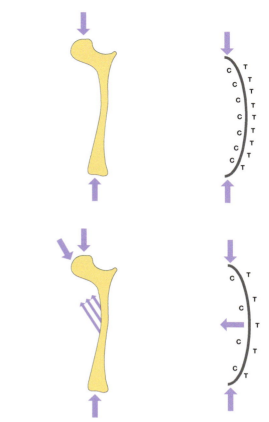

Figura 7.3. Força compressiva sobre o fêmur.
C: compressão; T: tração.
Fonte: Adaptada de Chen e Ingber, 1999.[16]

e pela caixa torácica, que é tracionada superior e lateralmente pela ação dos músculos acessórios da inspiração. As costelas são as estruturas de compressão enquanto a tensão é gerada pela arquitetura fibrosa do pulmão. A partir desta característica, o pulmão se mantém estável, mesmo alterando posição e tamanho durante a respiração.

Quando observado como unidade, o corpo apresenta biotensegridade, com os ossos sendo os componentes de compressão descontínuos (ou seja, não se conectam diretamente, pois há articulações entre eles) e os elementos musculotendinosos sendo o componente de tensão contínuo, mesmo em repouso.[20,21] Desta forma, o organismo se autoequilibra a partir de forças internas e externas que agem sobre ele e, uma mudança local, produz uma resposta global. A fáscia pode ser considerada o componente de tensão porque apresenta conexões entre suas diversas partes (ao nível macroscópico) e é formado pela união celular (ao nível microscópico).

A união mecânica entre as células mantém todos os tecidos/células numa condição de pré-estresse, o que pode explicar a integração que existe entre os sistemas corporais durante os movimentos. A contração de um músculo esquelético altera a posição de uma região deste modelo de biotensegridade e repercute, mecanicamente, sobre todo o conjunto, facilitando as adaptações que devem ocorrer nas outras regiões para que o conjunto se mantenha estável, mesmo durante o movimento e, além disso, facilitando a transferência de informação (por tração/compressão) entre as células/tecidos. Portanto, a integração que se dá entre as diferentes partes do corpo e entre os diferentes sistemas corporais não é somente elétrica, química e neurológica, mas também mecânica, inclusive ao nível celular.

A contração realizada pelos músculos estabilizadores da coluna durante a movimentação do membro superior ou inferior é dada pelo padrão de movimento, que é modulado neurologicamente e também mecanicamente. Nesse sentido justifica-se a atenção e o controle de todo conjunto durante o tratamento osteopático e durante as atividades de vida diária, mesmo que o tratamento e a atividade estejam sendo realizados apenas com uma parte do corpo.

Neste sentido, como exposto, a biotensegridade pode explicar o conceito de globalidade utilizado pelos osteopatas, tanto por demonstrar as relações mecânicas entre todas as partes do corpo quanto por demonstrar a possibilidade de transferência de informações entre estas partes.

REFERÊNCIAS

1. Swanson RL. Biotensegrity: a unifying theory of biological architecture with applications to osteopathic practice, education, and research--a review and analysis. *J Am Osteopath Assoc.*;113:34–52, 2013.
2. Levin SM. The tensegrity-truss as a model for spine mechanics: Biotensegrity. J Mech Med Biol; 2(375), 2002.
3. Scarr G. Biotensegrity: what is the big deal? *J Bodyw Mov Ther.*; 24:134–137, 2019.
4. Cheng B, Lin M, Huang G, et al. Cellular mechanosensing of the biophysical microenvironment: a review of mathematical models of biophysical regulation of cell responses. *Phys Life Rev.*;22:88–119, 2017.
5. Tadeo I, Berbegall AP, Escudero LM, Álvaro T, Noguera R. Biotensegrity of the extracellular matrix: physiology, dynamic mechanical balance, and implications in oncology and mechanotherapy.Front Oncol; *4(39): 1-10, 2014.*
6. Levin SM. A suspensory system for the sacrum in pelvic mechanics: Biotensegrity. Movement, Stability and Lumbopelvic Pain, Edition: 2nd, Chapter: 15, Publisher: Churchill Livingstone, Editors: Vleeming, Mooney, Stoeckart, pp.229-237. 2007.
7. Caldeira P, Fonseca ST, Paulo A, Infante J, Araujo D. Linking Tensegrity to Sports Team Collective Behaviors: Towards the Group- Tensegrity Hypothesis
8. Sports Medicine; 6:24, 2020.
9. Ingber DE.Tensegrity and mechanotransduction. Journal of Bodywork and Movement Therapies 12, 198–200, 2008.
10. Matthews BD, Overby DR, Alenghat FJ, Karavitis J, Numaguchi Y, Allen PG e Ingber DE. Mechanical properties of individual focal adhesions probed with a magnetic microneedle Biochemical and Biophysical Research Communications 313: 758–764, 2004.
11. Ingber DE, Wang N, Stamenović D.Tensegrity, cellular biophysics, and the mechanics of living Systems. *Rep Prog Phys.*; 77(4): 046603, 2014.
12. Randel L, Swanson II. Biotensegrity: A Unifying Theory of Biological Architecture With Applications to Osteopathic Practice, Education, and Research—A Review and Analysis. The Journal of the American Osteopathic Association; 113(1), 2013.
13. Langevin HM, Storch KN, Snapp RR, et al. Tissue stretch induces nuclear remodeling in connective tissue fibroblasts. Histochem Cell Biol. 133(4):405-415, 2010.
14. Standley PR, Meltzer K. In vitro modeling of repetitive motion strain and manual medicine treatments: potential roles for pro- and anti-inflammatory cytokines. J. Bodywork Move. Therapies 12 (3), 201e203, 2008.
15. Meltzer KR, Cao TV, Schad JF, et al. In vitro modeling of repetitive motion injury and myofascial release. J. Bodywork Move. Therapies 14 (2), 162e171, 2010.
16. Abdollahiyan P, Oroojalian F, Baradara B, Guardia M, Mokhtarzadeh A. Advanced mechanotherapy: Biotensegrity for governing metastatic tumor cell fate via modulating the extracellular matrix. Journal of Controlled Release; 35(10): 596-618, 2021.
17. Chen CS. Mechanotransduction – a field pulling together? *J Cell Sci;* 121 (Pt20):3285–92, 2008.
18. Joshi DG, Balthillaya G, Prabhu A. Effect of remote myofascial release on hamstring flexibility in asymptomatic individuals - A randomized clinical trial. J Bodyw Mov Ther; *22(3): 832-837, 2018 Jul.*
19. Sakabe FF, Sakabe DI, Gonçalves GA, Santos PB. Manipulation based on Fryette's Laws increases heart rate variability and muscle flexibility in subjects with headache. MTP&RehabJournal; 16: 600, 2018
20. Chen CS, Ingber DE. Tensegrity and mechanoregulation: from skeleton to cytoskeleton. Osteoarthritis and Cartilage7, 81–94, 1999.
21. Turvey MT, Fonseca ST. The medium of haptic perception: a tensegrity hypothesis.J Mot Behav;46(3):143–87, 2014.
22. Dischiavi SL, Wright AA, Hegedus EJ, Bleakley C.M. Biotensegrity and myofascial chains: A global approach to an integrated kinetic chain Medical Hypotheses; 110: 90–96, 2018.

Capítulo 8

DIAFRAGMAS

Rodolfo Amoroso Borges

INTRODUÇÃO

Tradicionalmente, na literatura que aborda o assunto, é levado em consideração o importante diafragma respiratório. Entretanto, na Osteopatia outras áreas são consideradas como diafragmas, pois assim como no caso do respiratório, também apresentam fáscias dispostas no plano transversal e são atravessadas por importantes estruturas anatômicas (vasos, nervos, órgãos, etc.). Para que haja um bom estado de saúde e homeostase é necessário que ocorra equilíbrio pressórico entre os diafragmas, que são:

1. Tentório do cerebelo ou diafragma craniano;
2. Entrada torácica ou diafragma escapular;
3. Diafragma respiratório;
4. Assoalho pélvico ou diafragma pélvico.

O sistema musculoesquelético colabora importantemente para o sistema circulatório, já que as tensões miofasciais participam na alternância fisiológica dos gradientes de pressão, desde o interior como no exterior das cavidades.[1,2]

O objetivo de tratamento dos diafragmas é reequilibrar a pressão dos pontos de comprometimento, intervindo sobre estas estruturas e sobre os padrões miofasciais centrais para abrir as vias musculares-conectivas de passagem de fluidos já que estas regiões delimitam cavidades.[3,4]

A região dos diafragmas são áreas de transições onde há mudanças anatômicas estruturais que correspondem com as dobradiças que são dotadas de uma mobilidade diferenciada.[3,4] Teoricamente, deve existir uma sincronia entre os 4 diafragmas movendo-se rítmica e coordenadamente durante a respiração.

É importante e essencial o equilíbrio entre os 4 diafragmas e seus respectivos ritmos respiratórios e circulatórios. Cada um deles modula constantemente as pressões intra e intercavitárias do organismo ajustando os gradientes de pressão para permitir adequadas oxigenação, fornecimento arterial e fluxos veio-linfático e intersticial. Além disso, os diafragmas são conectados centralmente pelo tendão central de tal forma que se sugere que exista uma reciprocidade mecânica fisiológica e que as tensões ocasionadas em algum deles pode facilmente se propagar pelo sistema. Assim, pode-se pensar em todas as relações que cada diafragma apresenta. Por exemplo, no caso da tenda do cerebelo e sua relação com os seios venosos da dura-máter, a entrada torácica e os ductos linfáticos terminais, o diafragma respiratório e as passagens da artéria aorta, veia cava inferior e os ductos linfáticos e, por último, o diafragma pélvico e os plexos artério-venosos dos órgãos anexos.[3,4]

A seguir, cada um desses segmentos terá uma descrição mais detalhada.

DIAFRAGMA CRANIANO – TENTÓRIO DO CEREBELO

Generalidades

Existem 3 camadas de meninges cranianas, que são membranas de revestimento do encéfalo. O termo meninge foi usado pela primeira vez por Erasístrato de Chio, no terceiro século a.C. No século II d.C., Galeno descreveu duas camadas, que ele chamou de *pacheia* e *lepte*. Posteriormente, estes termos foram traduzidos para o árabe como *umm al-dimagh* (mãe do encéfalo) e que depois foi subdividido por Hali Abbas como *umm al-ghalida* (mãe rígida) e *umm al-raqiqah* (mãe fina). No século XII, estes termos foram traduzidos literalmente pelo monge Estéfano de Antioquia como dura-máter e pia-máter. Já o termo aracnoide-máter foi introduzido por Herophilus no III século d.C.[5]

As funções das meninges consistem em:[6,7] proteção do encéfalo;

- composição da estrutura de sustentação das artérias, veias e seios venosos;
- dissipação do peso sobre o tronco cerebral em adaptação ao suporte da cabeça sobre a coluna cervical.

Da dura-máter intracraniana, existem extensões que consistem em quatro pregas distinguíveis conhecidas como foices do cérebro e cerebelo, tentório do cerebelo e diafragma da sela, conforme **Figura 8.1**.[6,7]

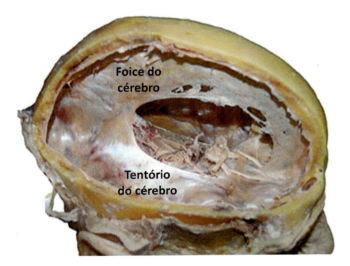

Figura 8.1. Lado direito de uma cabeça depois de removidas partes do crânio e hemisfério cerebral direito. Destaque para a foice do cérebro e tentório do cerebelo.
Adaptado de Addeb, Mortazavi e Tubbs (2012).

Embriologia

O desenvolvimento da dura-máter intracraniana começa no dia 16 com a formação do mesênquima perimedular conhecida como placa pré-cordal, que é o primeiro sinal embriológico do desenvolvimento do encéfalo. Esta bainha de mesênquima inclui células de diferentes origens, incluindo a raia primitiva e a placa neural. No dia 24, já há sinais de desenvolvimento da pia-máter na região caudal da medula oblongada. O desenvolvimento da dura-máter começa ao nível da flexura mesencefálica com a formação de duas condensações celulares que separa a dura da leptomeninge e estruturas adjacentes. A partir do dia 32, começa a se desenvolver o aspecto medial do tentório do cerebelo que recebe ramificações da condensação pré-mandibular que se continua ao longo da bainha celular notocordal. A origem da parte medial da tenda é predominantemente leptomeningeal, já que o início da formação é devido ao grande envolvimento da notocorda. No dia 57, as porções laterais do tentório se estendem próximo ao cume do mesencéfalo. A porção rostrolateral encontra com a parte caudolateral na região medial que começa a se desintegrar. A região medial desaparece e as porções rostrolateral e caudolateral formam o tentório do cerebelo. O tentório do cerebelo parece surgir do aspecto superior da cartilagem da cápsula ótica – que formará a porção petrosa do osso temporal – e do processo clinoide do esfenoide.[5,7,8]

Anatomia

O tentório do cerebelo dá continuidade à foice do cerebelo e é contínuo à foice do cérebro, elevando a porção central do tentório dando uma aparência similar à de uma tenda. É um septo largo em formato de meia-lua que separa os lobos temporais e occipital dos hemisférios cerebelares. É responsável também pela divisão da cavidade craniana em espaços supra e infratentoriais. Esta reflexão dural tem uma margem livre e uma fixa, sendo esta inserida nas bordas superiores da porção petrosa do osso temporal, parte rostral dos processos clinoides do esfenoide e nos sulcos do seio transverso do osso occipital.[5-7]

A margem livre tem formato de U, está localizada na borda anterior e se chama incisura tentorial por onde passa o mesencéfalo. Anteriormente à incisura, o tentório do cerebelo se insere nos processos clinoides anteriores, formando a parte lateral do seio cavernoso (**Figura 8.2**). Os nervos cranianos III (oculomotor) e IV (troclear) passam em direção à parede lateral deste seio venoso. O nervo

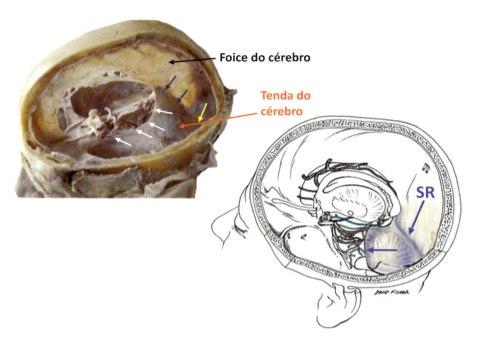

Figura 8.2. Lado esquerdo de uma cabeça depois de removidas partes do crânio e hemisfério cerebral esquerdo. Destaque para a foice do cérebro e tentório do cerebelo. As setas brancas mostram a incisura tentorial, as setas azuis, o seio reto (SR) e a seta amarela o seio transverso. *Adaptado de Addeb, Mortazavi e Tubbs (2012).*

V (trigêmeo) e o seu gânglio emergem entre o recesso formado pelo ápice da porção petrosa do temporal e a camada inferior do tentório encaixado anterior sob o seio petroso superior. Entre os dois feixes da tenda se estende o diafragma da sela em formato circular formando o teto da sela túrcica que cobre a glândula hipófise.[5-7]

Suprimento arterial

A vascularização do tentório do cerebelo se dá por ramos das artérias carótidas interna e externa, cerebral posterior e vertebral. Um pequeno tronco meningo-hipofisário se ramifica em duas artérias: tentorial e meníngea dorsal. A artéria tentorial sai do seio cavernoso e passa entre as dobras duras do tentório.

Dos ramos da artéria cerebral posterior surgem as artérias infratentoriais, das artérias carótidas internas e ramos das externas surgem ramos que vascularizam a inserção petrosa da tenda e das artérias vertebrais saem ramos meníngeos posteriores que suprem a foice do cérebro e adjacências do tentório do cerebelo.[5-7]

Seios venosos

Os seios da dura-máter são canais venosos que passam entre as camadas periosteais e meníngeas da dura. Recebem sangue das veias cerebrais e terminam a drenagem craniana pelas veias jugulares internas que saem do crânio pelo forame jugular. Há três seios relacionados com o tentório do cerebelo: reto, transverso e petroso superior, conforme pode ser observado na **Figura 8.3**.[5-7]

Seio reto

Formado pela junção do seio sagital inferior com a veia cerebral magna. Une-se com a confluência dos seios através da junção entre o tentório do cerebelo e a foice do cérebro em sentido ínfero-posterior.[5-8]

Seio transverso

Começa no protuberância occipital interna a partir da confluência dos seios. Para Moore e Daley,[6] o seio transverso esquerdo é maior, mas para Rai *et al.*[7] e Adeeb *et al.*[5] o direito seria o maior. Acredita-se que haja essa diferença de tamanho devido à contribuição do seio sagital superior responsável por tornar o seio transverso de um dos lados mais calibroso, enquanto que o de menor calibre recebe sangue do seio reto. Corre lateralmente pelas inserções do tentório do cerebelo no occipital e parietal formando um sulco nestes ossos desembocando nos seios sigmoideos.[5-7]

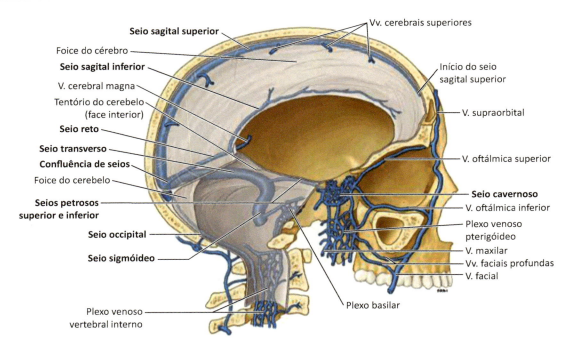

Figura 8.3. Seios venosos da dura-máter.
Retirado de Moore, Daley e Agur, 2014.

Seio petroso superior

Localizado nas inserções ântero-laterais do tentório do cerebelo, recebe o sangue do seio cavernoso e segue até o seio transverso no local onde se curvam para se tornar os seios sigmoideos.[5-7]

Inervação

O principal nervo que inerva o tentório do cerebelo é o V1, ramo oftálmico do trigêmeo que emite uma ramificação chamada de nervo tentorial. A projeção posterior dele forma um plexo dentro da tenda e é predominante na parede superior do seio transverso e a metade posterior do seio reto. As fibras de dor são mais numerosas onde há ramos arteriais e venosos na dura-máter sendo a dor referida percebida como cefaleia nas regiões cutâneas supridas pelo V1, conforme pode ser observado na **Figura 8.4**.[5-7,9]

DIAFRAGMA ESCAPULAR – ENTRADA TORÁCICA

Generalidades

A entrada torácica se constitui como o segundo diafragma conhecido como escapular. É envolto por um anel ósseo formado pela 1ª vértebra torácica, as primeiras costelas e suas cartilagens costais e o manúbrio do esterno. Por essa abertura superior do tórax passam vísceras e estruturas vásculo-nervosas a saber:[6] (**Figura 8.5.**):

- a traqueia;
- esôfago;
- nervo frênico, que se dirigirá para o diafragma respiratório, e o peritônio do estômago e fígado;
- nervo vago que fornece inervação parassimpática para coração, pulmões e brônquios, esôfago, estômago, fígado, vesícula biliar, baço, pâncreas, intestinos delgado e grosso (até o colo transverso) e gônadas;
- os gânglios simpáticos látero-vertebrais;
- as artérias carótidas comuns, subclávia esquerda e o tronco braquiocefálico;
- as veias jugulares e subclávias e;
- ducto torácico.

Envoltórios fasciais

Além disso, a região tem importantes envoltórios fasciais. O primeiro a se destacar é lâmina pré-traqueal da fáscia cervical média que é contínua à lâmina média do tórax. A porção muscular se insere superiormente no osso hioide, recobre os músculos omo-hioideo, externo-hioide e esterno-tireo-hioideo e se insere posteriormente

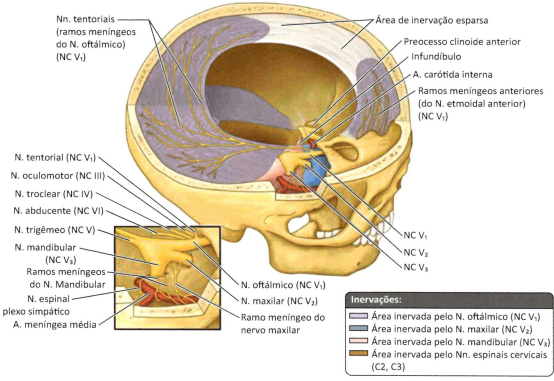

Figura 8.4. Nervos da dura-máter.
Retirado de Moore, Daley e Agur, 2014.

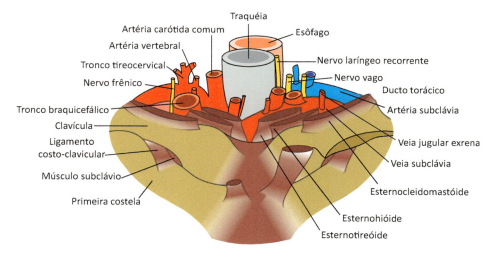

Figura 8.5. Estruturas neurovasculares que passam pela entrada torácica.

à superfície do periósteo da clavícula formando a fáscia subclávia, com o tubérculo escalênico e a cartilagem da 1ª costela e o manúbrio.[6,10] A porção visceral dessa lâmina recobre a tireoide, traqueia e esôfago e é contínua com as partes posterior e superior da fáscia bucofaríngea. Lateralmente, funde-se com a bainha carotídea que envolve as artérias carótidas comum e interna, veia jugular interna, nervo vago, linfonodos cervicais profundos, nervo do seio carotídeo e fibras nervosas simpáticas. Posteriormente, funde-se com a fáscia alar e, inferiormente, com o ligamento esterno-pericárdico superior, chegando até o pericárdio (**Figura 8.6**).

Ainda, essa lâmina através da sua relação com a fáscia alar se funde com a membrana supra-pleural ou fáscia de Sibson, um espessamento fascial que sai dos ápices pulmonares e se insere nas transversas de C7, no corpo vertebral de C7 e T1 e na 1ª costela (**Figura 8.7.**), formando os ligamentos transverso-pleural,

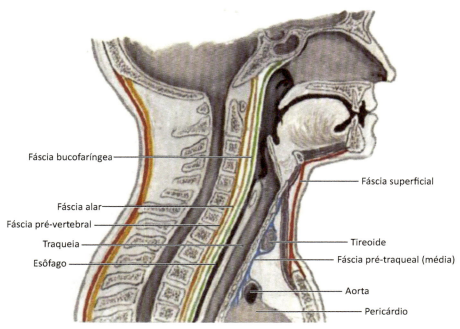

Figura 8.6. Fáscias cervicais.
Fonte: Retirado de Netter, 2015.

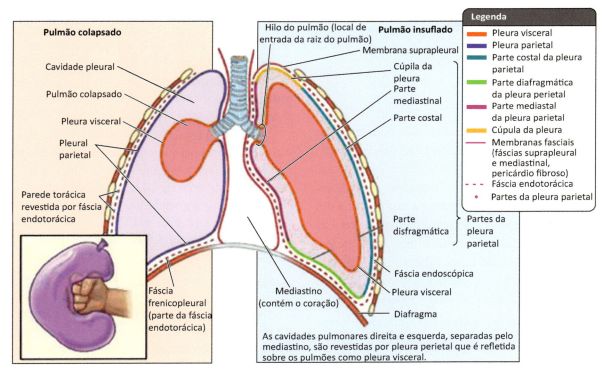

Figura 8.7. Fáscias pulmonares. Observe com maior destaque a fáscia endotorácica.
Fonte: Retirado de Moore, Daley e Agur, 2014.

vértebro-pleural e costo-pleural, respectivamente. A membrana suprapleural é uma continuidade da fáscia endotorácica (**Figura 8.8.**) que recobre a parte interna da caixa torácica e fixa a porção adjacente da fáscia de inserção dos pulmões à parede torácica.[11-14] Ainda, a fáscia endotorácica se funde com a lâmina pré-vertebral da fáscia cervical que recobre os corpos vertebrais e discos intervertebrais cérvico-torácicos.[13,14] A lâmina pré-vertebral, por sua vez, é a continuidade do ligamento vértebro-pericárdico inferiormente, é contínua superiormente com ligamento longitudinal anterior e termina se inserindo no osso occipital.[10]

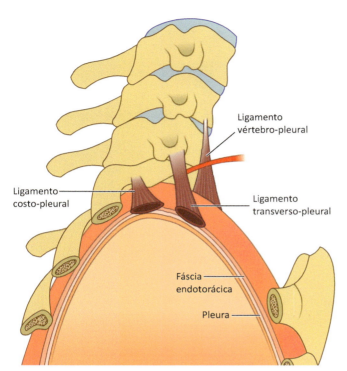

Figura 8.8. Membrana supra-pleural aqui denominada como ligamentos costo-pleural, vértebro-pleural e transverso-pleural.

DIAFRAGMA RESPIRATÓRIO

Generalidades

O diafragma é uma estrutura músculo-tendínea em forma de cúpula e é o principal músculo responsável pela respiração – durante a inspiração atua em conjunto com os músculos intercostais externos, esternocleidomastoideos e escalenos, expandindo a caixa torácica, enquanto na expiração há um retorno passivo devido ao relaxamento diafragmático e ao recuo elástico dos pulmões. Estruturalmente, consiste em 4 partes: um centro tendíneo e os pilares diafragmáticos e é responsável pela divisão do tórax e abdome. Há 3 três inserções dos pilares: **Lombar**, **Costal** e **Esternal**.[6]

A **porção lombar** se estende do ligamento longitudinal anterior dos corpos vertebrais de T11 a L3 até o centro tendíneo e deriva dos pilares diafragmáticos medial, intermédio e lateral. Os deslizamentos musculares dessa parte formam o hiato esofágico por onde passam o esôfago, ramos de nervos simpáticos e o nervo vago. Há também a presença do ligamento arqueado mediano que é a passagem da artéria aorta, do ducto torácico e as veias ázigos e hemiazigos pelo hiato aórtico. A **porção costal** se insere nas 6 últimas costelas anteriormente e nas 3 últimas, posteriormente. Já a **porção esternal** que é feita de dois pequenos feixes musculares se insere por trás do processo xifoide. O centro tendíneo, ancorado ao pericárdio, é uma membrana fina, localiza-se na parte ântero-central do diafragma e é apenas ele quem se move nas excursões respiratórias – no entanto, os pilares diafragmáticos são responsáveis por fazer o movimento de aberturas das costelas facilitando a entrada de ar. O centro tendíneo se assemelha a um trevo de 3 folhas e nele há o forame da veia cava inferior por onde passa a veia de mesmo nome e o nervo frênico direito.[2,13-15]

A fáscia diafragmática permite a execução de duas ações complexas: a contração do músculo diafragma, para permitir a expansibilidade do gradil costal e dos pulmões e relaxar a ponto de permitir a passagem do bolo alimentar. Ela é composta por três porções. A superior é formada pelos epimísios das porções lateral e costal da fáscia endotorácica que se fundem para recobrir essa região do diafragma. A porção inferior é formada pela fáscia transversal que também é contínua com a fáscia endotorácica. Já a porção posterior do diafragma é formada pela fáscia toracolombar.[16]

A fáscia transversal, é importante lembrar, está associada com o sistema digestório em sua camada mais interna, com as suprarrenais, sistema urogenital, aorta e veia cava na sua camada intermediária e com o músculo transverso do abdome na sua porção mais externa. Já a fáscia toracolombar apresenta um papel importante nas transferências de carga entre o tronco e as extremidades, ajudando a manter a estabilidade da região lombo-sacral.[10]

O diafragma tem conexão direta com as fáscias do psoas que passa pelo ligamento arqueado medial (estendendo-se entre os corpos das vértebras lombares até o processo transverso de L1), quadrado lombar que passa pelo ligamento arqueado lateral (que conecta o processo transverso de T12 e L1 e 12ª costela) e músculos abdominais.[2,6,14,15] (**Figura 8.9.**).

Embriologia

O diafragma se desenvolve entre as semanas 4 a 12 da embriogênese. É formado por 4 estruturas: **Septo Transverso**, **Membranas Pleuroparietais**, **Mediastino** (mesentério dorsal do esôfago) e **Músculos da Parede do Corpo**.[2,14,15,17]

O septo transverso – que se tornará o tendão central – localizado ventralmente é, inicialmente, uma massa de mesoderma a partir da 3ª semana de gestação. Está localizado ao nível de C3 e durante a migração caudal, o septo transverso passa pelos 3º, 4º e 5º segmentos cervicais. Durante a 5ª semana de gestação, dentro da dobra pleuroperitoneal é formado o nervo frênico com o surgimento de tecido nervoso dos segmentos de C4 e C5.[2,15,17]

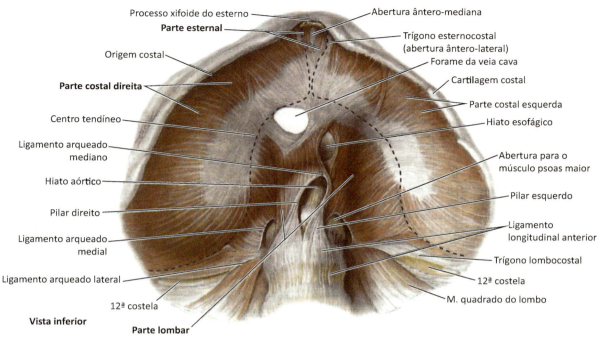

Figura 8.9. Vista inferior do músculo diafragma. Destaque para as suas divisões.
Fonte: Retirado de Moore, Daley e Agur, 2014.

No início da sexta semana de embriogênese, a estrutura inicial do diafragma está localizada na região dos somitos torácicos e na oitava semana, ao nível de L1. Antes desse período, as cavidades pleurais direita e esquerda e a peritoneal ainda não estão completamente fechadas e só a partir da oitava semana é que ocorrerá o fechamento das cavidades pleurais e peritoneais pelas membranas pleuroperitoneais direita e esquerda quando elas se fundem com o mesentério dorsal do esôfago e a porção dorsal do septo transverso originando a porção mediana do diafragma.[2,15,17]

Entre as semanas 9 e 12 de gestação, ocorre uma expansão das cavidades pleurais para a região lateral do corpo, ocorrendo uma divisão em duas camadas: uma externa que, posteriormente, se tornará a parede do corpo e uma interna se incorporará ao diafragma. Há, também, a entrada de tecido muscular dos miótomos torácicos no diafragma, o que explica porque também há inervação dos últimos 6 nervos intercostais na região periférica diafragmática.[2,15,17] (**Figura 8.10**).

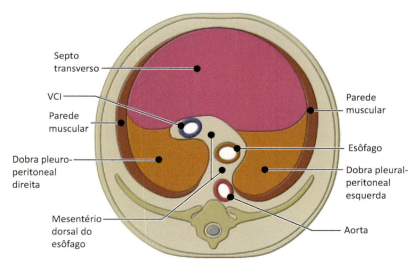

Figura 8.10. Desenvolvimento do diafragma visto por baixo.
Fonte: Traduzido de Nason et al., 2012.

Inervação

O suprimento nervoso do diafragma é dado pelos nervos frênicos direito e esquerdo, cujas origens provêm dos ramos de C3, C4 e C5. Ambos passam pela entrada torácica podendo se anastomosar com o nervo subclávio.[1,2,6,15] No mediastino passa anterior ou lateralmente ao pericárdio, chegando no músculo diafragma. Há estudos também que sugerem uma inervação via nervo vago.[1]

O ramo sensitivo do nervo frênico direito passa pelo forame da veia cava inferior e o motor lateralmente a esta abertura. O nervo frênico esquerdo entra diretamente anterior ao tendão central na parte muscular do diafragma. Passa pelo hiato esofágico, inervando parte do peritônio dos órgãos abdominais como estômago e fígado. A porção lateral do diafragma também recebe fibras sensitivas dos 6 ou 7 últimos nervos intercostais e dos nervos subcostais (**Figura 8.11**).

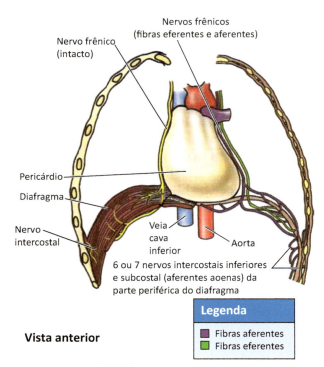

Vista anterior

Figura 8.11. Nervos do diafragma.
Fonte: Retirado de Moore, Daley e Agur, 2014.

As fibras motoras do nervo frênico, além de controlar a respiração, é responsável pela deglutição, vocalização e expectoração.[2,6,15]

Há estudos que correlacionam o nervo frênico com o vago por anastomose. O nervo vago por sua vez é unido ao fascículo longitudinal medial (via de associação, que faz a conexão entre todos os núcleos motores de nervos cranianos e os ramos nervoso de C1, C2 e C3) e ao núcleo do nervo trigêmeo. Ou seja, uma facilitação frênica pode levar a sintomas da base do crânio, assoalho da boca e na dura-máter. Dessa forma também há associação da ativação de músculos como genioglosso e o hioglosso com a respiração, havendo uma coordenação entre eles e uma ativação prévia destes músculos antes da contração diafragmática.[1]

Estudos histológicos e neurofisiológicos conseguiram demonstrar que o nervo frênico apresenta projeções aferentes que chegam até a regiões do tronco cerebral e centros cerebrais anteriores. Por conta disso, estímulos desse nervo são capazes de ativar os grupos respiratórios dorsais e ventrais do bulbo. Além disso, o nervo frênico apresenta uma função somato-sensitiva e proprioceptiva, já que as suas fibras aferentes enviam informações ao córtex cerebral informando o estado em que o diafragma se encontra.[12,18]

Suprimento arterial

A vascularização do diafragma é dividida em faces superior (torácica) e inferior (abdominal). A região cranial é vascularizada pela artéria frênica superior, um ramo da aorta torácica e pelas artérias musculofrênicas e pericardiocofrênicas, ramos da artéria torácica interna. Já, a região caudal é irrigada pela artéria frênica inferior que é um ramo da aorta abdominal e, em alguns casos, do tronco celíaco. Do ponto de vista de suprimento sanguíneo, a artéria frênica inferior é a principal estrutura que vasculariza o diafragma.[1,2,6,15]

Drenagem venosa

A drenagem venosa do diafragma também é dividida em duas vias. A superior é drenada pelas veias musculofrênicas e pericardiocofrênicas que desembocam nas veias torácicas internas. Já a veia frênica superior drena para a veia cava inferior (VCI). A região inferior é drenada pelas veias frênicas inferiores direita e esquerda. Esta, geralmente, é dupla, sendo que uma parte passa pelo hiato esofágico desembocando na VCI e a outra drena na veia suprarrenal esquerda. A veia frênica inferior direita desemboca diretamente na VCI.[1,2,6,15] É importante lembrar que durante uma grande inspiração, principalmente, há uma diminuição do calibre da VCI o que auxilia no retorno venoso.[1] (**Figura 8.12**).

Circulação linfática

Os vasos linfáticos da região inferior do diafragma drenam para os linfonodos lombares superiores e frêni-

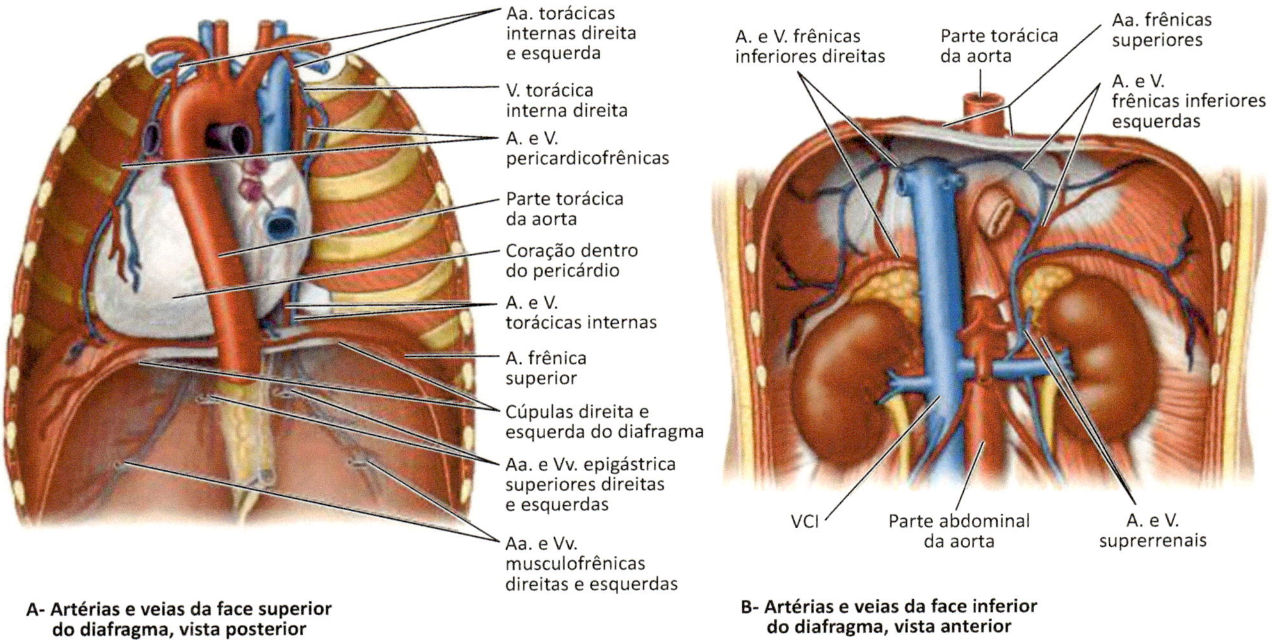

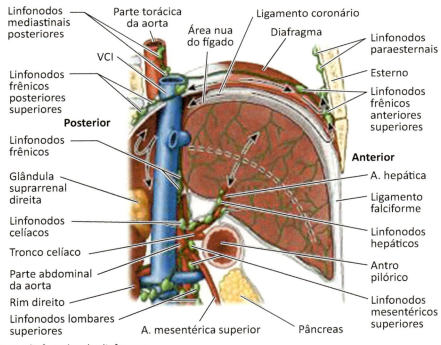

Figura 8.12. Vasos que nutrem e drenam o diafragma.
Fonte: Retirado de Moore, Daley e Agur, 2014.

Figura 8.13. Vasos linfáticos e linfonodos do diafragma.
Fonte: Retirado de Moore, Daley e Agur, 2014.

cos que são divididos em anteriores e posteriores e estão localizados na face superior do diafragma e drenam para os linfonodos paraesternais e pré-vertebrais.[6] A contração diafragmática auxilia importantemente na drenagem linfática com especial atenção para a cavidade peritoneal.[1,2] (**Figura 8.13**).

DIAFRAGMA PÉLVICO – ASSOALHO PÉLVICO

Anatomia

A cavidade pélvica é a parte ínfero-posterior da região abdominopélvica, contínua com a cavidade abdominal, mas com uma angulação mais posterior. Há presença de vísceras como a porção terminal dos réteres, a bexiga, o reto, as vísceras genitais pélvicas, vasos sanguíneos e linfáticos e nervos. O limite inferior desta cavidade é o que conhecemos como diafragma pélvico composto por tecidos músculo-fascial e nervosos e suspenso acima da abertura inferior da pelve. A região pélvica é composta por um anel ósseo com inserções ligamentares, tendíneas e cartilaginosas.[6,19]

Os ossos que formam a pelve são os dois quadris, direito e esquerdo, que se desenvolvem com a fusão do ílio, ísquio e púbis, o sacro que é formado pela fusão de cinco vértebras sacrais e o cóccix. O encaixe desses ossos forma a articulação sacroilíaca localizadas posteriormente. Anteriormente, há a sínfise púbica, localizada na linha média com o encontro dos dois púbis, direito e esquerdo. Há também a articulação sacrococcígea que se forma com a união do ápice do sacro à base do cóccix.[6,19]

Há ainda uma divisão funcional da cintura pélvica da qual se estabelecem os limites desta região chamada de pelve maior, onde estão localizadas as vísceras abdominais, como o íleo e o colo sigmoide e é limitada pelas asas do ilíaco póstero-lateralmente e pela face ântero-superior do sacro, posteriormente. Já a pelve menor, limitada pelas faces pélvicas dos quadris, sacro e cóccix, inclui a cavidade pélvica cujo assoalho é formado pela face superior do diafragma da pelve. A face inferior deste diafragma forma o teto do períneo.[6,20] (**Figura 8.14**).

Os músculos do assoalho pélvico podem ser divididos em três camadas, progredindo de superficial para profundo. A superficial consiste nos músculos bulbo-esponjoso, isquiocavernoso, transverso superficial do períneo e esfíncter externo do ânus.[20]

A segunda camada, também conhecida como diafragma urogenital, é composta transverso profundo do períneo, esfíncter externo e o compressor da uretra.[20]

A terceira camada é o diafragma pélvico com formato de funil é formado pelos músculos isquiococcígeo e levantador do ânus além das fáscias da região.[20]

Os músculos isquiococcígeos têm sua origem nas faces laterais da região inferior do sacro e cóccix. Suas fibras musculares têm proximidade à face profunda do ligamento sacro-espinhoso. O músculo levantador do ânus tem sua inserção na região posterior do corpo do púbis, espinhas isquiáticas e a um espessamento da fáscia obturatória – que é contínua com a fáscia ilíaca – formando o arco tendíneo do músculo levantador do ânus. O complexo do levantador do ânus é composto pelos músculos puborretal, pubococcígeo e iliococcígeo. Os dois primeiros têm inserção na região posterior do ramo púbico, mas as fibras do puborretal passam em volta da vagina (no caso das mulheres), reto e corpo perineal, limitando o hiato urogenital. Tem a principal função de controle da continência fecal.[21] (**Figura 8.15**).

As fibras laterais do pubococcígeo fixam-se ao cóccix e as mediais se encontram com o músculo contralateral formando o chamado corpo anococcígeo. Por último, o músculo iliococcígeo se origina da porção posterior do arco tendíneo e na espinha isquiática e, posteriormente, se funde ao corpo anococcígeo.[6,19,20] Há controvérsias se o músculo puborretal deva ser considerado parte do levantador do ânus, pois há evidências que mostram diferenças na inervação e histologia entre os outros componentes desta região.[21] (**Figura 8.16**).

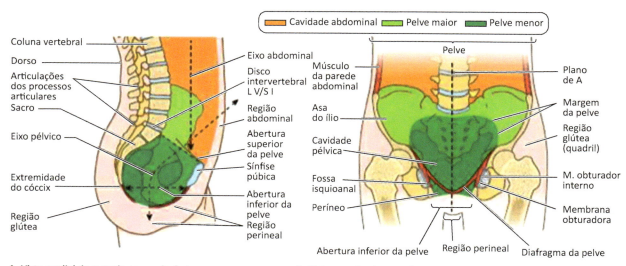

A- Vista medial da metade esquerda do tronco dividido ao meio

B- Vista anterior da metade posterior da parte inferior do tronco em corte coronal

Figura 8.14. Pelve e períneo.
Fonte: Retirado de Moore, Daley e Agur, 2014.

CAPÍTULO 8 | DIAFRAGMAS   91

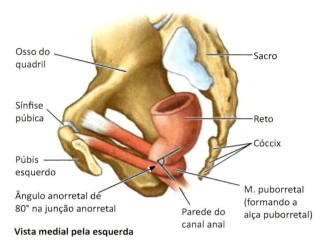

Figura 8.15. Alça do músculo puborretal.
Fonte: Retirado de Moore, Daley e Agur, 2014.

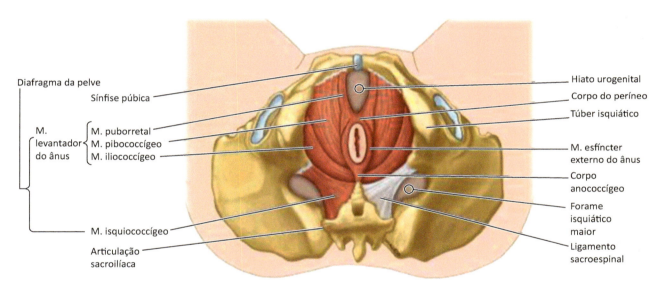

A- Vista inferior do períneo, posição de litotomia

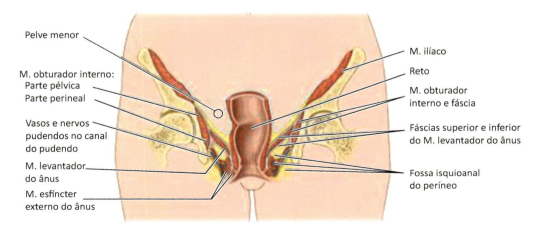

B- Vista anterior de esquema de corte coronal

Figura 8.16. Vistas inferior e anterior do assoalho e região pélvica.
Fonte: Retirado de Moore, Daley e Agur, 2014.

Este complexo muscular desempenha um importante papel na sustentação das vísceras pélvicas e nas funções urinárias, sexuais e de evacuação, formando um assoalho dinâmico, principalmente quando há aumento da pressão intra-abdominal.[6,22,23]

É importante lembrar da ativação dos centros respiratórios bulbares, mais especificamente no grupo respiratório ventral, responsável pelo controle dos músculos cervicais, torácicos e abdominais durante a respiração. Existe uma relação entre os diafragmas respiratório e o pélvico, pois durante uma inspiração, quando há uma descida dos músculos respiratórios, ocorre o mesmo no assoalho pélvico. Isso é importante para controlar qualquer mudança na pressão abdominal. Além disso, alguns estudos sugerem que antes de uma inspiração já há atividade elétrica nos músculos do assoalho pélvico.[1]

A fáscia obturatória forma o canal pudendo (também conhecido como canal de Alcock) que está localizada ao longo da superfície pélvica do músculo obturador interno. Por ele passam os vasos e nervos pudendos. Alterações fibróticas dessa fáscia podem causar neuropatia do nervo pudendo.[10]

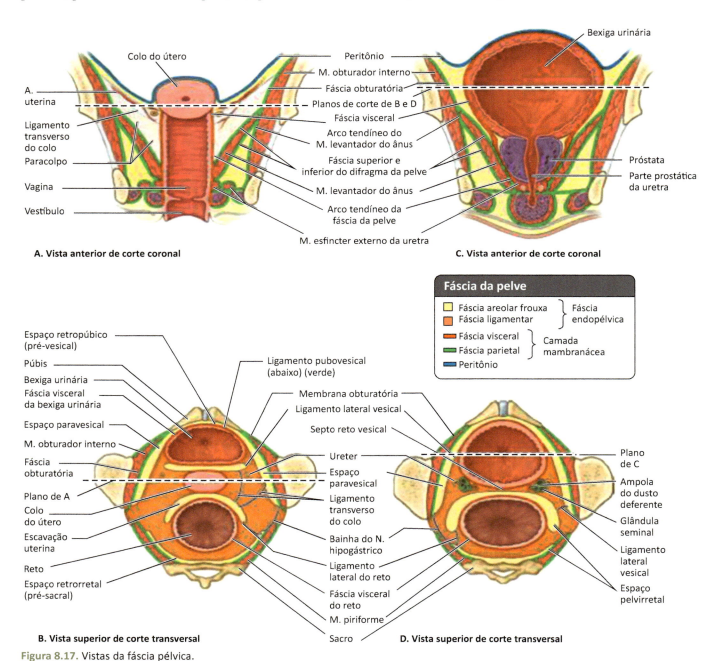

Figura 8.17. Vistas da fáscia pélvica.
Fonte: Retirado de Moore, Daley e Agur, 2014.

Fáscia pélvica

A fáscia da pelve é o tecido conjuntivo que recobre o espaço onde não é ocupado por vísceras entre o peritônio membranoso superior e as paredes do diafragma pélvico.

A fáscia pélvica de inserção reveste a face interna da musculatura da parede e do assoalho da pelve, recebendo o nome do músculo que cobre. A fáscia pélvica de revestimento envolve e adere às vísceras da pelve. Ambas as fáscias tornam-se contínuas no local onde estes órgãos penetram no diafragma. Há também um espessamento da fáscia de inserção formando o arco tendíneo da fáscia da pelve ou lâmina sacro-reto-gênito-púbica que pode ser dividido segmentarmente em ligamentos pubo-vesical ou pubo-prostático e sacro-genitais (vagina na mulher e reto no homem) (**Figura 8.17**).

Deve-se destacar também a união do arco tendíneo com a fáscia de revestimento da vagina formando o paracolpo, que junto com o levantador do ânus e o ligamento transverso do útero – um espessamento da fáscia endopélvica – ajudam a fazer as sustentações passiva e ativa da bexiga e útero quando há aumento da pressão intra-abdominal.[6,23] (**Figura 8.18**).

Suprimento arterial

A principal artéria pélvica é a ilíaca interna que é ramo da ilíaca comum. Da divisão anterior da ilíaca interna surgem ramos que vascularizam o diafragma da pelve e o períneo. São elas: **pudenda interna** e **glútea inferior**. Esta é o maior ramo terminal da ilíaca interna anterior e passa pelo forame isquiático maior e irriga, além do diafragma, os músculos piriforme, quadrado femoral, porção superior do isquiotibiais, glúteo máximo e nervo isquiático. A artéria pudenda interna entra no períneo pelo forame isquiático menor vascularizando o períneo, os músculos e pele dos trígonos anal e urogenital.[6] (**Figura 8.19**).

Drenagem venolinfática

A drenagem venosa do assoalho pélvico se dá pelas veias glúteas inferiores e pudendas internas que desembocam na veia ilíaca interna. A drenagem linfática da região se dá pelos linfonodos ilíacos internos, desembocando nos linfonodos ilíacos comuns.[6] (**Figuras 8.20 e 8.21**).

Nervos pélvicos

A inervação pélvica se dá pelos ramos nervosos espinhais sacrais e pelos nervos esplâncnicos pélvicos que fazem parte da divisão autônoma do sistema nervoso.

O nervo pudendo, cuja origem é de S2 a S4, é responsável pela inervação sensitiva dos órgãos genitais e motora dos músculos do períneo e esfíncteres externos da uretra e ânus. Os nervos para os músculos levantador do ânus e isquiococcígeo têm sua origem dos níveis de S3 e S4. Já a inervação autônoma da região se dá através dos plexos hipogástricos. O superior, ao entrar

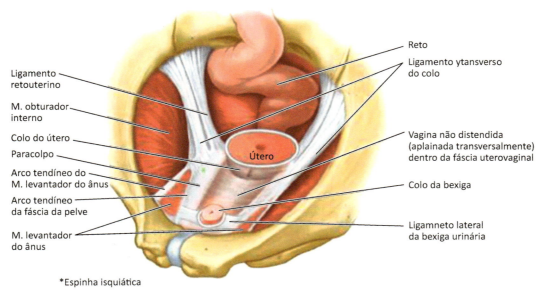

*Espinha isquiática

Figura 8.18. Ligamento transverso do colo e paracolpo.
Fonte: Retirado de Moore, Daley e Agur, 2014.

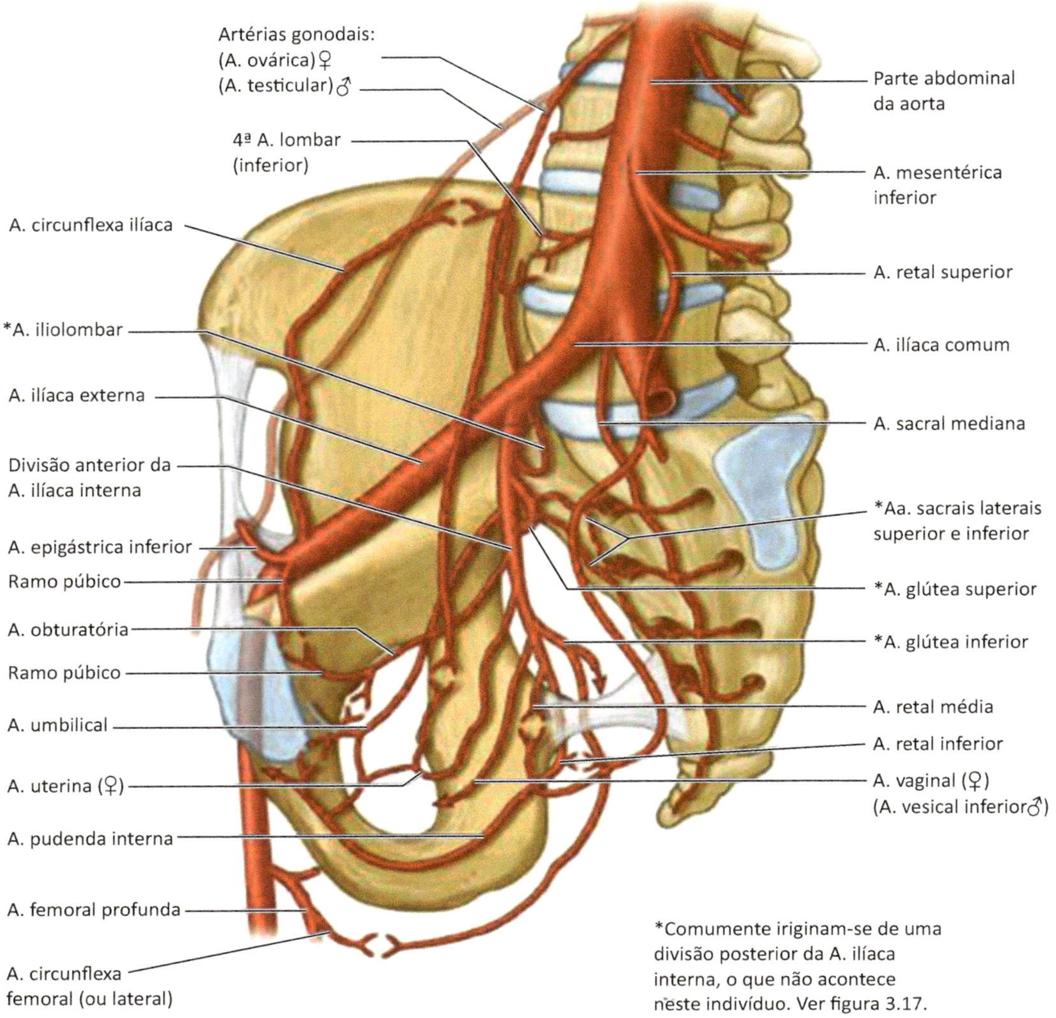

Figura 8.19. Artérias pélvicas com destaque para as artérias glútea inferior e pudenda interna.
Fonte: Retirado de Moore, Daley e Agur, 2014.

na pelve, se divide em nervos hipogástricos direito e esquerdo se fundindo com os nervos esplâncnicos pélvicos (com origem de S2-S4) formando, assim, os plexos hipogástricos inferior, direito e esquerdo que é a junção de nervos simpáticos advindos dos nervos esplâncnicos lombares e parassimpáticos pélvicos e fazem a inervação das vísceras pélvicas e dos músculos esfíncteres interno da uretra e do ânus. Além disso, os nervos simpáticos têm função vasomotora, inibição do peristaltismo e estímulo de contração dos esfíncteres internos e dos órgãos genitais durante o orgasmo, ocasionando ejaculação no homem. Os nervos parassimpáticos estimulam o peristaltismo, o relaxamento dos esfíncteres internos da uretra e ânus e estímulos dos tecidos eréteis genitais.[6,24] (**Figura 8.22**).

O TENDÃO CENTRAL

O tendão central é uma referência conectiva central do corpo e não apenas uma estrutura anatômica. Ele pode ser identificado como uma cadeia cérvico-torácica-abdomino-pélvica que conecta desde o occipital até os pés e das vértebras até o esterno através de um conjunto de estruturas miofasciais.[4]

Sua parte póstero-superior relaciona-se com a lâmina pré-vertebral da fáscia cervical que sai desde a porção basilar do osso occipital, recobre os músculos suboccipitais e desce anteriormente ao ligamento longitudinal anterior e corpos vertebrais cervicais onde se funde com os ligamentos vértebro-pericárdicos. Do pericárdio há uma conexão inferior com o diafragma através do ligamento frênico-pericárdi-

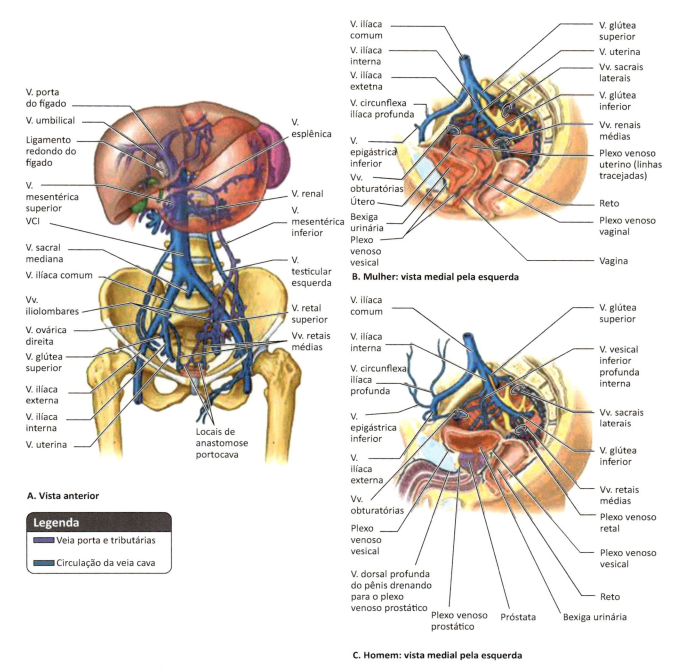

Figura 8.20. Drenagem venosa da pelve.
Fonte: Retirado de Moore, Daley e Agur, 2014.

co.[24,25] Vale ressaltar ainda que, segundo Venne *et al.*,[26] do complexo suboccipital se destaca o músculo reto posterior menor da cabeça que se conecta à dura-máter pela ponte miodural (membrana atlanto-occipital posterior).

A porção ântero-superior do tendão central é composta pela fusão da lâmina pré-traqueal da fáscia cervical com a fáscia bucofaríngea que recobre a parte posterior do músculo bucinador e o músculo constritor superior da faringe e se insere no periósteo dos processos alveolares posteriores da maxila e a lâmina medial do processo pterigoide do esfenoide. A lâmina pré-traqueal se continua inferiormente com o ligamento esterno-pericárdico superior que conecta o esterno com o pericárdio que por sua vez se relaciona com o diafragma pelo ligamento frênico-pericárdico.[10] A lâmina pré-vertebral da fáscia cervical e a fáscia bucofaríngea se encontram na sincondrose esfenobasilar, que por sua vez tem conexões com o diafragma da sela, tentório do cerebelo, foices do cérebro e cerebelo.

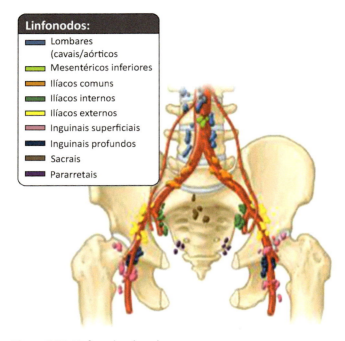

Figura 8.21. Linfonodos da pelve.
Fonte: Retirado de Moore, Daley e Agur, 2014.

A parte inferior do tendão central é composta pelo músculo diafragma, mais especificamente os pilares posteriores, onde se localizam os ligamentos arqueados mediais e laterais que recobrem os músculos psoas e quadrado lombar, respectivamente. Ambos os músculos são recobertos pela fáscia do ílio-psoas (FIP). Essa estrutura é contínua com a fáscia do músculo transverso do abdome. Há uma separação entre a fáscia do ílio-psoas e a fáscia perirrenal que é preenchida por tecido conectivo frouxo. Distalmente, a FIP se estende até os ligamentos ílio-lombares e é contínua com a fáscia ilíaca e a fáscia lata continuidade pela coxa.[4,10] (**Figura 8.23**). É importante destacar também a fáscia perirrenal que envolve o rim e a suprarrenal. Seu feixe anterior é conhecido com fáscia de Gerota e o posterior como Zuckerkandl. A fáscia perirrenal se relaciona com o diafragma superiormente, medialmente com o músculo quadrado lombar, lateralmente com as fáscias ilíaca e do ílio-psoas. A fáscia ilíaca então se funde com a camada anterior da fáscia tóraco-lombar e inferiormente com a fáscia endopélvica.[27]

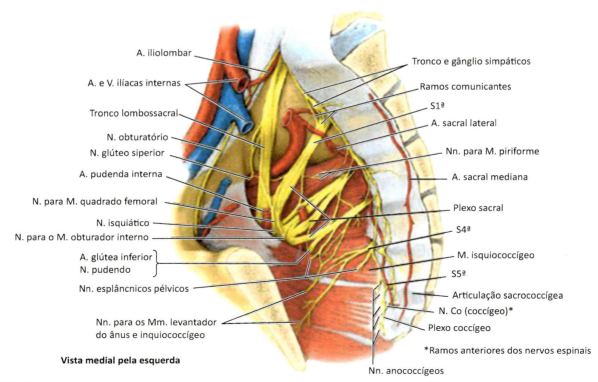

Figura 8.22. Nervos pélvicos com destaque para os nervos para os músculos levantador do ânus, isquiococcígeo e esplâncnicos pélvicos.
Fonte: Retirado de Moore, Daley e Agur, 2014.

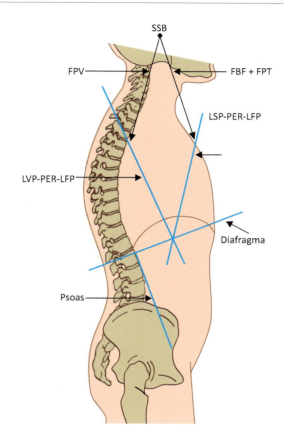

Figura 8.23. Representação esquemática do tendão central. SSB: Sincondrose esfeno-basilar. FPV: fáscia pré-vertebral; FBF: fáscia bucofaríngea; FPT: fáscia pré-traqueal; LSP: ligamento esterno-pericárdico; PER: pericárdio; LFP: ligamento frênico-pericárdico.
Traduzido de Tozzi, 2017.

REFERÊNCIAS

1. BORDONI, Bruno; ZANIER. Anatomic connections of the diaphragm influence of respiration on the body system. **Journal Of Multidisciplinary Healthcare**, [s.l.], p.281-291, jul. 2013. Dove Medical Press Ltd.. http://dx.doi.org/10.2147/jmdh.s45443.

2. SCHUMPELICK, Volker et al. SURGICAL EMBRYOLOGY AND ANATOMY OF THE DIAPHRAGM WITH SURGICAL APPLICATIONS. **Surgical Clinics Of North America**, [s.l.], v. 80, n. 1, p.213-239, fev. 2000. Elsevier BV. http://dx.doi.org/10.1016/s0039-6109(05)70403-5.

3. KUCHERA, Michael L.. Lymphatics Approach. In: CHILA, Anthony G.. **Foundations of osteopathic medicine**. Baltimore: Lippincott Williams & Wilkins, 2003. p. 786-808.

4. TOZZI, Paolo; LUNGHI, Christian; FUSCO, Giampiero. **Los cinco modelos osteopáticos**. Madrid: Editorial Dilema, 2017.

5. ADEEB, Nimer et al. The cranial dura mater: a review of its history, embryology, and anatomy. **Child's Nervous System**, [s.l.], v. 28, n. 6, p.827-837, 15 abr. 2012. Springer Nature. http://dx.doi.org/10.1007/s00381-012-1744-6.

6. MOORE, Keith L.; DALLEY, Arthur F.; AGUR, Anne M. R.. **Anatomia Orientada para a Clínica**. 7. ed. Rio de Janeiro: Guanabara Koogan, 2014.

7. RAI, Rabjot et al. The Tentorium Cerebelli: A Comprehensive Review Including Its Anatomy, Embryology, and Surgical Techniques. **Cureus**, [s.l.], p.1-13, 31 jul. 2018. Cureus, Inc.. http://dx.doi.org/10.7759/cureus.3079.

8. OYANAGI, Teruaki; KIM, Ji Hyun; YAMAMOTO, Masahito; ISHII, Michitake; MURAKAMI, Gen; RODRÍGUES-VÁSQUEZ, José; ABE, Shinichi. Topographical anatomy of the tentorium cerebelli and venous confluences in human midterm fetuses. **Ann. Anatomy**, v. 233, p 1-9, jan. 2021. Elsevier BV. https://doi.org/10.1016/j.aanat.2020.151596

9. BORDONI, Bruno; ZANIER, Emiliano. The Continuity of the Body: Hypothesis of Treatment of the Five Diaphragms. **The Journal Of Alternative And Complementary Medicine**, [s.l.], v. 21, n. 4, p.237-242, abr. 2015. Mary Ann Liebert Inc. http://dx.doi.org/10.1089/acm.2013.0211.

10. STECCO, Carla. **Functional Atlas of the Human Fascial System**. Edinburgh: Churchill Livingstone Elsevier, 2015. 374 p.

11. BARRAL, Jean Pierre. **The Thorax**. Seattle: Eastland Press, 1991.

12. MENDELSOHN, Abie; DECONDE, Adam; LAMBERT, H. Wayne; DODSON, Sean; DANEY, Blake; STARK, M. Elena, et al. Cervical variations of the phrenic nerve. **Laryngoscope**. v. 121, p. 1920–1923, 16 ago. 2011. Wiley. https://doi.org/10.1002/lary.21894.

13. MIYAKE, Naritomo et al. Fetal anatomy of the lower cervical and upper thoracic fasciae with special reference to the prevertebral fascial structures including the suprapleural membrane. **Clinical Anatomy**, [s.l.], v. 24, n. 5, p.607-618, 13 jan. 2011. Wiley. http://dx.doi.org/10.1002/ca.21125.

14. Puylaert, M. The diaphragm. In: LIEM, Torsten; TOZZI, Paolo; CHILA, Anthony. **Fascia in the Osteopathic Field**. Peicaitland: Handspring, 2017. p. 179 – 183.

15. NASON, Laura K. et al. Imaging of the Diaphragm: Anatomy and Function. **Radiographics**, [s.l.], v. 32, n. 2, p.51-70, mar. 2012. Radiological Society of North America (RSNA). http://dx.doi.org/10.1148/rg.322115127.

16. MERRELL, Allyson, ELLIS, Benjamin; FOX, Zachary; LAWSON, Jennifer; WEISS, Jeffrey; KARDON, Gabrielle. Muscle connective tissue controls development of the diaphragm and is a source of congenital diaphragmatic hernias. Nat Genet, v. 47, p. 496-504, 25 mar. 2015. https://doi.org/10.1038/ng.3250.

17. MAYER, Steffi; METZGER, Roman; KLUTH, Dietrich. The embryology of the diaphragm. **Seminars In Pediatric Surgery**, [s.l.], v. 20, n. 3, p.161-169, ago. 2011. Elsevier BV. http://dx.doi.org/10.1053/j.sempedsurg.2011.03.006.

18. NAIR, Jayakrishnan; STREETER, Kristi; TURNER, Sara; SUNSHINE, Michael; BOLSER, Donald; FOX, Emily; DAVENPORT, Paul; FULLER, David. Anatomy and physiology of phrenic afferent neurons. **J Neurophysiol**, v. 118 p. 2975–2990, 23 ago. 2017. https://doi.org/10.1152/jn.00484.2017

19. NETTER, Frank H.. **Atlas de Anatomia Humana**. 6. ed. Rio de Janeiro: Elsevier, 2015. 624 p.

20. COHEN, Deborah; GONZALEZ, Joshua; GOLDSTEIN, Irwin. The Role of Pelvic Floor Muscles in Male Sexual Dysfunction and Pelvic Pain. **Sexual Medicine Reviews**, [s.l.], v. 4, n. 1, p.53-62, jan. 2016. Elsevier BV. http://dx.doi.org/10.1016/j.sxmr.2015.10.001.

21. BHARUCHA, A. E.. Pelvic floor: anatomy and function. **Neurogastroenterology And Motility**, [s.l.], v. 18, n. 7, p.507-519, jul. 2006. Wiley. http://dx.doi.org/10.1111/j.1365-2982.2006.00803.x.

22. ASHTON-MILLER, J. A.; DELANCEY, J. O. L.. Functional Anatomy of the Female Pelvic Floor. **Annals Of The New York Academy Of Sciences**, [s.l.], v. 1101, n. 1, p.266-296, 15 fev. 2007. Wiley. http://dx.doi.org/10.1196/annals.1389.034.

23. BARBER, M. D. Contemporary views on female pelvic anatomy. **Cleveland Clinic Journal Of Medicine**, [s.l.], v. 72, n. 4, p.2-11, 1 dez. 2005. Cleveland Clinic Journal of Medicine. http://dx.doi.org/10.3949/ccjm.72.suppl_4.s3.

24. PRATHER, Heidi et al. Review of Anatomy, Evaluation, and Treatment of Musculoskeletal Pelvic Floor Pain in Women. **Pm&r**, [s.l.], v. 1, n. 4, p.346-358, abr. 2009. Elsevier BV. http://dx.doi.org/10.1016/j.pmrj.2009.01.003.

25. HRUBY, R; TOZZI, P; LUNGHI, C; FUSCO, G. **The five osteopathic models: Rationale, Application, Integration** - From an evidence-based to a person-centered osteopathy. Peicaitland: Handspring, 2017.

26. VENNE, Gabriel et al. Rectus Capitis Posterior Minor. **Spine**, [s.l.], v. 42, n. 8, p.466-473, abr. 2017. Ovid Technologies (Wolters Kluwer Health). http://dx.doi.org/10.1097/brs.0000000000001867.

27. TOZZI, P.; BONGIORNO, D.; VITTURINI, C.. Low back pain and kidney mobility: local osteopathic fascial manipulation decreases pain perception and improves renal mobility. **Journal Of Bodywork And Movement Therapies**, [s.l.], v. 16, n. 3, p.381-391, jul. 2012. Elsevier BV. http://dx.doi.org/10.1016/j.jbmt.2012.02.001.

Capítulo 9

POSTUROLOGIA

Hugo Pasin Neto

INTRODUÇÃO

O estudo da postura está relacionado aos princípios da Osteopatia, cuja base conceitual é o entendimento da unidade do corpo. Postura é toda atitude de equilíbrio adotada pelo corpo a fim de cumprir uma tarefa com o menor gasto energético possível, o que deixa evidente a complexa e constante rede de informações necessárias para a realização desses ajustes, denominados compensações posturais.

As compensações posturais são justificadas pela tensegridade, que, conforme apresentado no **Capítulo 7**, pode ser considerada uma resposta estrutural para se adaptar às tensões impostas ao corpo. Nesse sentido, a atuação do osteopata em relação à postura deve ser baseada no reconhecimento dessa rede de informações adquiridas por fatores intrínsecos e extrínsecos ao corpo.

Diante disso, este capítulo visa a contemplar parte desses aspectos, considerando que tudo pode influenciar o sistema e, consequentemente, ocasionar um novo rearranjo postural, o qual pode ou não ser parte da causa dos sintomas. Assim, propõem-se uma discussão sobre os captores posturais relacionados principalmente à propriocepção e, em seguida, aos fatores desencadeantes das compensações e suas consequências, reforçando a importância de observar outros aspectos, como os movimentos viscerais, cranianos ou estruturais (**Capítulos 10**, **11** e **12**), e as questões emocionais e nutricionais envolvidas nessa tarefa.

Vale ressaltar que o entendimento de postura vai muito além da observação durante uma avaliação estática, pois ela representa a relação tônico-postural de todo o sistema durante a movimentação do indivíduo.

CAPTORES POSTURAIS

A manutenção do equilíbrio postural dependente de um *feedback* sensorial constante que reorganiza todo o sistema tônico-postural a cada postura adotada. Esse *input* é oferecido ao sistema nervoso central por órgãos especializados capazes de enviar informações visuais, vestibulares e proprioceptivas.

Captor visual

Este captor pode ser considerado duplamente importante em virtude de sua relação de receptor sensorial especial, por meio da visão, e proprioceptiva, pela aferência de mecanorreceptores presentes nos músculos extraoculares. Friedrich[1] salientou a importância desses dois modelos de detecção do balanço corporal na manutenção do equilíbrio postural, principalmente em grandes variações.

Segundo Liem,[2] os músculos extraoculares estão intimamente relacionados com a postura do corpo, em particular com os músculos do pescoço. Nesse sentido, Barlow[3] descreveu que essa relação influencia todo o equilíbrio postural por causa da posição alterada da cabeça, que, por sua vez, ativaria o sistema vestibular, o qual buscaria um ajuste descendente para compensar esse desequilíbrio.

Outros autores, ainda, reforçam a relação direta entre o sistema vestibular, a visão e os músculos extraoculares por meio de conexões no tronco encefálico (**Figura 9.1**).

Essa relação pode ser observada pelos reflexos oculocefálico e oculovestibular. Esse fato é evidenciado nos testes clínicos de identificação de morte encefálica nas seguintes situações:

- **Teste do reflexo oculocefálico:** quando se rotaciona a cabeça do paciente em sentido horizontal e/ou vertical e seus olhos acompanham o movimento, sendo que o esperado era que não o fizessem, isto é, que se voltassem para o lado contrário;
- **Teste do reflexo oculovestibular:** quando se realiza a infusão de líquido gelado no canal auditivo externo e não há movimentação ocular, uma vez que o esperado seria a movimentação dos olhos para o mesmo lado.

Outro exemplo dessa relação é a marcha, durante a qual, de acordo com Hall,[5] ocorre um desvio linear nos globos oculares decorrente da oscilação vertical da cabeça para estabilizar a imagem na retina. Um simples movimento de rotação da cabeça exige que os olhos façam um movimento contrário para compensar a movimentação do corpo.

O fato é que a posição do globo ocular interfere diretamente no equilíbrio tônico-postural da coluna cervical e vice-versa, influenciando todo o corpo. Considerando esse aspecto e associando-o ao fato que os músculos extraoculares têm suas fixações em ossos do crânio e são inervados por pares de nervos cranianos, troclear (III par), oculomotor (IV par) e abducente (VI par), nota-se uma relação direta desse captor com disfunções somáticas cranianas, conforme mostram os **Capítulos 12**, **18** e **22**. Liem[2] reforça essa possibilidade, relatando existir um desequilíbrio no tônus dos músculos extraoculares por influência de disfunções nos ossos esfenoide, maxilar e frontal, bem como na posição das órbitas, as quais, por sua vez, podem ser influenciadas por grande parte dos ossos do crânio, alterando os eixos dos condutos semicirculares do sistema vestibular. Assim, é importante que o osteopata esteja atento a esse captor, uma vez que ele pode provocar compensações sistêmicas e estar relacionado ao aparecimento dos sintomas do paciente.

Entre as possibilidades de verificar a presença de um desequilíbrio desse captor, tem-se o teste de mobilidade

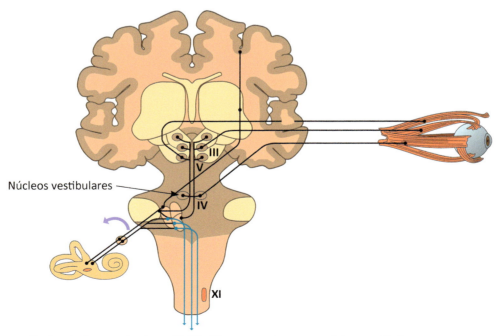

Figura 9.1. Representação da relação neural entre os III, IV e VI pares cranianos e os núcleos vestibulares.
Fonte: Modificada de Pastor, 2012.[4]

ocular, no qual o osteopata, utilizando a ponta de um lápis ou uma pequena lanterna, testa a movimentação dos olhos em todas as direções, verificando a presença de qualquer eventual alteração ou assimetria.

Outra opção semelhante é o teste de convergência, no qual o osteopata, posiciona a ponta de um lápis centralizada entre os olhos do paciente a uma distância próxima de 30 cm e a aproxima da raiz do nariz. Nesse momento, observa-se a capacidade de movimentação dos olhos em acompanhar o lápis, convergindo simultaneamente. Segundo Bricot,[6] esse captor será considerado disfuncional, quando da realização do teste de convergência, nas seguintes situações (**Figura 9.2**):

- Um dos olhos convergir em saltos.
- Um dos olhos convergir de forma mais lenta que o outro.
- Um dos olhos não completar a convergência ou voltar, divergindo do outro durante a realização do movimento.

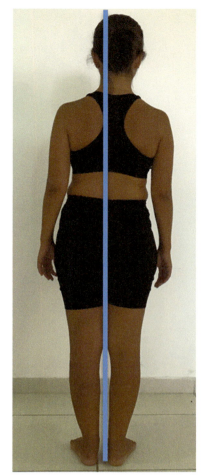

Figura 9.3. Alinhamento vertical de Barre.

Captor mastigatório

Este captor foi considerado relevante no ajuste postural em Osteopatia por um de seus primeiros autores. Littlejohn, fundador da primeira universidade de Osteopatia em Londres, já mencionava a existência de uma linha de gravidade ligando a linha média da mandíbula à sínfise púbica, além de uma relação miofascial que promove a ligação entre o complexo mastigatório e outras estruturas do corpo (**Figura 9.4**).

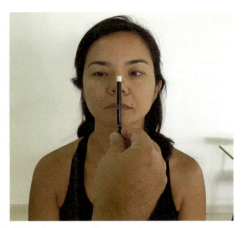

Figura 9.2. Teste de convergência ocular.

Outros testes também podem ser realizados para correlacionar a disfunção desse captor com o alinhamento postural, entre eles o teste descrito por Guillaume,[7] intitulado de "alinhamento vertical de Barre". Esse teste, por meio de uma análise postural, visa a interpretar a direção da influência adaptativa, ou seja, classificar os ajustes posturais decorrentes de uma cadeia ascendente ou descendente. Segundo essa avaliação, quando uma pelve está desviada para o lado, tende a provocar uma cadeia ascendente com disfunções oriundas dos membros inferiores; já quando cabeça ou pescoço apresentarem essa inclinação, podem indicar disfunções de captores superiores, olhos ou mandíbula (**Figura 9.3**).

Essa relação foi seguida também por outros autores, os quais viam nas cadeias fasciais e nos músculos relacionados com a mastigação uma relação íntima da mandíbula com outras partes do corpo.

Aprofundando-se na anatomia das fáscias cervicais e entendendo que a fáscia é um tecido de continuidade, é possível visualizar melhor essas relações. A fáscia cervical profunda tem três camadas interligadas entre si, em locais como a bainha carotídea e o ligamento nucal, por exemplo. Assim, é possível perceber que todas as camadas se relacionam e se influenciam.

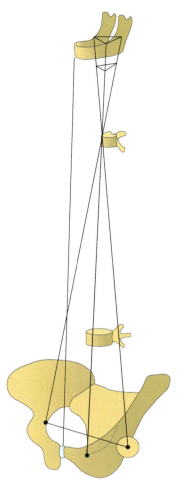

Figura 9.4. Representação das linhas de conexão entre a mandíbula e o corpo descritas por Littlejohn.
Fonte: Modificada de Liem, 2004.[2]

A camada superficial da fáscia profunda inicia-se na mandíbula e na linha nucal e segue envolvendo os músculos supra-hióideos, o trapézio e o esternocleidooccipitomastoideo (ECOM), inserindo-se no esterno, na clavícula e na escápula, onde é contínua com a camada superficial da fáscia profunda do tronco (peitoral maior, oblíquo esterno, trapézio médio e inferior, grande dorsal).

Já a camada média da fáscia profunda, inicia-se na porção inferior do osso hioideo, envolvendo os músculos infra-hióideos, a tireoide e a paratireoide, e, em seguida, fixa-se na região posterior da clavícula, onde é contínua com a fáscia do subclávio (camada média da fáscia profunda do tronco). Cabe ressaltar que parte das suas fibras formam os ligamentos suspensórios do pulmão e também são contínuas com o pericárdio.

Por fim, a camada profunda da fáscia profunda envolve os músculos profundos cervicais anteriores e posteriores, sendo contínua com a fáscia endotorácica e o pericárdio.

Essa breve apresentação visa a exemplificar a evidente influência mecânica que uma disfunção do complexo mastigatório pode gerar no sistema musculoesquelético, uma vez que o desequilíbrio da mandíbula pode alterar o centro de gravidade e, consequentemente, atingir outras regiões em decorrência das compensações que buscariam o equilíbrio postural.[8,9]

Outro aspecto mecânico envolvendo a articulação temporomandibular (ATM) e a postura é a relação de proximidade estrutural dessa articulação com o sistema vestibular, que se dá pela relação direta com o osso temporal, que o aloja, e, mais especificamente, pelo ligamento discomaleolar. Descrito por Pinto[10] e reforçado por Toledo Filho et al.,[11] Cesarani et al.[12] e Rodríguez-Vázquez et al.,[13] entre outros autores, esse ligamento apresenta uma estrutura fibroelástica inserida posteriormente na porção médio posterossuperior da cápsula articular, no disco articular e/ou no ligamento esfenomandibular, e, anteriormente, no martelo, passando pela fissura petrotimpânica. Diversos autores também confirmaram a relação entre disfunção temporomandibular (DTM) e sintomas otoneurológicos, além de sugerirem que esse ligamento pode ser um dos principais influenciadores.[14-16]

Todavia, essa relação ainda é controversa. Alguns autores, como Parker e Chole,[17] descreveram que, apesar de poder transmitir energia mecânica para o ossículo martelo, o ligamento discomaleolar não seria capaz de causar vertigens de grandes proporções, uma vez que está aderido às paredes da fissura petrotimpânica. Nessa mesma linha, Rodríguez-Vásquez et al.,[13] apesar de considerarem possível, concordam que a influência da tração do ligamento discomaleolar sobre a orelha média é dependente do grau de fechamento da fissura petrotimpânica durante o desenvolvimento.

Além dessas relações mecânicas, atualmente vem sendo discutida a relação da ATM com a postura via influência proprioceptiva. Nesse aspecto, uma das relações seria o nervo trigêmeo (V par craniano). Esse nervo origina-se no tronco encefálico, do mesencéfalo aos núcleos espinhais, atingindo até o terceiro segmento medular cervical, sendo o mais extenso núcleo se comparado aos outros nervos cranianos. Esse fato, somado às suas funções motora e sensitiva e aos conceitos neurofisiológicos apresentados no **Capítulo 5**, permite entender como o nervo trigêmeo pode interferir em outros núcleos de nervos cranianos e nos níveis medulares cervicais superiores, provocando adaptações proprioceptivas.

Segundo Bricot,[6] os dentes inferiores devem estar circunscritos pelos superiores em uma atitude denominada intercuspidação máxima, em que os incisivos superiores recobrem um terço dos inferiores e os molares superiores (maxilares) estão posicionados "meio dente" para trás. Dessa maneira, as ATMs ficam em equilíbrio, os músculos se mantêm com tensões neutras e os dentes produzem uma força equilibrada dentro do processo alveolar. Caso contrário, as aferências disfuncionais, que transitam pelo nervo trigêmeo, atingiriam o tronco encefálico, causando tensões musculares adversas que, por sua vez, produziriam compensações sistêmicas.[18]

Uma segunda via relacionada à influência proprioceptiva da ATM sobre a postura é a descrita por Bahnemann,[19] que sugere que a cabeça busca involuntariamente uma posição para otimizar a relação entre os dentes, o que leva a uma tendência de adaptação postural frente a alterações de oclusão. Segundo o autor, os indivíduos classificados como classe II de oclusão de Angle (retrógnatas) apresentam a linha de gravidade, em especial a relacionada à cabeça e aos ombros, deslocada anteriormente, o que causa aumento das curvaturas lordóticas. Já no caso dos indivíduos classificados como classe III de oclusão de Angle (prognatas), a linha está invertida, ou seja, posteriorizada, induzindo a retificação de curvas compensatórias.

Considerando esses dois aspectos, mecânicos e proprioceptivos, diversos autores descreveram a relação entre as alterações funcionais da mandíbula e os desalinhamentos posturais, conforme mostra a **Tabela 9.1**.

A avaliação da influência desse captor no equilíbrio postural parte da identificação de uma disfunção na ATM. Essa avaliação é muito complexa e tem diversas possibilidades de testes e avaliações, como a da oclusão e a da mobilidade de outros componentes do sistema mastigatório (por exemplo, osso hioide e língua).

Para realizar esse teste, deve-se solicitar ao indivíduo que realize todos os movimentos fisiológicos da mandíbula (depressão, elevação, desvios laterais, protusão e retração), a fim de se observar amplitude de movimento, assimetrias, presença de dor e ruídos (estalidos, rangidos e crepitações). A interpretação da disfunção está relacionada à alteração funcional evidenciada durante a movimentação (**Figura 9.5**).

Tabela 9.1. Relação entre alterações funcionais da mandíbula e desalinhamentos posturais.

Autores	Avaliação	Resultado
Lopes et al.[20]	Avaliaram 41 crianças que apresentavam alterações de oclusão.	Concluíram que todas apresentavam alterações posturais.
Aldana et al.[21]	Avaliaram a relação entre maloclusão e alterações posturais da cabeça e do pescoço em crianças.	Observaram associação entre posição da cabeça e oclusão.
Perillo et al.[22]	Avaliaram oclusão e postura de 1.178 crianças.	Evidenciaram correlação positiva entre pacientes com maloclusão e assimetria de tronco.
García et al.[23]	Avaliaram a relação da maloclusão com a postura cervical em 28 adolescentes.	Evidenciaram diferença significativa na postura cervical dos indivíduos com maloclusão dentária.
Deda et al.[24]	Relacionaram postura com alteração de oclusão.	Observaram postura de anteriorização de cabeça em 100% dos indivíduos classificados como classe II de Angle.

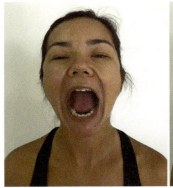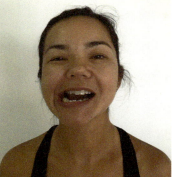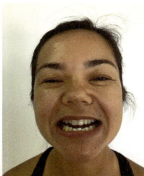

Figura 9.5. Inspeção dinâmica da ATM.

Outros testes também podem ser realizados para correlacionar a disfunção desse captor com o alinhamento postural, entre eles o teste da compressão, que visa a equilibrar a oclusão do paciente com a ajuda de calços, a fim de diminuir uma possível aferência trigeminal desequilibrada. Após a colocação desse calço entre os molares, o paciente é orientado a apertá-lo levemente entre os dentes, e o osteopata, nesse momento, reavalia sua condição postural de forma estática e/ou dinâmica, ou solicita que o paciente realize o movimento causador de algum tipo de sintoma que acarreta dor. A influência desse captor será confirmada se o paciente mudar a postura adotada ou se o sintoma e a qualidade do movimento melhorarem com o uso do calço.

Captor podal

Entre os captores posturais apresentados, o captor podal é o que mais apresenta evidências científicas, até o momento, da sua íntima relação com a postura corporal. Diversos autores verificaram ajustes posturais após intervirem sobre esse captor. Pasin Neto et al.,[25] após intervirem sobre o captor podal de crianças com paralisia cerebral, demonstraram melhora significativa do equilíbrio postural durante a marcha a partir da interpretação dos seus parâmetros temporais. Em outro estudo, Gerber et al.,[26] verificaram alteração no ajuste postural e no equilíbrio. Já Gagey e Weber[27] relataram que a estimulação de áreas específicas das plantas dos pés provoca uma alteração no tônus postural, atingindo níveis superiores, como pelve e coluna.

Meyer et al.[28] concluíram que existe uma relação direta entre os músculos plantares e o ajuste postural em estudo utilizando anestesia destes músculos e avaliação do *feedback* sensorial e do ajuste postural. A justificativa dessa relação é baseada na função dos proprioceptores como fusos neuromusculares, órgãos tendinosos de Golgi, receptores articulares e mecanorreceptores cutâneos, como corpúsculos de Paccini e discos de Merckel, principalmente.

Segundo Bricot,[6] pode-se classificar quatro tipos de pés com relação ao seu aspecto postural:

- Pé causativo, quando considerado responsável pelo desequilíbrio postural ascendente;
- Pé adaptativo, quando adaptado por um desequilíbrio descendente;
- Pé misto, quando associa componentes causativos e adaptativos;
- Pé com duplo componente, quando apresenta comportamento distinto na estática e na dinâmica.

Considerando-se a busca da Osteopatia pela disfunção primária, o pé causativo torna-se importante na avaliação e na intervenção, sendo acompanhado pelo pé misto e pelo pé com duplo componente. Com base no modelo biomecânico, adaptações são consideradas comuns em pés com componentes causativos. Por exemplo, o pé plano-valgo tende a ocasionar calcâneo valgo, rotação interna tibial e femoral, patelas medializadas, anteversão dos Ilíacos, horizontalização sacral, aumento da lordose lombar e cervical e hipercifose torácica; já o pé cavo-varo tende a acarretar calcâneo varo, rotação externa tibial e femoral, posicionamento mais lateral das patelas, retroversão dos Ilíacos e verticalização do sacro.

Novamente, vale reforçar que essa avaliação deve ser estática e dinâmica, incluindo testes de mobilidade específicos para ossos como calcâneo, tálus, navicular, cuneiforme e metatarso, visto que a postura estática e até mesmo a dinâmica da marcha podem ou não ser um aspecto importante relacionado à queixa do indivíduo. Para compreender esses aspectos, é necessária uma avaliação completa da mobilidade do sistema, bem como da história do indivíduo.

COMPENSAÇÕES E SUAS CONSEQUÊNCIAS

Conforme descrito no início do capítulo, o corpo busca permanentemente ajustar-se para o desempenho das mais diversas tarefas do cotidiano da maneira mais eficiente e estável possível. Essa atitude de constante "conflito" contra a gravidade faz com que o corpo, baseado nas aferências dos captores posturais, elabore estratégias de compensações que o permitam atingir esse objetivo.

Segundo Kuchera e Kuchera,[29] essa postura pode ser considerada boa quando houver distribuição equilibrada da massa corporal em torno do centro de gravidade e quando promover força de compressão equilibrada sobre os discos intervertebrais, ligamentos e músculos posturais. Isso corrobora intimamente com alguns dos princípios da Osteopatia, como o da unidade do corpo e o da capacidade de autorregulação, descritos por Still e apresentados no **Capítulo 3**. Segundo esses princípios, quando o corpo está "livre" de obstáculos, pode buscar o próprio equilíbrio e atingir a homeostase. Caso contrário, essa capacidade é prejudicada e o corpo precisa realizar estratégias compensatórias para atingir seu objetivo.

Essa "liberdade funcional" pode ser influenciada por diversos fatores, como disfunções causadas por traumas, viscerais e cranianas, alterações estruturais e cicatrizes. Isso significa que essas disfunções atuam como barreiras que impedem o realinhamento postural, mesmo diante da presença de captores devidamente regulados.

Para exemplificar, considere-se um paciente que apresente aumento na curvatura torácica e diminuição de mobilidade nessa região ocasionada por um hábito postural ou por uma disfunção visceral. A capacidade do corpo de buscar o equilíbrio, seguindo o modelo biomecânico, estaria relacionada a estratégias de compensações, como aumento de outras curvaturas da coluna vertebral, hipermobilidades de outros segmentos e/ou de outras articulações próximas, que poderiam sobrecarregar essas estruturas, levando a um quadro patológico.

Com relação às cicatrizes, segundo Bordoni,[30] ao alterar a integridade da pele, ela pode se tornar uma fonte de sintomas que extrapolam o local da própria cicatriz. Bella[31] declara a cicatriz como um possível campo interferente, denominando-o como um tecido de irritação permanente e antifisiológica. Para defender essa ideia, o autor fez um experimento com anestésicos nas cicatrizes e observou uma diminuição da dor e da tensão da musculatura espástica.

Outros autores consideram as cicatrizes como possíveis campos de interferência. Miletich e Sharpe[32] relatam que uma cicatriz pode influenciar um determinado nível metamérico ao transmitir informações aos neurônios medulares, que por sua vez, através de interneurônios, podem interferir em outros neurônios presentes no mesmo nível. Mondelli *et al.*[33] afirmaram que a pele pode influenciar o sistema nervoso autônomo que está conectado a todo sistema nervoso aferente e eferente. Em um olhar mais prático, autores observaram alterações posturais significativas após cirurgias plásticas, por exemplo, postura cifótica e anteriorização do ombro,[34] rotações internas dos ombros,[35] diminuição da expansibilidade torácica,[36] entre outras.

Assim, para alcançar o ajuste postural dos pacientes, é importante, associado à correção das disfunções dos captores posturais, trabalhar as disfunções somáticas e associá-las a toda história do indivíduo.

REFERÊNCIAS

1. Friedrich M. Influence of pathologic and simulated visual disfunctions on the postural system. Exp Brain Res. 2008;186(2):305-14.
2. Liem T. Cranial osteopathy: principles and practice. 2 ed. Edinburg: Elsevier Churchill Livingstone; 2004
3. Barlow W. Postural homeostasis. Ann Phys Med. 1952;1(3):77.
4. Pastor I. Terapia manual en el sistema oculomotor. Paris: Elsevier Masson; 2012.
5. Hall JE. Tratado de fisiologia médica. 12 ed. Rio de Janeiro: Elsevier; 2011.
6. Bricot B. Posturologia clínica. São Paulo: CIES Brasil; 2010.
7. Guillaume P. Vision et posture II. Paris: Agréssologie-Spei Medical; 1988.
8. Souchard PE. Reeducação postural global. São Paulo: Ícone; 1990.
9. Rocabado M. Cabeza y cuello: tratamiento articular. Buenos Aires: Intermédica; 1979.
10. Pinto OF. A new structure related to the temporomandibular joint and middle ear. J Pros Dent. 1962;12(2):95-103.
11. Toledo Filho JL, Zorzetto NL, Navarro JA. Structures and relationships of the anterior malleus ligament. Anat Anz.1985;158(1):13-22.
12. Cesarani A, Tombolini A, Fagnani E, et al. The anterior ligament of the human malleus. Acta Anat. 1991;142(3):313-6.
13. Rodríguez-Vázquez JF, Mérida-Velasco JR, Mérida-Velasco JA, et al. Anatomical considerations on the discomalleolar ligament. Short Report. J Anat. 1998;192(1):617-21.
14. Rohlin M, Westesson PL, Eriksson L. The correlation of temporomandibular joint sounds with joint morphology in fifty-five autopsy specimens. J Oral Maxillofac Surg. 1985;43(3):194-200.
15. Loughner BA, Larkin LH, Mahan PE. Discomalleolar and anterior malleolar ligaments: possible causes of the middle ear damage during temporomandibular joint surgery. Oral Surg Oral Med Oral Pathol. 1989;68(1):14-22.
16. Ögütcen-Toller MO, Juniper RP. Audiological evaluation of the aural symptoms in temporomandibular joint dysfunction. J Craniomaxillofac Surg. 1993;21(1):2-8.
17. Parker WS, Chole RA. Tinnitus, vertigo, and temporomandibular disorders. Am J Orthod Dentofacial Orthop.1995;107(2):153-8.
18. Tardieu C, Dumitrescu M, Giraudeau A, et al. Dental occlusion and postural control in adults. Neurosc Lett. 2009;450(2):221-4.
19. Bahnemann F. Der bionator in der kieferorthopädie. grundlagen und praxis. Heidelberg: Haug; 1993.
20. Lopes JJ, Lucato A, Boeck EM, et al. Relação entre mordida cruzada posterior e alterações posturais em crianças. RGO. 2009;57(4):413-8.
21. Aldana PA, Báez RJ, Sandoval CC, et al. Asociación entre maloclusiones y posición de la cabeza y cuello. Int J Odontostomat. 2011;5(2):119-25.
22. Perillo L, Femminella B, Farronato D, et al. Do malocclusion and Helkimo Index ≥ 5 correlate with body posture? J Oral Rehabil. 2011;38(2):242-52.
23. García N, Sanhueza A, Cantín M, et al. Evaluation of cervical posture of adolescent subjects in skeletal class I, II, and III. Int J Morphol. 2012;30(2):405-10.
24. Deda MR, Mello-Filho FV, Xavier SP, et al. Postura de cabeça nas deformidades dentofaciais classe II e classe III. Rev CEFAC. 2012;14(2):274-80.
25. Pasin Neto H, Grecco LA, Duarte NA, et al. Immediate effect of postural insoles on gait performance of children with cerebral palsy: preliminary randomized controlled double-blind clinical trial. J Phys Ther Sci. 2014;26(7):1003-7.

26. Gerber S, Pasin Neto H, Grecco LA, et al. Interference of high-heeled shoes in static balance among young women. Hum Mov Sci. 2012;31(4):1247-52.
27. Gagey PM, Weber B. Posturologia: regulação e distúrbios da posição ostostática. 2 ed. São Paulo: Manole; 2000.
28. Meyer PF, Oddsson LI, De Luca CJ. The role of plantar cutaneous-sensation in unperturbedstance. Exp Brain Res.2004;156(2):505-12.
29. Kuchera ML, Kuchera WA. Postural decompensation. In: Osteopathic principles in practice. 2nd ed. Ohio: Greyden Press; 1994.
30. Bordoni B, Zanier E. Skin, fascias, and scars: symptoms and systemic connections. Journal Of Multidisciplinary Healthcare, 2013:11-24.
31. Bella FA. Cicatrices: Teoría de los campos interferentes. Revista Española de Podología. 2011; 22(6):268-272.
32. Miletich I, Sharpe PT. Neural crest contribution to mammalian tooth formation. Birth Defects Res C Embryo Today. 2004;72(2):200–212.
33. Mondelli M, Aretini A, Ballerini M, Vecchiarelli B, Rossi A. Sympathetic skin response. Glabella stimulation may be more useful than peripheral nerve stimulation in clinical practice. Auton Neurosci. 2011;164(1–2):101–104.
34. Kisner C, Colby LA. Exercícios terapêuticos: Fundamentos e técnicas. 3ª ed. São Paulo: Manole; 1998.
35. Antunes MM, Domingues CA. As principais alterações posturais em decorrência das cicatrizes de cirurgias plásticas. ConScientiae Saúde. 2008; 4: 509-517.
36. Perez A, Gonzáles GZ. Experiência clínica em abdominoplastia. Cirurgia Plástica São Paulo. 1999;9(3):112-9.

Capítulo **10**

DISFUNÇÃO SOMÁTICA

Eduardo Silveira Bicalho
Marco Aurélio Serafim Bonvino

GENERALIDADES

Uma das formidáveis crenças de A.T. Still era de que o corpo humano funcionaria como uma unidade, na qual todas as suas estruturas estariam interconectadas trabalhando mutuamente para buscar e/ou manter o estado de equilíbrio e saúde, como no funcionamento de uma verdadeira máquina. Essas observações o levaram a propor a hipótese que eventuais alterações funcionais nas condições mecânicas de estruturas que compõem a unidade do corpo, denominadas inicialmente por ele como *lesões/deslocamentos ósseos*, poderiam repercutir negativamente sobre alguns eventos fisiológicos com a condução neural e fluídica do organismo. Segundo o criador da Osteopatia, esses distúrbios provocariam adaptações teciduais, transtornos fisiológicos, excesso de gasto energético e por fim, exposição a enfermidades. Para ele, as *lesões* poderiam afetar não somente estruturas ósseas, mas também estruturas neurais, vasculares, membranosas, viscerais, etc.

Ainda no final do século XIX, Still propôs que, pela interdependência de todos os sistemas corporais, as *lesões* poderiam causar comprometimentos fisiológicos não somente ao nível tecidual local, mas também teriam a possibilidade de se propagar e causar distúrbios distantes da estrutura inicialmente afetada. As doenças seriam resultantes de anormalidades anatômicas que provocam desequilíbrios fisiológicos. A proposta crucial foi, desde o início, que o osteopata teria o papel de examinar (a "máquina") e corrigir as disfunções que poderiam comprometer os mecanismos orgânicos de defesa, devolvendo a capacidade do corpo se sobrepor a esses obstáculos.

O termo *lesão osteopática*, utilizado inicialmente por Still, foi posteriormente (meados de 1960) substituído por *disfunção somática*, termo atualmente utilizado na profissão osteopática.[1] Diversos modelos e hipóteses sobre as disfunções somáticas foram descritos originalmente por Still, e também por outros autores importantes, principalmente após meados do século XX.

Esse capítulo apresenta conceitos históricos e atuais sobre a disfunção somática, suas principais características clínicas, alguns modelos de hipóteses fisiopatológicas, e também suas manifestações.

DEFINIÇÃO

Para o glossário de terminologia osteopática:

> *"Disfunção somática é a função alterada ou debilitada dos componentes relacionados ao sistema somático: esqueleto, articulações e estruturas fasciais, e elementos vasculares, linfáticos e neurais relacionados."*[2]

Trata-se de um distúrbio funcional reversível. Qualquer tecido ou segmento corporal que apresente mobilidade fisiológica pode apresentar uma disfunção somática, tanto em tecidos musculoesqueléticos – uma articulação vertebral, ou qualquer outra articulação localizada no tronco, cabeça e extremidades;[3-5] e também em tecidos dispostos em outras zonas,[3] como nas estruturas relacionadas às fáscias viscerais e neuromeníngeas. A disfunção é denominada de acordo com sua localização: disfunção vertebral, disfunção visceral, disfunção craniana, etc.[4]

Não se tratam de problemas de perda da "relação articular" – luxações articulares; e muito menos de lesões estruturais com alteração na integridade dos tecidos – rupturas ligamentares, fraturas ou processos degenerativos. Uma disfunção somática nada mais é que a restrição do movimento fisiológico do tecido conectivo que reveste e/ou conecta diferentes estruturas anatômicas. A restrição pode afetar em um ou mais planos de espaço da mobilidade do segmento afetado[5] e apresenta repercussões mecânicas e neurológicas.[6]

É sabido que o corpo humano necessita adaptar-se aos estresses endógenos e exógenos ao qual é submetido constantemente, como os micro e macrotraumas, doenças, cirurgias, etc. A capacidade de defesa orgânica é ampla e individualizada. Entretanto, a presença de disfunções somáticas expõe o organismo a desequilíbrios em sua constante busca pela homeostase.

Parsons e Marcer[7] propuseram algumas considerações sobre as disfunções somáticas:

- Etiológica: traumática, compensatória, postural;
- Temporal: aguda, crônica;
- Hierarquia: primária, secundária, compensatória;
- Fisiologia: neuromusculoesquelética, fascial, víscero-somática, somato-visceral.

Podem ser denominadas de acordo com:

- A mobilidade livre que desempenhe: exemplo, disfunção em rotação anterior do ilíaco. Nesse caso o ilíaco está fixado em rotação anterior e não realiza a rotação oposta (posterior);
- A direção da restrição: exemplo, disfunção de restrição à flexão do osso temporal. Nesse caso o osso temporal está fixado em extensão e não realiza a flexão;
- Pelo posicionamento (determinado pela palpação) do segmento em relação a estruturas adjacentes: exemplo, disfunção em superioridade da primeira costela. Nesse caso a primeira costela está fixada em uma posição superior (inspiratória) e não aceita o movimento na direção oposta/inferior (expiratória).

Há mais de um século, a disfunção somática tem sido considerada o fator central e principal no contexto da filosofia osteopática, relacionando seus impactos sobre a saúde em um contexto de globalidade do corpo humano. É um problema não observado aos olhos e que não é diagnosticado por exames de imagem e nem laboratoriais, pois é encontrado exclusivamente por meio de percepções manuais. Muitas diferentes teorias descritas adiante buscam explicar seus achados clínicos e sua fisiopatologia.[4]

CARACTERÍSTICAS CLÍNICAS

Algumas características podem ser clinicamente encontradas nas disfunções somáticas. A literatura descreve tradicionalmente esses quatro parâmetros com a sigla *TART* (T - *tenderness*, A - *assimetry*, R - *restriction*, T – *texture changes*):[4,8]

- *Tenderness:* aumento da sensibilidade;
- *Assimetry:* assimetria;
- *Restriction:* restrição;
- *Texture changes:* alteração da textura do tecido.[6,9]

Fryer (2003) salienta que ao menos duas dessas alterações devem estar presentes para o diagnóstico de uma disfunção somática.[8] Para o autor desse capítulo, a presença de restrição de mobilidade necessita ser imperativamente encontrada, agregada aos outros parâmetros, para que a disfunção somática real seja caracterizada.

Tenderness – aumento da sensibilidade:

Os tecidos localizados na zona em disfunção se encontram mais sensíveis à palpação devido à hiperexcitação dos receptores sensoriais e dos neurônios aferentes que conduzem suas informações.[6,8]

As disfunções somáticas podem ser agudas, acompanhadas de vasodilatação local, edema, aumento da sensibilidade e contração tecidual. Quando dispostas cronicamente são seguidas de fibrose tecidual, além de aumento de densidade e sensibilidade, e também contração tecidual.[10]

Podem ser sintomáticas espontaneamente ou não, mas normalmente são dolorosas à palpação da área em disfunção. Geralmente quando o problema é agudo, pode causar dor local de forma espontânea. Quando está presente de forma crônica pode ser imperceptível espontaneamente, porém pode criar adaptações em tecidos vizinhos ou até mesmo em zonas distantes que predispõem ao estresse tecidual e dor.[10] Postula-se que as disfunções, quando presentes, podem repercutir amplamente no organismo, pois causam consequências mecânicas e neurológicas, necessitando de adaptações locais e globais.

Assimetry – assimetria de referências anatômicas:

O segmento disfuncional encontra-se com alteração de posicionamento espacial perceptível à palpação.[3,11] A assimetria é percebida quando se compara o posicionamento de referências anatômicas vizinhas ao segmento palpado.[6] A assimetria palpatória, quando encontrada isoladamente, não determina totalmente a presença de uma disfunção somática. As assimetrias estáticas podem estar presentes sem que um problema mecânico/funcional seja a sua causa, e sim uma verdadeira deformidade morfológica. Os testes de mobilidade são soberanos para comprovar a restrição de mobilidade característica de uma disfunção somática verdadeira.[12]

Restriction – restrição de mobilidade:

A amplitude de movimento e sua qualidade se encontram alteradas no tecido afetado. Uma "barreira" anormal de movimento é mantida.[6,11]

Uma articulação funcionalmente normal apresenta dois tipos de limites de movimento ou barreiras:

- Barreira fisiológica: amplitude de movimento na qual é possível movimentar ativamente uma articulação. O movimento passivo ainda é possível de ser realizado, ultrapassando esse limite;[2] Barreira anatômica: amplitude de movimento passivo na qual a articulação pode ser levada além da barreira fisiológica. Estruturas anatômicas como ligamentos, tendões e ossos limitam essa barreira. Quando esse limite anatômico de movimento é ultrapassado ocorre ruptura tecidual.[2,6]

Já a barreira patológica está presente nos casos de restrições causadas por modificações estruturais nos tecidos, como no exemplo dos osteófitos causados por processos degenerativos.[2]

A presença de uma disfunção somática se manifesta por uma barreira restritiva, ou seja, uma limitação funcional que limita a mobilidade fisiológica. É um tecido ou segmento que pode ter sua mobilidade parcialmente ou totalmente reduzida.

As restrições causadas pelas disfunções somáticas respeitam a fisiologia de tal forma que o tecido ou articulação afetada não tem mais sua amplitude completa de movimento. Podem restringir um ou mais planos de espaço e são analisadas por testes de mobilidade manuais específicos para cada articulação. Como citado anteriormente, tais restrições não ocorrem além dos limites fisiológicos, como nas luxações.[3,6,11]

Texture changes – alteração na textura tecidual:

Os tecidos que circundam a região disfuncional apresentam características palpatórias diferenciadas. Esses tecidos incluem a pele, músculos, tendões, cápsulas e outros tecidos conectivos.[7] Sugere-se que alterações no sistema nervoso decorrentes da disfunção fazem com que o tecido fascial se torne mais denso e também tenha sua atividade vasomotora (arterial, venosa e linfática) e sudorípara modificada.[3,7,11] A palpação dos tecidos não somente indica a presença da disfunção, mas também pode sugerir a relação de tempo de instalação do problema. O aumento da densidade tecidual é proporcional ao tempo de instalação das disfunções.[7] Ou seja, quanto mais longo o tempo da instalação da disfunção, maior é a densidade tecidual.

As alterações fisiológicas relacionadas às disfunções somáticas, descritas na literatura, são embasadas em hipóteses que vem sendo investigadas e debatidas exaustivamente.

Como citado anteriormente, as disfunções podem perturbar tridimensionalmente a mobilidade fisiológica do segmento afetado. Por exemplo, no caso de uma vértebra que pode se mover nos planos sagital, coronal e transversal. Em caso disfuncional pode ter sua mobilidade afetada nos três planos de espaço, mantendo-se restrita, por exemplo, em situação de extensão, inclinação e rotação para um dos lados. No exemplo de um órgão como o rim, que faz basicamente deslocamentos caudais e cefálicos durante a respiração diafragmática, a perda da elasticidade de seus revestimentos fasciais pode fixá-lo em uma condição superior ou inferior. O segmento/tecido afetado torna-se incapaz de realizar movimentos no sentido oposto à sua condição disfuncional. Da mesma forma é possível aplicar tais princípios em qualquer outra articulação periférica, articulações cranianas, etc. Todo tecido que tenha mobilidade fisiológica pode ser afetado segundo tais princípios.

HIPÓTESES FISIOPATOLÓGICAS

Pesquisas feitas na busca da compreensão das disfunções somáticas e de suas manifestações sistêmicas já vêm sendo realizadas há mais de um século. Inicialmente, por volta de 1900, Louisa Burns, que fez parte do instituto de pesquisa A.T. Still, em Chicago, realizou uma série de estudos relacionados aos distúrbios somáticos e repercussões sobre as funções viscerais. Já por volta de 1930, J. S. Denslow e seus colegas promoveram estudos pioneiros feitos com registros de eletromiografia (EMG) para obter evidências relacionadas aos achados palpatórios nas disfunções somáticas. Em 1945, Irwin Korr juntou-se a Denslow para dar continuidade às pesquisas utilizando EMG e introduziu o conceito da facilitação medular.[9] Devido a sua relevância histórica, o tradicional modelo de Korr ainda é frequentemente descrito em obras osteopáticas, porém outros modelos descritos nas últimas três décadas apresentam maior suporte científico.

Modelo neurológico de Irwin Korr

Historicamente importante nas descrições iniciais de hipóteses relacionadas à Osteopatia, o fisiologista Irwin Korr propôs o conceito de disfunção somática vertebral relacionada ao que ele chamou de segmento medular "facilitado".[13] Estudos realizados por Denslow e Korr entre as décadas de 1940 e 1960 buscaram embasar cientificamente a explicação neurofisiológica da disfunção somática.[4]

O glossário de terminologia osteopática[2] define a facilitação ou sensibilização medular como:

> "A manutenção de um grupo de neurônios (neurônio pré-motor, neurônio motor ou neurônio simpático pré-ganglionar) em um estado de excitação parcial ou subliminar; nesse estado, menos estímulos aferentes são necessários para desencadear descargas de impulsos. A facilitação pode ocorrer devido ao aumento constante de impulsos aferentes, padrões aberrantes de estímulos aferentes, ou alterações nos neurônios afetados, ou seus ambientes químicos. Uma vez estabelecida, a facilitação pode ser sustentada por atividade normal do sistema nervoso central."

Em 1947, Denslow definiu:

> "Uma lesão osteopática vertebral representa um segmento medular facilitado, mantido nesse estado por impulsos de origem endógena que penetram na raiz dorsal correspondente. Todas as estruturas que recebem fibras nervosas eferentes desse segmento estão, consequentemente, potencialmente expostas à excessiva excitação ou inibição."[7,13]

De acordo com o modelo neurológico da facilitação ou sensibilização medular, as restrições de mobilidade observadas nas disfunções somáticas são provocadas por intensas atividades musculares decorrentes de impulsos neuronais sensoriais elevados, que mantém reflexamente os neurônios motores cronicamente excitados.[13] Os impulsos originados em estruturas somáticas ou viscerais causam um bombardeio de estímulos no corno posterior da substância cinzenta da medula correspondente. Esses eventos alteram os limiares de atividade dos interneurônios medulares promovendo uma "facilitação/sensibilização" do segmento medular em questão. As consequências seriam: redução do limiar de dor, aumento da descarga simpática e alteração de tônus muscular.[3,10] Todos os tecidos que recebem eferências nervosas através dos ramos anteriores acabariam sendo "bombardeados" neurologicamente de forma inapropriada.[9]

Na época era proposto que os proprioceptores, em especial o fuso neuromuscular, seria o principal receptor sensorial responsável pela manutenção dessa alteração funcional.[13] O aumento da atividade eferente dos neurônios motores gama causaria a manutenção da contração das fibras musculares intrafusais de tal forma que estiramento da porção sensitiva do fuso manteria uma contração muscular crônica palpável clinicamente.[3,8]

Modelo nociceptivo

Ao longo do tempo, outros autores propuseram novas teorias. Uma delas foi sugerida em 1990 por Van Buskirk,[14] que colocou em questão alguns conceitos propostos por Korr. Para esse autor, os fusos neuromusculares não seriam capazes de produzir as contrações musculares reflexas. Sua teoria sugeriu que receptores sensoriais localizados em vários tecidos estão envolvidos nas disfunções somáticas. Porém, em especial os nociceptores são os principais responsáveis pela manutenção da contração muscular reflexa e aumento das descargas simpáticas. Ou seja, os nociceptores são os agentes primários na produção e manutenção das disfunções.[14]

O estresse nocivo mecânico, químico ou térmico ocorrido em tecidos musculoesqueléticos, ou viscerais causam a liberação de neuropeptídios inflamatórios de nociceptores primários aferentes. Em seguida leva a alterações reflexas nos axônios que levam às reações inflamatórias em todos os ramos terminais dos axônios (inflamação neurogênica). A facilitação dos nociceptores e fibras nervosas são capazes de provocar uma área de hiperalgesia primária. A formação edematosa local subsequente a lesão, poderia explicar a modificação da densidade tecidual. A manutenção da atividade primária aferente, bombardeando seus potenciais de ação ao corno posterior da substância cinzenta da medula, leva a uma série de eventos nos tecidos locais, tendo como consequência final a facilitação/sensibilização medular. Como consequência ocorre a alteração na atividade das fibras eferentes somáticas e viscerais causando, respectivamente, aumento do tônus muscular e repercussões nas atividades autonômicas (vasomotora, sudorípara e atividade visceral) do segmento medular envolvido.[14]

O aumento da atividade muscular causa restrição de mobilidade tecidual e assimetrias, e os eventos inflamatórios locais produzem mais excitação de fibras condutoras de dor. A manutenção da restrição de mobilidade ao longo do tempo, segundo Buskirk, provoca alterações nos tecidos conectivos locais ajudando a manter o distúrbio. Os músculos se tornam fibróticos ao longo do tempo e quando são colocados em tensão mecânica, ativam novamente os nociceptores.[14]

Nos dois modelos, o neurológico, proposto por Korr, e o nociceptivo, proposto por Van Buskirk, a restrição de mobilidade segmentar e as alterações teciduais ocorreriam por contrações musculares, porém atualmente existem poucas evidências científicas que sustentam essa teoria.

Para Garry Fryer (1999),[3] os modelos que sugerem que as contrações musculares reflexas são responsáveis pelas alterações de mobilidade encontradas nas disfunções somáticas articulares também são insustentáveis e inválidos. Ele revisou a adicionou ideias ao modelo nociceptivo de Van Buskirk. Um modelo hipotético apresentado pelo autor também propõe que as disfunções são iniciadas por uma lesão tecidual, e as consequências são as alterações funcionais reversíveis direcionadas pelos estímulos nociceptivos. Ele sugere que tensões mecânicas impostas nos receptores localizados em cápsulas e ligamentos causam inflamação e efusão sinovial ativando nociceptores.

Reflexos axonais produzem alteração da textura tecidual local. A efusão articular e o ingurgitamento tecidual poderiam explicar a restrição de mobilidade. A atividade nociceptiva que chega ao corno posterior da medula poderia ser responsável pelo aumento da atividade simpática, provocando repercussões viscerais e imunes. Para Fryer, os músculos segmentares estabilizadores acabam sendo inibidos e músculos multissegmentares excitados, de tal forma que a articulação tornar-se instável e mais suscetível a estresse mecânico. A manutenção do problema ao longo do tempo produz modificações nas características físicas no tecido conectivo, contribuindo para a sustentação da restrição de mobilidade e as assimetrias. Um ciclo autossustentável se instala.[3]

Howwel e Willard, em 2005,[15] refinaram ainda mais o modelo nociceptivo, descrevendo as conexões entre uma disfunção somática, a nocicepção e o sistema imune neuroendócrino. Deram ênfase ao fato que os neurônios sensoriais (nociceptores aferentes primários) não somente tem papel de levar a medula a resposta de dor, porém podem ter papéis "ativos", pois algumas dessas terminações nervosas podem liberar peptídeos que causam respostas teciduais locais. Tais peptídeos são capazes de propagar uma resposta inflamatória neurogênica no tecido afetado.

Modelo neurofasciogênico

Além dos modelos descritos principalmente no século XX, atualmente outras hipóteses vêm sendo sugeridas. Tozzi[16] publicou uma extensa revisão de literatura baseada em evidências científicas e propôs o chamado modelo neurofasciogênico em 2015. Esse modelo apresenta a perspectiva de que as disfunções somáticas possam ter, além das influências baseadas no modelo nociceptivo, relações fundamentais com alterações em algumas propriedades específicas da fáscia:

- **Arquitetura da fáscia:** tensões mecânicas apresentam papel fundamental no remodelamento do tecido conectivo por uma cascata de eventos que afetam a micro e macro arquitetura da fáscia e também suas características de tensegridade;
- **Contratilidade da fáscia:** a fáscia apresenta capacidade contrátil por meio de fibras musculares lisas, que funcionam independentemente da atividade muscular esquelética. Tem sido proposto que a força gerada pela contração fascial pode se estender aos tecidos conectivos intramusculares

modificando suas demandas tensionais. Disfunções desse mecanismo podem aparentemente modificar o tônus muscular;

- **Viscoelasticidade da fáscia:** a fáscia apresenta capacidade de deformação plástica e elástica, baseado na interdependência entre sua arquitetura e conteúdo fluídico. Quando ocorrem modificações de tensão no tecido conectivo, ocorre uma reorganização de fibroblastos no citoesqueleto, com uma consequente mudança na viscosidade do tecido;

- **Conteúdo e dinamismo fluídico da fáscia:** a fáscia tem papel importante no equilíbrio e fisiologia de fluidos corporais, de tal forma que as tensões impostas ao tecido apresentam repercussões diretas sobre sua hidratação. Tais fluidos tem diversos papéis importantes, sendo um deles permitir o deslizamento entre as lâminas de tecido fascial durante o movimento corporal. Existe uma influência recíproca entre as forças mecânicas, respostas celulares e dinâmica de fluidos intersticiais. Modificações de tensão induzidas por disfunções somáticas podem influenciar negativamente o dinamismo dos fluídos, espessando a fáscia e atrapalhando o mecanismo fisiológico de deslizamento que deve ocorrer entre suas camadas;

- **pH da fáscia:** a fáscia apresenta terminações nervosas livres que informam ao sistema nervoso algumas condições fisiológicas com mudanças de temperatura e o pH. A viscosidade da fáscia parece ter relação direta com alguns fatores como a temperatura, concentração iônica e o pH. Exercícios físicos que promovem aumento da temperatura, reduzem a tensão e viscosidade da fáscia, e a respiração e nutrição influenciam diretamente o pH;

- **Interação somática neuro-fascial:** a fáscia é um órgão sensorial permeado de aferentes primários, especialmente nas camadas mais superficiais. Quando a fáscia se encontra sob condição de tensão mecânica contínua, alterações patológicas na inervação ocorrem, aumentando a quantidade de fibras nociceptivas que geram ou mantém um estado inflamatório. A irritação dos aferentes primários na fáscia é capaz de iniciar a liberação de neuropeptídios que podem eventualmente provocar uma inflamação neurogênica com sensibilização central e periférica;

- **Interação autonômica neuro-fascial:** a tensão fascial parece ser regulada por atividade autonômica que controla células musculares lisas, independente do tônus muscular esquelético;

- **Influências metabólicas:** algumas células de tecido conectivo respondem ao estresse mecânico, induzindo a síntese de colágeno e o remodelamento da matriz. Fatores de crescimento e hormônios (GH e outros) mediam esses processos, ou sejam, têm grande influência sobre a tensão e textura da fáscia;

- **Piezoeletricidade:** é uma propriedade de várias estruturas biológicas, baseada no fato que uma força mecânica é convertida em estímulo elétrico através de polarização induzida por estresse e vice-versa. O colágeno pode, via transdução eletromecânica, realizar intercâmbio de informações físicas desde o nível macroscópico até o nível celular, seja por via direta ou processo bioquímico. É plausível que as modificações arquitetônicas do colágeno após eventos de lesão, cirurgia ou inflamação crônica, podem modificar as respostas piezoelétricas da região afetada, repercutindo diretamente sobre a fisiologia da fáscia;

- **Epigenética:** são as mudanças hereditárias coletivas no fenótipo devido a processos que surgem independentemente da sequência primária de DNA. Vários fatores podem influenciar: radiações, drogas, infecções, dietas, estilo de vida, etc. A epigenética parece estar relacionada ao controle de diversos processos celulares, como, por exemplo, a regeneração tecidual. Modificações epigenéticas podem alterar a função imune, levando então a respostas inflamatórias e distúrbios crônicos nos tecidos conectivos.

Tais modificações estruturais e funcionais da fáscia poderiam justificar cada um dos sinais clínicos das disfunções somáticas encontrados palpatoriamente (*TART*). Em virtude do recente aumento significativo do conhecimento científico sobre as diversas características fisiológicas da fáscia, Tozzi[16] propôs a importância primordial desse tecido na gênese das disfunções somáticas.

Outros modelos

Uma hipótese defende que as contrações musculares geram metabólitos, que por via reflexa, poderiam despolarizar os neurônios motores gama. Esse fator causaria excitação das fibras aferentes Ia e II. A chegada de estímulos dessas fibras na medula espinhal excitaria as fibras motoras gama, que causam mais contrações e consequentemente mais liberação de metabólitos de fadiga.[17] Reflexões sobre mecanismos vasculares e características tixotrópicas musculares relacionadas às disfunções somáticas também são discutidas. Os estudos parecem mostrar a relação dessas alterações com as disfunções, porém falham em evidenciar que seriam seus mecanismos etiológicos.[17]

Outra proposição descrita, sugeriu que um *feedback* positivo entre dor – espasmo muscular – dor, descrito por Travell em 1942, poderia estar relacionado às disfunções somáticas. A hipótese que um espasmo muscular pode causar dor, e que a dor poderia manter o espasmo muscular, pode ser relevante na compreensão das disfunções somáticas.[17] Poucos estudos sustentam essas afirmações e caso fossem fundamentais, pacientes que utilizassem medicamentos para combater a dor talvez não necessitassem buscar auxílio de tratamentos manipulativos para corrigir essas alterações mecânicas funcionais.

Quando as disfunções somáticas ocorrem nos níveis intervertebrais surgem mais hipóteses de fenômenos relacionados. Fryer, em 2003,[7] descreveu que o aprisionamento de meniscoides intra-articulares, entorses nas articulações apofisárias, adesões peri-articulares e deslocamento do núcleo discal podem estar associados às disfunções intervertebrais.

Em revisão publicada no ano de 2016, Gary Fryer[4] colocou em questão a disfunção somática e seus não muito cientificamente claros processos fisiopatológicos e suas manifestações clínicas, assim como sua relevância para a profissão osteopática mundo afora. Para ele, o emprego do termo *disfunção somática*, pode não ter um significado tão bem estabelecido para propósitos diagnósticos entre osteopatas, e seu uso pode não ser muito interessante na presença de um paciente que pode ter a impressão de uma verdadeira lesão estrutural e não uma alteração funcional.

Como supracitado, diversas descrições de hipóteses sobre os mecanismos fisiológicos envolvendo as disfunções somáticas foram postuladas, porém, diversos aspectos como sua etiologia e suas repercussões mecânicas, neurológicas e sistêmicas continuam sendo discutidos e pesquisados até os dias atuais. Os trabalhos científicos a serem realizadas devem responder muitas questões que ainda perduram. Modelos bem embasados devem abandonar hipóteses obsoletas e clarear não somente a compreensão sobre os fenômenos em si, mas também em relação às técnicas de tratamento mais indicadas.

DISFUNÇÕES SOMÁTICAS E ADAPTAÇÕES

O corpo humano tem imensa capacidade de autorregulação, se adaptando às condições que o afetam externa ou internamente. Esses mecanismos adaptativos são direcionados principalmente pelo sistema neuroendócrino e seus componentes relacionados, como parte da luta para buscar ou manter a homeostase.

É considerada a disfunção somática primária, aquela que ocorre de forma inicial considerando-se a cronologia de eventos, e esta pode manter um padrão de adaptação, incluindo as disfunções que ocorrem secundariamente a esse primeiro estresse.[2]

"A disfunção primária é a que mantém um padrão total de disfunção, incluindo outras disfunções secundárias. A primeira disfunção a aparecer temporalmente."[2]

As disfunções consideradas como secundárias "surgem desde respostas mecânicas ou neurofisiológicas subsequentes a um problema primário...":[2]

Liem *et al.*[12] sugerem algumas distinções das disfunções somáticas e suas adaptações:

- **Disfunção somato-somática**: quando uma disfunção primária somática (estruturas osteomioarticulares) leva a uma disfunção secundária via conexões fasciais, ligamentares, musculares ou neurais;
- **Disfunção somato-visceral**: quando uma disfunção primária de tecidos somáticos afeta secundariamente estruturas viscerais, via conexões fasciais, ligamentares ou vasculares. Essa relação envolve principalmente as disfunções vertebrais/medulares e suas possíveis repercussões viscerais via sistema nervoso autônomo;
- **Disfunção viscero-somática**: distúrbios em órgãos que podem repercutir no sistema neuromusculoesquelético;

- **Disfunção viscero-visceral**: uma disfunção primária de um órgão causando adaptações secundárias em outro, via suas conexões neurais, vasculares, fasciais;
- **Disfunção psicossomática ou psico visceral**: situações de estresse psicológico agudas ou crônicas podem sobrecarregar a capacidade homeostática, e o corpo pode reagir locais (ex: contraturas musculares) ou globais (redução da função linfocitária, aumento da secreção de cortisol, reações involuntárias via sistema límbico e autonômico);
- **Disfunção somato-psicológica ou viscero-psicológica**: quando as disfunções somáticas primárias que causam dor, aumento do tônus simpático, alterações neuroendócrinas, etc., que secundariamente levam a sobrecargas psicológicas.

Vias neurofisiológicas das adaptações:

A disfunção somática de uma articulação periférica (por exemplo, cotovelo) ou mesmo de uma víscera (por exemplo, tireoide) pode, por via reflexa, causar disfunções secundárias nos segmentos medulares e seus tecidos correspondentes. O bombardeio aferente ao sistema nervoso central, proporcionado pela ativação anormal dos nociceptores e proprioceptores localizados em distintos tecidos, é mantido cronicamente pela disfunção somática primária. Nesse exemplo dado, as disfunções secundárias poderiam ocorrer nos próprios segmentos cervicais que controlam a atividade sensoriomotora tanto do cotovelo, quanto da tireoide. Tais receptores sobrecarregados podem estar localizados em diversos tecidos, como, por exemplo, os tecidos capsuloligamentares de articulações vertebrais e periféricas, as fáscias viscerais e neuromeníngeas, ou até mesmo na pele e fáscia superficial (cicatrizes). As informações contínuas e crônicas desses receptores sob stress (mecânico, químico) na disfunção primária, alcançam o corno posterior de um segmento medular, e podem evocar alguns mecanismos como a inflamação neurogênica e manutenção de atividade eferente contínua (facilitação), afetando secundariamente a fisiologia de tecidos como músculos esqueléticos, vasos (artérias, veias e linfáticos), vísceras e fáscias que fazem parte mesmo segmento medular. Ou seja, a disfunção primária dada como exemplo no cotovelo ou tireoide poderia causar distúrbios através de reflexos somato-somáticos e víscero-somáticos, respectivamente. O mecanismo inverso também pode ser levado em consideração, quando uma disfunção vertebral primária causa adaptações em tecidos periféricos por meio de reflexos somato-somáticos e/ou somato-viscerais. Cabe ao osteopata buscar, sempre, a disfunção primária nesse processo para a sua correção poder interromper esse circuito anormal.

Vias mecânicas das adaptações:

Uma disfunção primária também pode afetar estruturas próximas ou mesmo distantes por meio de suas conexões fasciais. Um exemplo pode ser dado por uma disfunção somática no joelho, causando alterações nas características físicas e arquitetônicas de fáscias locais, inicialmente. Devido às interações de todo o contínuo sistema fascial (ler capítulo sobre as fáscias), as tensões primárias facilmente se projetam para outros segmentos como a pelve, por exemplo. Consequentemente, isso pode restringir a mobilidade da articulação coxofemoral ou sacroilíaca correspondente – disfunção secundária. Também é possível expandir esses princípios às relações de um órgão com outro (s), e também de um órgão com segmentos musculoesqueléticos, devido às conexões entre as fáscias viscerais e as musculoesqueléticas. Por exemplo, uma tensão do pericárdio (disfunção primária) afetando secundariamente a mobilidade de vértebras torácicas; ou também o aumento da densidade fascial do músculo psoas afetando secundariamente a mobilidade do rim relacionado.

Quanto mais adaptações o corpo apresenta, menos capacidade de defesa o mesmo terá.

LESÃO OSTEOPÁTICA TOTAL

Descrito inicialmente em 1920 por Arthur Becker e desenvolvido adiante (1954) por Fryette, é um conceito que leva em consideração o ser como um todo e as influências que o meio interno e ambiental têm no organismo.[12] Abrange a somatória de todas as disfunções somáticas de um indivíduo, e a relação estabelecida entre elas.[7] Considera a integração fisiológica entre todos os diferentes sistemas, e como uma alteração de mobilidade tecidual (disfunção) pode impactar em diferentes mecanismos fisiológicos corporais afetando distintas funções fisiológicas.

A análise diagnóstica osteopática considera o individualismo e globalidade, busca as principais disfunções localizadas em distintos tecidos para compreender a cronologia e interrelação dos problemas, sempre com a proposta fundamental de encontrar a "lesão/disfunção primária". Sua correção pode ser a chave para reestabelecer e normalizar os *inputs* sensoriais dos tecidos afetados, quebrando um ciclo neurofisiológico disfuncional que manteria uma complexa rede de adaptações e compensações corporais generalizadas – lesão osteopática total.

DIAGNÓSTICO DAS DISFUNÇÕES SOMÁTICAS

O diagnóstico da disfunção somática é realizado clinicamente por exame físico composto por palpação tecidual e testes manuais que devem ser devidamente treinados. É imprescindível analisar os parâmetros descritos anteriormente (*TART*), que devem estar presentes em eventuais disfunções somáticas.[3,6,10] Cada segmento e tecido corporal que apresente mobilidade fisiológica, pode ser avaliado por meio de testes e ausculta que podem ser aplicados de maneira global ou específica (ler capítulo sobre os testes de mobilidade disponível nessa obra).

O treinamento manual é fundamental para que se desenvolva a sensibilidade e percepção necessárias na realização da palpação e dos testes de mobilidade teciduais. As teorias e hipóteses sobre os movimentos fisiológicos obviamente merecem ser totalmente compreendidas, para que se tenha noção do que perceber nos movimentos normais e também disfuncionais de uma estrutura corporal qualquer. Entretanto, somente a realização de exercícios práticos de forma repetitiva levará o osteopata ao desenvolvimento da percepção manual necessária para entrar em contato com a real sensação, mobilidade dos tecidos e saber diagnosticar as eventuais disfunções. Nesse caso, a experiência e o treinamento do toque das mãos ensina mais que qualquer leitura.

Ao longo da história da Osteopatia e outras práticas manuais, diversos testes manuais para cada tecido foram e vem sendo desenvolvidos. Os testes ensinados têm como metas básicas buscar analisar parâmetros como a densidade, textura, elasticidade, sensibilidade dolorosa, e claro, a mobilidade dos tecidos. Os testes de mobilidade levam em consideração a palpação de segmentos, áreas ou referências anatômicas, e podem ser direcionados pelo osteopata de maneira ativa ou passiva.

Até os dias atuais, alguns estudos foram feitos no intuito de analisar a credibilidade de alguns dos diversos testes palpatórios utilizados clinicamente por osteopatas e praticantes de outros métodos manuais. Observando a imensidão de testes disponíveis na literatura e a quantidade e qualidade de artigos publicados a respeito até o momento, é possível perceber claramente que muitos testes de mobilidade amplamente utilizados ainda merecem ser pesquisados experimentalmente. Além da diminuta quantidade de pesquisas de qualidade sobre o assunto, muitas não mostram confiabilidade elevada entre examinadores. Fryer, em 2003,[7] ressaltou a necessidade de mais quantidade estudos objetivos que possam validar os testes diagnósticos clinicamente utilizados. A extensa revisão publicada por Najm *et al.*,[18] em 2004, mostrou a carência que existe na publicação de trabalhos sobre os importantes testes de mobilidade utilizados na área. Triijfel *et al.* (2004)[19] publicaram um estudo de revisão no qual analisaram com profundidade estudos nos quais foi avaliada a mobilidade passiva de segmentos vertebrais, cervicais e lombares. A grande maioria das pesquisas encontradas pelos autores apresentou metodologia questionável, e os poucos estudos aceitáveis mostraram confiabilidade baixa a moderada.

Um estudo experimental foi realizado para que diferentes osteopatas realizassem a palpação de referências anatômicas da pelve de indivíduos vivos e também de um modelo anatômico. O objetivo foi analisar a simetria palpatória das espinhas ilíacas anterossuperiores, proeminências ósseas comumente palpadas clinicamente. Ocorreu baixa confiabilidade de resultados entre os avaliadores.[20] Fryer e seu grupo, em 2005,[21] demonstraram em seu estudo que a palpação de referências anatômicas da pelve e o teste de flexão sentado, frequentemente ensinados em escolas de osteopatia para avaliar a mobilidade sacroilíaca, apresenta confiabilidade de pobre a moderada. Porém, quando os testes foram treinados para que fossem aplicados de forma padronizada, sua confiabilidade aumentou significativamente. Isso comprova a necessidade de treinamento e padronização dos testes ensinados nas escolas osteopáticas mundo afora.

Em outra pesquisa, dois avaliadores (quiropraxistas) experientes analisaram a mobilidade passiva dos segmentos lombares. A confiabilidade dos testes nessa pesquisa também se mostrou de moderada a baixa.[22] Noutro trabalho, três osteopatas residentes aplicaram testes diagnósticos na coluna lombar de 119 voluntários, analisando parâmetros como a tensão tecidual, simetria/assimetria ósseas e mobilidade dos segmentos palpados. Os avaliadores foram submetidos a treinamento e foi possível concluir que esse fator aumenta consideravelmente a confiabilidade, especialmente quando a tensão dos tecidos moles é analisada.[23] Paulet e Fryer,[24] em 2009, demonstraram resultados relativamente homogêneos na avaliação da tensão dos músculos paravertebrais na coluna torácica, um dos parâmetros usados na análise da disfunção somática.

Dois estudos publicados sobre testes aplicados na coluna cervical apresentaram resultados animadores, e também, corroborando com diversas outras pesquisas demonstraram que a experiência e treinamento são fundamentais para alcançar credibilidade nos achados dos testes. Num desses estudos, foi avaliada a mobilidade vertebral em indivíduos com fusão vertebral cervical congênita e os avaliadores foram capazes de perceber a hipomobilidade segmentar em sua grande maioria.[25] Já Hall *et al.* (2008) demonstraram que o conhecido teste de flexão-rotação para C1 pode ser bastante confiável, até mesmo em avaliadores inexperientes.[26]

Diferentes metodologias de avaliação de disfunções somáticas podem ser encontradas descritas. Os tipos de testes podem variar muito na literatura e consequentemente entre as escolas que buscam lecionar a Osteopatia. As pesquisas realizadas até o momento mostram claramente que o treinamento padronizado de testes produz melhor fiabilidade científica. A ciência na área da Osteopatia, além de buscar repostas sobre os efeitos fisiológicos desencadeados pelas técnicas aplicadas, também deve analisar mais profundamente diversas outras situações, como, por exemplo, a credibilidade dos testes diagnósticos utilizados clinicamente.

RELAÇÃO DAS DISFUNÇÕES SOMÁTICAS COM QUADROS ÁLGICOS

Alguns estudos já foram realizados para relacionar a presença de disfunções somáticas com determinados sintomas e patologias. A manifestação de dor lombar, sintoma mais frequente do corpo humano, e a prevalência de disfunções somáticas e sua severidade foram estudadas.[27-29] A presença e severidade de disfunções lombares foi investigada em dois grupos por dois examinadores. Restrição de mobilidade e aumento da tensão tecidual foram parâmetros mais incidentes no grupo de indivíduos com dor lombar, porém a assimetria palpatória rotacional e a sensibilidade palpatória das vértebras não foram os achados mais presentes no grupo sintomático comparando ao assintomático. Já a severidade dos quatro elementos utilizados para avaliar a presença de disfunções (*TART*) se mostrou significativamente maior no grupo com dor.[27]

Outro estudo feito com 455 adultos com lombalgia buscou relacionar a presença de disfunções com a severidade dos sintomas. O diagnóstico das disfunções foi realizado por 15 avaliadores, considerando os quatro critérios típicos de avaliação (*TART*). As regiões analisadas foram a coluna torácica baixa, coluna lombar, sacro e ilíacos. O estudo mostrou que existe prevalência de disfunções somáticas na presença de dor, especialmente nos segmentos lombar e sacral, e também que a severidade da dor lombar tem relação com a severidade das disfunções somáticas na própria coluna lombar.[28] As relações entre dor lombar, depressão e disfunções somáticas também já foi analisada por Licciardone *et al.*[29] A presença de depressão e a quantidade de disfunções somáticas encontradas foram diretamente relacionadas ao grau de severidade da dor lombar.

REFERÊNCIAS

1. Liem, T. A.T. Still's Osteopathic Lesion Theory and Evidence-Based Models Supporting the Emerged Concept of Somatic Dysfunction. The Journal of the American Osteopathic Association. 2016; 116 (02): 654-661.
2. American Association of Colleges of Osteopathic Medicine (AACOM).Glossary of Osteopathic terminology Nov 2011.
3. Fryer G. Somatic Dysfunction: Updating the Concept. Australian Journal of Osteopathy. 1999; 10 (2): 14-19.
4. Fryer G. Somatic Dysfunction: An osteopathic conundrum. International Journal of Osteopathic Medicine. 2016; 02 (2): 1 – 12.
5. Sammut EA, Searle-Barnes PJ, Searle-Barnes P. Osteopathic Diagnosis. 1 ed. Cheltenham: Nelson Thornes, 1998.
6. DiGiovanna EL, Schiowitz S, Dowling DJ. An Osteopathic Approach to Diagnosis and Treatment. 3 ed. Lippincott Williams & Wilkins, 2005.
7. Parsons J, Marcer N. Osteopathy: Models for Diagnosis, Treatment and Practice. 1 ed. Elsevier Health Sciences, 2006.
8. Fryer G. Intervertebral dysfunction: a discussion of the manipulable spinal lesion. Journal of Osteopathic Medicine. 2003; 6 (2):64-73.
9. Chila AG. Foundations of osteopathic medicine, 3 ed. Philadelphia: Lippincott Williams & Wilkins; 2010.
10. Stone C. Science in the Art of Osteopathy: Osteopathic Principles and Practice. Nelson Thornes, 1999.
11. Greenman PE. Principios da Medicina Manual. 2 ed. Editora Manole, 2001.
12. Liem T, Patterson M, Fruhnwein J. Somatic dysfunction and compensation. In:____Foundations of Morphodynamics in Osteopathy: An integrative approach to cranium, nervous system, and emotions. Handspring, 2017. Cap. 15, 217 – 250.
13. Korr I. Proprioceptors and somatic dysfunction. The Journal of the American Osteopathic Association. 1975 mar; 74: 638-650
14. Van Buskirk RL. Nociceptive reflexes and the somatic dysfunction: A model. The Journal of American Osteopathic Association. 1990; 90 (9): 792–809.
15. Howell J N, Willard F. Nociception: New Understandings and Their Possible Relation to Somatic Dysfunction and Its Treatment. Ohio Research and Clinical Review. 2015; 15.

16. Tozzi P. A unifying neuro-fasciagenic model of somatic dysfunction - Underlying mechanisms and treatment - Part I. Journal of Bodywork & Movement Therapies. 2015: 1-15.
17. Knutson GA, Owens EF. Active and passive characteristics of muscle tone and their relationship to models of subluxation / joint dysfunction. Part II. Journal of the Canadian Chiropratic Association. 2003; 47 (4): 269-283.
18. Najm W I, Seffinger M A, Mishra S I, Dickerson V M, Adams A, Reinsch S, Murphy L, Goodman A F. Content validity of manual spinal palpatory exams - A systematic Review. BMC Complementary and Alternative Medicine 2003; 3: 1-14.
19. Trijffel EV, Anderegg Q, Bossuyt PMM, Lucas C. Inter-examiner reliability of passive assessment of intervertebral motion in the cervical and lumbar spine: A systematic review. Manual Therapy. 2005 Nov; 10 (4), 256–269.
20. Bengaard K, Bogue RJ, Crow WT. Reliability of diagnosis of somatic dysfunction among osteopathic physicians and medical students. Osteopathic Family Physician (2012) 4, 2-7.
21. Fryer G, McPherson HC, O'Keefe. The effect of training on the inter-examiner and intra-examiner reliability of the seated flexion test and assessment of pelvic anatomical landmarks with palpation. International Journal of Osteopathic Medicine. 2005 Dec; 8 (4): 131–138.
22. Mootz RD, Keating JC Jr, Kontz HP, Milus TB, Jacobs GE. Intra- and interobserver reliability of passive motion palpation of the lumbar spine. Journal of Manipulative and Physiological Therapeutics. 1989; 12(6): 440-445.
23. Degenhardt BF, Snider KT, Snider EJ, Johnson JC. Interobserver Reliability of Osteopathic Palpatory Diagnostic Tests of the Lumbar Spine: Improvements From Consensus Training. Journal of the American Osteopathic Association. 2005; 105 (10): 465 – 473.
24. Paulet T, Fryer G. Inter-examiner reliability of palpation for tissue texture abnormality in the thoracic paraspinal region. International Journal of Osteopathic Medicine. 2009 Sep; 12 (3): 92–96.
25. Humphreys B K, Delahaye M, Peterson C K. An investigation into the validity of cervical spine motion palpation using subjects with congenital block vertebrae as a 'gold standard'. BMC Musculoskeletal Disorders 2004, 5:19.
26. Hall T, Robinson K. The flexion–rotation test and active cervical mobility—A comparative measurement study in cervicogenic headache. Manual Therapy 2004 (9): 197–202.
27. Snider KT, Johnson JC, Snider EJ, Degenhardt BF. Increased Incidence and Severity of Somatic Dysfunction in Subjects With Chronic Low Back Pain. Journal of the American Osteopathic Association. 2008 Aug;108 (8): 372-378.
28. Licciardone JC, Kearns CM. Somatic Dysfunction and Its Association With Chronic Low Back Pain, Back-Specific Functioning, and General Health: Results From the OSTEOPATHIC Trial. Journal of the American Osteopathic Association. 2012 Jul; 112 (7): 420-428.
29. Licciardone JC, Gatchel RJ, Kearns CM, Minotti DE. Depression, Somatization, and Somatic Dysfunction in Patients With Nonspecific Chronic Low Back Pain: Results From the OSTEOPATHIC Trial. Journal of the American Osteopathic Association. 2012 Dec; 112(12): 783-791.

Capítulo 11

AS VÍSCERAS – MOVIMENTOS E DISFUNÇÕES

Gustavo Luiz Bortolazzo

Um dos principais objetivos do tratamento manipulativo osteopático é normalizar os ritmos corporais e isso inclui devolver a mobilidade aos diversos tecidos corporais, nas diversas partes do corpo. Para atingir este objetivo é importante que o osteopata conheça a movimentação normal de cada tecido, inclusive dos tecidos que compõem as vísceras.

O sistema visceral engloba todos os sistemas orgânicos que se situam no interior do tórax, abdômen, pelve e região anterior do pescoço. Compreendem os sistemas digestório, respiratório, cardiovascular e geniturinário (glândulas, vasos sanguíneos e linfáticos e os tecidos que se relacionam com estes sistemas). Para desempenharem funções vitais, estes sistemas funcionam, principalmente, por estímulos neurológicos, mecânicos e hormonais.

Os estímulos neurológicos e hormonais são modulados por centros integradores de informações advindas dos diversos tecidos viscerais. A medula espinhal, o tronco cerebral, o hipotálamo e a amígdala cerebral são exemplos de centros integradores neurológicos e a hipófise, a tireoide e o fígado são exemplos de centros integradores hormonais.

Os estímulos mecânicos (tração e compressão) ocorrem entre os tecidos, entre partes de um mesmo tecido e entre as células e são modulados pela intensidade e frequência destes estímulos.

ESTÍMULOS NEUROLÓGICOS

Os estímulos neurológicos que controlam o funcionamento visceral se dão pelo sistema nervoso visceral, que tem dois principais componentes: o sistema aferente e o sistema eferente (sistema nervoso autônomo).

A aferência visceral se dá por fibras nervosas originadas na própria víscera e que têm seu núcleo ao nível do gânglio da raiz posterior dos nervos espinhais (neste caso terminam no corno posterior da substância cinzenta medular) ou em núcleos dos nervos cranianos vago, glossofaríngeo e facial no tronco cerebral ou ao nível sacral,[1] via nervos pélvicos e pudendo. Além disso, o nervo frênico também transmite informações aferentes, principalmente as provenientes da fáscia visceral das glândulas, levando-as até os níveis cervicais 3, 4 e 5, de onde são repassadas a outras regiões do sistema nervoso.

No corno posterior da medula fazem sinapses com neurônios que formam as vias ascendentes (relativas à interocepção), que chegam até o tronco cerebral e tálamo, principalmente (vale ressaltar que em todos estes níveis há modulação – aumento ou atenuação – do estímulo). Algumas sensações se tornam conscientes (dor visceral, sensação de plenitude gástrica…) por chegarem até o córtex cerebral, principalmente pelas vias tálamo-corticais.

Na maioria das vísceras, os axônios aferentes acompanham os axônios do sistema nervoso simpático, passam pelos gânglios do sistema nervoso autônomo, porém não fazem sinapses nestes gânglios, como mostra a **Figura 11.1**.

A eferência visceral se dá pelo sistema nervoso autônomo, dividido em sistema nervoso simpático e sistema

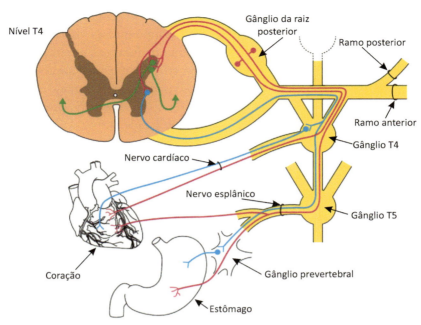

Figura 11.1. Aferência visceral.
Fonte: Modificada de Haines, 2013

nervoso parassimpático. Ambos são modulados por estímulos provenientes do encéfalo, especialmente pelo eixo hipofisário-hipotalâmico, como descrito anteriormente.

É importante para o Osteopata reconhecer estes sistemas, principalmente para poder intervir no modelo neurológico e metabólico/energético de interrelação estrutura e função e para poder executar o tratamento seguindo também os conceitos propostos por Kuchera e Kuchera,[3] integrando o tratamento craniano e ao nível da pelve e coluna vertebral durante o tratamento de pacientes com disfunções somáticas viscerais.

ESTÍMULO HORMONAIS

Os estímulos hormonais se dão pela ação de hormônios provenientes das próprias vísceras (por exemplo, cortisol, prolactina, glucagon...) e por hormônios provenientes de estruturas como a hipófise (por exemplo, a somatotropina, tirotropina...). Estes hormônios, muitas vezes, intervêm na própria víscera que o produziu (por exemplo, a somatostatina, que é produzida no pâncreas e estimula a produção de insulina e glucagon do próprio pâncreas) e muitas outras vezes intervêm em outros tecidos/glândulas do corpo (por exemplo, a aldosterona, que é produzida nas suprarrenais e estimula a retenção de sódio e água nos rins).

Conhecer estas relações também auxilia o Osteopata a entender como uma disfunção num tecido pode interferir em tecidos/sistemas à distância, o que reforça o conceito de unidade do corpo.

Fatores que mantém as vísceras unidas

As vísceras se mantém unidas entre si por diversos fatores, que devem ser considerados para o entendimento da abordagem osteopática visceral. Entre estes fatores estão o efeito turgescência, a pressão intracavitária, o efeito de dupla folha, o sistema ligamentar, o sistema dos mesos e os sistemas dos omentos.

O efeito turgescência é a capacidade do órgão de ocupar o máximo de espaço possível dentro de uma cavidade (peritônio, pleura, pericárdio). Isto acontece pela elasticidade e pelo efeito vascular e faz com que as vísceras se mantenham coesas.

A pressão intracavitária é igual à média das pressões intraviscerais e se contrapõe à pressão extracavitária, composta pela gravidade, pressão atmosférica e tensão dos músculos que formam as paredes. Somada ao efeito turgescência, a pressão intracavitária forma uma "massa visceral" relativamente homogênea.

O efeito de dupla folha se estabelece entre duas superfícies lisas que estão, unidas por uma fina camada de líquido e que só podem deslizar entre si, sem se separar. Este efeito ocorre no sistema visceral revestido por peritônio, pleura, pericárdio visceral e parietal, separados por uma fina camada de líquido que, além de facilitar o deslizamento entre as camadas, contribui para unir as vísceras, uma vez que gera um efeito de ventosa entre elas.

O sistema ligamentar se dá por pregas pleurais ou peritoniais, que unem uma víscera à outra ou ao sistema musculoesquelético. Ele mantém a víscera no seu local e gera eixos para movimentação visceral. São exemplos de ligamentos viscerais o ligamento suspensor do duodeno (ligamento de Treitz), ligamento suspensor da pleura, ligamento coronário, ligamento uterossacral, entre outros.

Os mesos são pregas do peritônio/pleura que os unem com a víscera. São muito flexíveis e têm pouca função mecânica e sua principal função é envolver e proteger o conteúdo vasculonervoso das vísceras. São exemplos de mesos: mesentério, mesocólon, mesopneumônio e o mesogástrio.

Os omentos assemelham-se aos mesos e unem os elementos do tubo digestivo entre si. Além de sua função vasculonervosa, também sustentam os órgãos onde se inserem.

Em muitos casos, a movimentação visceral está influenciada pela somatória de eixos formados pelos mesos, omentos e ligamentos viscerais.

As principais funções do sistema visceral são as trocas gasosas, assimilação e absorção de nutrientes, excreção e procriação. Para que estas funções sejam executadas de maneira adequada é importante que o sistema visceral esteja interagindo anatômica e fisiologicamente com os sistemas musculoesquelético e craniano.

Há importantes conexões do sistema visceral com o sistema musculoesquelético (ligamentos, mesos) e com o sistema craniano (sistema nervoso parassimpático, fixações fibrosas na base do crânio). Estas relações também reforçam o conceito de unidade do corpo proposto por Still[4], conforme descrito no **Capítulo 3**.

Diversos fatores, como a condição estrutural da víscera, a integridade da sua inervação, o aporte sanguíneo e a drenagem venosa e linfática são importantes para as vísceras desempenharem suas funções de maneira adequada. Entre eles, destaca-se a mobilidade visceral, que ocorre em diferentes níveis e que pode ser mensurada pelo exame de ultrassom ou por fluoroscopia, já tendo sido demonstrado que esta mobilidade ocorre nos três planos do espaço.[5,6]

O movimento visceral

A víscera se movimenta em relação às estruturas ao seu redor (por exemplo, a cada ciclo respiratório o fígado se movimenta em relação ao diafragma) e diferentes partes de uma mesma víscera se movimentam entre si (por exemplo, durante a respiração, um lobo pulmonar se movimenta em relação ao outro). Há também o movimento das vísceras ocas durante o peristaltismo e o esvaziamento visceral (por exemplo, durante a micção e evacuação) e a mobilidade entre as células que compõe cada víscera.

Essa mobilidade é possível porque as vísceras estão envolvidas por um tecido seroso (normalmente em duas camadas, como peritônio parietal e visceral), que faz com que uma víscera se movimente em relação à outra e em relação a uma parede muscular ou óssea, ou que uma parte de uma víscera se movimente em relação à outra parte da mesma. Esta liberdade é essencial para o funcionamento de todas as vísceras, especialmente as ocas (por exemplo, estômago, bexiga urinária, útero), que alteram seu calibre de acordo com a quantidade de substâncias (quimo, urina) presentes em seu interior.

Entretanto, para que haja mobilidade é necessário que incidam forças sobre as vísceras, e sua identificação facilita o entendimento de cada tipo de movimento visceral.

Há três forças principais que incidem sobre as vísceras para que se movimentem:

1. a compressão/tração exercida pelo diafragma e pela caixa torácica (mobilidade),
2. os movimentos do tronco, pescoço, cintura escapular e da pelve (motricidade) e
3. o movimento celular/compressão e descompressão (motilidade).

O movimento visceral é a resultante da interação destas forças. Além delas, também repercutem sobre as vísceras as ondas mecânicas provenientes dos batimentos cardíacos e da pulsação arterial.

A cada inspiração, o diafragma exerce pressão sobre as vísceras abdominais e tração sobre as vísceras torácicas; já, durante a expiração, ocorre a influência contrária sobre as mesmas vísceras. Isto faz com que as vísceras abdominais e torácicas se adaptem, com movimentos tridimensionais, a cada ciclo respiratório.

Durante a inspiração, o diafragma baixa como um todo, tracionando as bases dos pulmões e o pericárdio no sentido inferior. As bases pulmonares são tracionadas pelas conexões fibrosas existentes entre a pleura da base pulmonar e o diafragma, o pericárdio é tracionado pela tração dos ligamentos freno pericárdicos. Esta tração ocorre sobre todas as vísceras torácicas, inclusive sobre o mediastino e seu conteúdo (i. e., traqueia, esôfago, grandes vasos cardíacos e pulmonares, timo) a cada ciclo respiratório.

A excursão inferior do diafragma gera compressão sobre as vísceras abdominais, principalmente as mais altas, como o estômago, fígado, rins e baço, que têm que se movimentar para adaptarem-se à compressão.

Durante a expiração, o diafragma sobe, comprime as vísceras torácicas e traciona as vísceras abdominais, principalmente as vísceras que apresentam conexões estruturais com o diafragma, como é o caso do fígado (pelos ligamentos triangulares direito e esquerdo e ligamento coronário), estômago (pelo ligamento gastrofrênico), intestino grosso (pelos ligamentos frenocólicos direito e esquerdo), rins (pela fáscia renal), baço (pelo ligamento freno esplênico), entre outros.

O movimento visceral modulado pelo diafragma é tridimensional, pois o diafragma tem forma de cúpula, o que faz com que exerça força sobre as vísceras abdominais em sentido inferior, medial e anterior a cada inspiração. Cabe ressaltar que se a inspiração/expiração for forçada/máxima, a excursão visceral será maior.

Durante a inspiração, o estômago, por exemplo, gira no sentido horário, sua borda inferior se desloca posteriormente e sua parte esquerda se desloca no sentido anterior.

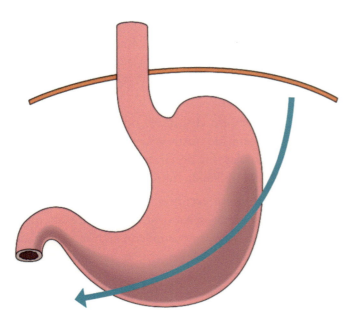

Figura 11.2. – Exemplo de mobilidade visceral (estômago).

Já o fígado gira no sentido anti-horário, sua borda inferior se desloca posteriormente e sua parte direita se desloca no sentido anterior. Os rins se deslocam no sentido inferior e ligeiramente lateral.

Tozzi et al.[6] comparam a mobilidade do rim direito, por meio de avaliação ultrassonográfica, entre indivíduos assintomáticos e indivíduos com lombalgia. Para tanto, mediram a excursão renal desde a máxima inspiração até a máxima expiração, observando diminuição da mobilidade do rim direito nos indivíduos com lombalgia. Este trabalho mostra que pode haver correlação entre diminuição da mobilidade visceral e sintomas musculoesqueléticos, conhecimento que é bastante difundido entre os Osteopatas e que vem sendo embasado cientificamente nos últimos anos.

É importante salientar que, se o diafragma apresentar disfunção somática e, consequentemente, diminuição da mobilidade, haverá repercussão direta sobre a quantidade/qualidade do movimento visceral, podendo interferir sobre sua função ou repercutir em outros sistemas que dependem da boa função/mobilidade da víscera.

O movimento visceral modulado pelos movimentos do tronco, coluna cervical, cintura escapular e pélvica (denominado motricidade visceral) depende do movimento realizado e, consequentemente, das trações e compressões que o sistema musculoesquelético gera nas vísceras. Estes movimentos são adaptações que as vísceras realizam quando forças são impostas sobre elas e/ou quando o espaço que ela ocupa (caixa torácica, abdômen) tem seu formato, e/ou tamanho alterados.

Cabe ressaltar que o sistema musculoesquelético se move pela ação dos músculos esqueléticos, inervados pelo sistema nervoso somático, portanto a motricidade das vísceras depende da boa mobilidade articular e dos tecidos moles da coluna vertebral, do tronco e das cinturas escapular e pélvica.

Durante a inclinação esquerda do tronco, por exemplo, as vísceras localizadas à esquerda do tórax (pulmão esquerdo) e abdômen (estômago, baço, rim esquerdo) são comprimidas e as vísceras localizadas à direita (pulmão direito, a maior parte do fígado, rim direito) são tracionadas. Todas as vísceras se adaptam a esta tração/compressão de acordo com suas possibilidades de movimentação.

Durante a flexão do tronco, as vísceras abdominais se adaptam seguindo um trajeto anterior.

Durante a flexão dos braços, a capacidade pulmonar aumenta progressivamente, pois há extensão da coluna vertebral e elevação da parte anterior da caixa torácica. Como a pleura parietal está conectada à camada profunda da fáscia epimisal profunda do tronco, o pulmão é

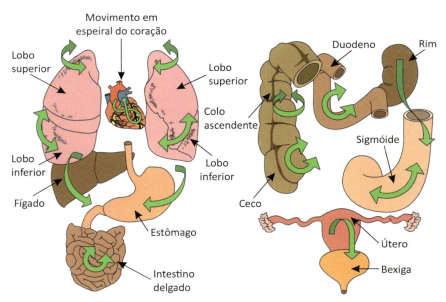

Figura 11.3. – Representação esquemática da motilidade visceral.
Fonte: Modificada de Busquet-Vanderheyden, 2009[7]

tracionado e tende a aumentar sua capacidade no final deste movimento.

A motilidade visceral é resultado da memória celular.[8,9] Durante o desenvolvimento embrionário, as vísceras se posicionam, cada uma, em seu local correto. Isto ocorre porque as células viscerais, assim como as outras células, apresentam "memória". A célula mantém na memória o movimento que realizou para chegar à sua posição (por exemplo: o fígado se desloca para direita e o cólon descendente se desloca à esquerda) e precisa deste movimento celular para ser saudável, mesmo após o desenvolvimento.

A motilidade se dá na direção do movimento que a víscera realiza durante o desenvolvimento embrionário. Por exemplo, o tubo digestivo alonga, gira e, em seguida, migra, parte dele no sentido anti-horário (numa vista anterior) e parte dele no sentido horário (numa vista superior).[9]

Este movimento celular apresenta duas fases: uma em que a víscera se aproxima da linha média e outra que se afasta da linha média, porém ambas as fases são compostas por movimentos tridimensionais.

Já, para Helsmoortel *et al.*[10] motilidade é a alteração intrínseca de forma e volume (expansão/retração) que ocorre nas vísceras de acordo com a demanda e os ritmos biológicos, que auxilia no fluxo de fluidos nos seus tecidos.

CONSIDERAÇÕES FINAIS

Quando há diminuição da mobilidade/motricidade/motilidade visceral e/ou alteração da viscoelasticidade, a víscera encontra-se em disfunção somática, que pode se dar por alteração da estrutura do tecido, da contratilidade da fáscia relacionada, bem como pela alteração do metabolismo e do pH, dos fluidos, da piezoeletricidade e de fatores neurológicos e epigenéticos.[11]

A disfunção somática visceral é definida pelo Glossário de Terminologia Osteopática[12] como

"diminuição ou alteração da mobilidade do sistema visceral e de seus elementos fasciais, neurológicos, vasculares, esqueléticos e linfáticos associados".

Uma víscera em disfunção pode gerar sintomas da própria víscera, de outra víscera que é relacionada anatômica, vascular, funcional, metabólica ou neurologicamente e/ou no sistema musculoesquelético.

O duodeno, por exemplo, se estiver em disfunção somática, pode gerar cólica (por espasmo de sua musculatura lisa), gastrite (se o duodeno estiver espasmado pode diminuir a velocidade do esvaziamento gástrico), dor lombar (pela sua relação fascial com a parede posterior do abdômen) e/ou dor interescapular (pelo mecanismo de dor referida).

É muito comum, em consultórios de Osteopatas, que o paciente busque tratamento de sintomas musculoesqueléticos e que as principais disfunções, que justificam tais sintomas, sejam viscerais.

REFERÊNCIAS

1. Doerffler MJ, Neuhuber WL. Rectospinal neurons: evidence for a direct projection from the enteric to the central nervous system in the rat. Neurosci Lett 1988;92:121–5.
2. Haines, Duane E., and Gregory A. Mihailoff. Fundamental neuroscience for basic and clinical applications. Elsevier Health Sciences, 2017.
3. Kuchera, William A., and Michael L. Kuchera. Osteopathic principles in practice. Greyden Press LLC, 1994.
4. Still AT. The philosophy and mechanical principles of osteopathy. Kansas City: Hudson-Kimberly Pub. Co.;1902.
5. Finet G, Williame C. Treating visceral dysfunction. Portland: Stillness Press; 2000.
6. Tozzi, P., D. Bongiorno, and C. Vitturini. "Low back pain and kidney mobility: local osteopathic fascial manipulation decreases pain perception and improves renal mobility." Journal of Bodywork and Movement therapies 16.3 (2012): 381-391.
7. Busquet-Vanderheyden M. As cadeias fisiológicas: abdomen e pelve. v.6. Barueri: Manole; 2009.
8. Barral JP, Mercier P. Manipulaciones viscerales. v.1. 2.ed. Barcelona: Elsevier-Masson; 2009
9. Stone CA. Visceral and obstetric osteopathy. London: Churchill Livingstone; 2007
10. Helsmoortel J, Hirth T, Wührl P. Visceral osteopathy: the peritoneal organs. Seattle: Eastland Press; 2010.
11. Tozzi, Paolo. "A unifying neuro-fasciagenic model of somatic dysfunction–Underlying mechanisms and treatment–Part I." Journal of bodywork and movement therapies 19.2 (2015): 310-326.
12. Glover, J. Glossary of osteopathic terminology. Foundations of Osteopathic Medicine; 2011

Capítulo **12**

O CRÂNIO – MOBILIDADE E DISFUNÇÕES

Eduardo Silveira Bicalho
Tatiane Garcia Stancker Moreno

GENERALIDADES

As articulações do corpo humano podem ser classificadas, baseadas em sua estrutura, como **Sinoviais**, **Cartilaginosas** e **Fibrosas**, sendo o último tipo o menos móvel. As suturas são tipos de articulações fibrosas encontradas entre a maior parte dos ossos do crânio,[1] o qual durante muito tempo foi considerado por anatomistas e antropologistas como um segmento corporal formado por dezenas de ossos que se articulava de maneira praticamente imóvel. Em grande parte das obras de anatomia humana tradicional, é descrito que as suturas cranianas podem ter diferentes formatos e encaixes, e que geralmente se fundem na vida adulta com variações individuais de idade para que isso ocorra.[2]

Esse conceito da imobilidade dos ossos cranianos passou a ser contestado no início do século XX, quando surgiram os conceitos iniciais da Osteopatia no âmbito craniano. Desde então sugere-se a existência de movimentos cíclicos e involuntários entre ossos cranianos, suas articulações e suas membranas. Seguindo os princípios da filosofia osteopática ensinada por Still, um de seus discípulos buscou descrever a fisiologia da mobilidade craniana e propôs métodos de análises e abordagens manuais das restrições mecânicas dos tecidos cranianos para poder influenciar esse movimento fisiológico.

Esse capítulo descreve aspectos históricos da osteopatia no campo craniano, seus mecanismos e hipóteses fisiológicas, assim como as pesquisas relacionadas às teorias implicadas nessa área.

W.G. SUTHERLAND – O IDEALIZADOR

William Garner Sutherland (1873 – 1954), aluno de A.T. Still, é considerado o pai da Osteopatia craniana. Estudou na *American School of Osteopathy*, em Kirksville, nos Estados Unidos, onde se graduou em 1899.[3] Foi pioneiro na proposição que o crânio teria mobilidade fisiológica cíclica e inerente, e desde então várias diferentes hipóteses buscam descrever os mecanismos responsáveis por esses movimentos.

Observando atentamente detalhes da anatomia, os encaixes entre os ossos de um crânio desarticulado chamaram sua atenção por volta do final do século XIX[3]. Em especial, o osso esfenoide e a escama do osso temporal o fizeram lembrar de guelras de um peixe e de engrenagens presentes em um possível mecanismo de mobilidade do crânio,[3,4] seguindo a filosofia de Still – "o movimento é vida".

Após graduar-se em Osteopatia, estabeleceu sua prática clínica em Minnesota e depois de suas observações iniciais, passou cerca de 30 anos estudando profundamente e realizando experiências em seus pacientes e nele mesmo para que posteriormente pudesse compartilhar suas ideais com seus colegas. Sugeriu a presença de um movimento sutil, rítmico e involuntário da caixa craniana denominado por ele como o "mecanismo respiratório primário" (MRP).[3,6] Esse mecanismo foi inicialmente descrito no ano de 1939 na primeira obra publicada por Sutherland, "*The Cranial Bowl*".[5] O autor sugeriu na época

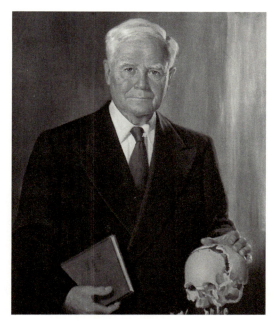

Figura 12.1. – William Sutherland
Fonte: Modificado de The cranial bowl.[5]

que esses movimentos seriam causados por ritmos de contração e dilatação dos ventrículos cerebrais em decorrência da produção e bombeamento do líquido cerebrospinal. Insinuou que esse mecanismo afetaria a respiração celular e outros processos fisiológicos orgânicos,[5,6] e que seria um mecanismo fisiológico vital para o ser humano – "sopro da vida".[5] Na literatura atual, outros termos podem ser encontrados relacionados ao movimento inerente do crânio além do termo inicialmente denominado por Sutherland de MRP, como o "ritmo craniosacral" (RCS) ou também o "impulso rítmico craniano" (IRC) que vem sendo amplamente utilizado na atualidade.

Inicialmente Sutherland utilizou em sua prática clínica as técnicas cranianas nos casos em que a osteopatia "estrutural/parietal" não obtinha resultados satisfatórios, e em crianças com problemas motores e psíquicos.[7] Seus resultados surpreendentes o consagraram e tornaram seu método conhecido, e em pouco tempo a osteopatia craniana acabou sendo agregada aos ensinamentos da osteopatia tradicional de Still, enriquecendo essa filosofia. Em 1946, cerca de sete anos após a publicação da primeira obra referente à osteopatia craniana de Sutherland, foi fundada a associação de osteopatia craniana, vinculada à academia americana de osteopatia. Para Sutherland, a osteopatia craniana seria apenas uma área de expansão da osteopatia ensinada por Still e não uma especialidade a parte. Ele faleceu com 82 anos, deixando discípulos admiráveis como Harold Magoun, Denis Brooks e Viola Frymann.

A osteopatia craniana desde então vem sendo ensinada nas escolas de osteopatia ao redor do mundo. Desde seu surgimento até os dias atuais, permanece sendo como um dos campos mais interessantes e polêmicos da Osteopatia.

O MOVIMENTO RESPIRATÓRIO PRIMÁRIO DE SUTHERLAND

Para o Glossário de Terminologias Osteopáticas:

"... refere-se ao mecanismo de condução presumido inerente (primordial) da respiração interna em oposição ao ciclo de respiração diafragmática (inalação e exalação). Refere-se ainda ao movimento interconectado inato de cada tecido e estrutura do corpo. A saúde ótima promove a função ideal e a função inerente desse movimento interdependente pode ser alterada negativamente por trauma, estados de doença ou outra patologia. Acredita-se que o mecanismo afete a respiração celular e outros processos corporais."[6]
Segundo Sutherland.[5]

- Primário: relacionado ao processo de respiração tecidual interna do sistema nervoso central;
- Respiratório: relacionado à função fisiológica do intercâmbio de fluidos necessários para o metabolismo normal e a bioquímica, não apenas do sistema nervoso central, mas também de todas as células do corpo;
- Mecanismo: todas as unidades trabalham como uma unidade nessa fisiologia.

O modelo do MRP de Sutherland postula que os movimentos cranianos são involuntários e independentes da respiração pulmonar e da frequência cardíaca.[8] Desenvolveu suas teorias, as quais documentou no livro *The Cranial Bowl*,[5] onde descreveu os cinco elementos anatômicos e fisiológicos principais do MRP:[5,6,9,10]

Motilidade inerente do sistema nervoso central:

Sutherland propôs que as células do sistema nervoso apresentam movimentos próprios, como ciclos, compostos por uma etapa de enrolamento e outra de desenrolamento.[3,11] Segundo essa teoria, essa mobilidade autônoma provocaria alterações recorrentes no formato dos hemisférios cerebrais seguindo o seu desenvolvimento embriológico, e esse fator seria a principal fonte do MRP.[4,6,8]

Flutuação rítmica do líquido cerebrospinal:

O líquido cerebrospinal (LCE) é um fluído encontrado internamente e também envolvendo todo o sistema nervoso central. Tradicionalmente vem sendo descrito que esse líquido é produzido pelos plexos coroides dos ventrículos laterais e do terceiro e quarto ventrículos. E que após sua formação, o líquido circula por todo o sistema nervoso para que afinal seja absorvido pelos seios venosos cranianos, especificamente nas vilosidades aracnoides encontradas principalmente no seio sagital superior. Apoiado nessas definições anatômicas da época, Sutherland descreveu que os ciclos de expansão e retração do sistema nervoso causariam flutuações pressóricas no LCE.[4,6,8]

Mobilidade articular dos ossos cranianos:

O formato das suturas entre os ossos cranianos reflete a possibilidade de certos movimentos entre os mesmos.[11] Para Sutherland, os encaixes entre os ossos com formatos de verdadeiras "engrenagens", seriam essenciais para a mecânica craniana. Segundo ele, restrições desses pequenos movimentos causariam problemas locais e que poderiam se propagar para outras regiões do corpo.[4,6,8]

Mobilidade das membranas (meninges) intracranianas e intraespinal:

As meninges envolvem e protegem todo o sistema nervoso central. São compostas por três camadas: a pia-máter (mais interna), aracnoide (intermediária) e a dura-máter (mais externa). A dura-máter é composta por uma dupla camada de tecido conectivo denso e pouco elástico. A camada externa dessa membrana adere-se ao periósteo internamente aos ossos do crânio, penetra nas suturas e se torna continua com o periósteo externo do crânio. A camada interna cobre o cérebro e a medula e forma lâminas duplas de dura-máter: a tenda do cerebelo, a foice do cérebro e a foice do cerebelo.[3]

Ao deixar o crânio, a dura-máter apresenta importantes fixações no forame magno e nas vértebras cervicais superiores, para que se estenda pelo canal vertebral até se inserir caudalmente na pelve, mais especificamente no sacro.[3] Para Sutherland,[5] as membranas sofrem constantes modificações de tensão durante os ciclos do MRP, sendo responsáveis pela transmissão dos movimentos entre os ossos cranianos e a pelve devido às suas inserções anatômicas nessas estruturas.[4,6,8]

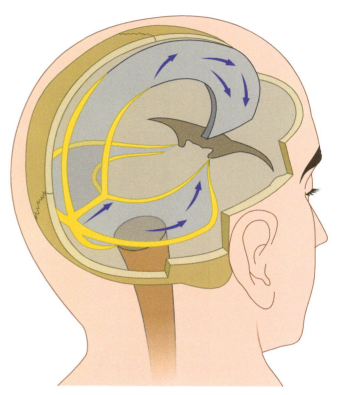

Figura 12.2. As membranas cranianas.
Modificado de Chaitow[12]

Mobilidade do sacro entre os ilíacos:

O movimento iniciado no crânio, segundo Sutherland, se propaga para o sacro de tal forma que este se movimenta livremente e inerentemente entre os ossos ilíacos. A dura-máter é a conexão principal entre o crânio e sacro, fazendo com que os movimentos ocorram de forma simultânea em condições normais. Ou seja, em cada uma das etapas de movimento dos ossos cranianos, o sacro deve acompanhar esses movimentos de forma simultânea, induzido pela tensão imposta na dura-máter. Sutherland denominou como "membranas de tensão recíproca", a conexão de dura-máter entre o crânio, coluna vertebral e o sacro.[4,6,8]

Sutherland defendeu a teoria que essa mobilidade fisiológica inerente dos ossos cranianos estava presente na saúde, e que as restrições ou disfunções do MRP poderiam ser causadas por traumas, doenças sistêmicas ou outras patologias.[6,11] Desenvolveu técnicas de análise e tratamento do MRP e a partir da década 1940, iniciou os ensinamentos da osteopatia craniana. Acompanhada por muitas dúvidas e questionamentos desde seu princípio, algumas hipóteses sobre a fisiologia desse movimento involuntário do corpo humano vêm sendo propostas e investigadas pela comunidade científica.

HIPÓTESES SOBRE A MOBILIDADE CRANIANA

As proposições iniciais de Sutherland eram que os movimentos intrínsecos e rítmicos do cérebro causariam flutuações do líquido cerebrospinal e tensões membranosas que se propagariam pelos ossos cranianos, sacro e o resto do corpo.[10]

Após as descrições iniciais sobre a mobilidade craniana, outros autores descreveram diferentes teorias sobre sua fisiologia. Alguns acabaram também criando abordagens derivadas com a proposta de avaliar e tratar os tecidos cranianos, como no caso da craniopatia (Cottam 1956), a técnica sacro-occipital (Dejarnette 1975/1978) e a terapia craniosacral (Upledger 1983).[12]

A verdadeira origem da mobilidade inerente do crânio ainda é desconhecida. Além das hipóteses de Sutherland, outras foram e vêm sendo sugeridas:

- A produção e absorção cíclicas do líquido cerebrospinal no sistema nervoso central criariam movimentos que se propagariam no crânio e restante do corpo;[13]
- A mobilidade seria resultante da combinação de outros movimentos involuntários como a respiração diafragmática, a pulsação arterial, e o peristaltismo dos órgãos;[14]
- Atividade elétrica que ocorre no cérebro causaria uma espécie de motricidade que se espalha pelo corpo;[14]
- Resquícios da mobilidade que ocorre no desenvolvimento embriológico dos tecidos do corpo humano;[14]
- Resultante da atividade do sistema nervoso autônomo sobre as artérias.[15]

Upledger[13] propôs um modelo sobre a fisiologia dos movimentos cranianos embasado na hipótese que as alterações pressóricas causadas pelo líquido cerebrospinal, sendo este produzido de forma intermitente nos ventrículos, causaria uma motilidade no sistema nervoso e consequentemente no restante do crânio. Sua teoria defende que os ciclos de expansão e retração do crânio poderiam ser controlados por um sistema composto por receptores sensoriais localizados nas suturas cranianas que seriam neurologicamente relacionados aos centros de produção e absorção do líquido cerebrospinal nos ventrículos. Os receptores teriam papel de proporcionar um *feedback* dos movimentos do crânio, auxiliando no controle da produção e absorção do líquor.[13]

A hipótese de Upledger[13] baseia-se no conceito que o líquido cerebrospinal é produzido nos ventrículos cerebrais (plexos coroides), segue para o espaço subaracnóideo flutuando por todo o sistema nervoso, sendo absorvido em sua maior parte nos seios venosos (vilosidades aracnoides). Porém, o modelo tradicional relacionado à produção e absorção do líquido cerebrospinal vem sendo contestado, o que poderia comprometer as bases hipotéticas relacionadas a esses fatores. Podemos iniciar com uma extensa revisão publicada em 2013 por Chickly e Quaghebeuer[16] que relatou os diversos estudos científicos que já foram feitos sobre a produção do líquor, e o modelo clássico descrito em muitos livros de anatomia e fisiologia parece não ter suporte científico tão significativo. Pesquisas experimentais sugeriram que os plexos coroides dos ventrículos produzem apenas parte do líquido cerebrospinal e não todo seu volume, e que os capilares do sistema nervoso também teriam seu papel na produção desse fluído. Além disso, alguns estudos mostraram que o sistema venoso e linfático presente na dura e pia-máter tem função na absorção do líquido cerebrospinal e não somente os seios venosos. Sintetizando, diferentemente do que descreve o modelo tradicional, os estudos sugerem que o líquido cerebrospinal parece ser produzido e absorvido em qualquer espaço do sistema nervoso que o líquido circula.[16]

Recentemente, um sistema de drenagem cerebral, foi descrito e denominado como Sistema glinfático (glia+linfático). Onde os vasos cerebrais são envoltos por um espaço perivascular (Espaço de Virchow-Robin), formado pelos astrócitos. Este conduto permite que o LCR seja conduzido para o parênquima cerebral para a manutenção do líquido intersticial e realize a nutrição do tecido cerebral. Da mesma forma, direciona toxinas, proteínas e demais metabólitos residuais para as vênulas, até atingirem as veias cerebrais.[17,18] Ainda não há consenso sobre a mecânica neurofluídica do LCR onde já foram sugeridos hipóteses descrevendo que este sistema tem como força motriz a pulsação arterial e a respiração diafragmática, outros que o fluxo se dá por convecção e difusão. Estas características indicam que não se trata de um sistema com fluxo dinâmico, complexo e bidirecional.[19,20]

Outras diferentes possibilidades sobre a fisiologia do MRP são apresentadas em diversas obras e artigos. Ferguson[9] citou em seu trabalho a hipótese que alterações rítmicas na vasomotricidade arterial levariam às flutuações na pressão sanguínea intracraniana. Para esse autor, esse fator poderia ter importante papel nos movimentos dos ossos cranianos.[9]

Já Moskalenko et al.[21] descreveram em uma revisão extensa baseada em diversas pesquisas científicas, a participação importante do sistema vascular cerebral e da circulação do líquido cerebrospinal na mobilidade craniana. A complexa estrutura desses sistemas, que determinam pressão e volumes de líquidos dentro da cavidade craniana, sofrem flutuações lentas que poderiam ser a causa fundamental dos ciclos de movimentos cranianos.[21]

As pesquisas realizadas no século XXI por Nelson e colaboradores[15,22] relacionam o MRP com as ondas vasomotoras de Traube-Hering-Mayer, que são controladas pelo sistema nervoso autônomo. Os autores sugerem que os ciclos de mobilidade craniana parecem ter íntima relação com fenômeno fisiológico.

Bordoni *et al.* sugerem que o ritmo craniano sentido pelo osteopata é derivado do cérebro e da medula espinhal influenciados pelo movimento respiratório diafragmático e batimento cardíaco, criando ondas de tensão, de dentro para fora, que se propagam através dos tecidos meníngeos em um sentido crânio-caudal e latero-medial. Porém, devido às propriedades viscoelásticas e de amortecimento das meninges (papel fundamental para a proteção do SNC, principalmente em casos de traumas cranianos), o MRP resulta em um ritmo mais lento, quando comparado à frequência respiratória e cardíaca.[23,24]

Várias outras distintas hipóteses sobre a fisiologia da produção dos movimentos cranianos são encontradas na literatura com algumas divergências. Entretanto, as principais obras de autores respeitados no assunto que descrevem a mecânica dos movimentos cranianos seguem, em sua maioria, um padrão muito semelhante sobre os movimentos em si. A seguir serão descritas as bases da fisiologia dos movimentos cranianos exibidos nas principais obras disponíveis na literatura, e em seguida serão abordadas algumas pesquisas científicas relevantes sobre o assunto.

FISIOLOGIA DOS MOVIMENTOS CRANIANOS DURANTE O MRP/IRC

As principais obras relacionadas à Osteopatia craniana descrevem o IRC tendo duas fases alternantes de movimentos entre os ossos cranianos, as fases são denominadas como flexão (expansão) e a extensão (retração).[5,6,25] Esses movimentos podem ser palpados e sentidos no crânio e também pelo resto do corpo.[25]

A terminologia empregada para descrever a mobilidade dos ossos cranianos é semelhante àquela utilizada para descrever a mobilidade da coluna vertebral e das extremidades.[3] Durante esse ciclo bifásico, os ossos ímpares da linha média do crânio (occipital, esfenoide, vômer, etmoide) realizam basicamente movimentos rotacionais em torno de eixos transversais, denominados de flexão e extensão.[3,8,11]

A sincondrose esfenobasilar é uma articulação central do crânio, entre o osso occipital e esfenoide. Recebe certo destaque na mecânica craniana, sendo considerada uma zona chave. Por estar localizada centralmente na base craniana, sugere-se que a mobilidade dessa articulação influencie e seja influenciada pela mecânica do resto do crânio. A análise detalhada de seus padrões de movimento pode expor condições gerais da mobilidade craniana, assim como mostrar adaptações disfuncionais em outras partes do crânio.

Na fase de flexão do IRC, o esfenoide realiza movimento rotacional no sentido anterior e o occipital e o etmoide rodam posteriormente.[8] O vômer é deslocado caudalmente pelo corpo do esfenoide, levando o palato duro na mesma direção, e, consequentemente, aumentando a tensão transversal sobre a arcada maxilar.[11]

A **Figura 12.3**, abaixo, ilustra esquematicamente a mecânica de alguns ossos do crânio na fase de flexão. Movimentos que ocorrem por meio de eixos transversais.

Os ossos pares da periferia do crânio (temporais, parietais, maxilares, zigomáticos, etc.) realizam movimentos chamados de rotação externa na fase de expansão (flexão), e rotação interna na fase de retração do crânio (extensão).[8,11] Esses movimentos ocorrem através de eixos dispostos em diferentes planos de espaço, pois são movimentos tridimensionais.

A resultante dos movimentos dos ossos do crânio causa alterações no diâmetro do crânio:[11]

- A fase flexão aumenta o diâmetro transversal e reduz o diâmetro anteroposterior;

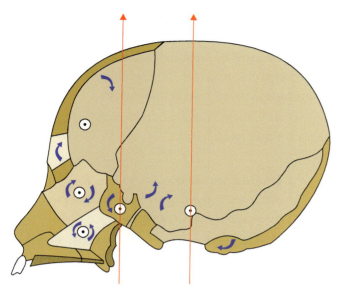

Figura 12.3. – Representação esquemática dos movimentos dos ossos ímpares na fase de flexão craniana.
Modificado de Gehin[26]

- A fase de extensão reduz o diâmetro transversal e aumenta o diâmetro anteroposterior.[6,11]

Sugere-se nas descrições tradicionais que na fase de flexão do IRC a sincondrose esfenobasilar seja tensionada no sentido superior. Com citado anteriormente, a dura-máter se insere firmemente na base do crânio, especialmente no forame magno do occipital, e envolve toda a medula espinhal até se inserir inferiormente no sacro. O deslocamento superior da sincondrose esfenobasilar e do forame magno do occipital na fase de flexão do IRC se propaga até o sacro de tal forma que provoque um movimento: sua base se desloca no sentido posterior e seu ápice anteriormente.[25] Esse movimento do sacro no IRC é descrito como flexão em virtude da etapa que simultaneamente deve ocorrer no crânio. Ocorre através de um eixo transversal que passa pela área do segundo segmento sacral, chamado de eixo respiratório do sacro.[3]

Na fase de extensão do IRC ocorre o movimento oposto dos ossos e membranas no sentido de seu retorno a posição neutra.[8,12] A **Figura 12.4** demonstra os movimentos simultâneos entre crânio e sacro nas fases de flexão e extensão do IRC.

Com descrito anteriormente, existem diferentes teorias sobre as causas do movimento inerente do crânio. Da mesma forma também existe uma variação na descrição de diversos autores em relação à frequência considerada normal desse ritmo:

- Sutherland: 10 a 14 ciclos por minuto;[5]
- Brookes: 12 a 14 ciclos por minuto;[12]
- Greenman: 10 a 14 ciclos por minuto;[11]

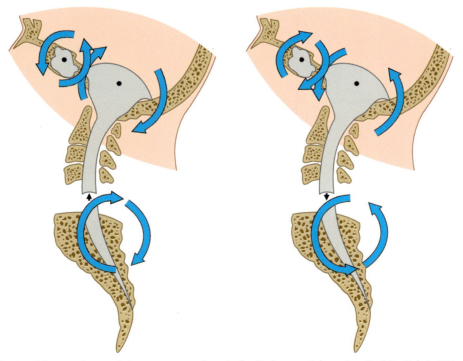

Figura 12.4. Movimento simultâneo entre o crânio e o sacro na fase de flexão (esquerda) e extensão (direita) do IRC.
Modificado de ECOP.[6]

- Mitchell Jr: 6 a 12 ciclos por minuto;[12]
- Retzlaff: 6 a 12 ciclos por minuto;[27]
- Upledger: 6 a 12 ciclos por minuto;[13]
- Nelson *et al.*: 4 a 8 ciclos por minuto.[22]

O IRC é avaliado palpatoriamente no crânio de tal forma que alguns parâmetros são analisados com maior atenção como a amplitude, qualidade, simetria e frequência dos movimentos.[13] Qualquer alteração nesses parâmetros e sensações de restrição indicam disfunções que podem ser tratadas através das técnicas manuais que objetivam atuar no tecido conectivo (e seus receptores) disposto entre as suturas, nas membranas de tensão recíproca, nas estruturas neurais, nos forames e nos vasos e fluidos cranianos.[12] A palpação desses movimentos extremamente sutis e da densidade tecidual do crânio necessita da muita prática e concentração.

Sugere-se que o IRC pode se encontrar aumentado em casos de:[3]

- Febre sistêmica;
- Após tratamento efetivo do MRP;
- Logo após exercício físico vigoroso.

E que esse ritmo pode encontrar-se reduzido em algumas situações:[3]

- Estresse físico e emocional;
- Fadiga crônica;
- Infecções crônicas;
- Depressão ou outras condições psiquiátricas;
- Envenenamento ou outras condições debilitantes.

Esses conceitos fisiológicos são descritos por muitos autores e ensinados em várias escolas de Osteopatia ao redor do mundo. A validade científica dessas hipóteses é questionada, discutida e analisada em várias pesquisas já realizadas até o momento. O último tópico desse capítulo irá abordar algumas dessas pesquisas realizadas, as quais demonstram a existência de mobilidade no crânio, porém divergem em relação a seus padrões e frequência.

DISFUNÇÕES CRANIANAS

Após suas longas observações e constatações, Sutherland propôs a mecânica da mobilidade de cada osso e sutura craniana, assim como a forma de analisar e abordar esses tecidos em condições disfuncionais. As disfunções cranianas seguem os mesmos conceitos de qualquer disfunção somática: restrições de mobilidade teciduais em um ou vários parâmetros de movimento.

Segundo Liem *et al.*[27] subdividem as disfunções cranianas em quatro categorias:

- **Disfunções ósseas:** alterações funcionais da estrutura, movimentos fisiológicos e posicionamentos dos ossos cranianos;
- **Disfunções membranosas/fasciais:** alterações funcionais nas estruturas fasciais/membranosas do sistema craniosacral, como as meninges do cérebro e medula, bainha conectiva dos nervos espinhais e cranianos;
- **Disfunções de tecido neural:** alterações funcionais específicas de tecidos neurais;
- **Disfunções fluídicas:** modificações na atividade rítmica do sistema craniosacral que repercutam sobre o líquido cerebrospinal;
- **Disfunções eletrodinâmicas:** supõe-se que as disfunções cranianas possam interferir em forças elétricas e magnéticas que influenciam em processos fisiológicos do corpo como o crescimento e regeneração.

Sugere-se que as restrições ao nível craniano podem causar repercussões locais ou até mesmo distantes devido às conexões mecânicas e fisiológicas que o crânio tem com várias estruturas e sistemas corporais.[28] Pode-se dar como exemplo algumas relações:

- Emergem da base do crânio, nervos que auxiliam no controle da atividade visceral de quase todos os órgãos torácicos, abdominais e pélvicos. Congestões nessas áreas "chave" podem influenciar negativamente as estruturas ali dispostas;
- A glândula hipófise, que produz e armazena importantes hormônios que controlam o sistema endócrino corporal, localiza-se no centro do crânio, sendo revestida por parte de uma das meninges cranianas, a tenda hipofisária. Seguindo os princípios da osteopatia craniana, sugere-se que restrições membranosas e distúrbios relacio-

nados à vascularização da hipófise possam ser fontes de desequilíbrios no sistema;

- Cadeias fasciais, compostas por tecido conectivo que reveste as vísceras, músculos, ossos, vasos e estruturas neurais, conectam mecanicamente o crânio a várias estruturas distantes;
- A conexão entre a pelve e o crânio pela dura-máter (fáscia neuromeníngea) faz com que o crânio se adapte prontamente às disfunções ou problemas estruturais da pelve e vice-versa;
- No crânio, encontram-se os captores posturais oculares e mastigador, com suas estruturas anatômicas e centros de controle neurológicos. Propõe-se que distúrbios nessas zonas causam adaptações em cadeia, refletindo inclusive na postura do indivíduo.

Essas são algumas das várias interações anatômicas e fisiológicas que devem ser levadas em consideração quando se analisa a anatomia do crânio e a fisiologia de seus elementos como parte de um indivíduo, de maneira global.

O QUE MOSTRA A CIÊNCIA SOBRE A MOBILIDADE CRANIANA

Alguns estudos já foram realizados no campo da mobilidade craniana, sendo que podem ser basicamente divididos em duas categorias: as que são relacionadas à mobilidade dos tecidos cranianos, e as relacionadas aos efeitos das cargas mecânicas e terapêuticas aplicadas no crânio. Nesse capítulo será abordado o primeiro conjunto de pesquisas, e o segundo assunto será descrito no capítulo referente ao tratamento manipulativo craniano.

Estudos que buscam analisar a possibilidade de movimento nos tecidos cranianos de humanos e animais já são realizados há mais de 50 anos. A metodologia dos estudos feitos até então é bastante variada, sendo que distintos parâmetros foram analisados. Alguns autores estudaram a mobilidade cíclica e involuntária do crânio e outros buscaram investigar a mobilidade dos tecidos cranianos em resposta às cargas impostas sobre o crânio. A mobilidade involuntária do crânio já foi investigada por dispositivos que detectam movimentos, exames de imagem e também pela própria palpação. Os estudos que utilizaram a palpação como instrumento de análise, buscaram verificar a consistência entre os examinadores e também relacionaram os possíveis movimentos cranianos a outros movimentos corporais fisiológicos mensuráveis.

Os primeiros estudos sobre a mobilidade craniana foram realizados pelo próprio Dr. Sutherland. Esses experimentos foram peculiares, pois foram aplicados nele mesmo. Simulou restrições nos ossos e suturas cranianas com um aparato metálico que limitava a mobilidade em determinadas zonas de seu crânio. O próprio autor descrevia os sinais e sintomas que percebia.[8] Esses foram os primeiros passos dados em um longo caminho que continua sendo traçado. Entretanto, os resultados foram irrelevantes e inconclusivos em virtude da metodologia aplicada, tornando seus estudos interessantes, porém com resultados vagos e subjetivos.

Experimentos realizados em animais

Experimentos em animais foram realizados com o intuito de avaliar a mobilidade craniana, sendo que dois deles merecem destaque. Em meados da década de 1970, Michael e Retzlaff[29] analisaram a mobilidade do osso parietal em crânios de macacos adultos em diferentes condições. Registraram a presença de mobilidade secundária do osso craniano em virtude de movimentos passivos impostos na coluna vertebral dos animais, sugerindo a propagação dos movimentos entre crânio e pelve imposta pela dura-máter. Também relataram a mobilidade dos parietais em relação à aplicação de cargas mecânicas em outros ossos do crânio, e a existência de movimentos inerentes com frequência de 5 a 7 ciclos por minuto, independentes da respiração e frequência cardíaca.[29] Apesar da metodologia aplicada na época ser questionável, passados quarenta anos, os resultados encontrados se mostram interessantes, pois revelaram três fatores de extrema importância:

- A relação de mobilidade que existe entre os ossos cranianos;
- A mobilidade dos ossos cranianos em relação aos movimentos da coluna vertebral, ou seja, as conexões entre crânio, coluna vertebral e pelve;
- Os movimentos involuntários do crânio: IRC.

Quase vinte anos após, em 1992, Adams et al.[30] conseguiram registrar a mobilidade de uma sutura craniana de gatos. Estudaram a mobilidade dos ossos parietais em gatos anestesiados, com um instrumento posicionado na sutura sagital que detectava movimentos em duas direções: lateral e rotacional. Os objetivos do trabalho foram mensurar os movimentos que ocorrem na sutura em virtude das forças externas aplicadas no crânio e também ao aumento da pressão interna nos ventrículos laterais induzido pela aplicação de líquido cerebrospinal artificial. Os resultados mostraram que as compressões laterais no crânio aplicadas manualmente causavam compressão da sutura sagital e um movimento de rotação interna dos temporais. O aumento da pressão intraventricular provocou uma expansão com movimento de rotação externa dos temporais.[30] Ficou bastante claro com os resultados desse estudo que o crânio dos gatos não é imóvel e estático, e que a pressão imposta pelos fluidos cranianos aparentemente tem relação com a mobilidade.

Experimentos realizados em humanos

Os experimentos feitos em animais trouxeram informações importantes para os pesquisadores da área, entretanto as condições em questão mereciam ser reproduzidas em material humano para desvendar algumas hipóteses.

No início da década de 1970, Frymann[31] realizou uma pesquisa onde foi desenvolvido um equipamento não invasivo para registrar possíveis alterações cíclicas no diâmetro do crânio de humanos vivos. Um equipamento com formato em "U" foi posicionado no crânio, tomando contato com suas porções laterais. Foi constatada a presença de movimentos cranianos rítmicos nos sujeitos avaliados, os quais ocorreram com frequência menor do que a cardíaca e da respiração diafragmática. Não foram registrados pela autora da pesquisa alguns dados como o número de sujeitos utilizados, nem sua idade ou gênero. Os dados quantitativos da pesquisa também não foram expostos claramente.[31] Pode-se questionar a metodologia utilizada assim como a ausência de informações importantes dessa pesquisa, porém os achados não devem ser ignorados e nem sua importância na construção e evolução das linhas de pesquisa e metodologias na área.

Em meados da década de 1980 foi publicado um importante trabalho que analisou a mobilidade do crânio em cadáver fresco. Um equipamento para mensurar as alterações de diâmetro do crânio foi utilizado para analisar as respostas da aplicação de pressões externas e também em relação ao aumento da pressão intracraniana provocada pela injeção de solução salina. Tanto as forças aplicadas externamente quanto o aumento da pressão interna no crânio provocaram modificações em seu diâmetro. Foi constatada a relação direta entre a quantidade de solução salina utilizada para aumentar a pressão craniana e a amplitude de movimento que ocorreu.[32] Os resultados e metodologia aplicados foram bastante significativos cientificamente, de tal forma que ficou explícita a relação entre o movimento craniano e a pressão intracraniana.

Mais recentemente, em 2009, um trabalho determinante foi divulgado na comunidade científica. Imagens de ressonância magnética foram utilizadas como instrumento de avaliação de movimentos cranianos.[33] Oito imagens em cortes transversais do crânio foram coletadas de vinte indivíduos, com intervalos de 45 segundos entre cada registro. Vários parâmetros foram analisados nas imagens como a área, perímetro, distância entre os pontos anatômicos demarcados, entre outros. As modificações de área observadas nas comparações das imagens foram estatisticamente significativas, comprovando que o crânio humano não permanece estático e apresenta mobilidade cíclica.[33] Pesquisas que serão realizadas futuramente utilizando exames de imagem devem buscar analisar a mobilidade específica em cada área ou osso do crânio, assim como a amplitude de movimento em cada uma das etapas de movimento de expansão e de retração do crânio.[33] A partir dos achados dessa pesquisa, torna-se praticamente inquestionável que o crânio humano tem mobilidade periódica.

As pesquisas realizadas em animais e humanos sugerem a possibilidade de mobilidade nos tecidos cranianos e também a real presença de ciclos de movimentos que ocorrem no crânio. A palpação manual é a ferramenta utilizada pelos praticantes de manipulação craniana para perceber e avaliar os movimentos cranianos, e alguns experimentos a utilizaram como instrumento de análise das variáveis. Apesar da subjetividade da percepção manual, algumas metodologias de pesquisa podem ser usadas para minimizar as possibilidades de resultados que não correspondem com a realidade.

O estudo de Hanten et al.[34] buscou avaliar a reprodutibilidade entre dois examinadores que palpam, em dois momentos, a frequência do ritmo craniano de 40 indivíduos. Simultaneamente foi monitorada a frequência cardíaca e respiratória dos indivíduos que compuseram a amostra e também dos pesquisadores para avaliar as possíveis relações. As médias de ritmo craniano encontradas nesse estudo foram menores do que sugerem alguns dos autores responsáveis pela literatura da área (3,6 e 4,2 ciclos/minuto). Os achados dessa pesquisa foram inconsistentes quando foram comparados os resultados dos registros dos movimentos cranianos entre os examinadores e também em relação aos outros movimentos fisiológicos. As maiores relações foram verificadas na análise intra-avaliador, sugerindo que um examinador pode ter consistência avaliando aquilo que ele acredita ser o ritmo craniano.[34]

A palpação também foi utilizada em um estudo feito no intuito de analisar a confiabilidade entre dois examinadores que palparam 49 indivíduos simultaneamente e em momentos diferentes enquanto registravam os movimentos cranianos com um pedal. A frequência do ritmo craniano palpado nesse estudo foi de 2,3 a 3,6 ciclos por minuto. As análises intra e interexaminadores foram inconsistentes e não mostraram relação significativa estatisticamente nesse estudo.[35]

Em pesquisa publicada mais recente, em 2010, a palpação foi realizada em uma amostra de 734 participantes com objetivo de definir a frequência do ritmo craniano e também a confiabilidade entre os examinadores. Três grupos de examinadores foram formados segundo a experiência em manipulação craniana (1 ano, 2 anos e 3 a 25 anos de experiência). Foi possível constatar que quanto mais experiente era o avaliador, menor a frequência do ritmo craniano detectado, sendo registrada a média de 4,8 ciclos/minuto pelo grupo mais experiente. Essa pesquisa também demonstrou que a confiabilidade da percepção do ritmo craniano é maior em avaliadores mais experientes. Foi possível concluir que a experiência, na prática de palpação craniana é fundamental para a percepção dos movimentos e também que a literatura relacionada ao assunto deve levar em consideração frequências de movimentos menores do que o que é tipicamente descrito.[36]

Alguns trabalhos experimentais realizados no início desse século demonstraram achados interessantes que parecem determinantes para a fisiologia do ritmo de movimentos cranianos. A partir dos resultados dessas pesquisas surgiram novas teorias sobre a origem dos impulsos rítmicos cranianos. Foi observada a estreita relação entre a percepção do ritmo de mobilidade craniana com outro fenômeno fisiológico controlado pelo sistema nervoso autônomo, as ondas Traube-Hering-Mayer.

Esse evento fisiológico foi descrito inicialmente em 1865 quando foi registrada a mensuração de flutuações da pressão sanguínea e respiratória, resultando em ondas que se propagam ciclicamente pelo corpo. Está ligado diretamente às atividades barorreflexas dos vasos sanguíneos e linfáticos, sendo que já foi mensurado inclusive nas extremidades corporais (dedo dos pés e mão e orelha). A complexa interação entre os sistemas simpático e parassimpático em conjunto com atividades cardiovasculares (renina-angiotensina) produz essas ondas oscilatórias que parecem aspectos essenciais na homeostase fluídica do corpo humano. As ondas apresentam 5 a 10 ciclos por minuto e seus centros de atividade neuronal estão no assoalho do quarto ventrículo.[37]

No início do século XXI, um experimento utilizando 18 sujeitos saudáveis, mostrou relações diretas entre os ciclos de movimentos cranianos palpados por um avaliador e as ondas cíclicas de Traube-Hering-Mayer, mensuradas pela fluxometria a Doppler.[38] Os autores sugeriram que os dois fenômenos poderiam ser o mesmo evento, ou que essas ondas relacionadas à pressão sanguínea possam ter papel fundamental na origem do ritmo craniano.[38]

Outra pesquisa nessa linha mostrou relação entre o ritmo craniano avaliado palpatoriamente e a velocidade do fluxo sanguíneo, as ondas Traube-Hering-Mayer, mensuradas pela fluxometria a Doppler. A média do ritmo craniano palpado nesse estudo foi 4,54 ciclos por minuto, e as ondas Traube-Hering-Mayer foram registradas com uma razão de 2:1 em relação ao ritmo craniano.[39] Os achados dessas pesquisas também são favoráveis aos princípios fisiológicos do ritmo craniano descritos por alguns autores,[9,21] que sugeriram a relação dos movimentos cranianos com o sistema arterial e nervoso.

Outro estudo, buscou comprovar a detecção do movimento craniano, através da compressão das veias jugulares, ou manobra de Queckenstedt, justificando que muitos autores relacionam o MRP com o aumento da pressão intracraniana através dos fluidos. Desta forma, oito osteopatas vendados, avaliaram o movimento craniano de 6 voluntários e notificaram ao sentir alterações de amplitude do MRP, conseguindo detectar o momento da compressão jugular na palpação do crânio.[40]

Recentemente, Rasmussen e Meulengracht, demonstraram um terceiro ritmo craniano independente da frequência respiratória e cardíaca, através de um equipamento desenvolvido para detectar movimentos físicos de 1mm. Os indivíduos avaliados durante 50 minutos com receptores posicionados nos processos mastoideos, apresentaram três frequências de movimentos captados: o primeiro seguiu o mesmo comportamento do receptor localizado no abdômen, ou seja, o movimento respiratório diafragmático; o segundo pôde ser relacionado com o frequencímetro cardíaco, indicando a influência do fluxo arterial; e o terceiro apresentando uma frequência mais baixa que os anteriores e com ondas, onde os autores sugerem se tratar do MRP descrito por Sutherland.[41]

Os dados encontrados nas pesquisas feitas em animais e humanos sobre a mobilidade e o ritmo craniano são bastante variáveis e muitas vezes conflitantes. As metodologias e análises estatísticas empregadas diferem muito nas pesquisas desenvolvidas até os dias atuais. É possível deduzir, baseado nos resultados expostos, que existe o suporte necessário para que a mobilidade craniana seja levada em consideração. Porém, ainda não é possível concluir qual seria a melhor instrumentação para mensurar esse fenômeno fisiológico e nem qual a sua real frequência no ser humano. A origem fisiológica da mobilidade craniana também permanece descrita de forma hipotética, pois carece de maior embasamento científico. Existe uma imensidão de hipóteses e questionamentos que ainda devem ser esclarecidas. Entretanto, menosprezar ou ridicularizar teorias ainda não investigadas de formas precisas e conclusivas não parece ser o melhor caminho.

REFERÊNCIAS

1. Moore KL, Dalley AF. Anatomia orientada para a clínica. 4 ed. Guanabara Koogan. 2001.
2. Rogers JS, Witt PL. The Controversy of Cranial Bone Motion. Journal of Ortophaedic & Sports Physical Therapy. 1997 Nov; 26 (2): 95 – 103.
3. Chila AG. Foundations of osteopathic medicine, 3 ed. Philadelphia: Lippincott Williams & Wilkins; 2010.
4. Ward R. Foundations for Osteopathic Medicine. Philadelphia: Lippincott Williams & Wilkins, 2003.
5. Sutherland WG. The Cranial Bowl. Monkato: Free Press CO., 1939.
6. American Association of Colleges of Osteopathic Medicine (AACOM).Glossary of Osteopathic terminology Nov 2011.
7. Guy R. La Práctica de la Osteopatía: Principios, técnicas e indicaciones terapéuticas. Madrid: EDAF. 1995.
8. Parsons J, Marcer N. Osteopathy: Models for Diagnosis, Treatment and Practice. 1 ed. Elsevier Health Sciences, 2006.
9. Ferguson A. A review of the physiology of cranial osteopathy. Journal of Osteopathic Medicine. 2003; 6 (2): 74 – 88.
10. Hartman SE, Norton JM. Interexaminer Reliability and Cranial Osteopathy. The Scientific Review of Alternative Medicine. 2002; 6 (1): 23 – 34.
11. Greenman PE. Principios da Medicina Manual. 2 ed. São Paulo: Editora Manole, 2001.
12. Chaitow L. Teoria e Prática da Manipulação Craniana: abordagem em tecidos ósseo e mole. São Paulo: Editora Manole, 2001.
13. Upledger JE. Terapia craniossacral. Roca, 2011.
14. Stone C. Science in the Art of Osteopathy: Osteopathic Principles and Practice. Nelson Thornes, 1999.
15. Nelson KE, Sergueef N, Lipinski CM, Chapman AR, Glonek T. Cranial rhythmic impulse related to the Traube-Hering-Mayer oscilation: comparing laser-Doppler flowmetry and palpation. The Journal of the American Osteopathic Association. 2001 mar; 101 (3): 163-173.
16. Chikly B, Quaghebeur J. Reassessing cerebrospinal fluid (CSF) hydrodynamics: A literature review presenting a novel hypothesis for CSF physiology. Journal of Bodywork & Movement Therapies. 2013 Jul;17(3): 344-354.
17. Hitscherich K, Smith K, Cuoco JA, Ruvolo KE, Mancini JD, Leheste JR, Torres G. The Glymphatic-Lymphatic Continuum: Opportunities for Osteopathic Manipulative Medicine. J Am Osteopath Assoc. 2016 Mar;116(3):170-7.
18. Jessen NA, Munk AS, Lundgaard I, Nedergaard M. The Glymphatic System: A Beginner's Guide. Neurochem Res. 2015;40(12):2583-2599. doi:10.1007/s11064-015-1581-6
19. Taoka T, Naganawa S. Neurofluid Dynamics and the Glymphatic System: A Neuroimaging Perspective. Korean J Radiol. 2020;21(11):1199-1209. doi:10.3348/kjr.2020.0042
20. Yankova G, Bogomyakova O, Tulupov A. The glymphatic system and meningeal lymphatics of the brain: new understanding of brain clearance. Rev Neurosci. 2021 Feb 23;32(7):693-705. doi: 10.1515/revneuro-2020-0106. PMID: 33618444.
21. Moskalenko Y, Frymann V, Kravchenko T, Weinstein G. Physiological Background of the Cranial Rhythmic Impulse and The Primary Respiratory Mechanism. The American Academy Osteopathic Journal. 2003: 13 (2): 21-33.
22. Nelson KE, Sergueef N, Glonek T. Recording the Rate of the Cranial Rhythmic Impulse. The Journal of the American Osteopathic Association. 2006; 106 (6): 337–341.
23. Bordoni B, Walkowski S, Ducoux B, et al. (September 12, 2020) The Cranial Bowl in the New Millennium and Sutherland's Legacy for Osteopathic Medicine: Part 1. Cureus 12(9): e10410.
24. Bordoni B, Walkowski S, Ducoux B, Tobbi F. The Cranial Bowl in the New Millennium and Sutherland's Legacy for Osteopathic Medicine: Part 2. Cureus. 2020 Sep 14;12(9):e10435. doi: 10.7759/cureus.10435.
25. DiGiovanna EL, Schiowitz S, Dowling DJ. An Osteopathic Approach to Diagnosis and Treatment. 3 ed. Lippincott Williams & Wilkins, 2005.
26. Gehin A. Atlas of Manipulative Techniques for the Cranium & Face. 10 ed. Seatle: Eastland Press, 2007.
27. Liem T, Patterson M, Fruhnwein J. Somatic dysfunction and compensation. In:____Foundations of Morphodynamics in Osteopathy: An integrative approach to cranium, nervous system, and emotions. Handspring, 2017. Cap. 15, 217 – 250.
28. Liem T. Cranial Osteopathy: Principles and Practice. 2 ed. London: Elsever, 2004.
29. Michael DK, Retzlaff EW. A preliminary study of cranial bone movement in the squirrel monkey. The Journal of the American Osteopathic Association. 1975 may; 74: 866-869.
30. Adamas T, Heisey R, Smith M, Briner B. Parietal bone mobility in the anesthetized cat. The Journal of the American Osteopathic Association. 1992 may; 92 (5): 599-622.
31. Frymann VM. A study of the rhythmic motions of the living cranium. The Journal of the American Osteopathic Association.. 1971; 70: 1-18.
32. Pitlyk PJ, Piantanida TP, Ploeger DW. Noninvasive intracranial pressure monitoring. Neurosurgery. 1985 oct; 17 (4): 581–584.
33. Crow WT, King HH, Patterson RM, Giuliano V. Assessment of calvarial st ructure motion by MRI. Osteopathic Medicine and Primary Care. 2009; 3 (8): 1 – 6.
34. Hanten WT, Dawson DD, Iwata M, Seiden M, Whitten FG, Zink T. Craniosacral Rhythm: Reliability and Relationships With Cardiac and Respiratory Rates. Journal of Orthopaedic & Sports Physical Therapy. 1998 mar; 27 (3): 213 – 218.

35. Sommerfeld P, Kaider A, Klein P. Inter- and intraexaminer reliability in palpation of the "primary respiratory mechanism" within the "cranial concept". Manual Therapy. 2004; 9: 22 – 29.
36. Sergueef N, Greer MA, Nelson KE, Glonek T. The palpated cranial rhythmic impulse (CRI): Its normative rate and examiner experience. International Journal of Osteopathic Medicine. 2011; 14: 10 – 16.
37. Nelson KE. The Primary Respiratory Mechanism. The American Academy Osteopathic Journal. 2002; 25 – 34.
38. Nelson KE, Sergueef N, Lipinski CM, Chapman AR, Glonek T. Cranial rhythmic impulse related to the Traube-Hering-Mayer oscillation: comparing laser-Doppler flowmetry and palpation. The Journal of the American Osteopathic Association. 2001 mar; 101 (3): 163 – 173.
39. Nelson KE, Sergueef N, Glonek T. Recording the Rate of the Cranial Rhythmic Impulse. The Journal of the American Osteopathic Association. 2006 jun; 106 (6): 337 – 341.
40. Abenavoli A, Pisa S, Maggiani A. A Pilot Study of Jugular Compression (Queckenstedt maneuver) for Cranial Movement Perception. J Am Osteopath Assoc. 2020 Oct 1;120(10):647-654.
41. Rasmussen TR, Meulengracht KC. Direct measurement of the rhythmic motions of the human head identifies a third rhythm. J Bodywork Movement Therapy. 2021 Apr;26:24-29.

Capítulo **13**

OS 5 MODELOS DA APLICAÇÃO DA OSTEOPATIA

Eduardo Silveira Bicalho
Daniel Camilo

INTRODUÇÃO

A filosofia osteopática é apoiada nas relações entre os diversos sistemas e o impacto que as disfunções somáticas geram sobre o organismo como uma unidade. A proposta de tratamento é arranjada por um conjunto vasto de técnicas manuais, que poderiam ser compreendidas como abordagens com efeitos simplesmente mecânicos sobre os tecidos corporais. Porém, utilizando o sistema neuromusculoesquelético e sua interface com os outros sistemas, o tratamento osteopático pode ser aplicado em diferentes contextos que visam, primordialmente, estimular os mecanismos autorregulatórios do corpo humano.

No início da década de 1980, o Conselho Educacional de Princípios Osteopáticos (*Educational Council on Osteopathic Principles* – ECOP) publicou os cinco modelos conceituais relacionados à atuação osteopática, são eles:[1-5]

- Biomecânico-estrutural;
- Neurológico;
- Respiratório-circulatório;
- Metabólico-nutricional;
- Comportamental-biopsicossocial.

Cada um dos modelos expressa maneiras distintas de observação, avaliação, diagnóstico e tratamento através da Osteopatia.[4] São as formas nas quais o praticante desse método integrativo pode influenciar os processos fisiológicos, em diversos contextos, dos indivíduos tratados por ele.[1]

Princípios de anatomia, fisiologia e bioquímica são utilizados como base dos modelos Biomecânico, Neurológico, Respiratório-circulatório (fluídico) e o Metabólico. Através do modelo Biopsicossocial, as relações dos processos mentais, emoções, sentimentos, comportamento, relacionamentos, a reatividade biológica gerada (psico-neuro-endócrina-metabólica), com sua tendência patofisiológica, pode influenciar todos os outros 4 modelos. A interface entre os 5 modelos, entre todos os sistemas do corpo, é feita pelo sistema neuromusculoesquelético. Ele integra funções básicas do corpo e tem papel importante na adaptação às cargas alostáticas, ou seja, na manutenção da condição saudável dos indivíduos.[4]

A abordagem osteopática pode ser aplicada em diversas regiões e tecidos corporais. Por um lado, esse enfoque pode ser observado de maneira minimalista, simplesmente como a aplicação de técnicas regionais que visam restaurar a mobilidade e características físicas dos tecidos conectivos, das articulações, ligamentos e cápsulas. Por outro lado, num contexto mais amplo que envolve o acesso a um determinado modelo de observação ou tratamento, a saúde global do indivíduo é focada. A **Tabela 13.1** descreve as principais estruturas que compõem cada modelo e suas respectivas funções.

A **Figura 13.1** demonstra a interface entre os cinco modelos e o sistema neuromusculoesquelético. Esses mo-

Tabela 13.1. Principais estruturas

MODELO	COMPONENTES ANATÔMICOS	FUNÇÕES FISIOLÓGICAS
Biomecânico	Ossos, músculos, fáscias musculares, articulações, cápsulas e ligamentos da coluna e extremidades.	Postura, mobilidade articular, dos tecidos periarticulares e do tecido conectivo fascial interrelacionado.
Respiratório-circulatório	Diafragmas respiratório, escapular, pélvico, craniano, gânglios e vasos linfáticos, artérias e veias do organismo.	Respiração, circulação, drenagem venosa e linfática.
Metabólico-energético	Glândulas endócrinas e órgãos internos.	Processos metabólicos, digestórios, atividades imunológicas, remoção de toxinas, reparação tecidual e reprodução.
Neurológico	Sistema nervoso central, periférico e autonômico.	Integração de funções corporais, aferências e eferências somáticas, viscerais, exterocepção, interocepção, sensações, propriocepção e coordenação motora.
Biopsicossocial	Cérebro	Reação biológica psico-neuro-endócrino-metabólica – processo interno mental, emocional, relações sociais, laborais e familiares.

Estruturas componentes de cada modelo.

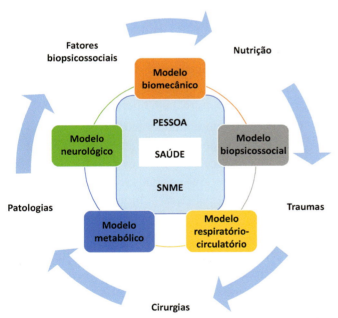

Figura 13.1. Os 5 modelos clássicos que relacionam estrutura e função, afetados pelo sistema neuromusculoesquelético (SNME) e que adaptam o corpo aos estressores ambientais. O exame e tratamento manipulativo osteopático são aplicados para influenciar as cinco funções, favorecendo a homeostase.

delos promovem uma observação da importância clínica das disfunções somáticas no contexto das informações objetivas e subjetivas.

Na prática, os modelos geralmente não são aplicados de maneira isolada e sim combinados para um paciente individualmente. As opções utilizadas são guiadas por alguns fatores, como diagnóstico, histórico clinico, resposta ao tratamento, etc. O sistema neuromusculoesquelético é considerado o principal meio de comunicação entre os cinco modelos, pois é através dele que o corpo pode se adaptar aos múltiplos fatores de estresse.[2] A organização mundial da saúde (OMS) reconheceu em 2006 os cinco modelos como contribuições únicas da osteopatia nos cuidados de saúde.[2]

O MODELO BIOMECÂNICO-ESTRUTURAL

Esse modelo observa o paciente a partir de uma perspectiva estrutural e mecânica, dando ênfase à anatomia da coluna vertebral, membros, músculos e as funções mecânicas da mobilidade e postura corporal.[1,4,6]

As funções do sistema musculoesquelético são interdependentes aos componentes e funções neurológicas, respiratória-circulatória, metabólica-nutricional e comportamental-mental-emocional. Sendo assim esse modelo defende a ideia que em ocasiões de alterações estruturais, que causem ou sejam causadas por disfunções de tecidos musculoesqueléticos, podem afetar estruturas neurológicas e vasculares, e consequentemente comprometer processos metabólicos e comportamentais. Dependendo da capacidade de adaptação individual, isso pode gerar distúrbios em várias funções corporais, reduzindo sua capacidade homeostática.[2]

A proposta da abordagem seguindo esse modelo é direcionada à correção das disfunções somáticas, suprimindo as restrições e restaurando as funções mecânicas.[1,3] O objetivo é aplicar o tratamento osteopático manipulativo para aperfeiçoar o potencial adaptativo do paciente através da harmonização das funções estruturais, assim como restaurar a mobilidade articular e dos tecidos moles correspondentes, cápsula, ligamentos, assim como das fáscias superficiais e profundas interligadas, otimizando a postura e o movimento.

Para alcançar as metas propostas por esse modelo, o osteopata conta com várias ferramentas, como, por exemplo:[1,3,4]

- Técnicas de thrust;
- Técnicas de mobilização articular;
- Técnicas de energia muscular;
- Técnicas de *counterstrain;*
- Técnicas de liberação miofascial;
- Técnica de Still;
- Técnica de equilíbrio das tensões ligamentares (BLT – *balanced ligamentous tension*).

Seguindo os princípios desse modelo, pode-se ter como um exemplo hipotético um indivíduo que sofre um acidente automobilístico, o qual gerou alterações mecânicas em sua pelve e caixa torácica. As queixas subsequentes poderiam ser, por exemplo, dor lombar e parestesia nos membros superiores causadas pela diminuição de mobilidade articular em pontos específicos, zonas de transição entre crânio-cervical-torácica-lombar e pelve, assim como pelas tensões fasciais geradas pelo trauma em si, e de que forma o sistema fascial se adaptou e se descompensou no processo de recuperação pós-trauma. Sendo assim, as restrições estruturais poderiam afetar diretamente a biomecânica dos segmentos e causar sintomas relacionados a essas repercussões. Porém, tais disfunções poderiam também afetar as outras funções fisiológicas, como a neurológica, metabólica, etc.

O MODELO NEUROLÓGICO

Esse modelo propõe a ideia que o corpo humano é composto por uma rede neural bastante complexa, que recebe e processa informações sensoriais polimodais e integra às respostas eferentes direcionadas ao controle neuromusculoesquelético, neuroendócrino, circulatório e dos órgãos. Considera a relação e os impactos fisiopatológicos das disfunções somáticas e os fenômenos de facilitação sobre os processos biomecânicos, circulatórios, metabólicos e comportamentais.[2]

É dada importância significativa às condições que envolvem as disfunções somáticas e os sistemas viscerais através do sistema nervoso autônomo, e também o impacto dos distúrbios neurológicos envolvidos na fisiopatologia das disfunções sobre o sistema neuroendócrino e o comprometimento da homeostase.[1]

A principal meta do tratamento osteopático seguindo esse modelo é suprimir os segmentos facilitados/sensibilizados para buscar o equilíbrio neurológico e redução do bombardeio aferente.[3] A abordagem sobre condições teciduais que possam estar primariamente relacionadas ao processo de facilitação, também deve ser considerada segundo esse modelo. A restauração da função neural irá beneficiar diretamente as funções sistêmicas e também potencializará a capacidade adaptativa do paciente.[2] Para atingir tais metas, o osteopata conta com grande diversidade de testes e abordagens, incluindo os pontos reflexos de Chapman,[7] os reflexos de Jarricot,[8] técnicas de *counterstrain,*[3] osteopatia craniana e liberação neural.[1]

Um exemplo de condição clínica que poderia ser observado por esse modelo seria de um indivíduo que se queixa de dores musculoesqueléticas e também apresenta distúrbios digestivos. Após a análise detalhada e global, o Osteopata poderia estabelecer a hipótese de que os seus sintomas seriam causados por disfunções das fáscias viscerais e seus consequentes desequilíbrios neurológicos (bombardeio aferente) ligados aos órgãos disfuncionais. Dessa maneira, além de abordar os tecidos e envoltórios viscerais, o Osteopata poderia agregar também técnicas cranianas e estruturais como o intuito de equilibrar a atividade do sistema nervoso autônomo relacionado.

O MODELO RESPIRATÓRIO-CIRCULATÓRIO

Os fluidos representam cerca de 60% do peso corporal e sua dinâmica é essencial para a manutenção da saúde. A lei da artéria é um dos princípios mais citados do criador da Osteopatia, A.T. Still.[5] Porém, o sangue venoso e arterial representa apenas cerca de 8% do peso corporal, o restante sendo composto por fluidos intra e extracelulares que promovem diversas funções vitais[6].

Um osteopata americano chamado Gordon Zink propôs um modelo, com influências nos trabalhos de W.G. Sutherland, no qual a chave da homeostase seria a boa circulação de todos os fluidos corporais, garantido nutrição e drenagem apropriada dos tecidos ao nível celular.[9,10] Qualquer fator que afete a oxigenação tecidual e o transporte de nutrientes pode ser visto como uma ameaça ao organismo.

Os componentes primordiais desse modelo são os diafragmas (respiratório, craniano, pélvico e escapular),[9,10] e a conexão entre eles – tendão central.[4] Os diafragmas são áreas de disposição fascial transversal que, as eventuais restrições, podem afetar não somente a mobilidade das estruturas locais, mas também influenciar negativamente a dinâmica dos fluidos arteriais, venosos, linfáticos e cerebroespinhais.[3,4] O tratamento manipulativo osteopático usado nesse modelo é direcionado à correção das disfunções que afetem a mecânica respiratória, a circulação, e o fluxo dos fluidos corporais.[2]

As técnicas que podem ser aplicadas nesse modelo são:[1,3,4,9,10]

- Técnicas cranianas;
- Técnicas articulares;
- Técnicas de liberação miofasciais dos diafragmas;
- Técnicas linfáticas;
- Técnicas viscerais.

Um exemplo para a perspectiva desse modelo poderia ser dado por um paciente que com dores crônicas generalizadas e fadiga. Nesse caso poderia ser aplicada uma análise e abordagem dos diafragmas e suas conexões (tendão central), assim como do sistema nervoso autônomo que controla a vasomotricidade e de estruturas e tecidos diretamente relacionados a dinâmica fluídica corporal. As metas seriam influenciar o trofismo celular geral e os mecanismos de drenagem de toxinas para estimular os sistemas de defesa do corpo.

O MODELO METABÓLICO – NUTRICIONAL

A observação do paciente seguindo a perspectiva desse modelo é baseada em aspectos relacionados diretamente ao metabolismo corporal. Parte-se do princípio de que o organismo precisa manter o equilíbrio dinâmico entre a produção, distribuição e consumo de energia, para que tenha plena capacidade de manter diversos processos fisiológicos como a reparação de lesões e combate a infecções, por exemplo.

A manutenção de fatores como a saúde postural, biomecânica, respiratória, neurológica, endócrina, autoimune e da dinâmica dos fluidos, são condições essenciais para a manutenção do equilíbrio fisiológico, da conservação energética e dos processos metabólicos. Disfunções somáticas que afetem essas funções promovem maior consumo energético, e consequentemente as suas correções auxiliam nas respostas homeostáticas.[2]

A base do tratamento osteopático seguindo esse modelo é a abordagem sobre os sistemas viscerais, neuroendócrino e também sobre o sistema linfático.[1] A meta é potencializar os processos de autorregulação e autocura, e também as funções imunes e endócrinas.[3] Além disso, o profissional pode direcionar o paciente seguindo algumas recomendações como a realização de exercícios, modalidades para redução do estresse e também aconselhamentos nutricionais, pois estes podem exercer um papel de protagonismo nas causas dos desequilíbrios apresentados.

Para exemplificar a proposta desse modelo, pode-se pensar em um indivíduo que busque tratamento por suas dores generalizadas, constipação, sensação de fadiga crônica e depressão imunológica. Se nesse caso a análise do paciente constatar a presença de importantes densificações fasciais na raiz do mesentério, hipoteticamente causadas por colite ocorrida há certo tempo, a abordagem osteopática nesse caso, além de sua avaliação e tratamento global (5 modelos), poderia focar na manipulação dessas fáscias para suprimir suas aderências. Dessa forma, o tratamento poderia obter respostas positivas em relação aos sintomas locais, como a constipação, e também em aspectos sistêmicos como a imunidade, fadiga e dores generalizadas.

O MODELO BIOPSICOSSOCIAL-COMPORTAMENTAL

Baseado nas importantes interações entre corpo e mente e nas suas influências diretas sobre o bem-estar, esse modelo propõe a observação do indivíduo em seus aspectos mentais, culturais, emocionais, sociais, econômicos e até mesmo espirituais.[1,2,4] Esse modelo considera, antes de mais nada, como os relacionamentos podem influenciar a saúde como também a percepção de dores e desconfortos.[4]

A saúde pode ser perturbada diretamente por problemas diversos relacionados ao estresse, ansiedade, depressão e vícios.[2] Tais distúrbios devem ser tratados efetivamente, em muitas situações, com tratamentos conjuntos que envolvem psicoterapia, medicamentos, meditação e atividades de redução de estresse.

Esse modelo traz a ideia que as disfunções somáticas afetam as reações do sistema neuromusculoesquelético aos estressores biopsicossociais.[2] O tratamento osteopático pode ser útil para suprimir tais disfunções, com a aplicação de técnicas de liberação somato emocionais, e também com aconselhamentos diversos de estilo de vida.[1,3]

Essa perspectiva pode ser usada, por exemplo, em qualquer indivíduo que apresente dor crônica causada por distúrbios musculoesqueléticos, e que esses sintomas consequentemente estejam afetando seu sono, concentração, humor, etc. Além das estratégias descritas anteriormente que possam influenciar psicologicamente o indivíduo, o papel do Osteopata seria trabalhar globalmente para proporcionar condições de conforto físico e consequentemente influenciando os fatores associados à dor crônica.

É essencial ficar explícito que os cinco modelos são conceituais e quando se aplicam técnicas distintas sobre os tecidos corporais, estas abordagens proporcionam, além das respostas biomecânicas, efeitos neurológicos, fluídicos, metabólicos e comportamentais. A perspectiva distinta pode auxiliar na compreensão e na maneira de abordar, porém, os cinco modelos são interdependentes dentro da globalidade do ser humano.

REFERÊNCIAS

1. Hendryx JT. The Bioenergetic Model in Osteopathic Diagnosis and Treatment: An FAAO Thesis, Part 1. The American Academy of Osteopathy Journal. 2014 Mar; 24 (1):12-20.
2. Chila AG. Foundations of osteopathic medicine, 3 ed. Philadelphia: Lippincott Williams & Wilkins; 2010.
3. American Association of Colleges of Osteopathic Medicine (AACOM).Glossary of Osteopathic terminology Nov 2011.
4. Hruby R, Tozzi P, Lunghi C; Fusco G. The five osteopathic models: Rationale, Application, Integration - From an evidence-based to a person-centered osteopathy. Handspring Publishing, 2017.
5. Still AT. Philosophy of Osteopathy. Kirksville, MO: 1899.
6. Parsons J, Marcer N. Osteopathy: Models for Diagnosis, Treatment and Practice. 1 ed. Elsevier Health Sciences, 2006.
7. Fossum C, Kuchera ML, Devine WH, Wilson K. Chapman's Approach. In:___ Chila AG. Foundations of osteopathic medicine, 3 ed. Philadelphia: Lippincott Williams & Wilkins; 2010. Cap. 52G, 653-865.
8. PUYLAERT, M. Jarricot's Dermalgia apllied to fascia. In:_____Fascia in the Osteopathic Field. Handspring, 2017. Cap. 50, 503 – 515.
9. WALLACE, E; McPARTLAND, J.M.; JONES, J.M; KUCHERA, W.A.;BUSER, B.R. Lymphatic System: Lymphatic Manipulative Techniques. In:_____Fondations For Osteopathic Medicine. Philadelphia: Lippincott Williams & Wilkins, 2003.
10. KUCHERA,W. Lymphatics Approach. In:_____Foundations of osteopathic medicine, 3 ed. Philadelphia: Lippincott Williams & Wilkins; 2010.

Parte 3
AVALIAÇÃO OSTEOPÁTICA

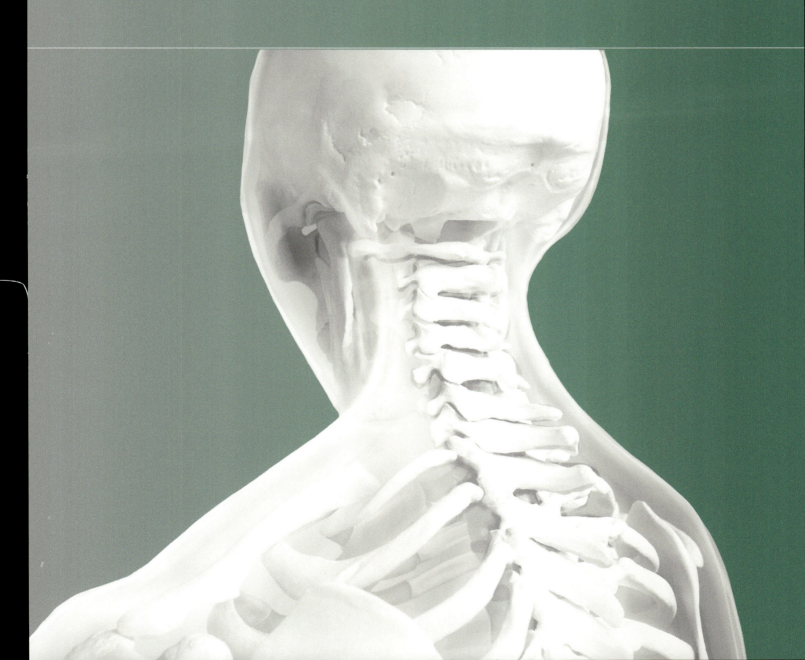

Capítulo **14**

ANAMNESE

Hugo Pasin Neto
Ana Laura Schlliemann

INTRODUÇÃO

O princípio da Osteopatia é tratar o indivíduo respeitando sua totalidade e considerando que o corpo possui uma força capaz de buscar constantemente o equilíbrio. A doença se manifesta quando essa "força vital", assim denominada por Andrew Taylor Still, é superada por fatores externos ou internos.

Para formular hipóteses diagnósticas a partir desses princípios, a anamnese é fundamental, devendo ser abrangente e específica ao mesmo tempo, com foco no que é mais relevante, a fim de relacionar os fatores que podem, quando somados, interferir na saúde do indivíduo. Vale ressaltar, conforme descrito no **Capítulo 13**, que os fatores causadores de alterações funcionais no indivíduo e, consequentemente, de doença podem ser baseados em diferentes modelos.

A anamnese é parte muito importante da avaliação osteopática, ao permitir que o profissional conheça a história do indivíduo e consiga nortear os testes a serem realizados. Nesse momento, além de obter as informações que levarão à continuidade da avaliação, é importante que o osteopata se "aproxime" do paciente, estabelecendo afinidade e confiança, essenciais a qualquer processo terapêutico.

Segundo Stone,[1] a anamnese deve ser realizada constantemente pelo osteopata, de modo que a "hipótese de trabalho" possa ser adaptada conforme necessário, auxiliando o indivíduo na cura definitiva de sua queixa. A autora utiliza o termo "hipótese de trabalho" como uma crítica ao termo diagnóstico, visto que, segundo ela, este transmite a ideia de algo definitivo, sem a constante reflexão que uma proposta de tratamento exige. Ainda segundo a autora, a anamnese deve ser completa e profunda a ponto de permitir que o osteopata "se coloque no lugar do paciente".

Todavia, é importante lembrar que a hipótese diagnóstica, além de considerar a história do indivíduo, deve ser elaborada com base em **sinais** e **sintomas** – conceitos que, ainda que sejam utilizados de maneira similar, apresentam grandes diferenças. *A priori*, **sinal** é o comportamento ou a manifestação do corpo percebida pelo paciente, por um familiar e/ou pelo profissional; por norma, é uma **comunicação visível**. Já **sintoma** é o relato verbal do paciente e exprime uma **condição subjetiva** e **interpretativa** sobre aquilo que se sente.

Essa diferenciação é importante para que o osteopata não seja "sugestionado" ou "conduzido" pelos sintomas, equivocando-se na interpretação da real necessidade do sistema. A hipótese diagnóstica não deve ser determinada pelas preferências do paciente nem do osteopata, mas pela necessidade do sistema, e esta, muitas vezes, não pode ser relatada pelo paciente. Assim, o osteopata deve estar atento no momento da avaliação, pois pode oferecer informações de grande valia para o sucesso do tratamento.

QUEIXA PRINCIPAL

Trata-se da descrição do sintoma mais relevante para o paciente e é assim denominada por ser o motivo que o levou a buscar um tratamento. A nomenclatura "principal" está relacionada à classificação dada pelo paciente a esse sintoma, e não à sua importância clínica para o entendimento do caso e a elaboração da proposta de tratamento.

Após o paciente descrever o sintoma, cabe ao osteopata explorá-lo para compreender o tecido que está em sofrimento e a intensidade, a progressão, a frequência, o padrão diário e o início do sintoma, bem como seu fator desencadeante, as condutas que o aliviam e os tratamentos prévios relacionados a essa queixa.

Sammut e Searle-Barnes,[2] Delisa e Gans,[3] Magee,[4] entre outros autores, descrevem as informações necessárias ao entendimento do tecido em sofrimento, denominado manifestação clínica dos tecidos. Os tecidos do corpo humano apresentam diferentes manifestações dos sintomas quando se encontram em sobrecarga. A dor muscular, por exemplo, pode resultar da tensão prolongada entre as inserções musculares ou de contrações vigorosas devido ao acúmulo de metabólitos, que atuam como irritantes químicos. Essa dor tende a piorar em movimento de contração e estiramento do músculo acometido e se manifesta de forma difusa. A isquemia do tecido muscular estriado pode produzir os conhecidos pontos-gatilho, causando dores locais ou referidas.[5]

Essas características diferenciam a dor muscular da dor articular, por exemplo, que se manifesta de forma pontual. Em caso de dor articular, durante a inclinação do tronco para a esquerda, o indivíduo pode sentir dor nas facetas articulares das vértebras lombares, caracterizada pela ação de colocar a ponta do dedo sobre a região, diferente de uma possível dor no músculo quadrado lombar do lado direito, mais difusa, que leva o paciente a colocar toda a palma da mão na região. Além de ser pontual, a dor articular se caracteriza por apresentar alguns outros sinais comuns, como rigidez matinal, piora com movimento ativo ou passivo de "grandes" amplitudes e enrijecimento após inatividade prolongada.

Outros tecidos também têm manifestações conhecidas. As dores ligamentares, por exemplo, são descritas como difusas e em queimação, aparecendo quando o indivíduo fica na mesma posição por um longo período, que varia de 10 a 60 min, ou no final das amplitudes articulares. Já as dores causadas pelo disco intervertebral tendem a ser pontuais e agudas, relacionadas com o aumento da pressão abdominal (sinal de Valsalva) e intradiscal. Essa dor aparece quando ocorre aumento de peso sobre o disco, podendo estar relacionada a um movimento específico ou a posição sentada. Vale ressaltar que o disco intervertebral é pouco inervado, o que direciona a interpretação de grande parte do sintoma da dor, ocasionada por sobrecarga no disco lesado, a sofrimento do ligamento longitudinal posterior e da dura-máter e a inflamação local.[6]

A dor de origem nervosa é descrita pelo paciente como filiforme, ou seja, seguindo o trajeto do nervo. Nesse caso, o paciente descreve com a ponta do dedo o trajeto da dor. A piora das dores neurais ocorre ao realizar movimentos que "provoquem" o nervo por meio de compressão ou estiramento. Essa dor pode apresentar sintomas como parestesia/anestesia, queimação, choque e pontada no trajeto do nervo acometido.

Além de dores do sistema músculo esquelético, o osteopata deve estar atento às dores de origem visceral, que incluem todos os órgãos e se caracterizam por não serem bem localizadas, não terem relação direta com o movimento e serem rítmicas, porque respeitam a função da víscera e seu ritmo circadiano. A justificativa para a dor visceral não ser bem localizada está relacionada com a anatomia no sistema nervoso, que apresenta uma inervação multissegmentar para as vísceras, com a coincidência metamérica dos nervos responsáveis pela inervação da víscera e de diferentes partes do corpo (por exemplo, C5-C6 está relacionado a inervação do coração e do ombro).

QUEIXAS SECUNDÁRIAS

As queixas secundárias são assim denominadas respeitando o grau de incômodo que causam ao paciente. Isto é, contempla outros sintomas que o indivíduo possa apresentar e que muitas vezes não considera importantes ou relacionados à queixa principal, sendo comum não relatá-los espontaneamente. Assim, é importante que o osteopata tenha a sensibilidade de questionar sobre esses sintomas com base na compreensão do corpo como unidade.

Assim, como na investigação da queixa principal, cada queixa secundária deve ser explorada ao máximo para que se possa compreender as manifestações dos sintomas. Esse entendimento é fundamental para identificar possíveis relações entre todos os sintomas e, consequentemente, realizar uma intervenção que atenda à necessidade do indivíduo.

QUEIXAS VISCERAIS

No que se refere às queixas viscerais, é necessário coletar dados relacionados à história de sintomas ou doenças que acometem ou acometeram as vísceras do indivíduo. Para tanto, o osteopata deve deixar claro quais sintomas podem estar relacionados ao sofrimento de uma víscera (por exemplo, queimação estomacal, refluxo, constipação intestinal, entre outros).

O osteopata também deve questionar se o paciente apresenta doenças viscerais em fase ativa, isto é, sintomas que o indivíduo apresenta ou apresentou em algum momento da vida, independentemente do tempo, em razão da influência adaptativa que a doença pode ter deixado.

Após o paciente descrever as doenças ou os sintomas, atuais ou passados, cabe ao osteopata explorá-los ao máximo para compreender a intensidade, a frequência, o momento de início, o fator desencadeante, as condutas que aliviam e os tratamentos prévios.

Conforme mencionado anteriormente, os sintomas viscerais nem sempre são facilmente localizados, visto que podem se manifestar como dores somáticas confundidas com outras patologias do sistema músculo esquelético. Portanto, o avaliador deve saber questionar e investigar a presença de sintomas sub-clínicos que indiquem distúrbios eventualmente despercebidos pelo paciente.

Segundo Barral e Mercier,[7] uma das dificuldades em diagnosticar uma disfunção visceral é que, em alguns casos, como nas vísceras torácicas (exceção do coração), não é comum a manifestação da dor. Isso aumenta a importância de uma anamnese que busque reconhecer queixas viscerais em sua totalidade, indo além da dor local ou do histórico de doenças, aprofundando-se em sensações como distensão abdominal, dispneia ou azia, por exemplo.

Vale ressaltar que a ausência de história de doenças ou sintomas viscerais não exclui a necessidade de avançar na avaliação em busca de disfunções viscerais utilizando técnicas de palpação e mobilidade.

QUEIXAS CRANIANAS

Muitos dos sintomas apresentados pelo paciente podem estar relacionados a disfunções dos ossos do crânio. Portanto, estar atento a esses sintomas é importante para o diagnóstico holístico proposto pela Osteopatia.

Além disso, outros aspectos que devem ser considerados nas queixas cranianas são os traumas na região. O histórico de traumas pode ser indicativo de disfunções, sendo necessário um aprofundamento no relato do paciente, uma vez que as repercussões da falta de movimento do crânio são sistêmicas por influência fascial, muscular, fluídica, endócrina e neural, conforme apresentado no **Capítulo 12**.

Outro aspecto relevante a ser considerado nessa avaliação é o momento do parto. Segundo Sergueef,[8] o tempo de trabalho de parto e o uso do fórceps são os principais indicadores de disfunções cranianas ocasionadas no nascimento, devendo ser considerados em uma segunda etapa da avaliação.

Assim como nas queixas viscerais, vale ressaltar que a ausência de história de doenças, traumas ou sintomas cranianos não exclui a necessidade de avançar na avaliação em busca de disfunções cranianas utilizando técnicas de palpação e mobilidade.

HISTÓRICO DE TRAUMAS

Assim como os procedimentos cirúrgicos, os traumas podem ser a causa primária de uma sequência de adaptações. Nesse sentido, todos os traumas reconhecidos pelo paciente devem ser considerados e explorados pelo osteopata, independentemente de há quanto tempo ocorreram.

Muitas vezes os pacientes negligenciam essas informações, principalmente de traumas antigos, por não entenderem que fazem parte de sua história e, consequentemente, de suas adaptações funcionais. Por isso, o osteopata deve buscar ao máximo essas informações, enfatizando para o indivíduo a importância que elas podem ter no tratamento.

HISTÓRICO DE CIRURGIAS

Este aspecto é imprescindível na anamnese, tendo em vista as adaptações funcionais que podem ocorrer em decorrência desses procedimentos. Uma cicatriz causa falta de mobilidade tecidual local e, sequencialmente, influencia outros tecidos próximos e a distância. Além disso, é considerada ativa quando apresentar restrição de mobilidade em pelo menos um plano de espaço ao teste de mobilidade. Assim, ter conhecimento das cirurgias as quais o paciente foi submetido, bem como dos procedimentos realizados previamente, antes e depois dela, é importante para detectar relações que possam direcionar outros testes.

Considerando que o desequilíbrio do indivíduo é desencadeado por grandes fatores externos, denominados causas primárias, as cirurgias se enquadram nesse grupo e devem sempre ser analisadas na avaliação.

ASPECTOS EMOCIONAIS

Considerando o princípio de unidade e o modelo comportamental propostos pela Osteopatia, deve-se estar atento à estreita relação que existe entre o corpo e a mente, isto é, aos aspectos emocionais possivelmente relacionados aos distúrbios do paciente.

Aspectos emocionais são aqueles que reportam experiências, vivências, sentimentos e sentidos que acompanham uma pessoa em todos os aspectos de sua vida. Entre esses aspectos, alguns pontos devem ser observados pelo profissional:

1. Como e em que ordem os fatos são contados;
2. Demonstração de emoções ou sentimentos durante a narrativa dos fatos;
3. Linguagem corporal.

Para que um quadro emocional seja considerado, é preciso que os fatores estejam relacionados entre si; depois dessa observação, perguntas devem ser feitas ao paciente. Para facilitar o entendimento desses aspectos, pode-se considerar como exemplo, um fragmento da história de uma paciente diagnosticada com depressão e que apresentava fortes dores na coluna vertebral.

D. M., uma senhora de 70 anos, classe média-alta, pedagoga, que vestida de maneira tradicional, veio à primeira consulta com queixa de depressão e fortes dores na coluna. Mostrava-se solícita e interessada no tratamento, o qual foi recomendado por sua melhor amiga. Durante a anamnese, ao contar da morte do marido, 3 anos atrás, torceu os dedos, umedeceu os olhos e disse que desde então nunca mais foi a mesma. Isso demonstra que a morte do marido mudou sua vida e que ainda é um processo doloroso.

Entre os objetivos dessa conduta, o acolhimento às dores e emoções do paciente é um forte aliado na adesão ao tratamento. Quando o paciente percebe que é acolhido, sente-se livre para falar de si e de suas condições, tende a ser mais aberto às sugestões e orientações do profissional, e a adesão ao tratamento tem melhor resultado.

Além disso, a verbalização de um sentimento favorece a elaboração do mesmo, o que é um importante passo para o enfrentamento e, posteriormente, para a superação. Segundo Benevides e Passos,[9] os processos de adaptações psicológicas a doenças e tratamentos podem ser influenciados pela comunicação dos profissionais de saúde, uma vez que, quando uma pessoa adoece e procura ajuda em um serviço de saúde, o controle do estresse ligado à situação pode ser influenciado positivamente pela transmissão adequada de informações.

O exemplo descrito anteriormente mostra que a anamnese deve ser baseada em comunicação verbal e não-verbal. A comunicação verbal é associada às palavras expressas, por meio de linguagem escrita ou falada. Segundo Silva,[10] esse tipo de comunicação tem a função de expressar (transmitir), clarificar (entender) ou validar a compreensão de algo. Já, a comunicação não-verbal qualifica a interação humana, imprimindo sentimentos, emoções, qualidades e um contexto que permite ao indivíduo não apenas perceber e compreender o que significam as palavras, mas também compreender os sentimentos do interlocutor.

Ainda, segundo Silva,[10] a comunicação não-verbal abrange cerca de 93% das possibilidades de expressão em um contexto de interação social, manifestando-se em 38% das oportunidades por sinais paralinguísticos, como entonação da voz, grunhidos, ruídos vocálicos de hesitação, pronúncia, tosse e suspiro provocados por tensão; e, em 55%, por sinais silenciosos do corpo, como gestos, olhar, postura e expressão facial, além das próprias características físicas que individualizam o ser. Esses sinais podem ser considerados para complementar, substituir ou contradizer a comunicação verbal e também para demonstrar sentimentos.

Em caso de conflito entre a mensagem verbal e a comunicação não-verbal, a segunda deve prevalecer. A proposta dessa compreensão mais totalitária ou integrativa entre o corpo e a mente tem o objetivo de oferecer ao osteopata uma melhor interpretação da fala que se ouve e da fala que se vê.

ASPECTOS NUTRICIONAIS

Com base no modelo metabólico da Osteopatia, devem-se considerar na avaliação os aspectos nutricionais. É importante que o osteopata entenda a natureza do problema, compreendendo o contexto de vida do indivíduo, o que inclui sua nutrição.

Segundo Stone,[1] entender o problema do indivíduo e relacioná-lo com a história de vida dele pode ser a "chave" para ajudá-lo a reencontrar a boa função e saúde. Para tanto, é necessário entender que, muitas vezes, o problema da doença não é tecidual, o que requer uma reflexão das inter-relações que permeiam tudo que o envolve.

Em 1907, Metchnikoff[11] publicou um artigo intitulado *"The Prolongation Life"*, no qual sinalizou a importância de um ambiente intestinal povoado por bactérias para a saúde dos indivíduos. Este trabalho foi seguido por Vergio,[12] que utilizou pela primeira vez o termo "probiótica" para se referir à população de microrganismos favoráveis à microbiota intestinal, apontando em seu estudo o prejuízo dos antibióticos para essa população.

Segundo Schrezenmeir e Vrese,[13] em artigo publicado no *American Journal of Clinical Nutrition*, os probióticos proporcionam, entre outros, os seguintes benefícios:

- Melhora da qualidade nutricional;
- Redução de metabólitos desfavoráveis;
- Fortalecimento do sistema imunológico;
- Melhora da motilidade intestinal;
- Diminuição da constipação;
- Aumento da resistência à colonização de bactérias;
- Manutenção da integridade da mucosa intestinal.

Diversos estudos demonstram essas relações. Marcinkevicius e Shirasu-Hiza,[14] por exemplo, comprovaram a influência da microbiota no ritmo circadiano, ou seja, na alternância entre o sono e o despertar, e creditaram essa relação à ação da melatonina regulada pela serotonina, a qual, por sua vez, é produzida em grande parte pelo intestino. Em outros dois estudos, Fond *et al.*[15,16] demonstraram que a microbiota interfere, por meio do nervo vago, no estresse, na sociabilidade, na ansiedade e no humor. Já Briskey *et al.*[17] relacionaram a microbiota com doenças renais crônicas e Sampson e Mazmanian[18] com sintomas como depressão, ansiedade e dor crônica.

O fato é que alguns aspectos da alimentação podem enfraquecer a ação desses probióticos, com repercussões na microbiota e, consequentemente, na saúde do indivíduo. Entre esses aspectos, destacam-se os alimentos refinados e superprocessados, os aditivos químicos, a perda de vitalidade do solo, os agentes tóxicos no ambiente e a cultura do *"fast food"*.

Além disso, as influências que determinados alimentos podem ter sobre o aparecimento de sintomas são descritas por diversos autores. Como exemplo, cita-se o estudo de Savi *et al.*,[19] que, após observarem o hábito alimentar de 309 pacientes com dores de cabeça, evidenciaram associação entre o consumo de alimentos e o aparecimento de cefaleias. Esse resultado também foi encontrado por outros estudiosos, como Angelis,[20] Walker,[21] Juzwiak,[22] Bigal e Krymchantowski[23] e Patel *et al.*[24] Segundo esses autores, diversos alimentos estão diretamente relacionados a esse sintoma (queijos fermentados, alimentos em conserva, embutidos, café, chocolate e adoçantes artificiais), mas ainda não há conhecimento claro dos mecanismos de ativação.

Outro exemplo que evidencia a importância de estar atento aos aspectos nutricionais durante anamnese é o entendimento da quantidade de ingestão de fibras necessárias para o bom trânsito e o pH intestinal.[25,26] Segundo Anderson *et al.*,[27] o aumento no consumo de fibra alimentar deve ser considerado no tratamento da constipação, a qual está entre as queixas viscerais mais comuns na rotina clínica do osteopata.

Diante dos aspectos apresentados e dos princípios básicos da Osteopatia, como autorregulação e unidade, estar atento aos hábitos alimentares é de suma importância para o tratamento do indivíduo, visto que esse aspecto pode representar uma das "barreiras" diárias impostas ao sistema, o qual, por sua vez, pode desenvolver sintomas locais ou a distância em função do "sofrimento" ao qual é submetido na busca pela manutenção da homeostase local.

REFERÊNCIAS

1. Stone C. Science in the art ostheopathy: osthepathic principle and practice. Cheltenhan: Stanley Thornes; 1999.
2. Sammut EA, Searle-Barnes PJ. Osteopathic diagnoses. Cheltenham: Stanley Thornes; 1998.
3. Delisa JA, Gans BM. Tratado de medicina de reabilitação: princípios e prática. Barueri (SP): Manole; 2002.
4. Magee DJ. Avaliação musculoesquelética. 4 ed. Barueri (SP): Manole; 2005.
5. Travell J, Simon D. Myofascial pain and dysfunction: the trigger point manual. Baltimore: Lippincott, Williams & Wilkins; 1992.
6. Cox J. Dor lombar: mecanismo, diagnóstico e tratamento. 6 ed. Barueri (SP): Manole; 2002.
7. Barral JP, Mercier P. Manipulaciones viscerales 1. 2 ed. Elsevier-Masson; 2009
8. Sergueef N. Cranial osteopathy for infants, children and adolescents. London: Churchill Livingstone; 2007.
9. Benevides R, Passos E. Humanização na saúde: um novo modismo? Interface: comunicação, saúde, educação. Interface: Comunic Saude Educ 2005;9(17):389-94.
10. Silva MJP. Comunicação tem remédio. São Paulo: Loyola; 2005.
11. Metchnikoff E. Optimistic studies. New York: Putman's Sons; 1908.
12. Vergio F. Anti-und probiotika. Hipocrates. 1954;25(1):19-119.
13. Schrezenmeir J, Vrese M. Probiotics, prebiotics, and synbiotics: approaching a definition. Am J Clin Nutr. 2001;73(2 Suppl):361S-4S.

14. Marcinkevicius EV, Shirasu-Hiza MM. Message in a biota: gut microbes signal to the circadian clock. Cell Host Microbe. 2015;17(5):541-3.
15. Fond G, Boukouaci W, Chevalier G, et al. The "psychomicrobiotic": targeting microbiota in major psychiatric disorders. A systematic review. Pathol Biol (Paris). 2015;63(1):35-42.
16. Fond G, Chevalier G, Eberl G, et al. The potential role of microbiota in major psychiatric disorders: mechanisms, preclinical data, gastro-intestinal comorbidities and therapeutic options. Presse Med. 2016;45(1):7-19.
17. Briskey D, Tucker P, Johnson DW, et al. The role of the gastrointestinal tract and microbiota on uremic toxins and chronic kidney disease development. Clin Exp Nephrol. 2017;21(1):7-15.
18. Sampson TR, Mazmanian SK. Control of brain development, function, and behavior by the microbiome. Cell Host Microbe. 2015;17(5):565-76.
19. Savi L, Rainero I, Valfre W, et al. Foods and attacks migraine compared in patients migraine. Panminerva Med. 2002;44(1):27-31.
20. Angelis RC. Alergias alimentares. São Paulo: Atheneu; 2006.
21. Walker SE. Tyramine content of previously restricted foods in monoamine oxidase inhibitor diets. J Clin Psychopharmacol. 1996;16(5): 383-8.
22. Juzwiak CR. Terapia nutricional na enxaqueca. In: Silva SM, Mura JD. Tratado de alimentação, nutrição e dietoterapia. São Paulo: Roca; 2007.
23. Bigal ME, Krymchantowski AV. Migraine triggered by sucralose: a case report. Headache. 2006;46(3):515-7.
24. Patel RM, Sarma R, Grimsley E. Popular sweetener sucralose as a migraine trigger. Headache. 2006;46(8):1303-4.
25. DeVries JW. On defining dietary fibre. Proc Nutr Soc. 2003;46(3):112-29.
26. Institute of Medicine. Dietary reference intakes: energy, carbohydrate, fiber, fat, fatty acids, cholesterol, protein, and amino acids. Washington: National Academies; 2005.
27. Anderson JW, Baird P, Davis RH Jr, et al. Health benefits of dietary fiber. Nutr Rev. 2009;67(4):188-205.

Capítulo 15

TESTES DE MOBILIDADE GERAL E DE AUSCULTA

Gustavo Luiz Bortolazzo

INTRODUÇÃO

A avaliação em Osteopatia deve ser realizada para o osteopata poder discriminar quais são as fontes dos desequilíbrios do paciente. Para isto, o avaliador deve estar atento às informações do histórico do paciente (traumas, cirurgias...) e dos seus hábitos de vida (alimentares, recreacionais, laborais, desportivos...), bem como deve coletar informações dos diferentes tecidos e sistemas com testes para identificar as lesões e alterações estruturais, se houverem, e também as disfunções.

Para identificar as lesões e alterações estruturais, são realizados testes ortopédicos, vasculares e neurológicos. Complementarmente, podem ser utilizadas informações advindas de exames laboratoriais e de imagem.

Para obter informações sobre os possíveis locais que apresentam disfunção somática, o osteopata utiliza-se, além do histórico do paciente, dos testes de mobilidade geral. O histórico pode indicar uma disfunção traumática (por exemplo, disfunção do tálus após entorse do tornozelo ou do ilíaco após uma queda em posição sentada) ou uma alteração tecidual (por exemplo, existência de uma cicatriz pós-cirúrgica). Os testes de mobilidade geral indicam os principais tecidos e regiões corporais que apresentam restrição de movimento.

Além dessas informações, pode haver disfunções somáticas em tecidos que não sofreram trauma mecânico nem foram submetidos a intervenções cirúrgicas. Nesse caso, o histórico do paciente não auxiliará significativamente, sendo necessários testes gerais para o osteopata decidir em quais regiões e tecidos serão realizados os testes específicos.

TESTES DE MOBILIDADE

Os testes específicos (ou locais) para cada região indicam o tecido e a direção da restrição, e norteiam a escolha da técnica a ser utilizada para devolver a mobilidade tecidual perdida ou diminuída.

Para auxiliar no entendimento dos objetivos desses testes, considere-se um paciente que apresenta dor lombar de origem mecânica, que piora ao caminhar e melhora ao permanecer em posição sentada ou deitada. Diversos tecidos podem causar esse sintoma, como a articulação interfacetária, os músculos e os ligamentos lombares, a fáscia toracolombar, as raízes nervosas lombares, entre outros.

Para confirmar a suspeita sobre um tecido, o examinador deve realizar testes ortopédicos e neurológicos na coluna lombar. A sobrecarga mecânica nessa região provoca sofrimento tecidual e, consequentemente, dor, podendo ocorrer por disfunções de mobilidade na própria coluna ou em outra região relacionada, anatômica ou neurofisiologicamente, a ela; portanto, é necessário investigar todas essas regiões.

Pela grande quantidade de regiões, seria inviável fazer testes específicos para todas as articulações e demais tecidos no corpo todo. Por isso, para aumentar a suspeita sobre o local que apresenta uma restrição de movimento, são utilizados os testes gerais, que podem ser realizados de diversas maneiras.

Em uma mesma avaliação, o osteopata pode observar o paciente na estática e na dinâmica e também realizar testes fasciais em todas as regiões do corpo.

Durante a avaliação estática, deve observar alteração da coloração da pele, presença de hematomas, regiões edemaciadas, cicatrizes e assimetrias. Já durante a avaliação dinâmica, deve estar atento a diminuição ou aumento da mobilidade em determinada região e a assimetrias nas amplitudes de movimento.[1]

Para avaliar a dinâmica, o osteopata deve pedir ao paciente que realize alguns movimentos do tronco e dos membros superiores e inferiores, durante os quais observará, visualmente, a quantidade e a qualidade do movimento. A avaliação da quantidade de movimento pode ser auxiliada por algumas ferramentas, como fita métrica, goniômetro e flexímetro, que quantificam a restrição de movimento de uma região, ainda que não forneçam informações referentes à qualidade do movimento.

A observação dos movimentos pode indicar a região em disfunção, pois o padrão de movimento é alterado quando há restrição de mobilidade. O paciente utiliza seu repertório de movimento para evitar movimentar o tecido disfuncional.[2]

Deve-se pedir ao paciente que realize movimentos de flexão, extensão, inclinações e rotações do tronco e da cabeça. Durante os movimentos e ao final deles, o osteopata deve avaliar se as vértebras se movem ou permanecem de maneira simétrica e harmônica. Se houver regiões de aplanamento da coluna nos movimentos de flexão, nas inclinações e nas rotações ou manutenção da cifose no movimento de extensão, deve-se suspeitar de restrição de movimento naquele nível (vale ressaltar que qualquer tecido pode ser o responsável pela restrição; nem sempre a restrição é articular).

Para avaliação dos membros superiores, pede-se ao paciente que realize os movimentos do braço, observando o ritmo escapulotorácico e as amplitudes de movimento, bem como os movimentos do antebraço, da mão e dos dedos. Já para avaliação dos membros inferiores, pede-se ao paciente que se agache, observando a amplitude de movimento da flexão da coxa e do joelho e a dorsiflexão. Para evidenciar restrições isoladas, pode-se pedir ao paciente para realizar movimentos isolados de cada complexo articular.

Para avaliação da mobilidade global dos membros superiores e inferiores, pode-se utilizar como referência o membro contralateral, que pode indicar o nível de flexibilidade do paciente antes da presença da disfunção somática. Se houver disfunção somática bilateral, porém, esse parâmetro de comparação é inválido.

A informação visual coletada durante os movimentos ativos do paciente deve evidenciar a(s) região(ões) menos móvel(is) e auxiliar o osteopata a encontrar as disfunções somáticas.[1]

Vale salientar que nem sempre uma disfunção somática gera assimetria visual de movimento e que a avaliação não deve ser realizada apenas com um tipo de teste. A informação visual é uma ferramenta, que deve ser complementada com a palpação e os testes osteopáticos.

TESTES DE AUSCULTA

Outra maneira de se obter informações sobre os tecidos e regiões com déficit de mobilidade são os testes de ausculta gerais, que podem ser realizados de diversas maneiras.

Nesses testes, avalia-se a fáscia, que apresenta modificação de suas características (podendo se tornar adensada, menos flexível) nos locais onde há disfunção somática.[3,4] A menor flexibilidade da fáscia faz com que o corpo do paciente se adapte (no sentido de gastar menos energia e prevenir desconforto) e evite movimentar a região, o que leva a uma limitação e/ou alteração do padrão de movimento, que pode ser detectado durante a realização dos testes de ausculta.

Desde o início do desenvolvimento da Osteopatia, os osteopatas utilizam a fáscia para avaliação, diagnóstico e tratamento, porém apenas nos últimos anos houve avanço significativo no entendimento do funcionamento do sistema fascial. Dr. Sutherland, um médico osteopata americano, escreveu sobre a ausculta:

Quando você quiser observar as vísceras abdominais que podem estar em ptose, com o paciente em decúbito dorsal, coloque delicadamente uma mão sobre ou logo abaixo a área de interesse. Esta mão é passiva; ela não faz nada. Em seguida, coloque a outra mão sobre ela. Você usa a mão superior para elevar suavemente os tecidos e realizar a ausculta.[5]

McConnell, um dos primeiros médicos osteopatas, também citou a ausculta como ferramenta do osteopata:

Uma das declarações mais esclarecedoras do Dr. Still, no que tange à embriologia, fisiologia, biologia e as técnicas, na minha opinião, é como se ausculta. O organismo está perfeitamente conectado, como uma unidade, e fazer a ausculta é a chave para a prática da Osteopatia.[5]

É importante ressaltar a característica de continuidade tecidual que o conhecimento do sistema fascial tornou evidente. Isso possibilita que o osteopata obtenha informações sobre a mobilidade do local que está sendo palpado e interfira na flexibilidade de tecidos mais profundos ou distantes desse local.

A continuidade tecidual é uma das bases do conceito osteopático, segundo o qual o corpo tem suas partes totalmente integradas anatômica e fisiologicamente. Essa integração via continuidade tecidual, somada às relações funcionais, metabólicas e neurológicas, auxilia na formação do quadro clínico do paciente, de modo que o osteopata possa avaliar e atuar de maneira holística.

Uma possibilidade de **teste fascial geral** é a proposta por Paoletti,[6] realizada com o paciente em decúbito dorsal. O osteopata posiciona-se de frente para os pés do paciente e realiza pequenos movimentos de rotação lateral em sua coxa, bilateral e alternadamente, observando a repercussão de mobilidade dos tecidos moles ao longo dos membros inferiores e superiores e do tronco (**Figura 15.1**). A região que não transferir nem atenuar a transferência da mobilidade dos tecidos moles pode apresentar restrição de movimento. Nesse caso, devem ser realizados testes de mobilidade específicos para os tecidos do local em questão.

Alguns testes fasciais gerais são realizados de acordo com cada cadeia fascial. Com esses testes é possível avaliar o conjunto de tecidos viscerais, axiais e meníngeos, por exemplo.

O **teste fascial visceral** geral fornece informações sobre a flexibilidade da cadeia fascial visceral, que se inicia na base do crânio e termina no períneo. Para sua realização, o paciente deve estar em decúbito dorsal, com os membros inferiores em extensão e com leve extensão da cabeça para a cadeia ser previamente tensionada.

O osteopata se posiciona ao lado do paciente e realiza a palpação na região anterior mais alta de seu pescoço e na região suprapúbica (**Figura 15.2**), tracionando levemente a mão que está no pescoço em sentido superior e a que está na região suprapúbica em sentido inferior, a fim de avaliar a flexibilidade da cadeia fascial visceral.

O **teste para fáscia meníngea** proporciona informações sobre a flexibilidade da dura-máter espinhal, que se inicia na base do crânio (no nível do forame magno) e termina no sacro (no nível de S2). Para esse teste, o paciente deve estar em decúbito lateral, com os membros inferiores e a cabeça em flexão, para a cadeia ser previamente tensionada.

O osteopata se posiciona de frente para o paciente e realiza a palpação na região posterior de sua cabeça e na região sacral, e as pernas do paciente repousam sobre a coxa do osteopata (**Figura 15.3**). Deve-se tracionar levemente a mão que está na cabeça no sentido da flexão e

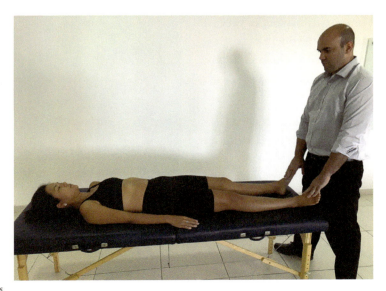

Figura 15.1. Teste fascial geral.[6]

a mão que está no sacro em sentido inferior, enquanto se aumenta a flexão da coxa do paciente fazendo a translação do seu tronco. Esse somatório de movimentos avalia a flexibilidade da cadeia meníngea.

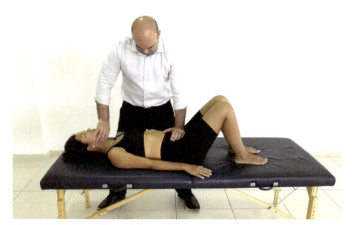

Figura 15.2. Teste fascial visceral.

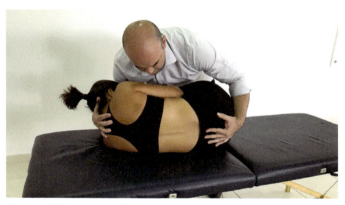

Figura 15.3. Teste para fáscia meníngea.

O **teste da fáscia axial** fornece informações sobre a flexibilidade da cadeia fascial axial, que se inicia na base do crânio, passa pela região pré-vertebral e termina no sacro.

Este teste é realizado em 2 etapas: para a parte superior e para a parte inferior.

Para a parte superior, o paciente deve estar em decúbito dorsal. O osteopata se posiciona na cabeceira da maca, faz contato com a região suboccipital do paciente com a mão superior e no esterno com a mão inferior (**Figura 15.4**).

O teste consiste em gerar uma leve tração superior com a mão superior e uma leve tração inferior com a mão inferior e pedir inspiração profunda ao paciente. O teste é positivo quando há desvio lateral da mão que está no esterno.

Para a parte inferior, o paciente deve estar em decúbito dorsal, com a cabeça apoiada na maca e membros inferiores em rotação externa. O osteopata se posiciona na altura da pelve do paciente, faz contato com a região logo abaixo do processo xifoide do paciente com a mão superior e no sacro com a mão inferior (**Figura 15.5**).

O teste consiste em gerar uma leve tração superior com a mão superior e uma leve tração inferior com a mão inferior e avaliar a flexibilidade dos tecidos.

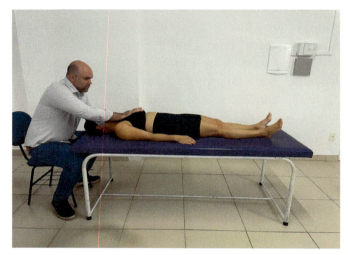

Figura 15.4. Teste para a parte superior da fáscia axial.

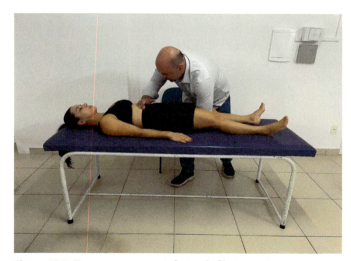

Figura 15.5. Teste para a parte inferior da fáscia axial.

Há outros testes de ausculta, que utilizam a fáscia para auxiliar o osteopata encontrar a região em disfunção e podem ser realizados de maneira global ou local. Estes testes consistem em utilizar a sensibilidade tátil para detectar em qual local do corpo as diferentes partes estão sendo tracionadas. Para tanto, pode-se utilizar palpação direta ou alavancas.

Nos testes de ausculta com palpação direta, conhecidos como testes de ausculta local, o osteopata posiciona sua mão sobre a região a ser avaliada e sente para qual região a mão está sendo tracionada. A tração será sentida na direção em que está a disfunção somática. Por exemplo, o osteopata posiciona sua mão sobre a linha média abdominal e a sente sendo tracionada no sentido superior. Nesse caso, a válvula cárdia, o diafragma ou o mediastino podem apresentar disfunção somática, pois são as estruturas localizadas acima da região que está sendo avaliada.

Outro exemplo é aquele em que o osteopata posiciona sua mão na região anterior da coxa do paciente e a sente sendo tracionada no sentido inferior. Nesse caso, o joelho ou a perna podem apresentar disfunção somática, pois são as estruturas localizadas abaixo da região que está sendo avaliada.

Nos testes de ausculta com alavancas, conhecidos como testes de ausculta geral, o osteopata se utiliza das estruturas periféricas para obter informações de todo corpo. Por exemplo, ele segura as mãos do paciente, que está com os braços flexionados a aproximadamente 160°, faz leve tração e observa e sente qual região do corpo do paciente a assimila menos. A região que assimila menos a tração é a que apresenta disfunção somática.

TESTE DE AUSCULTA GERAL COM CONTATO NAS MÃOS DO PACIENTE[6,7]

Com o paciente em decúbito dorsal, o osteopata, na cabeceira da maca, segura suas mãos, faz uma leve tração superior e observa e sente o lado que apresenta maior resistência (**Figura 15.6**). A tração pode ser simultânea, bilateral ou alternada.

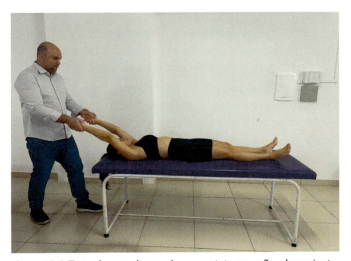

Figura 15.6. Teste de ausculta geral com contato nas mãos do paciente.

O lado que apresentar maior resistência deve ser observado com atenção, para que se identifique a região que não aceita a tração, uma vez que algum tecido dessa parte está em disfunção somática. Para saber exatamente qual tecido, devem-se realizar testes locais.

TESTE DE AUSCULTA GERAL COM CONTATO NOS PÉS DO PACIENTE[6,7]

Com o paciente em decúbito dorsal, o osteopata posiciona-se de frente para as plantas dos pés dele, segura-os, faz uma leve tração inferior e observa, e sente o lado que apresenta maior resistência à tração (**Figura 15.7**). A tração pode ser simultânea, bilateral ou alternada.

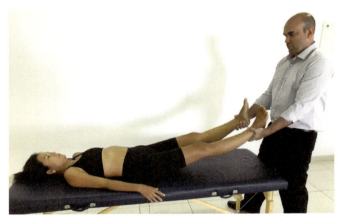

Figura 15.7. Teste de ausculta geral com contato nos pés do paciente.

O lado que apresentar maior resistência deve ser observado com mais atenção, para que se identifique a região que não aceita a tração, uma vez que algum tecido dessa parte está em disfunção somática. Para saber exatamente qual tecido, devem-se realizar testes locais.

TESTE DE AUSCULTA GERAL COM CONTATO NA CABEÇA DO PACIENTE[8]

Com o paciente em pé ou sentado, o osteopata se posiciona em pé, atrás dele, e faz contato com uma mão sobre o vértex de sua cabeça e com a outra mão sobre o sacro ou a região da coluna torácica (sem exercer pressão, "mãos sensitivas"; **Figura 15.8**). Também é possível utilizar apenas a mão no vértex.

Esse teste consiste em manter os contatos e observar o local que, com a movimentação do paciente, ficará ligeiramente côncavo, isto é, para qual direção o paciente se

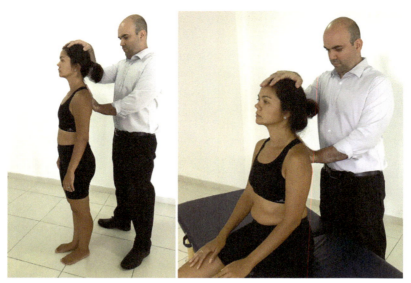

Figura 15.8. Teste de ausculta geral com contato na cabeça com paciente em pé e sentado.

curvará. O local que gerar eixo para essa curvatura é onde se encontra a disfunção mais importante do paciente.

O teste de ausculta geral com contato na cabeça vale-se do princípio de que o corpo "abraça" a disfunção, o que significa que o local onde está a disfunção apresenta o tecido conectivo adensado, menos hidratado e por isso, menos flexível. O osteopata pode inibir o local que julgar em disfunção (com uma leve pressão sobre a estrutura) e refazer o teste enquanto mantém a compressão. Se o teste melhorar, sugere que a região comprimida está em disfunção.

Este teste pode ser realizado com o paciente sentado, a fim de excluir a interferência dos membros inferiores e da pelve em seu resultado.

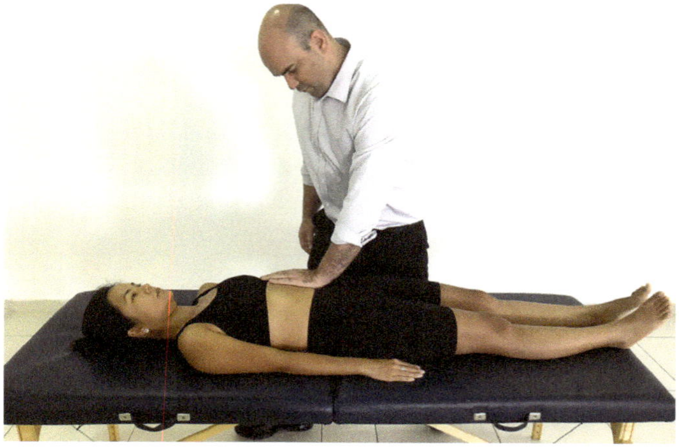

Figura 15.9. Teste de ausculta local sobre o abdome.

TESTE DE AUSCULTA LOCAL[8]

O paciente deve estar em decúbito dorsal ou ventral, dependendo do local a ser auscultado, e o osteopata, em pé ou sentado, posiciona sua mão sobre a região de interesse e sente para qual direção ela está sendo tracionada (**Figura 15.9**). Cabe ressaltar que a mão deve estar o mais relaxada possível para a sensibilidade estar potencializada. Na direção que a mão foi tracionada, há tecidos em disfunção somática. Esse teste fornece informações sobre a direção da restrição e também sobre a profundidade do tecido em disfunção.

TESTE DE ZINK[9]

O teste de Zink também foi proposto com o objetivo de coletar informações sistêmicas e não locais. Parte do princípio que existe um padrão compensatório no corpo humano, que passa pelas transições entre o crânio, o tórax e a pelve, áreas mecanicamente vulneráveis por estarem em trocas de curva da coluna, apresentarem diafragmas e estarem intimamente relacionadas ao sistema nervoso autônomo e expostas à sua interferência.

Os diafragmas são importantes porque promovem alteração de pressão nas cavidades, predispondo a expulsão e sucção de fluidos corporais (sangue venoso e arterial, linfa e fluidos intersticiais).

Para Zink, há um padrão compensatório entre as transições de curvas, um considerado comum e outro incomum, porém ambos normais. Nesses casos, as rotações são sempre opostas entre si, quando avaliadas de superior para inferior ou de inferior para superior (**Figura 15.10**). Se não forem opostas, o padrão está disfuncional e deve ser tratado.

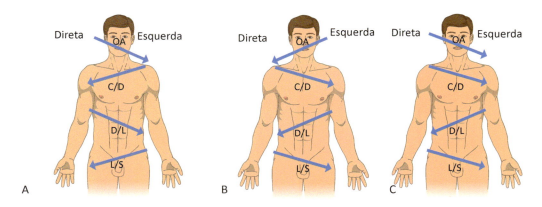

Figura 5.10. A. Compensação comum. **B.** Compensação incomum. **C.** Possibilidade de padrão disfuncional.

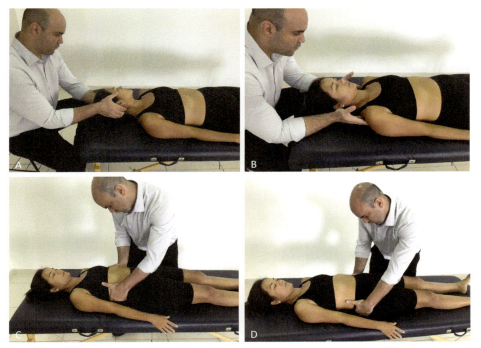

Figura 15.11. Teste de Zink. **A.** Região craniocervical. **B.** Região cervicotorácica. **C.** Região toracolombar. **D.** Região lombossacral.

Esse teste consiste em avaliar a flexibilidade em rotação das regiões de transição de curvas da coluna vertebral. Espera-se que as rotações mais amplas sejam opostas, como nos padrões A e B apresentados na **Figura 15.11**. Se houver rotações não opostas, o teste é considerado positivo e o paciente deve ser tratado.

O tratamento pode ser feito com técnicas de energia muscular, mobilização (com o mesmo posicionamento dos testes) ou equilíbrio dos diafragmas (com outras técnicas direcionadas aos ossos em que estes se fixam ou à fáscia relacionada a eles) que estiverem em disfunção.

REFERÊNCIAS

1. Nicholas AS, Nicholas EA. Atlas of osteopathic techniques. 3.ed. Ed Philadelphia: Wolters Kluwuer; 2015
2. Petty NJ, Moore AP. Neuromusculoesketetal examination and assessment: a handbook for therapists. 2.ed. London: Churchil Livingstone; 2001
3. Tozzi P. A unifying neuro-fasciagenic model of somatic dysfunction—Underlying mechanisms and treatment—Part I. J Bodyw Mov Ther. 2015;19(2):310-26.
4. Tozzi P. A unifying neuro-fasciagenic model of somatic dysfunction—Underlying mechanisms and treatment—Part II. J Bodyw Mov Ther. 2015;19(3):526-43.
5. Chila A. Foundations of osteophatic medicine. 3.ed. Philadelphia: Lippincott, Williams & Wilkins; 2010
6. Paoletti S. The fasciae: anatomy, disfunction and treatment. Seattle: Eastland Press; 2006.
7. Hebgen E. Osteopatía visceral: fundamentos y técnicas. 2.ed São Paulo: Madrid: MacGraw Hill; 2005
8. Barral JP, Mercier P. Manipulaciones viscerales 1. 2.ed. Barcelona: Elsevier-Masson; 2009
9. Zink JG, Lawson WB. An osteopathic structural examination and functional interpretation of the soma. Osteopath Ann. 1979;7:12-9.

Capítulo 16

TESTES DE MOBILIDADE SEGMENTAR

Hugo Pasin Neto

INTRODUÇÃO

Direcionados pela anamnese e pelos testes de mobilidade geral, os **testes de mobilidade segmentar** visam a investigar as hipóteses criadas pela anamnese e testes globais, permitindo relacionar a mobilidade de uma determinada área do corpo com todo contexto previamente observado. Esse aspecto é reforçado por Petty e Moore[1] e também por Maigne,[2] que afirmam que o diagnóstico funcional é dependente de diversas ações, as quais são iniciadas pela anamnese e finalizadas por um conjunto de testes que se complementam.

A perda de mobilidade é um dos importantes componentes dentro dos critérios clínicos da disfunção somática (TART). Por isso, cada estrutura móvel do organismo pode e deve ser testada de maneira passiva ou ativa.

A avaliação de mobilidade é indicada, especificamente, para identificar se um determinado segmento apresenta sua amplitude fisiológica preservada ou restrita e, em caso de restrição, identificar os planos de movimento da restrição e sua magnitude.

Ao fazer o contato com um indivíduo para avaliar sua mobilidade, deve-se respeitar o tempo de relaxamento e adaptação dos tecidos superficiais para, em seguida, aprofundar esse contato, permitindo explorar os movimentos, os quais devem ser avaliados em toda a sua amplitude, com atenção a qualquer sinal de restrição. Contudo, o indicador mais importante para interpretação das disfunções é a sensação da "barreira" que limita o movimento.

Essas "barreiras" podem provocar uma sensação de interrupção brusca (dura) ou elástica relacionada aos tecidos responsáveis por esse bloqueio, os quais podem ser articulares ou moles.[3] Assim, a qualidade e o momento dessa sensação de final do movimento (chamada de *end feel*) são informações que podem ajudar a determinar a presença de uma restrição de movimento,[4] juntamente com as outras características clínicas das disfunções descritas no **Capítulo 10**, como aumento de sensibilidade, alterações na textura tecidual e assimetria.

Segundo Chila,[4] esses testes podem ser entendidos como um rastreio preciso em busca das disfunções, as quais, por sua vez, podem ser provocadas por um trauma, uma hipertonia muscular, microtraumas relacionados a lesões por esforços repetitivos, disfunções fasciais ou má postura. O objetivo dos testes é estudar o movimento de um determinado segmento, observando os diferentes parâmetros de movimentos, incluindo os acessórios.

TESTES DE MOBILIDADE

Para sua interpretação, a avaliação pode ser dividida em dois momentos. Inicialmente, utilizam-se testes que detectem a restrição, como, por exemplo, os de amplitude de movimento regional (**Figura 16.1** e **Vídeo 16.1**) e de mobilidade passiva (**Figuras 16.2** e **16.3**). Em um segundo momento, após a constatação da presença de restrição,

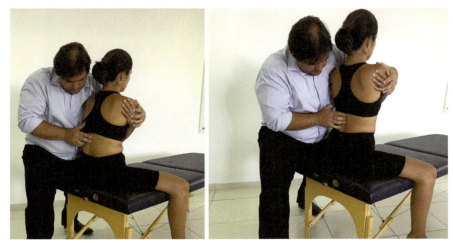

Figura 16.1. Testes de amplitude de movimento regional aplicados à coluna vertebral. Posicionado ao lado do indivíduo avaliado, o osteopata deve apoiar sua mão sensitiva sobre dois ou mais processos espinhosos torácicos, utilizando a falange distal do segundo ao quinto dedo da mão, enquanto o outro braço deve passar pela frente do tronco do indivíduo entre os seus braços, que deverão estar cruzados sobre o tórax. Nesse contato, o osteopata deve induzir passivamente movimentos em todos os planos de espaço da coluna vertebral, a fim de sentir a qualidade do movimento.

Vídeo 16.1. Teste de Movimentação Passiva

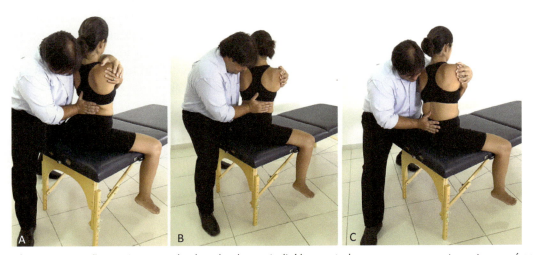

Figura 16.2. Teste de movimentação passiva para vértebras lombares. Indivíduo sentado na maca com o osteopata em pé ao seu lado. Nessa posição, o profissional estabiliza o paciente com o tronco e com sua mão anterior, posicionando-a embaixo dos braços do indivíduo. Em seguida, com as mãos abertas, o osteopata realiza o teste de mobilidade em todas as direções e planos de movimento. Esse teste pode ser realizado em diferentes níveis das vértebras lombares, buscando encontrar diferenças entre elas, seja na qualidade do movimento, seja na amplitude final.

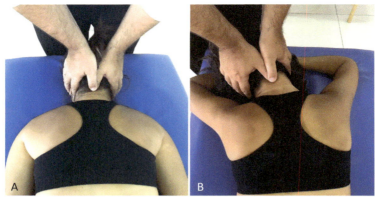

Figura 16.3. Teste de movimentação passiva intervertebral aplicado à coluna cervical. **(A)** Com as polpas dos polegares sobrepostas, o osteopata pode posicionar seu contato sobre o processo espinhoso e, em um segundo momento, sobre o processo transverso, testando os movimentos nos sentidos posterocentrais, poster unilaterais e transversais. **(B)** Deve-se alterar o posicionamento da articulação, posicionando-a de forma passiva e mantendo-a em repouso enquanto novamente se avalia a mobilidade nas diferentes direções.

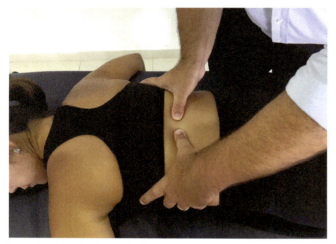

Figura 16.4. Teste de Mitchell. Deve-se palpar do processo transverso correspondente da vértebra em disfunção e buscar reconhecer se existe assimetria relacionada à posterioridade desses processos.

devem ser realizados testes que definam a direção dessas disfunções, como, por exemplo o teste de Mitchell, que permite classificá-las e nomeá-las conforme os padrões de nomenclatura em Osteopatia (**Figuras 16.4** e **16.5**).[5,6]

EXEMPLO 1

A apresentação de testes relacionados a coluna vertebral tem o único objetivo de exemplificar o conceito de avaliação.

Considera-se com mobilidade "normal" um seguimento que apresenta resistência do movimento gradual e homogênea no final de sua amplitude. Isso não acontece quando há influência adversa de um tecido mole impondo tensão antes do seu intervalo normal, nem quando essa restrição está associada a uma disfunção articular, o que faz

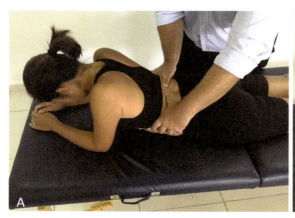
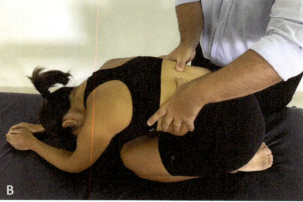

Figura 16.5. Teste de Mitchell. Mantendo o contato no processo transverso, deve-se pedir que o indivíduo realize movimentos de flexão e extensão até o nível correspondente e observar como a vértebra "se adapta" durante esses movimentos.

com a resistência, em vez de ser reduzida, aumente desde a metade de sua amplitude de movimento fisiológica.[7]

Assim, para direcionar corretamente a escolha da técnica de intervenção, é importante avaliar a predominância do tecido que impõe essa disfunção. Entre os tecidos que podem influenciar a mobilidade de um determinado segmento, destaca-se o tecido neural. Segundo Butler,[8] a mobilidade neural pode ser avaliada impondo-se maior tensão ao sistema nervoso mediante posturas preestabelecidas. Um exemplo desse tipo de postura é o movimento de "elevação da perna estendida", conhecido como *straight-leg raising* (SLR), que, durante sua realização, pode tencionar o nervo isquiático desde sua raiz.[9]

Além do SLR, outros testes podem ser realizados para avaliar a mobilidade do tecido neural, como o *slump test* (**Figura 16.6** e **Vídeo 16.2**) e o teste de tensão do nervo femoral (**Figura 16.7** e **Vídeo 16.3**). A diminuição de mobilidade nesse tecido será evidenciada se houver sintoma neural de forma assimétrica, quando comparado bilateralmente, ou antes de atingir barreira "fisiológica" do movimento.

Outro aspecto que deve ser considerado nos testes de mobilidade é o tecido fascial, cuja interpretação é baseada em avaliação postural, palpação e testes de mobilidade, conforme apresentado no **Capítulo 6**.

EXEMPLO 2

Vídeo 16.2

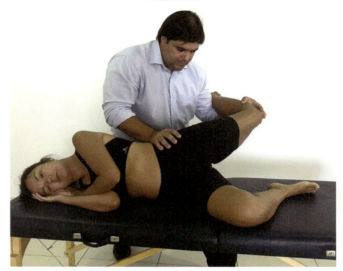
Figura 16.7. Teste de tensão do nervo femoral. Com o paciente em decúbito lateral, o osteopata realiza flexão da perna e, em seguida, extensão e abdução da coxa para acrescentar tensão ao nervo femoral homolateral.

Vídeo 16.3

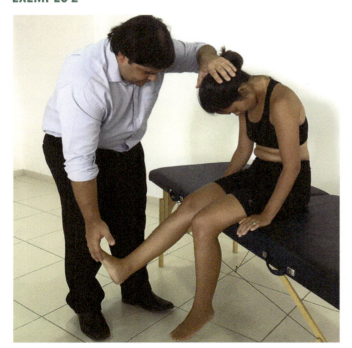
Figura 16.6. Slump test. Pede-se ao paciente que realize flexão da cabeça e do tronco, o que gera tensão na dura-máter espinhal, e o osteopata realiza extensão da perna e dorsiflexão para acrescentar tensão no nervo isquiático homolateral.

A condição muscular deve ser cuidadosamente avaliada, visto que influencia significativamente a mobilidade de um determinado segmento quando se encontra em estado disfuncional. Segundo Sammut e Searle-Barnes,[7] a sensação esperada da resposta muscular frente à palpação é o de relaxamento local, e a não sensibilidade dolorosa ao toque. Diferente da condição de hipertonia e hipotonia, em que o músculo se mostra mais reativo mesmo na pressão suave ou com menor resistência à pressão, respectivamente.

É importante que o avaliador tenha experiência na prática da palpação, sendo recomendado construir uma "biblioteca palpatória" para que a diferenciação possa ser realizada.

TESTES DE INIBIÇÃO

Conforme já apresentado anteriormente, na presença de uma disfunção somática o sistema nervoso mantém

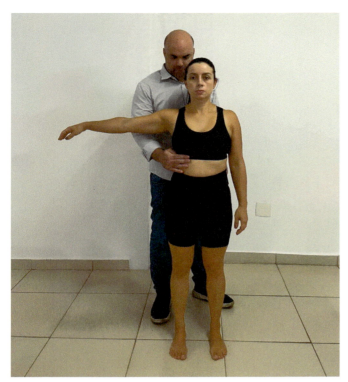

Figura 16.8. Teste de Inibição. Palpação da região topográfica do fígado enquanto solicita ao paciente o movimento de abdução do ombro.

essa condição disfuncional por um "*loop neurológico*". Esse processo está relacionado ao bombardeio aferente de receptores multimodais envolvidos no processo, até o nível metamérico correspondente. Além disso, essa condição é mantida por alterações estruturais e fisiológicas no tecido fascial.

Diante disso, Bicalho, Vieira, Makita *et al.*[10] reforçaram a ideia do uso de testes inibitórios como complemento para interpretação dos testes de mobilidade segmentar. Segundo os autores, esses testes consistem na aplicação de um estímulo de indução manual, de poucos segundos, que o avaliador aplica sobre a disfunção somática de modo a avaliar a resposta imediata à distância sobre a mobilidade segmentar de alguma estrutura ou sobre outra disfunção somática. A hipótese é que esse "toque inibitório" altere a aferência disfuncional que está potencializando o "*loop neurológico*" e assim repercuta em uma resposta imediata no comportamento adaptativo do sistema.

As variações das respostas dos testes durante a aplicação do estímulo inibitório interpretam a relevância e hierarquia das disfunções identificadas, podendo diferenciá-las em primárias ou adaptativas.[10]

EXEMPLO 3

Considerando um indivíduo com diminuição da ADM do ombro durante o movimento de abdução, com suspeita de participação de algum órgão, o avaliador toca suavemente a região topográfica do órgão em questão e mantendo esse toque pede para o paciente realizar o movimento novamente. Caso ocorra alguma mudança na ADM o teste é considerado positivo.

REFERÊNCIAS BIBLIOGRÁFICAS

1. Petty NJ, Moore AP. Neuromusculoskeletal examination and assessment. Edinburgh: Churchill Livingstone; 2001.
2. Maigne R. Medicina ortopédica: manipulações vertebrais, princípio, indicações, contraindicações e técnicas. Rio de Janeiro: Revinter; 1996.
3. Cyriax J. Textbook of orthopaedic medicine: diagnosis of soft tissue lesions. 8 ed. London: Ballierc Tindall; 1982.
4. Chila A. Foundations of osteopathic medicine. Philadelphia: Wolters Kluwer; 2011.
5. Mitchell FL Jr, Moran PS, Pruzzo NA. An evaluation and treatment manual of osteopathic muscle energy procedures. Valley Park: Mitchell, Moran & Pruzzo; 1979.
6. Kuchera ML. Applying osteopathic principles to formulate treatment for patients with chronic pain. J Am Osteopath Assoc. 2007;107(10 Suppl 6):ES28-38.
7. Sammut EA, Searle-Barnes PJ. Osteopathic diagnoses. Cheltenham: Stanley Thornes; 1998.
8. Butler DS. Mobilização do sistema nervoso. Barueri (SP): Manole; 2003
9. Goddard MD, Reid JD. Movements induced by straight leg in the lumbo-sacral roots, nerves and plexus and in the intra-abdominal portion of the sciatic nerve. J Neurol Neurosurg Psychiatry.1965;28(1):12-8.
10. Bicalho E, Vieira L, Makita D K, et al. Inhibitory Tests as Assessment Tools for Somatic Dysfunctions: Mechanisms and Practical Applications. Cureus 2020. 12(4): e7700.

Capítulo **17**

TESTES VISCERAIS

Gustavo Luiz Bortolazzo

O processo avaliativo em Osteopatia compreende diversas etapas, que vão gerando informações e norteando o entendimento do quadro que o paciente apresenta e guiando a elaboração dos objetivos terapêuticos osteopáticos.

Dentre as etapas, destacam-se a anamnese, a observação dos movimentos ativos e passivos, os testes globais e os testes específicos para os diferentes sistemas e diferentes tecidos.

O diagnóstico do Osteopata deve ser criterioso e preciso e deve definir se o paciente necessita de uma abordagem minimalista ou maximalista, local ou global, o que vai guiá-lo na utilização de técnicas mais ou menos intensas. Para isto, o Osteopata deve estar atento às diversas possibilidades de disfunções nas diferentes regiões/tecidos.

É muito comum uma queixa musculoesquelética ter origem em uma ou mais disfunções viscerais, mesmo que a víscera em questão não apresente sintomas/sinais. Pesquisadores encontraram diminuição da mobilidade renal, avaliada com ultrassom, em voluntários que apresentavam lombalgia na comparação com assintomáticos.[1]

É comum também o paciente vir com a queixa principal visceral, ou apresentar, em seu histórico, doenças viscerais ou cirurgias torácicas, abdominais e no pescoço, o que aumenta a suspeita sobre as disfunções viscerais.

Os testes viscerais são realizados com o objetivo de coletar informação acerca dos tecidos que compõem a víscera, bem como da participação da víscera avaliada no(s) sistema(s) que ela participa.

Vale salientar que não existe avaliação visceral isolada. A avaliação visceral deve fazer parte da avaliação do paciente em sua globalidade. Existem casos em que é extremamente importante intervir nas vísceras, assim como existem casos em que o tratamento visceral não se faz necessário.

A avaliação visceral é empregada em Osteopatia desde a época do Dr. A.T. Still, que utilizava, entre outras possibilidades, a alteração de temperatura local como forma de coletar informações acerca de qual região deveria ser tratada.[2]

O diagnóstico visceral em Osteopatia vem se desenvolvendo desde então, especialmente nos últimos 30 anos, principalmente após o avanço dos métodos de avaliação científica que coletam informações da dinâmica corporal, como o ultrassom[1] e os testes funcionais,[3] por exemplo.

Os testes viscerais são realizados, primeiramente, para encontrar a(s) víscera(s) que apresentam disfunção somática. Para isto, podem ser utilizadas diversas vias de acesso para coleta de informações, como a palpação e os testes de ausculta gerais e testes de ausculta locais (ver **Capítulo 15**), assim como testes que detectam se a víscera está interferindo no funcionamento global ou de um sistema.

A palpação gera informações acerca da temperatura, mobilidade e textura tecidual, que se estiverem alterados podem indicar uma disfunção somática.[4] A palpação pode ser realizada superficial e profundamente, explorando os diversos planos da região palpada.

Para Finnet e Williame (in Hebgen),[5] a palpação superficial pode informar se há disfunção somática, pois a fáscia superficial apresenta alteração quando a fáscia profunda (entre elas a fáscia visceral) está disfuncional. Portanto, a palpação superficial pode indicar o local onde há uma víscera em disfunção. Na projeção da fáscia superficial alterada pode-se aprofundar o contato para buscar o plano do tecido disfuncional.

Também é necessário que se identifique em qual direção a víscera em disfunção não se movimenta completamente. Para isto é necessário que se avalie a flexibilidade de suas conexões fibrosas (ligamentos, omentos, mesos) com as estruturas que se relaciona, a sua viscoelasticidade[6] e sua motilidade.[7] Para identificar restrições de movimento é importante que o osteopata desenvolva a sensibilidade manual para, num primeiro momento, ser capaz de delimitar cada víscera na avaliação palpatória e, em seguida, testar sua mobilidade/motricidade/motilidade.

Para delimitar as vísceras deve-se utilizar dos conhecimentos de anatomia topográfica. Além disso, a percussão pode prover informações importantes, pois vísceras com parênquima (fígado, rins, pulmões) apresentam som diferente das vísceras ocas (intestino, estômago) quando percutidas em sua projeção.

As vísceras abdominais são palpáveis, na parte anterior, sob os tecidos moles da parede abdominal e sob as costelas baixas e as vísceras torácicas são palpáveis indiretamente, via caixa torácica. Para acessar as informações referentes à flexibilidade das vísceras torácicas deve-se comprimir a caixa torácica até o plano que se deseja avaliar e sentir a resistência e flexibilidade do tecido àquele plano.

As vísceras podem apresentar-se disfuncionais por inúmeras causas. Uma das possibilidades é um ligamento com perda da elasticidade, que pode fazer com que a víscera em que ele se fixa apresente disfunção somática. O ligamento suspensor do duodeno (de Treitz), por exemplo, se estiver com sua flexibilidade diminuída, pode gerar diminuição da mobilidade do esôfago e/ou do duodeno, que são locais onde ele está conectado.

O mesmo ocorre se um omento estiver menos flexível. O omento menor, por exemplo, se estiver menos móvel, pode gerar diminuição da mobilidade do estômago e/ou do fígado e/ou do ducto biliar.

Se há diminuição da flexibilidade de um meso, pode haver diminuição da flexibilidade da víscera em relação a este meso. Por exemplo, se o mesocólon sigmoide estiver menos flexível, o sigmoide pode tornar-se menos móvel, predispondo a sinais e sintomas do próprio sigmoide ou da articulação sacroilíaca esquerda, local de fixação deste meso ou até de tecidos distantes dele.

Portanto, para o tratamento visceral é importante que sejam avaliadas, não somente as vísceras, mas as estruturas que se relacionam a elas.

Para realizar a avaliação visceral, o osteopata pode coletar informações por testes de mobilidade da víscera com testes fasciais, pela perfusão de fluidos viscerais, pela mobilidade da víscera decorrente da respiração diafragmática, pela inervação da víscera, pela motilidade visceral e/ou pela temperatura.[6] Para isto, foram desenvolvidos diversos testes, cada um com seu objetivo específico.

Em seguida serão descritos alguns exemplos de testes, com diferentes objetivos.

TESTES PARA MOBILIDADE VISCERAL

São testes que avaliam a movimentação visceral ou que avaliam estruturas que, se estiverem em disfunção, podem gerar diminuição da mobilidade visceral.

Teste de flexibilidade do omento menor

Paciente em decúbito dorsal, com os membros inferiores em flexão e pés apoiados na maca. Osteopata em pé, do lado direito do paciente, à altura da cabeça do paciente, faz contato com a mão esquerda na face inferior do fígado do paciente e com a mão direita na curvatura menor do estômago do paciente.

O teste consiste em aprofundar a palpação até o plano desejado, afastar os contatos e avaliar a flexibilidade do omento menor.

Como descrito anteriormente neste capítulo, se o omento menor estiver menos flexível, a mobilidade do estômago, do ducto biliar e do fígado poderão diminuídas.

Teste de flexibilidade do mesocólon sigmoide

Paciente em decúbito dorsal, com os membros inferiores em flexão e pés apoiados na maca. Osteopata em pé, do lado direito do paciente, à altura da cabeça do paciente, faz contato com as mãos na parede lateral do sigmoide do paciente.

O teste consiste em tracionar o sigmoide no sentido superior e medial e avaliar a flexibilidade do mesocólon sigmoide.

TESTES PARA MOTRICIDADE VISCERAL

São testes que avaliam a movimentação visceral utilizando alavancas do sistema musculoesquelético.

Teste de flexibilidade do ligamento suspensor do duodeno (de Treitz)

Paciente sentado, com os dedos das mãos entrecruzados e mãos na região cervical. Osteopata atrás do paciente, controla os cotovelos do paciente com a mão esquerda e fixa a junção duodeno-jejunal (local da fixação distal do ligamento de Treitz) com a mão esquerda, no sentido inferior.

O teste consiste em manter a fixação distal no sentido inferior e avaliar a flexibilidade do ligamento de Treitz durante o movimento de extensão do tronco do paciente.

TESTES PARA MOTILIDADE VISCERAL

São testes que avaliam os movimentos inerentes de cada víscera.

Teste da motilidade do estômago

Paciente em decúbito dorsal, osteopata em pé ou sentado do lado direito do paciente, faz contato com sua mão direita sobre a região de projeção do estômago, de maneira que a palma da mão fique na região do corpo do estômago e o polegar fique na região do piloro.

O teste consiste em sentir se o movimento é simétrico nas duas direções. Em condições normais, os dois movimentos apresentam amplitude simétrica. Se houver um movimento mais amplo, a víscera está em disfunção.

TESTES HEMODINÂMICOS VISCERAIS

São testes que avaliam a repercussão hemodinâmica da disfunção visceral.

Teste hemodinâmico visceral (Finnet e Williame)

Paciente em decúbito dorsal, com os membros inferiores estendidos, osteopata em pé, ao lado do paciente.

Osteopata palpa o pulso radial do paciente e avalia frequência e magnitude do pulso. Com a outra mão, palpa a região do órgão a ser avaliado e exerce pequena pressão no sentido posterior.

Ao palpar a região do órgão, avalia o que ocorre com o pulso radial.

Em condições normais haverá uma breve diminuição da magnitude do pulso radial ao palpar o órgão (pode ocorrer aumento da frequência ao retirar a compressão sobre o órgão).

Se houver disfunção somática na fáscia da víscera, o pulso não alterará ao realizar a palpação sobre ela.

Sugere-se que a víscera seja avaliada em todas as suas possibilidades de movimentos e também se a disfunção repercute na condição hemodinâmica do paciente. Desta forma a escolha da técnica de tratamento utilizada será mais direcionada, aumentando a possibilidades de reverter a disfunção somática.

REFERÊNCIAS

1. Simons RS. Running, breathing and visceral motion in domestic rabbit (Oryctolagus Cuniculus): testing visceral displacement hypotheses. The Journal of Experimental Biology 202, 563–577 (1999) Printed in Great Britain © The Company of Biologists Limited 1999
2. Nicholas AS e Nicholas EA. Atlas of Osteopathic Techniques. 3ª ed. Ed Wolters Klwuer. 2015
3. Hebgen EU. Visceral Manipulation in Osteopathy. Ed Thieme, 2011
4. Lossing K in Chila . Chila A. Foundations of Osteophatic Medicine. 3ª ed. Ed. Lippincott Williams & Wilkins, 2010
5. Barral JP e Mercier P. Manipulaciones viscerales 1. 2ª edición. Elsevier-Masson. 2009

Capítulo 18

TESTES PARA O CRÂNIO

Hugo Pasin Neto

INTRODUÇÃO

Conforme apresentado no **Capítulo 12**, que aborda as ideias descritas por William Sutherland, a caixa craniana é capaz de executar movimentos sutis, rítmicos e involuntários associados à mecânica da mobilidade de cada osso e sutura craniana. Com base nisso, foram desenvolvidas técnicas de avaliação para analisar a mobilidade dos tecidos cranianos e interpretar possíveis perdas, denominadas disfunções somáticas cranianas.

Assim como em outras áreas do corpo, o diagnóstico das disfunções cranianas deve levar em consideração as características clínicas dessas disfunções, descritas como TART:

- *Tenderness*: aumento da sensibilidade
- *Assimetry*: assimetria
- *Restriction*: restrição
- *Texture changes*: alteração da textura do tecido.

A avaliação da disfunção craniana é composta por inspeção visual, palpação e testes de mobilidade propriamente ditos. Na inspeção visual, deve-se observar a simetria do crânio, considerando que uma possível assimetria pode representar a primeira orientação das possíveis disfunções a serem confirmadas nos testes de mobilidade. Algumas estruturas facilmente visualizadas podem ser utilizadas para a inspeção, como as órbitas (tamanho e altura), o palato duro, o formato da calota craniana e a oclusão dental.

Segundo Chila,[1] é importante observar o contorno do rosto e da cabeça, que podem demonstrar o efeito combinado das forças sobre os ossos. Guillaume,[2] por sua vez, reforça que a forma do crânio pode ser usada para diferenciar distúrbios patológicos ou funcionais, bem como para identificar a gravidade da disfunção.

Em seguida, direcionados pela inspeção, a palpação e os testes de mobilidade visam a confirmar e classificar as possíveis disfunções. Conforme descrito por Sergueef,[3] a palpação pode ser passiva ou ativa, sendo a primeira denominada "ausculta do movimento", e a segunda, "ausculta do movimento induzido", considerada mais agressiva.

A ausculta do movimento é considerada passiva quando não influencia o movimento nem a função, sendo realizada por meio da comparação de diferentes fases e/ou regiões. Nesse tipo de avaliação, é necessário estar atento à qualidade, à simetria e à restrição do movimento, bem como às diferenças de textura e temperatura dos tecidos. Assim, o toque deve ser o mais sutil possível, avaliando o movimento inerente ao crânio sem influenciá-lo.

Já a ausculta de movimento induzido baseia-se na avaliação da barreira do movimento a partir do emprego de forças sutis visando a induzir o movimento em alguma direção dos ossos avaliados.

A avaliação do crânio é importante porque contempla possíveis relações comuns às disfunções, como causa ou consequência, como, por exemplo, a mobilidade do sacro, articulação temporomandibular (ATM) e/ou alguma víscera. Nesse aspecto, Liem[4] sugere a realização do diagnóstico diferencial por palpação com o objetivo de verificar se a restrição de mobilidade de um ou mais ossos do crânio tem relação com outra estrutura. Para tanto, após avaliar a mobilidade do crânio, deve-se procurar um ponto de equilíbrio dessa possível influência e, em seguida, reavaliá-la. Se houver melhora, tem-se um indicativo da influência de outra estrutura sobre o crânio; ou, em caso de piora, sugere-se que o crânio é que exerce influência sobre ela.

EXEMPLO 1

Testes globais de mobilidade craniana

Para a realização dos testes globais de mobilidade craniana, o indivíduo deve estar em decúbito dorsal com o osteopata posicionando seus contatos no crânio com as regiões tenares e hipotenares ou com a polpa dos dedos, bilateralmente, avaliando a tensão e a sensação de rebote de cada região (**Figura 18.1**). Géhin[5] sugere que essa palpação seja feita utilizando-se como referência quatro quadrantes, divididos por uma intersecção no centro do crânio, de modo que se obtenha uma região anterior e outra posterior, divididas em direita e esquerda. O objetivo ao apresentar a técnica é meramente ilustrar o conceito.

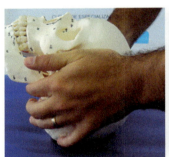
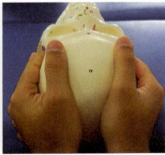

Figura 18.1. Testes globais de mobilidade craniana.

Segundo Liem,[4] o osteopata deve observar a flexibilidade e a dureza do tecido durante pressão suave, bem como sua resiliência quando a pressão é liberada. À palpação, deve-se observar a presença de sensação de rebote após uma leve pressão das mãos, considerada disfunção quando o tecido apresentar um aumento da densidade se comparado às outras regiões.

A palpação também pode evidenciar aumento de sensibilidade local, comumente descrita pelo paciente como dor, em especial quando for direcionada às suturas. A presença de dor durante a palpação das suturas é um importante sinal de disfunções dos ossos a elas relacionadas.

Testes para analisar o impulso rítmico craniano

Para a realização deste teste, o indivíduo deve estar em decúbito dorsal com o osteopata posicionando suas mãos, bilateralmente na cabeça do paciente, de modo que seus dedos indicadores façam contato na asa maior do esfenoide, seus dedos médios façam contato na escama do osso temporal, seus quartos dedos façam contato com a região lateral dos processos mastoides, seus quintos dedos façam contato com o occipital e suas palmas se adaptem plenamente à curvatura da cabeça. Nesse momento, o osteopata deve se concentrar no ritmo craniano, observando velocidade, qualidade, simetria e frequência.

Chila[1] classificou quatro aspectos importantes a serem seguidos na palpação do impulso rítmico craniano (IRC):

- Posicionamento do indivíduo em decúbito dorsal a 10cm da cabeceira da maca;
- Posição confortável e relaxada do osteopata, com os antebraços apoiados na maca;
- Contato suave com a cabeça do indivíduo, permitindo que os dedos e as palmas das mãos se adaptem plenamente à curvatura da cabeça; e
- Visualizar com clareza as estruturas abaixo das mãos, a fim de avaliar a anatomia e a fisiologia do movimento de cada um dos ossos, bem como atentar-se à pressão exercida durante o teste, para não interferir no movimento inerente.

Conforme descrito por Sergueef,[3] os tecidos tendem a "expandir" durante a fase inspiratória (fase de flexão do ritmo) e "retrair" durante a fase expiratória (fase de extensão do ritmo), e a amplitude desse movimento é quase tão grande quanto a observada à palpação um pulso arterial periférico, porém sua frequência é de aproximadamente um décimo se comparada à pulsação arterial.

A capacidade de sentir o ritmo craniano é muito discutida na literatura, por haver pesquisas que demonstram não existir uma relação direta entre diferentes avaliadores quando são comparados.[6-8] Ferguson[9] afirma que muitos fatores podem influenciar essa sensação e justificar essa discrepância, entre eles o fato de a vasomoção arterial ocorrer em taxas diferentes quando se comparam artérias de diferentes calibres, sendo a frequência predominante de 0,1 Hz em arteríolas de tamanho médio e de 0,0033 Hz em artérias maiores calibres, conforme descrito também por Colantuoni et al.[10] Isso é considerado uma justificativa porque que cada avaliador pode se concentrar em diferentes taxas de vasomoção.

Outro aspecto, dessa vez apresentado por Norton[11] e McPartland e Mein,[12] a fim de discutir a discrepância da percepção do ritmo entre diferentes avaliadores, é baseado na ideia que os ritmos do próprio avaliador influenciam essa sensibilidade, de modo que a sensação percebida se torna uma junção do ritmo de ambos, avaliador e paciente.

Ao contrário desses achados, Nelson et al.[13] demonstraram uma correlação estatisticamente significativa entre a palpação do IRC e as ondas vasomotoras de Traube-Hering-Mayer, medidas por meio de um fluxômetro a Laser-Doppler posicionado no lóbulo da orelha para monitorar a velocidade do fluxo sanguíneo. Após alguns minutos, para que o paciente se acostume e o avaliador se "conecte" à palpação do ritmo, registram-se 5 minutos de aquisição de dados. Nesse período, o avaliador deve assinalar como "f" quando percebe os inícios das fases de flexão e como "e" quando o mesmo ocorre nas fases de extensão. Os autores descobriram, assim, que as oscilações nas ondas vasomotoras de Traube-Hering-Mayer ocorrem simultaneamente à percepção do IRC, indicando ser possível palpá-lo.

Nesse contexto, Ferguson[9] afirma que, apesar de a prática clínica parecer bem-sucedida, as pesquisas ainda não conseguiram validar completamente essa prática, devendo ainda ser aprimoradas.

Testes analíticos

Após encontrar uma região restrita, direcionada pelos testes globais, é importante testar a mobilidade de cada osso envolvido, bem como as suturas e membranas relacionadas. Assim, fica evidente a necessidade de partir de uma avaliação mais geral, iniciada pela inspeção visual e pelos testes globais, e finalizada com a avaliação de cada osso e sutura a ela relacionada, permitindo uma interpretação mais precisa sobre a relação da disfunção com a queixa do paciente.

Testes analíticos para os ossos

A avaliação analítica dos ossos pode ser feita pela simples ausculta do movimento e pela ausculta do movimento induzido, descritas anteriormente. Ambas as possibilidades oferecem ao osteopata condições de identificar a presença ou não de disfunção em cada osso avaliado.

Na ausculta do movimento, o osteopata deve avaliar o IRC com um contato específico sobre o osso analisado e considerar seu comportamento nas duas fases distintas do movimento inerente, estando atento a amplitude, simetria e frequência.

EXEMPLO 2
Auscultas dos movimentos das maxilas

Para a ausculta das maxilas, considerando a tendência de mobilidade em expansão na fase de flexão, e o oposto na fase de extensão, o osteopata deve apoiar sutilmente seus contatos sobre elas (**Figura 18.2**). Com esse contato, deve acompanhar o ritmo craniano, podendo solicitar ao paciente que respire profundamente para potencializar os movimentos. O objetivo de apresentar a técnica é meramente ilustrar o conceito.

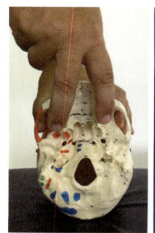
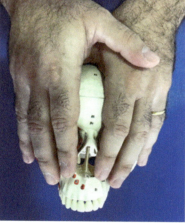

Figura 18.2. Auscultas dos movimentos das maxilas.

Para a interpretação dos resultados, é necessário comparar os movimentos das maxilas entre as fases de flexão e extensão, considerando que se trata de ossos pares.

No caso do teste por ausculta do movimento induzido, o osteopata busca, de maneira sensitiva, avaliar o comportamento de um osso relacionado ao seu movimento de flexão e extensão a partir da indução do movimento por um contato em outro osso. Esse é o método que mais evidencia a mobilidade dos tecidos e pode ser utilizado como complemento aos outros.

EXEMPLO 3

Auscultas dos movimentos induzidos das maxilas

Utilizando-se de um contato em "pinça" formado pelo polegar e pelo dedo médio da mão superior, o osteopata fixa as asas maiores do esfenoide. Com esse contato, deve induzir os movimentos de flexão e extensão do crânio via esfenoide (**Figura 18.3**).

Durante essa indução, a mão inferior (com luva) repousa os dedos indicador e médio na face oclusal dos dentes maxilares, bilateralmente. Com esses contatos sensitivos, o osteopata deve observar a movimentação das maxilas induzidas pelo esfenoide, lembrando que elas devem expandir durante a flexão e retrair durante a extensão. O objetivo de apresentar a técnica é meramente ilustrar o conceito.

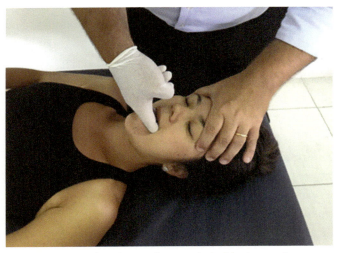

Figura 18.3. Auscultas dos movimentos induzido das maxilas.

Testes analíticos para as suturas

A avaliação da mobilidade das suturas, juntamente com sua palpação, pode ser um indicativo importante para a identificação das disfunções do crânio. O princípio da avaliação da mobilidade das suturas está na interpretação da tensão imposta aos ossos aos quais estão relacionadas. Ao provocar o movimento entre dois ossos do crânio, deve-se avaliar o grau de tensão que a sutura impõe nessa relação. Para tanto, deve-se comparar a mobilidade dessa sutura, com e sem tensão de tração sobre ela e, caso sejam observadas diferenças entre essas condições, pode-se concluir que a sutura em questão se encontra hipomóvel. Isto é, se a mobilidade dos ossos relacionados à sutura melhorar com a tração, significa que ela não apresenta mobilidade preservada.

EXEMPLO 4

Teste da sutura occipitomastóidea esquerda (Figura 18.4)

Para testar a sutura do lado esquerdo, o osteopata realiza contato com sua mão direita no occipital do paciente, mantendo a ponta dos dedos perto de sutura occipitomastóide e a mão esquerda posicionada de maneira tradicional do osso temporal. Com esses contatos, o osteopata deve testar a mobilidade da sutura considerando o movimento dos ossos sob duas condições: com e sem tensão de tração. Para empregar a tensão, o osteopata deve tracionar o occipital lateralmente e o temporal anteriormente. O objetivo de apresentar a técnica é meramente ilustrar o conceito.

A interpretação desse teste está relacionada à melhora da mobilidade do osso no momento da tração, evidenciando a necessidade de direcionar técnicas de tratamento para a sutura.

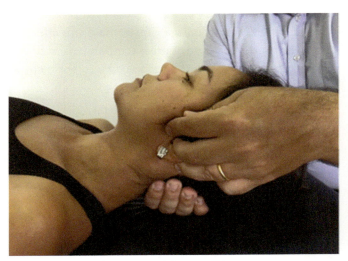

Figura 18.4. Teste da sutura occipitomastóidea.

INTERPRETAÇÃO DE POSSÍVEIS RELAÇÕES ENTRE AS DISFUNÇÕES CRANIANAS

Sincondrose esfenobasilar

Por possuir tecido cartilaginoso interposto às duas superfícies articulares, a sincondrose esfenobasilar (SEB) é uma articulação classificada como anfiartrose. É formada pela porção basilar do osso occipital e pelo corpo do osso esfenoide. Essa região possui fixações fasciais que lhe atribuem a função de ser um fulcro entre os eixos de tensão dos ossos do crânio que a compõem.

Conforme proposto por Sutherland, o osso occipital governa os movimentos dos ossos da caixa craniana e o esfenoide controla os ossos da face. Assim, a SEB é considerada peça-chave na avaliação e no tratamento osteopáticos, já que se adapta aos problemas originados no crânio ao mesmo tempo, em que transmite a ele disfunções originadas ou relacionadas a ela.

Um exemplo das disfunções originadas na SEB e que podem influenciar intensamente outros ossos do crânio são traumas que interferem diretamente nessa articulação, uma vez que essa região pode ser submetida a cargas traumáticas laterais ou anteroposteriores.

Outra possibilidade relacionada à SEB é a adaptação dessa articulação por influência de outros ossos e a partir dela se difundir por todo crânio. Por exemplo, uma disfunção do sacro, em virtude da dura-máter que reveste todo sistema nervoso central, influenciaria a mobilidade da SEB, podendo provocar uma disfunção adaptativa nessa articulação.

Outra causa de disfunções na SEB e no crânio é a adaptação à mandíbula e sua conexão com o osso temporal, a ATM. Essa articulação apresenta disfunções que podem afetar diretamente os ossos temporais, e estes, por sua vez, podem influenciar o resto do crânio por meio de suas conexões teciduais.

Diante do exposto, a interpretação da mobilidade da SEB e de sua relação com os outros ossos do crânio, bem como com outros ossos que podem estar influenciados por ela, é essencial na avaliação craniana.

Relação do IRC com o sacro

O sacro tem a capacidade de realizar movimentos em vários eixos simultaneamente, podendo executar movimentos combinados de flexão, inclinação e rotação, por exemplo. Esse fato, somado à sua característica anatômica de estar firmemente fixado à dura-máter na altura de S2, faz com que exista uma relação denominada craniossacral.

Upledger descreveu que uma disfunção presente no osso occipital ou no sacro influencia um ao outro diretamente pela ação da tensão da dura-máter.[14,15] Outros estudos também demonstram essa relação. Zanakis et al.,[16] por exemplo, sincronizou a avaliação do IRC captado com marcadores de superfície ligados a um sistema de câmeras com percepção da palpação do sacro realizada por um osteopata, o qual deveria, no momento em que percebesse a fase de flexão, acionar um interruptor posicionado em seu pé. O resultado desse estudo demonstrou uma relação positiva de 92%.

Todavia, outros estudos demonstram que essa relação pode não existir. Para alguns autores, se essa relação via dura-máter fosse intensa a ponto de permitir uma influência direta entre o osso occipital e o sacro por uma movimentação de milímetros de um ou outro, a coluna vertebral não teria a mobilidade necessária para realizar os diversos movimentos que executa diariamente. Por exemplo, Butler,[17] ao descrever a mecânica do tecido neural, relatou que, no movimento máximo de flexão da coluna vertebral, o tubo neural estira de 5 a 9 cm, defendendo que, para atingir uma tensão capaz de restringir realmente a dura-máter, seria necessário combinar flexão máxima da cabeça e a da coluna vertebral, além de manter coxa e perna estendidas.

Nesse sentido, com base em algumas pesquisas e na experiência clínica dos osteopatas, Chaitow[18] concluiu que a relação craniossacral é aceitável, mas ressaltou que essa relação pode não se dar apenas pela tensão da dura-máter, isto é, esse sincronismo pode ter outros aspectos e tecidos envolvidos.

Assim, mesmo que ainda não estejam claros todos os aspectos envolvidos nessa movimentação sincrônica, é importante que o osteopata considere essa possibilidade e realize a avaliação do sacro buscando relação com uma possível disfunção.

ARTICULAÇÃO TEMPOROMANDIBULAR

A ATM é constituída pelo encaixe da cabeça da mandíbula na fossa do osso temporal, e essa anatomia justifica o elo entre a mandíbula e o crânio. É por isso que existe associação entre os movimentos que acontecem nas ATM e as repercussões sobre a mobilidade craniana, e vice-versa.

Liem[4] exemplifica uma dessas relações é exemplificada por uma disfunção de côndilo da mandíbula influenciando o osso temporal. Mais especificamente, uma disfunção de côndilo anterior provocando uma restrição adaptativa no osso temporal que, por sua vez, poderia influenciar toda mobilidade do crânio.

Segundo Liem,[4] outro exemplo é a restrição do côndilo em posição lateral, geralmente ocasionada por um trauma lateral na mandíbula, podendo causar movimentos assimétricos dos ossos temporais, compressão das suas suturas e torção da tenda do cerebelo.

Além disso, as conexões neurológicas presentes entre o sistema mastigador e a coluna cervical superior (occipital, atlas e áxis) através do nervo trigêmeo podem ser consideradas mais um elo de influências recíprocas. Para comprovar essa evidência, Bortolazzo,[19] em estudo clínico, randomizado e controlado, demonstrou que, após manipular a coluna cervical superior de pacientes com disfunção temporomandibular e comparar a atividade eletroneuromiográfica dos músculos mastigatórios antes e depois da manipulação, houve diminuição significativa dos sinais, sugerindo a modificação do controle neuromuscular causada pelo gesto manipulativo.

REFERÊNCIAS

1. Chila A. Foundations of osteopathic medicine. Philadelphia: Lippincott, Williams & Wilkins; 2011.
2. Guillaume JP. Entwicklungen und Perspektiven der kraniofascialen Osteopathie. Osteopath Med. 2002;2(2):9-12.
3. Sergueef N. Cranial Osteopathy for infants, children, and adolescents: a practical handbook. London: Elsevier; 2007.
4. Liem T. Cranial osteopathy: principles and practice. New York: Elsevier; 2004.
5. Géhin A. Cranial osteopathic biomechanics, pathomechanics and diagnostic for practitioners. London: Elsevier; 2007.
6. Wirth-Patmllo V, Hayes K. Interrater reliability of craniosacral rate measurements and their relationship with subjects› and examiners: heart and respiratory rate measurements. Phys Ther. 1994;74(2):908-1110.
7. Rogers J, Witt P, Gross M, et al. Simultaneous palpation of the craniosacral rate at the head and feet: intrarater and interrater reliability and rate comparisons. Phys Ther.1998;78(4):1175-85.
8. Moran R, Gibbons E. Intraexaminer and interexaminer reliability for palpation of cranial rhythmic impulse at the head and sacrum. J Manipul Physiol Ther. 2001;24(3):183-90.
9. Ferguson A. A review of the physiology of cranial osteopathy. J Osteopath Med. 2003;6(2):74-88.
10. Colantuoni A, Bertuglia S, Coppini G, et al. Superposition of arteriolar vasomotion waves and regulation of blood flow in skeletal muscle microcirculation. Adv Exp Med Biol. 1990;277(2):549-58.
11. Norton J. A tissue pressure model for palpatory perception of the cranial rhythmic impulse. J Am Osteopath Assos. 1991;91(3):975-84.
12. McPartland J, Mein E. Entrainment and the cranial rhythmic impulse. Altern Ther Health Med. 1997;3(2):40-5.
13. Nelson KE, Sergueef N, Lipinski CL, et al. The cranial rhythmic impulse related to the Traube-Hering-Mayer oscillation: comparing laser-Doppler flowmetry and palpation. J Am Osteopath Assoc. 2001;101(4):163-73.
14. Upledger JE, Vredevoogd JD. Craniosacral therapy. Seattle: Eastland Press; 1983.
15. Upledger JE. Craniosacral therapy II: beyond the dura. Seattle: Eastland Press; 1987.
16. Zanakis M, Dimeo J, Madonna S, et al. Objective measurement of the CRI with manipulation and palpation of the sacrum. J Am Osteopath Assoc.1996;96(2):9.
17. Butler DS. Mobilização do sistema nervoso. Barueri: Manole; 2003
18. Chaitow L. Cranial manipulation theory and practice. 2 ed. London: Churchill Livingstone; 2005.
19. Bortollazzo GL. Efeitos da manipulação da coluna cervical alta sobre a disfunção temporomandibular. Dissertação (Mestrado) – Universidade Metodista de Piracicaba. Piracicaba, 2010.

Capítulo **19**

EXAMES COMPLEMENTARES PARA AVALIAÇÃO E DIAGNÓSTICO EM OSTEOPATIA

Jones Macagnan

A Osteopatia é uma filosofia, uma ciência e uma arte. Sua filosofia engloba o conceito da unidade da estrutura e função do corpo, na saúde e na doença. Sua ciência inclui as ciências químicas, físicas e biológicas, relacionadas com a manutenção da saúde e a prevenção, cura e alívio da enfermidade. Sua arte é a aplicação da filosofia e a ciência na prática da medicina osteopática.[1] (Warner *et al.*, 1954).

O objetivo da Osteopatia consiste em recuperar o equilíbrio normal da forma e da função que tipifica a boa saúde. O osteopata ajuda na condição de conquistar esse objetivo mediante métodos terapêuticos que estão em harmonia com a própria constituição e organização biológica do corpo humano. Os métodos terapêuticos estão destinados a permitir ou ajudar o organismo a se recuperar de desequilíbrios, desarmonias e assincronias. Esse objetivo é atingido sem a utilização de nenhuma intervenção externa a não ser o toque terapêutico. Assim, nós nos embasamos exclusivamente nos recursos terapêuticos reparadores que dispõem o próprio organismo. Ou seja, podemos atingir esse objetivo através de nosso conhecimento e aplicação de leis orgânicas, assim como a investigação científica minuciosa e rigorosa sobre a estrutura e a função anatômica, fisiológica e psicológica do ser humano.[2] (Latey, 1990).

A desarmonia entre a estrutura e a função condiciona a disfunção, desta forma, muitos mecanismos de diagnóstico podem e devem ser utilizados, como os da coleta de dados pela anamnese, os testes de mobilidade, os testes ortopédicos e neurológicos, os exames de imagem e também os laboratoriais.

Entende-se por exames complementares aqueles que, seja de natureza de imagem ou por análise de material biológico, favorece a identificação de elementos clínicos do paciente no que tange à disfunção por ele apresentada ou manifestada. Estes exames têm a função de servir de orientação ao Osteopata e, associado ao exame físico, seja finalizado o diagnóstico do paciente.

Dentre os principais exames complementares de imagem pode-se citar a **radiografia** e **tomografia computadorizada** (TC – e a reconstrução tridimensional), que utilizam radiação ionizante, além da **ultrassonografia** e **ressonância nuclear magnética** (não radioativas). Entre os exames laboratoriais pode-se citar o **hemograma completo**, bem como tópicos que são analisados por amostra de sangue e que dizem respeito ao metabolismo do tecido conjuntivo (fosfatase alcalina, por exemplo) ou processos metabólicos (ácido úrico).

Tanto os exames de imagem, como os exames laboratoriais são auxiliares de grande importância no diagnóstico osteopático. Através deles podemos analisar a anatomia da estrutura que supostamente está em disfunção e compará-la com a anatomia normal, e desta forma finalizamos nosso diagnóstico. Outro mecanismo de fundamental relevância quando falamos sobre exames de imagem é a identificação de fatores que contraindicam alguma manobra do arsenal osteopático. Como exemplo do recém exposto podemos citar a identificação de tumores ósseos

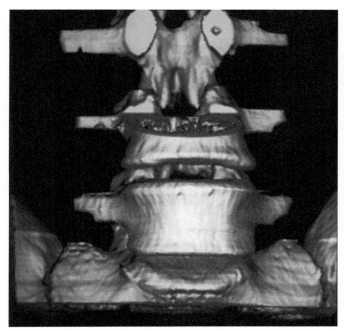

Figura 19.1. TC de reconstrução tridimensional da coluna lombossacral.

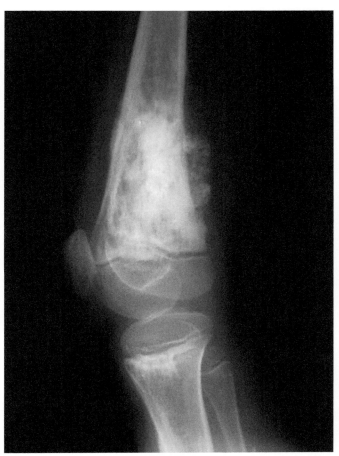

Figura 19.3. Radiografia da articulação do joelho de um paciente pediátrico com osteossarcoma: contraindicação absoluta para técnicas manipulativas.

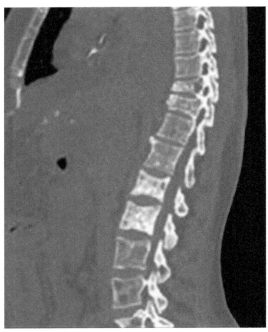

Figura 19.2. TC da coluna vertebral evidenciando metástase óssea (do tipo misto) de CA de mama.

(primários ou metastáticos) os quais são contraindicações absolutas as técnicas manipulativas.

Serão apresentados alguns tipos de exames complementares, de maneira resumida, visando contextualizá-los no diagnóstico osteopático.

EXAMES DE IMAGEM

A produção de uma imagem para fins diagnósticos é foco de estudo há mais de um século. Desde o tempo de Roentgen, no final do século XIX, até os dias atuais a tecnologia evoluiu drasticamente. Alguns pré-requisitos mostraram-se determinantes para esta evolução: a capacidade de armazenar energia (elétrica) e o investimento (financeiro) em equipamentos e materiais capazes de utilizar a energia e transformá-la em radiação. Além dos equipamentos que utilizam radiação ionizante, há os que são capazes de produzir imagens utilizando outras formas de energia como a onda sônica ou a ressonância nuclear dos íons hidrogênio.

Radiografia

O exame de radiografia se baseia na produção dos Raios X e suas propriedades. Uma corrente elétrica passa através de um tubo com vácuo. Esse tubo tem acoplado em uma das suas extremidades um ânodo e na outra um cátodo. Isso servirá para promover uma aceleração dos elétrons para atingirem uma placa metálica em alta velocidade. O equipamento servirá para separar o resultante da transformação da energia cinética: a maior parte (99%) se converte em calor e apenas 1% serão os Raios X.

Estes Raios X são capazes de atravessar o corpo humano facilmente, na proporção de sua voltagem. A medida que avança pelos tecidos biológicos, sua intensidade vai diminuindo, já que sua propagação é retilínea. É válido mencionar também que o feixe dos Raios X é homogêneo ao penetrar no corpo humano. Ao saírem, são (ou estão) heterogêneos. Isso ocorre devido à diferença de densidade dos tecidos biológicos. Essa densidade varia conforme os componentes químicos (números atômicos) das estruturas atravessadas e irá formar imagens radiopacas (para estruturas de maior densidade) e radiotransparentes (para estruturas de menor densidade).

Desta diferença de densidade se estabelecem dois princípios básicos para a análise e a interpretação das imagens: o contraste entre os diferentes tecidos contíguos e a nitidez das estruturas anatômicas. A estes princípios podemos adicionar incidências específicas (dinâmicas) que favorecem a análise da biomecânica da coluna vertebral.

Para se realizar uma descrição adequada acerca da imaginologia na Osteopatia, uma linguagem apropriada se faz necessária: certos termos, definições e convenções são obrigatórias. Alguns desses conceitos só recentemente vieram a público, já que as publicações na área da biomecânica clínica não são muito frequentes. Estas informações podem ajudar no estabelecimento de diagnósticos mais precisos e sugerir modelos de tratamento mais completos. E neste quesito a Osteopatia é vanguardista.

A seguir serão apresentadas algumas considerações sobre elementos de interesse do praticante da Osteopatia em alguns dos pontos considerados chave na abordagem do paciente e que pode auxiliar na construção de um diagnóstico mais preciso.

- **Occipital – atlas – áxis**: região importante, por ser a principal responsável pela rotação da cabeça (especialmente o nível entre C1 e C2) e por sua íntima relação com as artérias vertebrais, que fazem um ângulo de 90° para penetrar o forame magno. Se houver comprometimento no fluxo da artéria vertebral, haverá insuficiência basilar e consequente hipofluxo cerebral. Distensão ou estreitamento da artéria acompanhado de rotação entre C1 e C2 poderão causar a diminuição do fluxo sanguíneo. Comumente afetada por processos patológicos como os chicotes cervicais.

O osteopata deve estar atento à rotação axial normal. Em uma radiografia A/P é possível analisar o aspecto de mobilidade no plano frontal de C1 em relação a C2. A disfunção em rotação e deslocamento são manifestos por uma separação anormal entre o anel anterior de C1 numa radiografia em perfil em que esta vértebra seja visualizada. A incidência transoral é específica da região e evidencia alterações de alterações na relação ente C1 e C2.

Segundo Chilla, 2011,[3] translações sutis e instabilidades rotacionais podem coexistir neste segmento depois de traumas ou com outras condições clínicas. Desta forma, cabe ao Osteopata analisar a estabilidade do segmento e verificar a necessidade de intervenção no local, bem como o encaminhamento para o uso de outro tipo de recurso.

- **Coluna Cervical Inferior**: A principal característica deste segmento é a ampla mobilidade. E o segmento da coluna cervical onde ocorre a maior quantidade de movimento é na região de C5 e C6, especialmente no plano sagital.

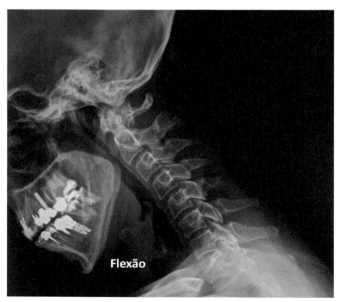

Figura 19.4. Radiografia em incidência dinâmica: flexão cervical. A imagem nos permite analisar que durante o movimento de flexão da cabeça deste paciente há regiões de menor mobilidade, principalmente na relação entre C4-C5 e C5-C6.

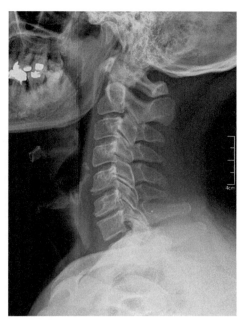

Figura 19.5. Radiografia da coluna cervical em perfil

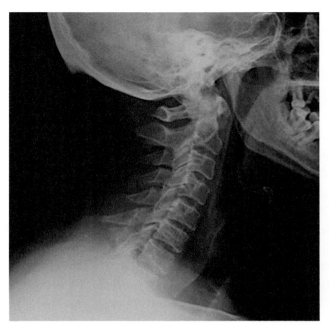

Figura 19.7. Radiografia da coluna cervical em perfil.

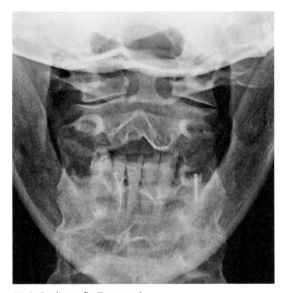

Figura 19.6. Radiografia Transoral

Pacientes com elementos anatômicos disfuncionais anteriores danificados (disco intervertebral, por exemplo), são clinicamente mais instáveis em extensão, ou seja, apresentam maior vulnerabilidade quando executam esse movimento, podendo estar associado a dor e/ou fobia da ação. Já pacientes com elementos posteriores alterados (facetas articulares, por exemplo) são mais instáveis em flexão.

Coluna torácica:

- A coluna torácica é mais forte e mecanicamente menos móvel que outras regiões da coluna vertebral. A rigidez da coluna torácica, característica da caixa torácica, provê a ela considerável estabilidade. Por esta razão, este segmento da coluna vertebral tem alterações bastante específicas. Dentre estas, podemos selecionar doenças reumáticas como a Espondilite Anquilosante e os nódulos de Schmorl. No caso da Espondilite Anquilosante, o acometimento da coluna torácica se dá em função do avanço característico da doença. Esta doença é uma inflamação reumatológica crônica que afeta principalmente a articulação sacro-ilíaca e a coluna vertebral. O principal sintoma é a dor na coluna vertebral e as causas envolvem alterações na interação do gene HLA--B27 (presente em mais de 80% dos pacientes que desenvolvem a doença) com o gene ERAP1. Os exames de imagem têm sido cada vez mais relacionados com a identificação precoce dos sinais da doença nos ossos da coluna vertebral, bem como o seu avanço. Entretanto, a definição do diagnóstico precoce da Espondilite Anquilosante se torna difícil, pois não há classificação validada ou critérios diagnósticos unificados. E os sintomas das espondiloartropatias são os mesmos, apesar de a Espondilite Anquilosante ser a mais frequente. O segmento torácico parece ser o mais frequentemente acometido pela doença e a ressonância nuclear magnética, o método apontado mais recentemente como o de escolha para identificar o processo inflamatório da coluna vertebral em fase inicial.[4,5] (Weber et al., 2007; Montoya et al., 2018).

Os sindesmófitos são sinais patognomônicos da Espondilite Anquilosante. Caracterizam-se por calcificação dos ligamentos adjacentes às vértebras e quando presentes são contraindicações absolutas às técnicas manipulativas. Segundo estudos realizados por Tan, Wang e Wand, 2015,[6] apresentam variações no seu crescimento, podendo ser contínuo ou saltatório, dependendo do paciente e sempre aparecem novos sindesmófitos. Os mesmos autores relatam haver mais risco no caso de pacientes tabagistas. Outros fatores apontados pelos autores, como supostos causadores de sindesmófitos, envolvem edema ósseo, displasia gordurosa, erosão e esclerose óssea das vértebras.

Outro elemento comum na coluna torácica são os nódulos de Schmorl. Estes são descritos como herniação do núcleo pulposo do disco intervertebral através da placa cartilaginosa terminal e da junção desta com o osso do corpo da vértebra adjacente que penetra no corpo da vértebra. Estes nódulos podem aparecer em qualquer vértebra, mas são mais frequentes na torácica baixa e lombares (T7-L1). Fatores como a doença de Scheuermann, doenças metabólicas (osteoporose, hiperparatireoidismo), traumas e doença degenerativa do disco intervertebral são associados com a fisiopatologia dos nódulos de Schmorl. Embora esses nódulos se apresentem mais como um achado incidental em pacientes assintomáticos, ou em pacientes com dor radicular causada por outra etiologia, há indícios de que o efeito deletério da resposta inflamatória no osso adjacente causado pela herniação do núcleo pulposo, que pode levar, em alguns casos a diminuir consideravelmente a integridade anatômica do corpo vertebral e sua capacidade de suporte de carga associada, incorrendo em dor quando há compressão axial e até mesmo em fraturas patológicas.[7] (Mattei e Rechman, 2013).

Coluna lombar:

Este segmento da coluna tem nas facetas articulares os principais fatores de estabilidade. Elas limitam a mobilidade consideravelmente, particularmente no que diz respeito à rotação axial, dando ao segmento lombar mais liberdade nos movimentos de flexo-extensão.

Nesta região as principais condições clínicas dizem respeito a processos degenerativos articulares localizados nas facetas articulares e/ou nos discos intervertebrais (produzindo diminuição do espaço entre dois corpos vertebrais adjacentes). Dois identificadores chave na observação da coluna vertebral, no segmento lombar, são o aspecto rotacional (alinhamento dos processos espinhosos), e separação anormal dos processos espinhosos. Qualquer desses sinais, ou a conjugação destes, evidencia a possibilidade de disfunção osteopática. Outro exemplo de achados radiológicos da coluna lombar é o acunhamento vertebral. Quando a vértebra se encontra desta forma, isto provavelmente aumenta a propensão a deformidade progressiva por deslocar o centro de gravidade anteriormente, aumentando a deformidade, principalmente no momento da flexão. Esse acunhamento pode ser causado por neoplasias.

OBSERVAÇÃO: cerca de 70% dos tumores ósseos são metastáticos e a coluna vertebral é o local mais acometido. Por essa razão o Osteopata deve SEMPRE estar atento ao aparecimento de alterações na estrutura morfológica da vértebra: falta de algum dos componentes estruturais (pedículos, processos transversos ou espinhosos...). Além da ausência de algum componente, também o adensamento de pontos ou mesmo de toda a estrutura vertebral devem chamar a atenção do profissional, pois também podem identificar essas metástases.

Os osteófitos são formações decorrentes de processos de instabilidade vertebral e indicam a presença de processos degenerativos nas articulações adjacentes ao segmento vertebral acometido. Trata-se de uma "tentativa" do corpo de aumentar a área de contato entre os segmentos articulares, melhorando assim a sua estabilidade. É uma formação que pode aparecer em qualquer articulação, mas é mais impactante nos segmentos da coluna vertebral como a região lombar e cervical. Os osteófitos podem aparecer nas margens dos corpos vertebrais e também nas margens das articulações facetarias. Em ambos os casos geram repercussões acerca de possíveis compressões radiculares e geração de sintomas no paciente portador dos osteófitos. Para melhor visualização dos osteófitos facetários a incidência oblíqua é a mais indicada.

Incidências especiais, como a exibida na **Figura 19.10.**, abaixo, são bastante esclarecedoras sobre a relação entre as curvas fisiológicas da coluna vertebral, bem como as zonas de conflito biomecânico quando as curvas se invertem (dobradiças ou charneiras).

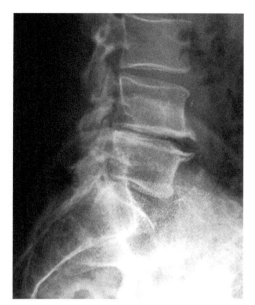

Figura 19.8. – Radiografia em Perfil da Coluna

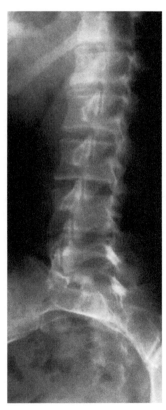

Figura 19.9. Radiografia em incidência oblíqua da coluna lombar. Esta incidência favorece a análise dos forames de conjugação e a possível relação com a osteofitose relacionada as facetas articulares.

Radiografias da coluna lombar devem ser solicitadas em caso de:

- idade menor de 20 anos e maior de 50 anos;

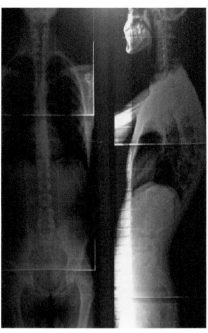

Figura 19.10. Radiografia total (global) da coluna vertebral

- história de traumatismo lombar;
- presença de déficit neurológico;
- perda inexplicável de peso por tempo superior a 6 meses;
- suspeita clínica de espondilite anquilosante.

ORIENTAÇÕES PARA INTERPRETAÇÃO BIOMECÂNICA DE RADIOGRAFIAS

Ossos tendem a sucumbir mais rapidamente a processos de cisalhamento, já que aparentemente parecem ter sido criados (desenvolvidos) para suportar compressão. Uma forma de conferir esse tipo de condição é analisar radiografias da coluna cervical. Fraturas dos corpos vertebrais cervicais, tanto em flexão, quanto em extensão, podem produzir fragmentos triangulares nas regiões anterossuperior ou anteroinferior. Esse achado pode ser visto numa radiografia em incidência lateral (perfil). No trauma em extensão o fragmento pode estar fixado às fibras do ânulo fibroso. No trauma em flexão a lesão se apresenta nas linhas de força do corpo vertebral e é comum a cominuição do fragmento. Em ambos os casos, a lesão discal está presente.

Na anatomia normal da unidade vertebral, os ossos tendem a sofrer avarias antes dos ligamentos, mas obviamente há exceções.

O estreitamento entre os corpos vertebrais num espaço específico com história de trauma é sugestivo de lesão do ânulo fibroso ou sua fixação ao fragmento, implicando num mecanismo de cisalhamento ou excesso de tensão. Uma separação excessiva tem as mesmas implicações. Do começo até o final do mecanismo de trauma as estruturas mudam suas propriedades geométricas e físicas, e os vetores de força mudam de direção e magnitude. Como consequência, o clínico está cara a cara não apenas com uma lesão isolada, que ocorreu instantaneamente numa estrutura, mas também com uma série de transformações resultantes dessa lesão que variam rapidamente. Não se pode fechar um diagnóstico apenas com a visão bidimensional de uma radiografia única. Duas incidências, associado com outros recursos que deem a condição tridimensional de análise, são imperativas.

INSTABILIDADE: FATOR DETERMINANTE DA AVALIAÇÃO OSTEOPÁTICA

A estabilidade da coluna vertebral é uma entidade clínica complexa que existe em um amplo espectro, abrangendo muitos aspectos da patologia da coluna vertebral, incluindo traumática, neoplásica, infecciosa e processos degenerativos. A importância de determinar a estabilidade é primordial no processo de tomada de decisão quanto à necessidade de cuidados operatórios ou não operatórios. Definir instabilidade clínica pode ser um desafio e requer cuidadosa atenção à patologia envolvida, achados de imagem necessários, e um exame clínico completo. Vários sistemas de classificação foram desenvolvidos para auxiliar na tomada de decisão, mas existem algumas limitações. Várias modalidades de imagem desempenham um papel crucial na avaliação da suspeita de instabilidade. A tomografia computadorizada é a modalidade de imagem inicial de escolha no cenário traumático. A ressonância magnética é um importante coadjuvante no cenário de suspeita de lesão ligamentar e a modalidade de escolha na suspeita de processos infecciosos e neoplásicos.

As radiografias verticais podem ser particularmente úteis no cenário de instabilidade aguda ou subaguda para obter informações sobre como a coluna responde à gravidade e ao suporte de peso. O exame clínico também é de fundamental importância na determinação da estabilidade. A presença de um déficit neurológico é altamente sugestivo de uma coluna potencialmente instável e precauções devem ser mantidas até que a instabilidade e lesões sejam descartadas. Certas entidades clínicas, como espondilite anquilosante e hiperostose esquelética idiopática difusa, estão em alto risco de instabilidade, particularmente no cenário traumático. Nessas situações, a coluna deve ser considerada instável até prova em contrário. Em última análise, a determinação de estabilidade da coluna vertebral, e posterior necessidade de tratamento cirúrgico, devem ser baseados no caso individual. Combinando informações do exame clínico e achados de imagem, incluindo radiografias em pé, quando apropriado, permite a determinação apropriada da estabilidade da coluna vertebral.[8] (VINCENT e ANDERSON, 2018).

A avaliação correta da instabilidade vertebral proporciona ao paciente a realização de um tratamento seguro, preciso e com o mínimo de risco e inconveniências. Em contrapartida, o diagnóstico falho, impreciso, pode colocar o paciente em uma situação de risco de vida ou de prejuízo permanente da capacidade funcional da coluna vertebral. Entre estes o mais comum diz respeito a execução de cirurgias desnecessárias. Mas afinal, como definir instabilidade vertebral? Clinicamente podemos definir instabilidade como a perda da habilidade da coluna vertebral, que está em sobrecarga fisiológica para manter o padrão de mobilidade. Desta forma não há déficit neurológico, deformidade nem a dor é incapacitante. Ela pode ocorrer como resultado de um trauma, doença, cirurgia ou uma combinação desses fatores.

No diagnóstico da instabilidade clínica em qualquer região da coluna vertebral, muitos fatores são considerados cruciais. A anatomia é significativa em termos de posição a relações de espaço entre as estruturas neurais e tecidos potencialmente lesionados. As várias estruturas de composição e estruturação da coluna vertebral provêm diferentes magnitudes e tipos de forças úteis na preservação da estabilidade. Elementos básicos para análise sistemática da coluna vertebral: considerações anatômicas, fatores biomecânicos, considerações clínicas e considerações para o tratamento. Fatores estes identificados nos exames de imagem.

- **Diagnóstico:** a maior das considerações na prática clínica para avaliar a instabilidade clínica são as radiografias, mas para determinar qual seria o procedimento padrão nesta metodologia são necessários estudos com maior número de sujeitos e análise de medidas padronizadas. Radiografias simples são utilizadas para determinar a posição relativa da vértebra, principalmente em colunas instáveis. Principais parâmetros:

- **Medidas lineares:** o parâmetro medido diz respeito tanto a medidas lineares (distância entre dois pontos) quanto a mecanismos angulares (ângulo entre duas linhas). A vértebra, estrutura tridimensional, é transformada em bidimensional no filme do exame radiográfico. A inclinação pélvica é um exemplo.

Medidas angulares diferentes das representações lineares, as medidas angulares representam objetos de análise mais complexos, já que podem estabelecer relações entre estruturas próximas e também distantes, de forma que o ângulo resultante, que é mensurado, serve para interpretar aspectos tridimensionais. Ângulo da lordose fisiológica da coluna lombar, ângulo de inclinação do sacro ou o ângulo lombossacral, por exemplo.

RADIOGRAFIAS POSTURAIS

Postura e diagnóstico postural envolvem a compreensão das características estáticas e dinâmicas do indivíduo. Com as radiografias temos uma ferramenta determinante para analisar o aspecto estático ou estrutural da postura. O ideal seria que fizéssemos a correção por manipulação de alguns pontos no corpo do paciente para que tivéssemos uma imagem real sobre a condição postural do paciente. Essas correções poderiam ser feitas na região lombo pélvica, bem como a intervenção sobre grandes músculos posturais como o quadrado lombar e o iliopsoas.

As imagens radiográficas nos oferecem, além da descrição estrutural (estática) da postura do paciente, a condição de maturidade óssea do paciente, possibilidade de identificação de anomalias congênitas ou outras deficiências estruturais. Por fim, esse tipo de exame de imagem pode ser usado para quantificar as distorções posturais ou descompensações, bem como a progressão do tratamento proposto.

ACHADOS RADIOLÓGICOS DE CUNHO POSTURAL[3]

Congênitas

<u>Deformidade em asa de morcego</u>: melhor vista em incidência A/P lombossacral. Clinicamente pode alterar o mecanismo articular. Essa deformidade pode causar dor e inflamação, e se a relação L5-ilíaco for rudimentar, pode alterar o nivelamento da base do sacro. Pode ser impossível mensurar o desnivelamento da base do sacro.

<u>Sacralização de L5</u>: é a fusão de L5 com o sacro. Essa alteração estrutural é melhor analisada em incidência A/P e lateral da região lombossacral (ambas ajudam). A curva lombar apresenta-se curta (4 vértebras) deter-

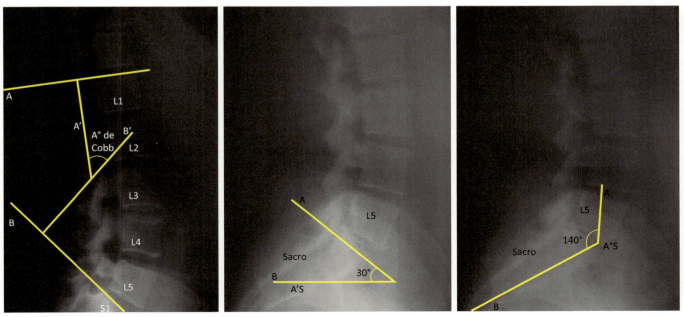

Figura 19.11. Ângulos de lordose lombar (45º ± 5º), inclinação sacral (30º) e lombossacral (140º). Adaptado de Araújo et al., 2010.

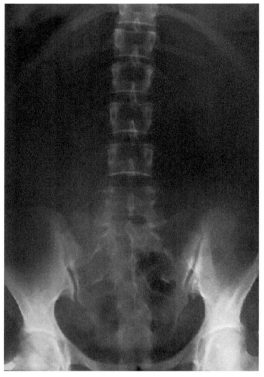
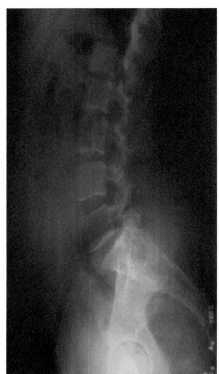

Figura 19.12. Sacralização de L5 vista em incidência A/P e perfil.

minando aumento da demanda funcional por segmento e aumentando a probabilidade de desenvolvimento de espondilolistese degenerativa de L4. Radiograficamente não se consegue mensurar com precisão o ângulo da lordose lombar.

Lombarização de S1: é a separação de S1 das outras vértebras sacrais. Melhor vista em incidência A/P e perfil da região lombossacral (ambas ajudam). A coluna lombar se mostra alongada (com 6 vértebras produzindo menos estabilidade e aumentando a incidência de dor lombar.

Spina bífida oculta: é o não fechamento do arco posterior da vértebra, vista na incidência A/P lombossacral. Clinicamente pode não ter significado algum, mas pode ser o prenúncio de outras anormalidades congênitas da região posterior. Músculos podem se aglutinar e comprometerem suas funções. Um sinal clinico frequente é um tufo de pelos na pele da região vertebral.

Adquiridas

Espondilólise: é a interrupção da *pars articularis* ou istmo . É melhor visualização com a incidência oblíqua lombossacral. Pode ser assintomática clinicamente, mas normalmente está associada com aumento do estresse no plano sagital e instabilidade.

Espondilolistese L5-S1 (istmo): é o deslizamento de uma vértebra sobre outra. As incidências em perfil e oblíqua da região lombossacral evidenciam essa condição clínica. Clinicamente caracterizada pela perda da continuidade óssea associada com típico mecanismo de projeção anterior do suporte de carga das facetas articulares, causando sobrecarga e estresse dos tecidos posteriores e tensão dos músculos posturais de forma generalizada. Radiograficamente buscar também por outros sinais de calcificação. Conhecido como sinal do "cachorro escocês".

Diminuição do espaço articular sinfisial: a incidência de escolha é a de perfil e mostra uma diminuição do processo homeostático do forame de conjugação causando inflamação local e pode levar a uma radiculopatia ou instabilidade da unidade vertebral.

Fraturas: devem ser realizadas imagens em várias incidências para que todos os ângulos sejam adequadamente analisados. Clinicamente podem causar retificação reflexa por conta do espasmo muscular.

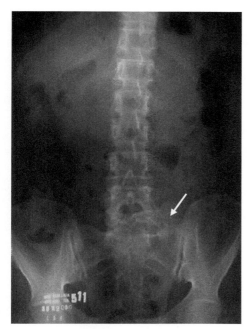

Figura 19.13. Vértebra lombar supranumerária (vértebra de transição).

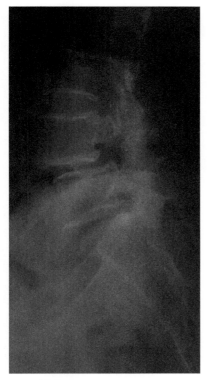

Figura 19.14. Espondilolistese.

TOMOGRAFIA COMPUTADORIZADA (TC)

A TC utiliza um computador para reconstrução matemática de uma imagem axial do corpo humano, a partir de mensurações realizadas pela transmissão de Raios X através de cortes feitos no corpo do paciente. Foi introduzida em 1972, pelo físico inglês Godfrey Hounsfield. Baseia-se na coleta de múltiplos dados em relação a todos os tecidos pelos quais o feixe de radiação atravessa, gerando uma representação anatômica do segmento a ser estudado mais complexa do que aquela gerada pela radiografia. Essa representação (imagem) é adquirida por múltiplas medidas de absorção de Raios X reprocessadas em computador. Ou seja, a radiação resultante não incide em um filme, mas em detectores que convertem os fótons de Raios X em cintilações. A resposta deste detector é diretamente proporcional ao número de fótons que incidem sobre ele e da mesma maneira tratará da densidade tecidual. Ou seja, uma quantidade maior de fótons de Raios X é absorvida por tecidos mais densos. Desde os primeiros equipamentos, dos anos 1970, até os que são utilizados atualmente, muitos e profundos progressos aconteceram. A TC helicoidal com múltiplos detectores (TCMD) e a TC com fluoroscopia são exemplos desse contínuo avanço da tecnologia. Estas modalidades são capazes de mapear o corpo todo do paciente em minutos (40mm por segundo) além de servirem de guias para punções, biópsias e outros tipos de procedimentos intervencionistas. A velocidade na aquisição de múltiplas imagens e em cortes bastantes finos são as principais vantagens. São os detectores circunferenciais que se movem ao redor do paciente girando em 360º e em alta velocidade. Isso fez com que o tempo de aquisição da imagem diminuísse, bem como houve nítida melhora na qualidade das imagens, além da possibilidade de reconstruções tridimensionais.

As imagens da TC são bastante esclarecedoras para o diagnóstico osteopático. Isso se deve a riqueza de detalhes da imagem e da alta tecnologia envolvida na captação e na visualização dos tecidos utilizando este recurso de imagem. Os exemplos a seguir denotam essas possibilidades.

Ressonância Nuclear Magnética (RNM)

Também conhecida como imagem por ressonância magnética (IRM) ou ressonância magnética nuclear (RMN), ou simplesmente ressonância magnética (RM), a imagem em ressonância é obtida pelo processo de alinhamento dos prótons de hidrogênio, presente nos átomos do corpo humano. Nas condições normais, estes átomos têm ação desordenada, porém a partir do momento em que o paciente está submetido ao magneto, ambiente que cria o campo magnético, estes prótons são realinhados pela emissão da radiofrequência dentro desse campo, ou seja,

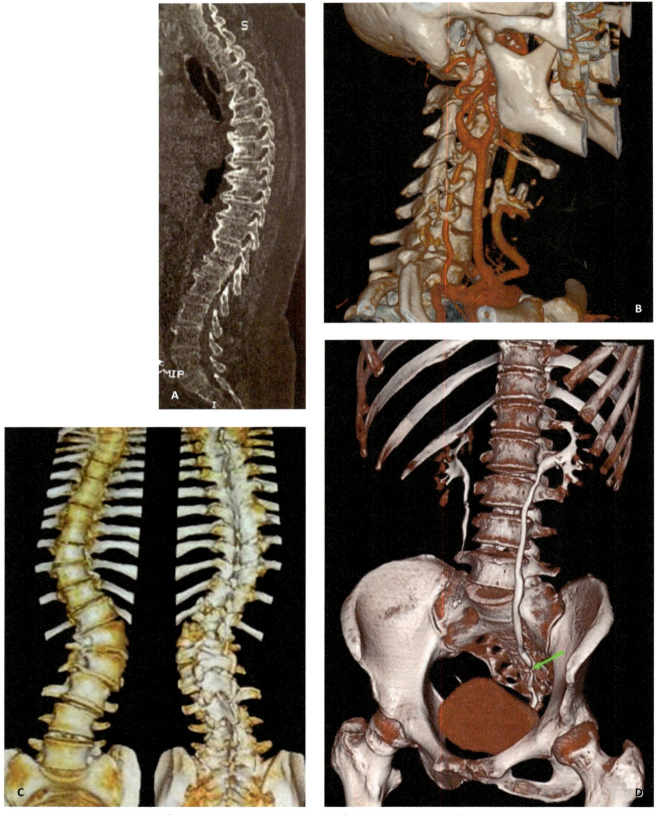

Figura 19.15. *A*: coluna total em perfil evidenciando o acúmulo de osteófitos na região torácica (hipersolicitação mecânica local); *B*: reconstrução tridimensional do sistema arterial da região cervical evidenciando as artérias carótidas e as artérias vertebrais em perfil direito; *C*: vista A/P e P/A da coluna vertebral com marcada escoliose em reconstrução tridimensional de TC; *D*: TC do sistema urinário evidenciando a posição exata de litíase renal no ureter à esquerda.

átomos diferentes do corpo humano absorvem diferentes frequências de ondas de rádio sob influência de um campo magnético, já que a concentração dos íons hidrogênio é variável. Poderíamos produzir imagens com este princípio físico utilizando qualquer átomo que seja componente de moléculas corporais. Opta-se pelo hidrogênio por estar presente em abundância nos tecidos do corpo. A água, por exemplo, tem 10^{23} por mL. As imagens são produzidas em cortes por meio de campos magnéticos e ondas de rádio. Enquanto a TC analisa apenas um parâmetro do tecido do paciente (atenuação dos Raios X), a RM consegue analisar diversas características, entre elas a densidade de hidrogênio (prótons), tempos de ativação e relaxamento (T1 e T2) dos tecidos e o fluxo sanguíneo tecidual. O contraste tecidual fornecido pelo exame de RM é o melhor que existe entre as técnicas imaginológicas, graças as diferentes densidades (concentrações) de prótons do hidrogênio.

A dificuldade e complexidade dos conceitos da Física envolvidos no processamento e aplicação da RM estão acima do que se propõem este capítulo. De maneira mais adequada ao objetivo desta obra, podemos afirmar que a RM se baseia na capacidade de um pequeno número de prótons do corpo tem de absorver e emitir ondas de radiofrequência quando o corpo é colocado sob a influência de um forte campo magnético. Tecidos diferentes absorvem e emitem a energia das ondas de radiofrequência de forma diferente uns dos outros, o que permite serem diferenciados pela técnica da RM. Resumindo: o sinal de RM sobre o qual a imagem se baseia é produzido por um pulso de radiofrequência que retorna dos prótons estimulados em tecidos magnetizados.

As imagens da RM podem ser manipuladas e/ou alteradas para evidenciar tecidos, ou características de tecidos que favoreçam o diagnóstico. Isto pode ser feito fazendo-se alterações nas sequências de pulso. As principais sequências utilizadas na RM são a recuperação de saturação (RS), a recuperação de inversão (RI) e o *spin echo* (SE). As diferentes sequências de pulso dão diferentes pesos (tonalidades) ao sinal recuperado nos vários aspectos que afetam a imagem resultante. As sequências da inversão ponderadas em T1 mostram melhor os detalhes anatômicos e a separação das estruturas sólidas e ocas. As sequências de *spin echo* ponderadas em T2 são mais sensíveis na detecção de alterações na composição contígua dos tecidos de um órgão específico.

Características da RNM: imagens tridimensionais, aspecto não-invasivo e supostamente sem risco biológico e excelente qualidade do contraste tissular.

Aivazoglou *et al.*, 2016, publicaram um trabalho que evidencia de que forma o uso da RM é uma ferramenta espetacular na condição de construção do diagnóstico osteopático conforme podemos analisar na **Figura 19.16.**:

T1 e T2:

São características do ambiente molecular tridimensional que circunda cada próton no tecido estudado.

1. T1 é uma medida da capacidade dos prótons de trocar energia com a matriz química circundante. É uma medida de quão rapidamente um tecido pode ser magnetizado. A recuperação T1 é causada pelos núcleos liberando sua energia no ambiente circundante. Essa energia liberada faz com que os núcleos recuperem sua magnetização longitudinal (o valor de referência dentro do espectro de ação é quando 63% dos prótons estejam com sua magnetização longitudinal). Sua análise está indicada quando o objetivo é avaliar estruturas de composição lipídica como a substância branca do encéfalo e elementos internos do osso cortical como a medula óssea vermelha.

2. T2 indica quão rapidamente um determinado tecido perde sua magnetização. O declínio T2 é causado pela troca de energia entre núcleos vizinhos. A troca de energia é causada pela interação dos campos magnéticos de cada núcleo com seu vizinho e acarreta o declínio ou perda da magnetização transversa. O valor de referência dentro do espectro (tecido analisado) diz respeito ao declínio ocorrer em 63% dos prótons (magnetização transversa). Na prática, o que vemos está representado nas figuras abaixo: Sua análise está indicada quando o objetivo é avaliar graus de hidratação dos tecidos como ocorre no processo de desidratação do disco intervertebral.

Na prática clínica são comuns, na análise das imagens, as alterações do tipo Modic, alterações na medular óssea, classificadas como tipo I, II e III, que representam, respectivamente: edema ósseo (I), substituição do tecido ósseo por gordura (II) e esclerose óssea (III). Na **Figura 19.17.** temos exemplos de alterações do tipo II.

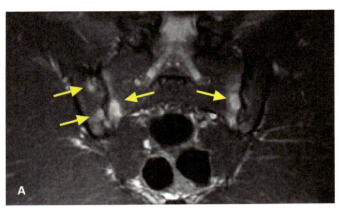 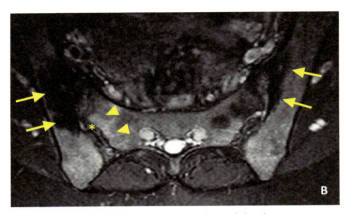

Figura 19.16. *A*: corte coronal de RM ponderada em T2 com saturação do sinal de gordura evidencia edema da medular óssea nos terços superior e médio das articulações sacroilíacas (setas); *B*: corte axial de RM ponderada em T2 com saturação do sinal de gordura evidencia esclerose óssea no terço superior das articulações sacroilíacas (setas). Observa-se edema subcondral na face sacral direita (cabeças de seta) e entesite bilateral (asteriscos). Adaptado de Aivazoglou, 2016.

Estenose Lombar

A estenose do canal vertebral, na região lombar, é uma condição clínica que não é identificada tão frequentemente quanto deveria, e o exame de excelência para o seu diagnóstico é a RNM. Estudos marcam 3 grandes categorias: hérnia de disco, degenerativa e combinada (a de maior incidência). Pode-se citar a estenose, também causada por alterações congênitas. A apresentação clínica é de dor de distribuição inespecífica (multiníveis), unilateral ou bilateral e a principal que é a claudicação intermitente. Um sinal de alerta do Osteopata é a ausência de histórico de oclusão vascular do paciente, que esteja apresentando claudicação intermitente. Outros sinais também são evidências fortes: falseio de um ou de ambos os membros inferiores (perda de controle muscular que leva inclusive a quedas), dor nas costas ou na perna quando desce escadas ou uma ladeira (é necessário estender a coluna lombar para executar esses movimentos, aumentando a estenose). Esses sinais, quando associados ao alívio da dor por sentar-se, inclinar o tronco e principalmente por posicionar-se em posição levemente fletida do tronco, reforçam a condição do quadro álgico.

Segundo Merkle *et al.*,[10] 2016, com base em uma grande amostra de pacientes, a mielografia dinâmica é uma ferramenta diagnóstica valiosa na detecção de estenose espinhal lombar. Pacientes com estenose espinhal lombar podem ter RM supina inconclusiva em 23% de casos, sendo diagnosticados erroneamente como normais.

Tabela 19.1. Principais Tecidos Corporais

TIPO DE TECIDO	T1	T2	
OSSO CORTICAL	Escuro	Escura	
MEDULA ÓSSEA VERMELHA	Cinza Clara	Cinza Escura	
AR	Escura	Escura	
GORDURA	Brilhante	Escura	
SUBSTÂNCIA BRANCA DO ENCÉFALO	Cinza Clara	Cinza Escura	
SUBSTÂNCIA CINZENTA DO ENCÉFALO	Cinza Escura		Cinza Clara
LCR/ÁGUA	Escura		Brilhante
MÚSCULOS	Cinza Escura		Cinza Escura
VASOS	Escura		Escura

Tabela contendo alguns dos principais tecidos corporais e a forma de apresentação nos cortes T1 e T2 no exame de RM. Adaptado de Brant e Helms, 2012.

CAPÍTULO 19 | EXAMES COMPLEMENTARES PARA AVALIAÇÃO E DIAGNÓSTICO EM OSTEOPATIA 183

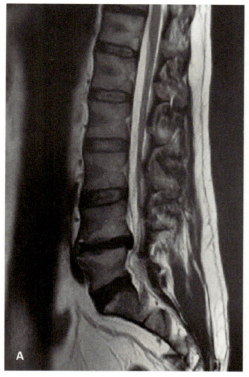
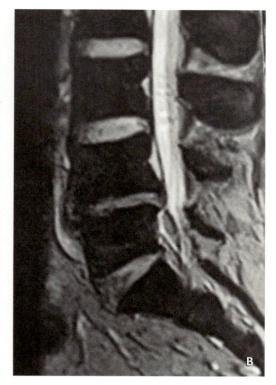

Figura 19.17. RM evidenciando protrusão discal. *A*: T1; *B*: T2

Esta taxa perdida de pacientes com estenose da coluna lombar com resultados de ressonância magnética supina obscuros pode ser evitado com mielografia dinâmica. A combinação de ressonância magnética supina e mielografia dinâmica é fundamental na avaliação dos casos de estenose da coluna lombar, especialmente se forem detectados achados multissegmentares.

Ultrassonografia (US)

Modalidade diagnóstica que se processa a partir da transmissão da onda sonora pelo meio, evidenciando as propriedades mecânicas dos tecidos. Fatores de terminantes:

- Características da onda acústica aplicada;
- Condições de homogeneidade do meio;
- Condições de impedância acústica do meio.

O diagnóstico por ultrassonografia emprega ondas sonoras com frequências maiores daquelas captadas pela audição humana. Entre 1 e 20 MHz. A audição está situada entre 20 Hz e 20 kHz. As ondas ultrassônicas são produzidas por um transdutor que converte ener-

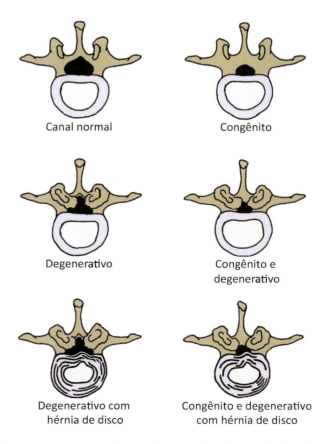

Figura 19.18. Estenose do canal vertebral: multicausalidade. Adaptado de Chila, 2011.

gia elétrica em um breve pulso de energia sonora de alta frequência e então transmitido aos tecidos do paciente. Quando a onda alcança um tecido de textura ou natureza acústica diferente, a onda é refletida. O transdutor então se transforma em receptor, detectando os ecos da energia sonora refletida dos tecidos. Transdutores são equipamentos que convertem uma forma de energia em outra – efeito piezoelétrico, ou seja, transforma a energia elétrica em energia mecânica já que o material no interior do transdutor se deforma pela passagem da corrente. No equipamento de ultrassom utiliza-se mais comumente o titanato zirconato de chumbo (TZC). A profundidade de um eco particular é determinada pelo intervalo de tempo de voo de ida e volta do pulso transmitido e do eco que retorna, bem como pelo cálculo de profundidade da interface do tecido refletor, considerando-se uma velocidade média do som nos tecidos de 1540 m/s. as unidades modernas de US operam rápido o suficiente para produzir imagens praticamente em tempo real de tecido em movimento do paciente, permitindo a visualização do movimento cardíaco, por exemplo.

Na Osteopatia o ultrassom vem ganhando espaço na condição de guia de técnicas viscerais e também de liberação tecidual: fibroses cicatriciais, liberação miofascial, só para citar alguns exemplos. Trabalhos como de Rathi *et al.*,[11] 2016 e Begovic *et al.*,[12] 2016, evidenciam o interesse em pesquisar nessa área. Nestes trabalhos, o ultrassom foi o agente que evidenciou o adequado posicionamento anatômico da execução da técnica que estava sendo testada no paciente e os resultados comprovam a eficácia deste método como auxiliar na rotina de trabalho do Osteopata.

RELAÇÕES ENTRE IMAGINOLOGIA E DISFUNÇÃO SOMÁTICA

A coluna vertebral é uma estrutura tridimensional que tem funções para fornecer estabilidade ao tronco e proteção dos elementos neurais. Esta anatomia complexa permite um equilíbrio entre uma estrutura rígida para a proteção dos elementos neurais e a transmissão de cargas, enquanto permite o movimento do tronco e apêndices no espaço.[8] (VINCENT e ANDERSON, 2018).

Disfunção somática é a função alterada ou debilitada dos componentes relacionados ao sistema somático: esqueleto, articulações, estruturas fasciais, elementos vasculares, linfáticos e neurais relacionados. Trata-se de alterações funcionais de parâmetro menor, ou seja, são problemas mecânicos, que não são acompanhados de lesão de descontinuidade tecidual, seguidas de respostas inflamatórias. Costumam não ser diagnosticadas por exames de imagem, sendo normalmente realizado através de palpação e testes de mobilidade específicos para cada tecido. No entanto, à medida que a tecnologia de imagem evolui, as afirmações prevalentes sobre a validade da teoria da disfunção somática e dos achados palpatórios estarão, sem dúvida, sob maior controle, resultando em novos questionamentos.

Com poucas exceções, o aspecto analisado e que torna positivo o diagnóstico em relação ao movimento é mais a sua perda ou diminuição do que um excesso. Nestas condições o procedimento manipulativo apropriado inverteria as anormalidades posicionais ou restauraria o movimento perdido.

Desta forma surgem então questões sobre a confiabilidade da informação palpatória, da subjetividade dos testes de movimento e também a confiabilidade interexaminador e que os avanços mais recentes na tecnologia de imagem, tentam esclarecer algumas dessas questões.

Segundo Ho,[13] 2015 os achados relacionados a imaginologia podem contribuir em aspectos que dizem respeito a acuidade palpatória (profundidade da apófise óssea relacionada ao segmento vertebral – processo transverso, por exemplo) e a partir disso a distinção entre nuances de pouquíssimos graus na constituição do aspecto tridimensional do movimento vertebral. Tudo isso para perceber a limitação dolorosa do movimento, movimento doloroso quando não limitado, tecido miofascial sensível com ou sem hiperatividade, movimento doloroso contra resistência com ou sem esforço e certas assimetrias musculoesqueléticas.

A natureza artística, subjetiva e interpessoal do tratamento manipulativo é parte importante e comprovadamente eficaz no tratamento osteopático. No entanto, sobre a capacidade dos exames de imagem detectarem as sutilezas da manifestação da disfunção somática e levando em consideração o universo de múltipla complexidade que se expõem na individualidade do ser e como a doença se expressa nele, ainda hão de surgir novas possibilidades. O que temos nesta fase da nossa evolução científica apenas sugere, mas ainda tem limitações na forma de moldar o *modus operandi* do Osteopata.

Segundo Blankenbaker *et al.*,[14] 2006, uma possível causa de dor nas costas em pacientes com degeneração do disco intervertebral é a diminuição da estabilidade do segmento de movimento. As rotações axiais entre as vértebras da coluna lombar podem ser medidas de forma não invasiva com TC. Testemos a hipótese que rotações axiais maiores são encontradas em segmentos de movimento com discos que testam positivo para dor concordante, o que é considerado por alguns pesquisadores como um preditor razoável e preciso de instabilidade da coluna vertebral. O grupo de pesquisadores concluiu que a dor concordante na discografia prediz o aumento da rotação axial ao nível do disco lombar.

Nossa expectativa é que as consequências de mais estudos de imagem da cinemática da coluna vertebral tornem essa ferramenta algo que se possa aplicar na prática diária e que se compreenda de forma definitiva e completa a mecânica das articulações, principalmente da coluna vertebral e de que forma isso modula ou determina o comportamento e fisiologia dos tecidos e do corpo como unidade.

EXAMES LABORATORIAIS

A maioria dos pacientes não necessita de testes laboratoriais na sua avaliação inicial. Esse tipo de pesquisa pode ser usada em situações onde o osteopata desenvolveu um diagnóstico diferencial pela história clínica ou pela característica dos sintomas do paciente. Mesmo assim, não devem substituir um levantamento cuidadoso da história da queixa do indivíduo. Supostamente, uma das funções dos testes laboratoriais é a de separar os problemas mecânicos das doenças sistêmicas. Eles também são úteis em distinguir problemas metabólico-endocrinológicos de disfunções com características inflamatórias específicas. Pacientes candidatos a executarem provas laboratoriais são aqueles que não respondem à terapia medicamentosa, pacientes que desenvolvem mudanças significativas nos mecanismos de percepção e manifestação da dor, pacientes que tenham histórico suspeito de infecção ou condição reumática, ou paciente de idade avançada com novo local de desencadeamento de dor. Os testes laboratoriais que são mais relevantes serem pesquisados nos pacientes com estas características incluem: os reagentes de fase aguda, hemograma completo, química sanguínea, urianálise, estudos imunológicos (celular e hormonal), análise de fluidos corporais e biópsia tecidual.

Reagentes de fase aguda: são proteínas plasmáticas que aumentam ou diminuem pelo menos 25% durante alterações inflamatórias. Os maiores aumentos destas proteínas estão vinculados ao câncer, infecções severas e queimaduras. Entretanto, para um diagnóstico ou orientação terapêutica, a mensuração de citocinas inflamatórias não auxilia na identificação de alterações específicas. O teste mais usado para diferenciar problemas mecânicos que causam dor de problemas médicos em geral é a **velocidade de hemossedimentação (VHS)**. De maneira geral, uma taxa de VHS elevada sugere que há um processo inflamatório em atividade no corpo. Ou a presença de lesão tecidual, não importando a origem. Esse exame é usado para avaliar a doença inflamatória e resposta ao tratamento. O VHS é normal em dores mecânica da coluna vertebral e deve sempre ser interpretado conforme a idade e sexo do paciente. A **proteína C-reativa** é uma proteína de fase aguda sintetizada por hepatócitos que aumenta dentro de algumas horas de um estímulo inflamatório, e tem seu pico 2 a 3 dias após o início do evento inflamatório e regride em cerca de 3 a 4 dias. A acurácia deste marcador é maior em relação ao VHS por sua regressão ser mais rápida. Dados seriados de PCR podem ser muito úteis em acompanhar o curso de uma inflamação (aguda para crônica). O **hemograma** é a contagem completa das células do sangue. Um dos principais marcadores é o hematócrito. Este é normal na presença de dor nas costas. Mas diminuição do hematócrito é um achado comum em processos inflamatórios crônicos. O leucograma também se apresenta normalmente sem alterações nos quadros de dor mecânica da coluna vertebral. Quando elevado, normalmente indica uma infecção. Pacientes que utilizam corticosteroides para tratar suas dores lombares podem ter leucogramas (leucocitose) entre 12000 e 20000 cels/mm^3. Plaquetas também têm contagens normais nos quadros que nos interessa esta descrição. **Minerais** como o cálcio e fósforo normalmente estão inalterados na osteoartrite e causas mecânicas da dor nas costas. Entretanto, devemos estar atentos a quadros de hipercalcemia que normalmente acompanham as malignidades e metástases. Isso pode vir associado a aumento de atividade do paratormônio (CA de glândula tireoide), metástases ósseas e mieloma múltiplo. Outro marcador importante, principalmente e pacientes com indicadores de malignidade ou infecção (e também quadros inflamatórios crônicos), é a **fosfatase alcalina**. Essa substância é produzida principalmente por osteoblastos. Os índices desse marcador se elevam normalmente associados a doença de Paget, carcinoma metastático, hiperparatireoidismo, osteomalácia e fraturas (durante a fase de cicatrização) e hipofosfatemia. Nem todos os quadros de elevação da fosfatase alcalina estão associados as doenças dos ossos. Quadros patológicos do sistema hepatobiliar podem estar associados com quadros de elevação deste marcador. A **urianálise** ajuda a identificar a dor referida na região lombar com causa no sistema geniturinário. A presença de proteína na urina é um indicativo de investigação mais profunda do quadro. Elevação da taxa de ureia e creatinina sérica também devem ser levadas em consideração.

Biomarcadores são características biológicas que podem ser usadas para indicar saúde ou doença. Essas moléculas podem servir como indicadores de processos inflamatórios e/ou degenerativos crônicos como é o caso da dor lombar (KAN, et al., 2017).

A dor lombar lidera a lista de causas de incapacidade laboral e como agente de perda de qualidade de vida, que é causada por vários distúrbios relacionados à coluna, incluindo degeneração do disco intervertebral, hérnia de disco, estenose espinhal e osteoartrite facetária. A inflamação contribui para a patogênese do disco, degeneração e mecanismos de dor associados. Cada vez mais estudos sugerem que a presença de mediadores inflamatórios, que podem ser analisados por amostras de sangue, pode servir como nova ferramenta para direcionar o cuidado ao paciente.

Assim, o uso de biomarcadores diagnósticos nos casos de lombalgia e degeneração discal, tem o potencial de contribuir para uma medicina individualizada, com foco na coluna vertebral, e que otimiza a tarefa do Osteopata em tratar pessoas e não doenças.

REFERÊNCIAS BIBLIOGRÁFICAS

1. WARNER, M.D., et al. Te osteopathic concept. Tentative formulation of a teacin uide for faculty, ospital staff and student body prepared by te special committee on osteopathic principles and osteopathic tecnic. **AAO**; 1954:5-59.
2. LATEY, P.; Still and Osteopaty before 1900. **Aust J Osteopat** 1990; Dec:2-17.
3. CHILA, A. G. **Foundations of Osteopathic Medicine**. 3ed. Lippincot Williams & Wilkins, Philadelphia, 2011, 1131p.
4. WEBER, U.; PFIRRMANN, W. A.; KISSLING, R. O.; HODLER, J.; ZANETTI, M. Whole body MR imaging in ankylosing spondylitis: a descriptive pilot study in patients with suspected early and active confirmed ankylosing spondylitis. **BMC Musculoskeletal Disorders.** 8:20,2007.
5. Garcia-Montoya L, Gul H and Emery P. How to cite this article: Recent advances in ankylosing spondylitis: understanding the disease- and management 2018, (F1000 Faculty Rev):1512 (doi:
6. TAN, S.; WANG, M. D.; WARD, M. Syndesmophyte Growth in Ankylosing Spondylitis. **Eur. Opin. Rheumatol.** 27(4)2015:326-332.
7. MATTEI,T.; RECHMAN,A.A. Schmorl's nodes: current pathophysiological, diagnostic, and therapeutic paradigm. **Neurosurg. Rev. DOI 10.1007/s10143-013-0488-4**
8. Vincent e Anderson – **2018**
9. AIVAZOGLOU, L. U.: ZOTTIB, O. R.; PINHEIRO, M. M.; JUNIOR, M. R. C.; PUCHNICK, A.; FERNANDES, A. R. C.; FERNANDES, E. A. Avaliação topográfica das articulações sacroilíacas por ressonância magnética em pacientes com espondiloartrite axial. **Ver. Bras. Reumatol.**
10. MERKLE, M.; OTTLIEB, M.; SÖREN, D.; KAMINSKYA, J.; TATAIBA, M.S.; EBELA, N.M.; ROSER, F. The value of dynamic radiographic myelography in addition to magnetic resonance imain in detection lumbar spinal canal stenosis: a prospective study. **Clinical Neurology and Neurosurgery.** 143 (2016) 4–8.
11. RATHI, S.; TAYLOR, N. F.; GEE, J.; GREEN, R. A. Measurement of glenohumeral joint translation using real-time ultrasound imaging: A physiotherapist and sonographer intra-rater and inter-rater reliability study. **Manual Therapy.** 26 (2016):110-116.
12. BEGOVIC, H. ZHOU, G. Q.; SCHUSTER, S. Z.; ZHENG, Y. P. The neuromotor effects of transverse friction massage. **Manual Therapy.** 26 (2016): 70 – 76.
13. HO, R. W. H. Imaging Technology and Somatic Dysfunction Theory. **The Journal of the American Osteopathic Association.** 5:115, may 2015.
14. Blankenbaker – 2006

Autores e obras não citadas no texto

- AIVAZOGLOU, L. U.: ZOTTIB, O. R.; PINHEIRO, M. M.; JUNIOR, M. R. C.; PUCHNICK, A.; FERNANDES, A. R. C.; FERNANDES, E. A. Avaliação topográfica das articulações sacroilíacas por ressonância magnética em pacientes com espondiloartrite axial. **Ver. Bras. Reumatol.**
- ARAÚJO, J. L. V.; VEIGA, J. C. E.; FIGUEIREDO, E. G.; BARBOZA, V. R.; DANIEL, J. W.; PANAGOPOULOA, A. T. Manejo das neoplasias metastáticas da coluna vertebral - uma atualização. **Rev. Col. Bras. Cir.** 2013; 40(6): 508-514.
- ARAÚJO, T. H. P.; FRANCISCO, L. T. P.; LEITE, R. F.; IUNES, D. H. Posicionamento da pelve e lordose lombar em mulheres com incontinência urinária de esforço. **Fisioterapia e Pesquisa,** São Paulo, v.17, n.2, p.130-5, abr/jun. 2010
- BEGOVIC, H. ZHOU, G. Q.; SCHUSTER, S. Z.; ZHENG, Y. P. The neuromotor effects of transverse friction massage. **Manual Therapy.** 26 (2016): 70 – 76.
- DAR, G.; MASHARAWI, Y.; PELEG, S.; STEINBERG, N.; MAY, H.; MEDLEJ, B.; PELED, N.; HERHKOVITZ, I. Schmorl's nodes distribution in the human spine and its possible etiology. **Eur. Spine J.** 19(2010):670-675.
- HO, R. W. H. Imaging Technology and Somatic Dysfunction Theory. **The Journal of the American Osteopathic Association.** 5:115, may 2015.
- http://dx.doi.org/10.1016/j.rbr.2016.05.007 0482-5004/© 2016 Publicado por Elsevier Editora Ltda. Este ´e um artigo Open Access sob uma licenc¸a CC BY-NC-ND (http://creativecommons.org/licenses/by-nc-nd/4.0/).
- MERKLE, M.; OTTLIEB, M.; SÖREN, D.; KAMINSKYA, J.; TATAIBA, M.S.; EBELA, N.M.; ROSER, F. Te value of dynamic radiorapic myelorapy in addition to manetic resonance imain in detection lumbar spinal canal stenosis: a prospective study. **Clinical Neurology and Neurosurgery.** 143 (2016) 4–8.
- PATRHIA, M.; SARTORIS, D. J. Osteoarthritis of the lumbar facet joints: accuracy of oblique radiographic assessment. **Radiol.** 164:227-230, 1987.
- RATHI, S.; TAYLOR, N. F.; GEE, J.; GREEN, R. A. Measurement of glenohumeral joint translation using real-time ultrasound imaging: A physiotherapist and sonographer intra-rater and inter-rater reliability study. **Manual Therapy.** 26 (2016):110-116.
- TANNO, I.; MURAKAMI, G.; OGUMA, H. et al. Morphometry of the lumbar zygapophyseal facet capsule and cartilage with special ref-

- erence to degenerative osteoarthritic changes: na anatomical study using fresh cadavers of elderly Japanese and Korean subjectsMorphometry of the lumbar zygapophysial facet capsule and cartilage with special reference to degenerative osteoarthritic changes: na anatomical study using fresh cadáveres of elderly Japanese and Korean subjects. **J. Orthop. Sci.** 9:468-77, 2004.
- TEBET, M. A. Conceitos atuais sobre equilíbrio sagital e classificação da espondilólise e espondilolistese. **Rev Bras Ortop**. 2014;49(1): 3–12
- VARLOTTA, G. P.; LEFKOWITZ, T. R.; SCHWEITZER, M.; ERRICO, T. J.; SPIVAK, J.; BENDO, J. A.; RYBAK, L. The lumbar facet joint: a review of current knowledge: part 1: anatomy, biomechanics and grading. **Skeletal radiol.** 2010.
- WHITE, A. A.; PANJABI, M. **Clinical Biomechanics of the Spine.** 2ed. Lippincot Williams & Wilkins, Philadelphia, 1990, 720p.
- ZHOU, X.; LIU Y.; ZHOU, S.; FU, X-X.; YU, X-L.; FU, C-L.; ZHANG, B.; DAI, M. The correlation between radiographic and pathologic grading of lumbar facet joint degeneration. **BMC Med. Imag. (**2016) 16:27.
- ZORER, C. S.; AMARAL, D. T.; NATOUR, J.; FERNANDES, A.R.C. Contribuição dos Métodos de Diagnóstico por Imagem na Avaliação da Espondilólise. **Rev. Bras. Reumatol.** V.46 n.4 p. 287-291, 2006.

Parte 4
TRATAMENTO OSTEOPÁTICO

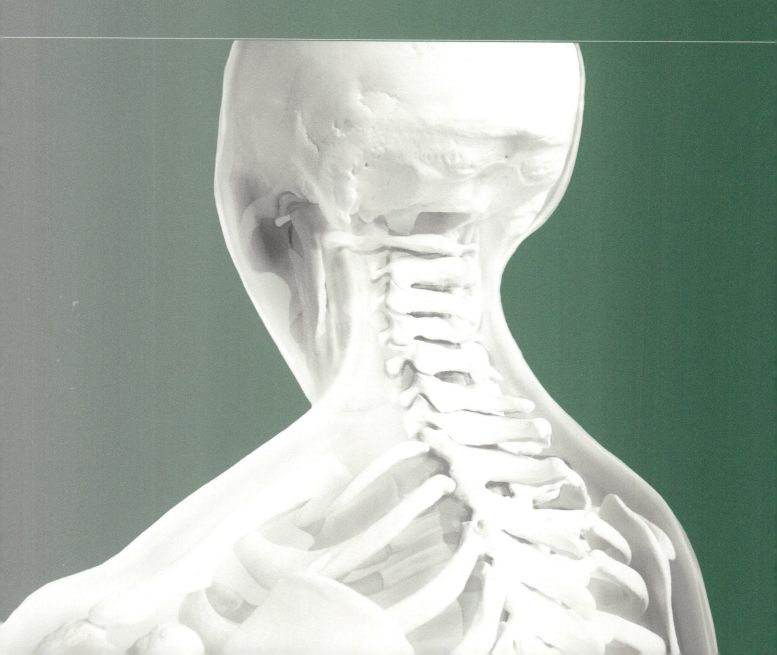

Capítulo 20

ABORDAGEM OSTEOPÁTICA MUSCULOESQUELÉTICA

Gustavo Luiz Bortolazzo
Hugo Pasin Neto

INTRODUÇÃO

Com o objetivo de tratar o indivíduo em sua totalidade, a Osteopatia apresenta técnicas de tratamento para os diferentes tecidos do corpo, que podem ser divididas, basicamente, em diretas e indiretas.

As **técnicas diretas**, também denominadas **estruturais**, buscam "romper" padrões vencendo a resistência, ultrapassando a barreira restritiva, atingindo a barreira fisiológica, o que se observa pelo relaxamento alcançado. Segundo Hoover,[1] essa nomenclatura deriva da tentativa de elucidar que essa proposta terapêutica busca oferecer de forma direta uma relação normal com os segmentos vizinhos.

Já as **técnicas indiretas**, também denominadas **funcionais**, buscam essa mesma condição, porém de maneira distinta, indo no sentido livre do movimento, a fim de diminuir a aferência decorrente do "sofrimento" tecidual e, consequentemente, alterar a eferência reflexa. Segundo Parsons e Marcer,[2] durante esse tipo de técnica, o osteopata não força a mudança, apenas ajuda o corpo a acessar seus próprios mecanismos de autocura, normalizando seu estado disfuncional e restaurando a homeostase por meio da tensegridade, conceito apresentado no **Capítulo 7**.

Cabe salientar que, ao longo dos anos, foram desenvolvidas metodologias que integram as técnicas diretas e indiretas, comumente denominadas técnicas combinadas, em especial quando se utilizam diferentes fases da intervenção ou planos de movimentos. Isto é, o osteopata pode utilizar uma alavanca no sentido direto e outra no sentido indireto ou qualquer combinação que julgue necessária durante o tratamento.

No que se refere aos ensinamentos das técnicas de intervenção, Dr. Still[3] foi muito cuidadoso, pois acreditava na interação entre o osteopata e o paciente durante a terapia. Ele afirmava que, ao compreender a anatomia, a fisiologia e a biomecânica, ou seja, os princípios teóricos da filosofia osteopática, o profissional seria capaz de reconhecer e tratar uma disfunção.

Dr. Still também demonstrava sua maneira de pensar sobre a intervenção. Em um de seus livros, intitulado *Osteopathy: research and practice*, descreveu que todas as disfunções podem ser ajustadas seguindo uma regra: primeiro afrouxar as disfunções e, em seguida, delicadamente, trazer os tecidos de volta ao seu lugar original.[3]

Segundo Lippincott,[4] Dr. Still tratava seus pacientes com cuidado e delicadeza, priorizando o conforto dos tecidos sob seus dedos, e as técnicas mais intensas foram surgindo no decorrer dos anos, após novos estudos. Para o autor, essa inovação trouxe à Osteopatia um status de reconhecimento, mas também a reputação de ser difícil, dolorosa e até perigosa se praticada por pessoas inexperientes. Lippincott[4] repercute o fato com preocupação, porém conclui que a junção das técnicas diretas e indiretas oferece aos osteopatas um vasto arsenal terapêutico.

A seguir, serão descritas algumas das técnicas diretas e indiretas utilizadas em Osteopatia e que podem ser aplicadas em tecidos moles. Vale ressaltar que o objetivo deste capítulo não é demonstrar o aspecto prático de cada uma delas, mas seu âmbito conceitual; por isso, a prática será apresentada apenas para exemplificar o conceito, e não para detalhar todas as possibilidades de aplicação nos diferentes tecidos.

TÉCNICA DE ENERGIA MUSCULAR

Descrita pelo osteopata Fred Mitchell em 1948, e posteriormente sistematizada e refinada por seu filho, Fred Mitchell Jr.,[5] a técnica de energia muscular é classificada como direta, sendo utilizada para obter relaxamento muscular, diminuir aderências fasciais, melhorar a mobilidade articular e promover drenagem venosa e linfática.

No que tange a sua atuação sobre o sistema muscular, tem sido definida como uma técnica osteopática onde os músculos são tratados de forma ativa contra uma força contrária, partindo de uma posição controlada.

A teoria mais convencional é baseada no relaxamento muscular provocado pela ativação de mecanorreceptores, ou seja, por uma ação proprioceptiva. Contudo, embora esse relaxamento reflexo seja relatado em alguns estudos,[6,7] outros trabalhos discutem essa proposta pelo fato de não ser observada alteração na força de contração após a aplicação da técnica, alegando que a melhora da mobilidade do músculo poderia vir de outros fatores além da alteração viscoelástica.

Nessa linha, alguns autores[8,9] relacionam a melhora da mobilidade após a aplicação da técnica de contração isométrica com um aumento da tolerância à força de alongamento por um tipo de modulação da dor, porém com a via ainda não totalmente estabelecida.

Além dessas, outra possibilidade que pode justificar o benefício da técnica é seu efeito sobre a drenagem de fluidos.[5]

Outros aspectos ainda não estão totalmente definidos, como o número de contrações isométricas, o tempo e a intensidade das mesmas. Roberts e Wilson[10] descreveram que a eficiência da técnica é proporcional ao tempo de execução e Chaitow[11] completou sugerindo 60 segundos de tensão total. Conclui-se, então, que as sequências de contrações e alongamentos devem ser organizadas para atingir um tempo próximo a esse.

Com relação à força aplicada, Chila[12] descreve que o uso de força excessiva é um dos erros mais comuns durante a aplicação da técnica, uma vez que quando isso acontece o indivíduo recruta outros músculos para auxiliar na função, fazendo com que se perca a especificidade da técnica. Assim, vale ressaltar a importância da sensibilidade do osteopata durante a execução da técnica de energia muscular.

EXEMPLO 1

Técnica de energia muscular para o músculo bíceps braquial

Para a realização desta técnica, o paciente deve permanecer em decúbito dorsal, com o braço abduzido a 90° e o Osteopata deve estar posicionado de frente para ele e na altura do seu tronco. Nessa posição, o osteopata deve apoiar a região posterior do cotovelo do indivíduo sobre seu joelho, fixando essa região com a mão proximal e garantindo que a interlinha articular da região anterior do braço esteja apontada para o teto. Em seguida, com a mão distal, o osteopata deve realizar o movimento de extensão do braço e extensão e pronação do antebraço até perceber que atingiu a "barreira" do movimento (**Figura 20.1** e **Vídeo 20.1**).

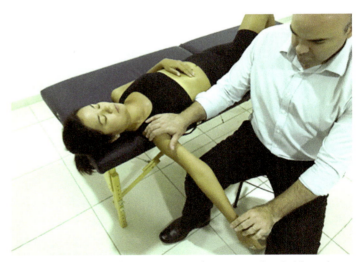

Figura 20.1. Técnica de energia muscular para o músculo bíceps braquial.

Vídeo 20.1.

Ainda nessa posição de tensão, o osteopata deve solicitar ao paciente que realize três movimentos de contração e relaxamento, intervalados por 3 segundos cada, e, em seguida, buscar uma nova sensação de "barreira", repetindo novamente o procedimento. É importante ressaltar que a intensidade da contração é leve, podendo gerar respostas inibitórias se estiver acima de 100g.

Sobre o benefício da técnica de energia muscular aplicada à melhora da mobilidade articular, Mitchell e Mitchell[5] propuseram essa técnica como uma opção por intervir nos tecidos moles antes de intervir na articulação propriamente dita. Para execução segura e eficaz, é necessário obter o diagnóstico preciso de quais parâmetros devem ser utilizados para corrigir a disfunção somática e, em seguida, buscar o início da barreira disfuncional[5] e realizar o procedimento, conforme descrito anteriormente – solicitar que o paciente realize contração por alguns segundos, provocar resistência, pedir o relaxamento total e aumentar a amplitude articular além da barreira inicial; esse procedimento deve ser repetido até a liberação total da restrição.

A técnica de energia muscular, quando aplicada para intervir na articulação, tem o objetivo de aumentar a amplitude de movimento articular.[13-16] Isso ocorre, provavelmente, porque intervém nos músculos que cruzam essa articulação e que normalmente estão com tônus aumentado em caso de diminuição da mobilidade articular. Outra justificativa aceita é que a técnica causa hipoalgesia, o que diminui o espasmo protetor e, consequentemente, aumenta a amplitude articular.[17-19]

EXEMPLO 2

Técnica de energia muscular para disfunção em rotação direita de C5

Para a realização desta técnica, o paciente deve estar em decúbito dorsal e o osteopata, sentado, de frente para sua cabeça, posiciona a mão direita na posterioridade da vértebra a ser tratada e a mão esquerda envolvendo a mandíbula (o antebraço fica posicionado na face lateral direita do crânio do paciente). O osteopata deve posicionar a cabeça do paciente em flexão, rotação esquerda e inclinação esquerda até o nível a ser tratado (**Figura 20.2** e **Vídeo 20.2**).

A técnica consiste em solicitar que o paciente realize contrações em extensão, rotação à direita e inclinação à direita da cabeça, e, a cada ciclo de contrações, o osteopata leva a articulação além da barreira inicial. Ao final da técnica, o osteopata deve, lenta e passivamente, retornar a cabeça do paciente à posição neutra.

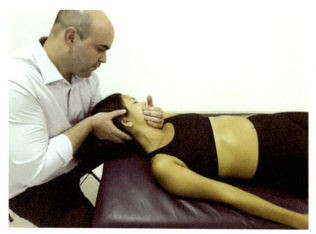

Figura 20.2. Posicionamento para execução da técnica de energia muscular em articulação interfacetária cervical.

Vídeo 20.2. Técnica de Energia Muscular em Articulação Interfacetária Cervical

EXEMPLO 3

Técnica de energia muscular para disfunção de inclinação direita de L4

Para a realização desta técnica, o paciente deve estar em decúbito lateral direito, com pernas e coxas flexionadas a 90º, e o osteopata em pé, à altura de seu abdome, com a mão esquerda (sensitiva) sobre a vértebra L4 e a mão direita controlando os pés do paciente. O osteopata posiciona o tronco do paciente em extensão, inclinação esquerda e rotação esquerda (até o nível de L4) e leva os pés do paciente em direção ao teto – este posicionamento aumenta a inclinação esquerda da coluna do paciente, aproximando as facetas esquerdas das vértebras lombares (**Figura 20.3**).

A técnica consiste em solicitar que o paciente realize contrações musculares no sentido de levar seus pés em direção ao solo, e, a cada ciclo de contrações, o osteopata aponta os pés em direção ao teto, levando a articulação além da barreira inicial. Ao final da técnica, o osteopata deve, lenta e passivamente, retornar os membros inferiores do paciente à posição neutra.

Contraindicações às técnicas de energia muscular estão relacionadas aos casos em que o paciente não pode colaborar com a contração muscular, como em casos de

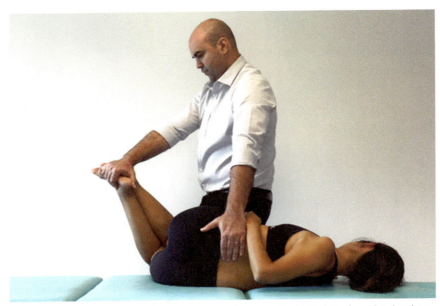

Figura 20.3. Posicionamento para execução da técnica de energia muscular em articulação interfacetária lombar.

dor muscular, lesões agudas, falta de coordenação motora para realizar a contração na direção pedida pelo osteopata ou condições em que o paciente não possa realizar força muscular (por exemplo, hemorragias internas, descompensações cardíacas, etc.).

TÉCNICA DE STRAIN-COUNTERSTRAIN (TÉCNICA DE JONES)

Durante o tratamento de um paciente que apresentava uma postura "curvada", conforme descrito por Lawrence Jones,[20,21] devido à dor intensa na região lombar que já perdurava por 6 semanas, sem alívio dos sintomas e com queixa de não conseguir encontrar uma posição confortável em que pudesse permanecer por quinze minutos, Jones resolveu dedicar um tempo da sessão para ajudar o paciente a encontrar uma posição confortável para que pudesse, ao menos, dormir melhor. Segundo o autor, após vinte minutos experimentando alternativas, uma posição de muito conforto foi encontrada: "Ele quase foi enrolado em uma bola com a pelve rodada em torno de 45 graus e inclinada lateralmente em torno de 30 graus", relatou o autor. Sendo essa a primeira resposta de alívio que o paciente conseguia dentro de 4 meses de tratamento, Jones optou por deixá-lo desfrutando desse conforto e foi atender outro paciente. Ao voltar a ajudar o paciente se levantar, Jones observou uma melhora na postura e na mobilidade do paciente, que relatava uma melhora significativa na dor.

Inspirado pelo resultado, Jones começou a aplicar essa mesma ideia em outros pacientes e foi observando os resultados e aprimorando a técnica. Foi assim que chegou em 90 segundos de aplicação, pois percebeu que menos que isso os resultados eram insatisfatórios e mais que isso eram desnecessários, visto que não observava mais ganhos. Outra observação foi o retorno lento a posição neutra. Segundo relatou, quando voltava rápido à posição neutra perdia-se o ganho da posição de conforto, principalmente se esse retorno rápido ocorresse no início do movimento.

Em um segundo momento, Jones começou a observar os pontos doloridos, pontos esses na maioria das vezes presentes nos músculos disfuncionais e que se inibidos potencializariam o ganho da posição de conforto.

Diante desses achados e dessas observações, Jones estava diante de uma nova técnica, que denominou inicialmente como liberação espontânea pelo movimento, alterando, em seguida, o nome para *strain-counterstrain* (tensão-contra tensão).

Essa técnica é classificada como indireta e baseia-se no modelo neurológico proposto pela primeira vez em 1975 por Irvin Korr[22] e em seguida complementado e redefinido por modelo nociceptivo em 1990 por Van Buskirk[23] e por fim, integrado à fáscia e redefinido por modelo neurofasciogênico por Tozzi[24] em 2015 (tema aprofundado no **Capítulo de Disfunção Somática**).

A hipótese é que a técnica ofereça redução da hiperatividade dos músculos por meio da digitopressão associada à aproximação das suas fixações anatômicas, o que se justifica pela redução da retroalimentação da atividade gama gerada pela aferência do fuso neuromuscular do músculo hiperativo. Ao assumir uma posição de conforto, somada à inibição do ponto de maior tensão, essa aferência diminui significativamente e, como consequência, ocorre a redução proporcional da eferência.

Durante a aplicação, o osteopata deve realizar pressão sobre o ponto de maior sensibilidade do músculo, geralmente ventre ou região miotendínea, e, em seguida, posicionar o paciente passivamente, buscando o maior conforto possível do segmento a ser tratado (geralmente busca-se uma melhora de, pelo menos 70%), e mantendo-o nessa posição por 90 segundos. Durante esse período, o osteopata deve estabelecer uma comunicação com o paciente, pedindo que ele relate a sensação da palpação.

Após os 90 segundos, o osteopata deve retornar o paciente a posição inicial, passivamente e reavaliar a tensão do tecido.

Essa técnica é sutil e confortável, uma vez que é realizada distante da barreira, o que justifica o nome "contra tensão" e possibilita sua utilização em casos agudos e crônicos.

> "Vale lembrar que para cada articulação dolorida existe uma direção específica que agrava a dor e a rigidez. O movimento da articulação nessa direção resulta em resistência muscular reflexa e voluntária. O inverso também é verdadeiro. Para cada articulação dolorida há uma direção específica que alivia a dor e a tensão muscular. Mover a articulação nessa direção resulta em imediata e progressiva diminuição do reflexo de contração muscular e conforto".
>
> Lawrence Jones

EXEMPLO 4

Técnica de Jones para o músculo iliopsoas

Para a realização desta técnica, o paciente deve estar em decúbito dorsal, com os membros inferiores flexionados e os pés apoiados na maca, e o osteopata, posicionado à altura de sua pelve do lado a ser tratado, deve comprimir o ponto-gatilho do músculo e, utilizando a movimentação do quadril nos três planos de espaço, buscar a posição de maior conforto, mantendo a compressão e a posição alcançada por 90 segundos. Em seguida, deve-se retirar lentamente a compressão e voltar o membro à posição inicial (**Figura 20.4**).

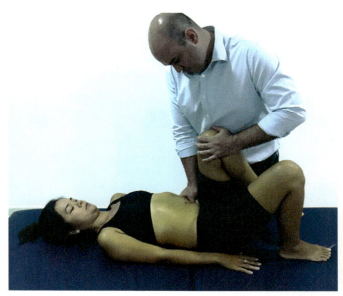

Figura 20.4. Técnica de Jones para o músculo iliopsoas.

Técnica neuromuscular

Descrita por Chaitow,[25] essa técnica é classificada como direta e é aplicada com o objetivo de diminuir ou eliminar aderências e alterar o tônus muscular por meio da regulação da hiperatividade gama.

Segundo Leif,[26] a técnica neuromuscular promove uma isquemia relativa na área a ser tratada, de modo que, tão logo a pressão é liberada, ocorre um período de aumento do fluxo sanguíneo, com o possível efeito de remover os metabólitos. Além disso, o estímulo sobre mecanorreceptores reduz a sensação da dor, segundo a teoria das comportas.

A técnica é baseada no deslizamento digital profundo sobre a região a ser tratada, que pode ser uma fáscia ou um músculo. Para tanto, uma das mãos do osteopata estabiliza o tecido a ser tratado e a outra, utilizando preferencialmente o polegar, desliza no sentido contrário de forma lenta e profunda, criando uma tensão tecidual. A velocidade do deslizamento, bem como sua profundidade, deve ser controlada de acordo com a densidade do tecido – quanto mais denso, mais lento e profundo deve ser o contato.[2]

EXEMPLO 5

Técnica neuromuscular para os músculos paravertebrais lombares

Para a realização desta técnica, o paciente deve ser estar em decúbito ventral e o osteopata, posicionado ao lado a ser tratado, coloca uma mão espalmada na altura da transição lombossacral e a outra mão cranialmente, com os dedos flexionados e o polegar estendido em contato com os músculos paravertebrais (**Figura 20.5**).

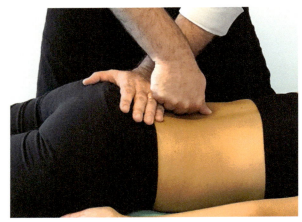

Figura 20.5. Técnica neuromuscular para os músculos paravertebrais lombares.

A técnica consiste em tracionar a pele no sentido inferior com o contato inferior ao mesmo tempo, em que se desliza o polegar da mão superior de forma longitudinal sobre os músculos paravertebrais.

BALANCED LIGAMENTOUS TENSION (TÉCNICA DE EQUILÍBRIO DA TENSÃO LIGAMENTAR)

Técnica inicialmente desenvolvida por Dr. Still, posteriormente explorada por Lippincott[27] e denominada "técnica osteopática de W. G. Sutherland", a *balanced ligamentous tension* (BLT) foi descrita como uma técnica segura, não invasiva e utilizada com frequência na prática osteopática. Embora tenha sido proposta para tratar disfunções articulares, os mesmos princípios podem ser aplicados às membranas, às vísceras, às fáscias e aos fluidos.[28]

Os fundamentos da BLT são apoiados na teoria que defende que as disfunções são mantidas pelo tecido conjuntivo que reveste uma determinada articulação, principalmente os ligamentos e estruturas periarticulares, o que determinou a definição do nome da técnica.

Baseado nas técnicas aplicadas no crânio, Sutherland utilizou o termo "mecanismo de tensão recíproca" para descrever o papel dos ligamentos nas articulações. Basicamente, o autor defendia que os ossos estão mantidos em suas posições por um determinado equilíbrio de estruturas membranosas e que uma disfunção representaria a perda desse equilíbrio, podendo ser ocasionada por um trauma, uma infecção ou uma inflamação.

Reiterando, Lippincott[27] relatou que a estabilidade de uma articulação é determinada pelas superfícies articulares e pelas tensões musculares e ligamentares, estas últimas com papel essencial por raramente ou nunca estarem completamente relaxadas durante um movimento de amplitudes fisiológicas. Nesse sentido, Chila[12] descreveu que existe uma tensão equilibrada durante toda amplitude de qualquer movimento, o que significa que as relações entre os ligamentos mudam durante a alternância de direção de movimento, porém a tensão total não altera, garantindo a estabilidade articular. Ainda, segundo o autor, quando um movimento ultrapassa sua amplitude fisiológica, com perda de controle da velocidade ou força de contração, essa tensão é desequilibrada e a estabilidade é comprometida.

Os efeitos da BLT são justificados com base nesses princípios e nos aspectos que envolvem as técnicas indiretas previamente descritas. Segundo Parsons e Marcer,[2] o benefício da BLT está na busca por um estado de equilíbrio nos tecidos em que todas as forças estão em um ponto neutro. Conforme a descrição do autor, nesse ponto atinge-se uma tensão ligamentar mínima possível e o corpo pode se autoequilibrar utilizando sua força inerente e apoiado pela tensegridade.

Assim, para tratar uma disfunção por meio da técnica BLT, o osteopata deve posicionar a articulação na posição da disfunção e mantê-la nessa condição até que o corpo se reequilibre. Assim como a técnica de Jones, o BLT baseia-se no modelo neurológico proposto inicialmente por Irvin Korr[22] e em seguida complementado e redefinido por modelo nociceptivo em 1990 por Van Buskirk,[23] e por fim, integrado à fáscia e redefinido por modelo neurofasciogênico por Tozzi.[24]

Didaticamente, a aplicação da técnica pode ser dividida em dois momentos:

- **Busca do ponto de equilíbrio:** por meio da compressão ou descompressão da articulação e de sua movimentação em todas as direções buscando o ponto de equilíbrio, podendo até exagerá-lo em um primeiro momento (flexão, extensão, rotações e inclinações);
- **Liberação:** por meio da manutenção desse ponto, aguardando a liberação e concentrando-se na respiração.

EXEMPLO 5

Técnica de equilíbrio da tensão ligamentar aplicada ao quadril

Para realização desta técnica, o paciente deve estar em decúbito dorsal, na ponta da maca, com o joelho contralateral posicionado em sua extremidade, enquanto o lado a ser tratado permanece com a coxa e perna em flexão. O osteopata deve estar de frente para o paciente, com a região axilar medial apoiada sobre o joelho do lado a ser tratado, a mão anterior com a região tenar apoiada na região anterior e a mão posterior apoiada na região posterior da articulação coxofemoral (**Figura 20.6**).

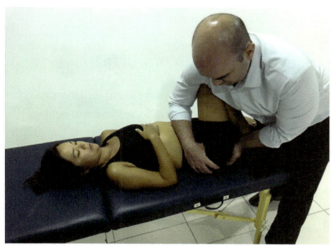

Figura 20.6. Técnica de equilíbrio da tensão ligamentar aplicada ao quadril.

Nessa posição, o osteopata deve equilibrar as três forças buscando o ponto de menor tensão, ou seja, o ponto de equilíbrio da articulação. Em seguida, deve exagerar levemente o movimento e mantê-lo assim enquanto o paciente respira lenta e profundamente.

TÉCNICA DE STILL

Conforme descrito anteriormente, Still era muito cuidadoso no ensino das técnicas de intervenção, pois acreditava na capacidade do osteopata de sentir o tecido e corrigi-lo de acordo com os conceitos da osteopatia. Não é totalmente claro o motivo pelo qual Still publicou poucas de suas técnicas em seus livros, mas passa a ideia que sua intenção era que sua abordagem tivesse sua notoriedade pela filosofia, princípios e conceitos e não se limitasse a uma técnica. Em seu livro,[3] escreveu:

"Quero deixar bem claro que existem muitas maneiras de ajustar os ossos. Quando um operador não usa o mesmo método que outro, não demonstra ignorância por parte de nenhum dos dois, mas simplesmente formas diferentes. Cada operador deve usar seu próprio julgamento e escolher seu próprio método de ajustar os ossos do corpo. Não é uma questão de imitar e fazer exatamente como algum operador de sucesso faz, mas de trazer o osso do anormal para o normal".[3]

Essa visão pode ser observada nos textos de muitos autores quando descrevem que, inicialmente, a osteopatia se apoiava muito mais em técnicas que utilizavam a sensibilidade do terapeuta e o reconhecimento da tensão do tecido para determinar os parâmetros a serem aplicados que em modelos biomecânicos pré-estabelecidos.

Relatos de alunos de Still descrevem algumas intervenções utilizadas por ele. Hazzard,[29] por exemplo, formado na *American School of Osteopathy*, em 1895, sendo um dos primeiros alunos de Still e mais tarde, professor da escola, citou um método utilizado por Still, que se baseava em aumentar a condição da disfunção somática e, em seguida, aplicar pressão nela para estimulá-la a voltar à sua condição normal. Além dele, outros autores também descreveram o método que Still utilizava, chamando-o de "exagero da lesão".[30,31]

Em seu livro "*The Practice and Applied Therapeutics of Osteopathy*",[25] Hazzard descreve quatro técnicas, que segundo ele, tinham sido realizadas por Still sendo uma para tratamento da coluna torácica, outra para a primeira costela, outra para atlas ou axis e outra para o bíceps braquial. Abaixo trecho da descrição de Hazzard sobre a forma que Still tratava a coluna torácica:

"Dr Still, no caso de lesões laterais da coluna, fica na frente do paciente que está sentado. Ele passa os dois braços ao redor do corpo e junta as mãos sobre a lesão. Aprofunda o contato nesse ponto, inclina o paciente para o lado do desvio da vértebra e então faz pressão com a mão sobre a vértebra para forçá-la de volta ao lugar enquanto ele gira o corpo em direção ao lado oposto."[29]

Van Buskirk[32] descreveu um padrão observado na descrição dessas técnicas que são: em primeiro lugar, a articulação afetada deve ser ligeiramente forçada a favor da disfunção, em seguida, as forças compressivas axiais devem ser aplicadas e finalmente um movimento suave e de baixa velocidade deve ser realizado na direção da restrição, podendo ou não produzir estalos.

Esse mesmo padrão foi observado e descrito por Chila,[12] que o organizou em quatro passos:

1. Posicionar o tecido na facilidade de forma excedente;
2. Comprimir ou tracionar a região com uma força máxima de 2 kg;
3. Conduzir o tecido mantendo a compressão ou tração contra a barreira;
4. Voltar à posição neutra.

A partir dos conceitos apresentados, percebe-se que a técnica de Still pode servir como base para muitas outras que iriam surgir posteriormente, pelo fato de iniciar de forma indireta (indo na direção livre) e finalizar de forma direta (indo contra a barreira tecidual). Além disso, essa técnica apresenta características clássicas, como ausência de roteiro no que se refere a direção, força ou tempo, com foco na percepção do momento; isto é, observa-se a tensão do tecido e reage-se a ela, respeitando o tecido ao buscar o seu relaxamento.

Cabe destacar que a aplicação da técnica de Still não é fácil de ser realizada, pois depende de muita percepção manual, interação com o paciente e profundo conhecimento anatômico e biomecânico.

EXEMPLO 7
Técnica de Still aplicada à articulação glenoumeral

Para a realização desta técnica, o osteopata deve estar posicionado homolateralmente ao ombro em disfunção. Com sua mão medial, deve estabilizar o ombro, enquanto a mão lateral deve, segurando no punho do paciente, buscar o ponto de equilíbrio da articulação, somando tração ou compressão com movimentos da articulação, como flexão ou extensão, inclinações e/ou rotações (**Figura 20.7**).

Alcançada a facilidade, o osteopata deve potencializar os movimentos combinados que levaram a ela e, em seguida, mantendo com compressão ou tração, invertê-los de forma dinâmica, mas não brusca, contra a barreira.

TÉCNICA DE MOBILIZAÇÃO ARTICULAR

Conforme já descrito neste e em outros capítulos desta obra, o principal objetivo do tratamento osteopático é devolver a mobilidade tecidual (e suprimir suas repercussões) nas disfunções somáticas. O osteopata pode atuar nos diversos tecidos e a escolha da técnica a ser empregada depende dos testes realizados, do tipo de tecido alvo da manobra, dos objetivos fisiológicos e das características clínicas do paciente.

Quando a técnica é aplicada com o objetivo de aumentar a flexibilidade de determinado tecido, inevitavelmente haverá repercussão sobre os tecidos vizinhos e à distância, principalmente em virtude das relações

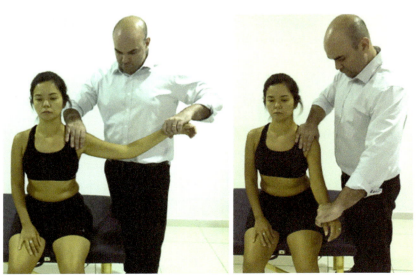

Figura 20.7. Técnica de Still aplicada à articulação glenoumeral.

mecânicas, neurofisiológicas e metabólicas existentes entre as regiões.

As **técnicas articulares** têm como principal objetivo aumentar a mobilidade articular, porém repercutem sobre a flexibilidade dos tecidos que se localizam próximos à articulação que recebeu a intervenção, especialmente o tecido conectivo e os músculos monoarticulares. A intervenção nas articulações é uma das primeiras ferramentas utilizadas na Osteopatia. Dr. Still empregava manipulações e mobilizações articulares com o objetivo de corrigir os "deslocamentos ósseos", como denominava, além de melhorar a circulação na região do corpo que apresentava diminuição da temperatura, suprimindo também os efeitos negativos das restrições sobre a condução nervosa.

Como o principal objetivo do osteopata, no tratamento articular, é restaurar a amplitude de movimento da articulação disfuncional, é importante conhecer o fator que limita a movimentação articular ou o que define a barreira de movimento, isto é, o que limita o movimento e a capacidade de movimentação que uma articulação apresenta tanto em condições normais quanto em condições disfuncionais. Essa capacidade é diagnosticada por meio de testes manuais, que aferem a quantidade e a qualidade do movimento.

A quantidade do movimento é sua amplitude desde o ponto neutro até a barreira. O ponto neutro da articulação sem disfunção é aquele em que ela recebe a mesma tração dos tecidos moles que a circundam em todas as direções. Já a qualidade do movimento é o quanto suavemente a articulação se movimenta durante toda a amplitude.

Em condições normais, a articulação pode se mover ativamente até a barreira fisiológica de movimento. Se for aplicada força externa, pode mover-se até a barreira anatômica de movimento. É importante ressaltar que movimentos além da barreira anatômica provocam lesões ósseas, capsulares e/ou ligamentares.

Barreiras fisiológicas e anatômicas estão presentes em uma articulação normal. Já em condições disfuncionais, há uma terceira barreira, chamada de restritiva ou patológica, que é sentida antes da barreira fisiológica durante a realização dos testes manuais.

Quando há barreira restritiva/patológica, a articulação apresenta uma disfunção somática e tem como característica a diminuição do movimento em uma direção se comparada à direção oposta.

Na disfunção somática articular, a articulação se torna menos móvel em função da diminuição da flexibilidade dos tecidos moles com os quais se relaciona. Isso pode ocorrer em decorrência de uma alteração do tônus muscular ou por alteração da viscoelasticidade das estruturas fasciais e capsulares que envolvem essa articulação.[33]

Se a articulação apresenta restrição de movimento em duas direções opostas (por exemplo, diminuição da mobilidade de rotação direita e esquerda), provavelmente não se trata de uma disfunção somática articular, mas de uma alteração na estrutura da articulação (por exemplo, lesão meniscal, discal ou condral) ou em outros tecidos.

Uma articulação que apresenta disfunção somática requer tratamento para que a amplitude de movimento seja restabelecida. Para tanto, podem ser utilizadas diversas técnicas, entre as quais se destacam a mobilização articular, o impulso rápido de curta amplitude (*thrust*), a técnica de energia muscular e a técnica de liberação posicional.

A **técnica de mobilização articular**, considerada uma técnica direta, consiste em estimular manualmente os movimentos acessórios (artrocinemática) da articulação em disfunção somática, visando a aumentar sua amplitude. Essa técnica foi descrita antes do início da osteopatia e é utilizada desde a época de Still.[3] Para executá-la, o osteopata deve levar a articulação passivamente até a barreira restritiva e, em seguida, passar dessa amplitude, com movimentos lentos e rítmicos, para que a barreira fisiológica seja acessada. O paciente deve estar posicionado confortavelmente, bem como o osteopata, para que a manobra seja realizada com o mínimo gasto energético e sem desconforto ao paciente.

Durante a mobilização articular, o osteopata consegue dosar sua força e coletar informações referentes à quantidade e à qualidade do movimento em tempo real, o que facilita o ajuste de força, direção e velocidade durante a execução da manobra. A amplitude aumenta a cada movimento realizado, e o osteopata também deve evoluir para essa nova condição. A técnica deve ser encerrada assim que a articulação parar de ceder à força empregada pelo osteopata.

Sugere-se utilizar o peso corporal do osteopata para realizar a mobilização, se possível, evitando empregar força excessiva aos membros superiores. Isso facilita a coleta de informações durante a manobra e previne desconforto ao paciente.

Alguns efeitos são atribuídos à mobilização articular, como o aumento da amplitude de movimento articular,[33,34] a modulação da dor,[34-37] o aumento da flexibilidade dos tecidos moles ao redor da articulação mobilizada e o aumento da mobilidade neural quando aplicada à coluna lombar.[38]

Essa técnica é indicada quando há barreira restritiva na articulação e nos tecidos que circundam a articulação e contraindicada em casos de hipermobilidade/instabilidade, fraturas, osteoporose, infecção articular, tumor, próteses articulares, hemartrose e lesão estrutural que limite o movimento.

Como exemplos de técnicas de mobilização articular, serão descritas a seguir uma possibilidade para a coluna torácica e outra para a articulação tibiotársica.

EXEMPLO 8

Mobilização da articulação interfacetária torácica

Para realização desta técnica, o paciente deve estar em decúbito ventral e o osteopata em pé, à altura da vértebra a ser mobilizada, posiciona suas mãos (regiões tenares) na região posterior dos processos articulares da mesma (**Figura 20.8** e **Vídeo 20.3**).

A técnica consiste em gerar compressão no sentido anterior sobre os processos articulares, porém com maior força em um dos lados. Isso provoca rotação vertebral e pode corrigir uma disfunção onde a vértebra apresente barreira de movimento restritiva em rotação.

O movimento de rotação deve chegar à barreira fisiológica e retornar à barreira restritiva. Esse movimento deve ser realizado de maneira lenta e curta, até que a articulação apresente a restauração do movimento fisiológico.

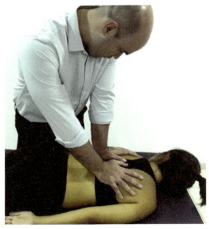

Figura 20.8. Posicionamento para execução da mobilização em uma articulação interfacetária torácica.

Vídeo 20.3.

EXEMPLO 9

Mobilização da articulação tibiotársica

Para realização desta técnica, o paciente deve estar em decúbito dorsal, com os membros inferiores em extensão, e o osteopata, em pé, à altura de seus pés, posiciona a mão inferior segurando o calcâneo, com o antebraço mantendo o pé do paciente a 90°. A mão superior (articulação metacarpofalangiana do segundo dedo) faz contato na região anterior do colo do tálus do paciente (**Figura 20.9**).

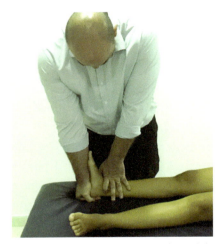

Figura 20.9. Posicionamento para execução da mobilização na articulação tibiotársica.

A técnica consiste em gerar compressões no sentido posterior sobre o tálus, corrigindo sua disfunção em anterioridade.

O movimento do tálus no sentido posterior deve chegar à barreira fisiológica e retornar até a barreira restritiva. Este movimento deve ser realizado de maneira lenta e curta até que a articulação apresente a restauração do movimento fisiológico.

TÉCNICA DE IMPULSO RÁPIDO DE CURTA AMPLITUDE (THRUST, MANIPULAÇÃO ARTICULAR)

Técnica articular baseada nos conceitos previamente apresentados, o impulso rápido de curta amplitude aplicado na articulação, também conhecido como técnica de *thrust*, manipulação articular e outros termos, consiste em um impulso de curta amplitude e alta velocidade que pode ser aplicado em qualquer articulação do corpo humano, com o objetivo de restaurar a mobilidade articular. É caracterizado pelo posicionamento específico da articulação e pela execução da manobra corretiva no sentido da barreira (por ser uma técnica direta) para aumentar a amplitude do movimento articular e chegar próximo à barreira anatômica.[39]

Costuma causar um ruído articular, comumente denominado estalo ou cavitação. Esse ruído é atribuído a um processo conhecido como tribonucleação, em que superfícies opostas resistem ao máximo à separação, até seu ponto crítico, onde há separação brusca, que provoca mudança na relação entre os gases existentes dentro da articulação e, consequentemente, o som.[40]

Para executar as manobras, é necessário conhecer a anatomia e a biomecânica e treinar para desenvolver a coordenação motora, o que requer extensa prática e experiência. A execução depende da interação correta de algumas variáveis, como a posição do paciente, a posição do osteopata, a colocação dos parâmetros de correção e a realização do impulso rápido de curta amplitude.

A posição do paciente deve ser relaxada, confortável e estável, permitindo que o movimento corretivo ocorra de maneira passiva. A posição do osteopata também deve ser relaxada, confortável e estável, a fim de facilitar a coleta de informações advindas do paciente durante a execução de toda a técnica, desde o posicionamento até o impulso.

A colocação dos parâmetros de correção deve ser construída somando-se alavancas (de parâmetros maiores e menores) para que o impulso seja realizado no sentido do somatório dos vetores que devem ser empregados na manobra. A realização do impulso rápido de curta amplitude deve ser feita com a mínima força, apenas o suficiente para aumentar a barreira de movimento. O osteopata deve controlar a velocidade, a amplitude e a direção do movimento.[40]

A manobra não deve ser realizada se a colocação dos parâmetros para manipulação provocar dor local ou reproduzir os sinais e sintomas do paciente. Normalmente, é realizada no final da fase expiratória do paciente, por se tratar da fase passiva da respiração e, portanto, de maior relaxamento geral. Deve ser evitada em articulações hipermóveis/instáveis, quando a colocação dos parâmetros da manipulação reproduzir os sinais/sintomas do paciente, em pacientes com osteoporose ou que tenham medo deste tipo de manobra e em locais onde há neoplasias.

Para Hohner e Cymet,[41] essa técnica deve ser utilizada quando a barreira de movimento apresentar uma sensação final mais rígida e firme. Se a sensação final da barreira disfuncional for mais flexível, as técnicas de tecidos moles devem ser as escolhidas para o tratamento.

Se utilizada de maneira correta, essa técnica causa efeitos biomecânicos (aumento da mobilidade articular)[42] e neurológicos (correção da facilitação central/ facilitação medular).[43-46] Os efeitos neurológicos ocorrem nos locais inervados pelos níveis medulares correspondentes à articulação que recebeu a manobra. A correção da facilitação central causa melhora do controle motor e da simetria dos músculos inervados pelo nível metamérico manipulado[45,47-49] e aumenta o limiar de dor à pressão (LDP) nos tecidos inervados pelo nível metamérico manipulado.[46,50]

Como exemplos de técnicas de manipulação articular, serão descritas a seguir uma para a coluna cervical e outra para a coluna lombar.

EXEMPLO 10

Técnica de impulso rápido de curta amplitude para articulação interfacetária cervical em disfunção de posterioridade

Para realização desta técnica, o paciente deve estar em decúbito dorsal e o osteopata, em pé, à altura de sua cabeça, faz contato com a região da articulação metacarpofalangiana do segundo dedo na região posterior do processo articular da vértebra a ser manipulada, enquanto a outra mão estabiliza a cabeça do paciente. O osteopata posiciona a cabeça do paciente em rotação contrária à posterioridade vertebral, com inclinação homolateral à posterioridade e translação contrária à posterioridade (**Figura 20.10** e **Vídeo 20.4**).

A técnica consiste em levar a vértebra em rotação até a barreira restritiva (podem ser utilizados outros parâmetros) e, com um impulso rápido de curta amplitude, chegar próximo à barreira anatômica.

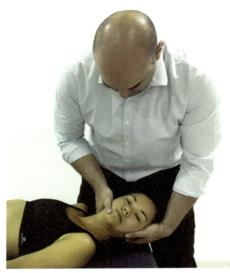

Figura 20.10. Posicionamento para execução da manipulação em uma articulação interfacetária cervical.

Vídeo 20.4.

EXEMPLO 11

Técnica de impulso rápido de curta amplitude para articulação interfacetária lombar em disfunção de posterioridade

Para realização desta técnica, o paciente deve estar em decúbito lateral contralateral à posterioridade e o osteopata em pé, à altura de sua lombar, faz contato com os dedos nos processos espinhosos das vértebras a serem manipuladas. O antebraço da mão inferior do osteopata repousa sobre a pelve do paciente e, o da mão superior, sobre o sulco deltopeitoral. A coxa inferior do osteopata repousa sobre a região lateral da coxa suprajacente do paciente (**Figura 20.11**).

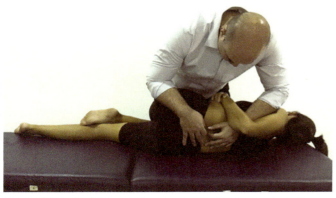

Figura 20.11. Posicionamento para execução da manipulação em uma articulação interfacetária lombar.

A técnica consiste em levar a vértebra em rotação até a barreira restritiva (podem ser utilizados outros parâmetros) e, com um impulso rápido de curta amplitude, chegar próximo à barreira anatômica. Para levar até a barreira restritiva e executar o impulso, o osteopata utiliza alavancas com suas mãos, seus antebraços e sua coxa simultaneamente.

TÉCNICA DE LIBERAÇÃO POSICIONAL

A técnica de liberação posicional foi desenvolvida por Stanley Schiowitz, na década de 1980, e apresentada oficialmente em 1990, em artigo publicado no *Journal of American Osteopathic* Association.[51]

Segundo o Glossário de Terminologia Osteopática, trata-se de um sistema de tratamento indireto do tecido miofascial no qual uma região do corpo é colocada em uma posição neutra, em que há diminuição da tensão tecidual e articular em todos os planos, e uma força ativadora/facilitadora (compressão ou torção) é acrescentada e mantida por 3 a 5 segundos.[52] O osteopata pode optar por levar a região do corpo na direção da barreira após o relaxamento tecidual[53] – nesse caso, a técnica passa a ser mista, com o primeiro tempo indireto e o segundo tempo direto. A força ativadora/facilitadora deve ser aplicada para potencializar o relaxamento tecidual, também no sentido da liberdade de movimento, e não da barreira.

O objetivo dessa técnica é proporcionar o relaxamento dos tecidos que circundam a articulação e que mantêm a disfunção somática articular, estando indicada nos casos em que o paciente apresenta restrições articulares,[2,35] especialmente quando os tecidos estão tensos a ponto de provocar desconforto significativo se estirados, o que pode ocorrer nas técnicas diretas, por exemplo.[36]

O relaxamento é alcançado em função da inibição do motoneurônio gama, que diminui a aferência do fuso neuromuscular durante a fase em que a articulação está no ponto neutro. Aproveitando essa diminuição, a articulação pode ser movimentada além da barreira restritiva, restaurando sua amplitude de movimento fisiológica.

Para executar a técnica, o paciente deve estar confortável e relaxado, assim como o osteopata, para que se possível sentir o ponto neutro da articulação na fase indireta da técnica e ir além da barreira restritiva, caso se opte por acrescentar a fase direta da técnica.

Essa técnica tem poucas contraindicações, mas deve-se evitar reproduzir sintomas radiculares durante as compressões e passar da amplitude de movimento que uma prótese suporta durante a manobra.

EXEMPLO 12

Técnica de liberação posicional para uma disfunção de extensão com inclinação e rotação esquerda de C4

Para realização desta técnica, o paciente deve estar em decúbito dorsal e o osteopata, de frente para o vértice de sua cabeça, faz contato com uma mão na vértebra em disfunção e a outra na região superior da cabeça (**Figura 20.12** e **Vídeo 20.4**).

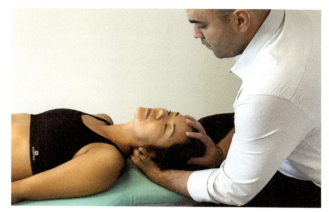

Figura 20.12. Técnica de liberação posicional para uma disfunção de extensão com inclinação e rotação esquerda de C4.

Vídeo 20.5.

A técnica consiste em levar C4 para a posição de maior relaxamento nos três planos do espaço (extensão, inclinação esquerda e rotação esquerda) e, em seguida, acrescentar pequena compressão axial e manter a posição por 3 a 5 segundos.

REFERÊNCIAS

1. HV. Fundamentals of technique. In: Northup TL. Yearbook of the Academy of Applied Osteopathy. Ann Arbor: Edwards Brothers; 1949.
2. Parsons J, Marcer N. Osteopathy: models for diagnosis, treatment and practice. Philadelphia: Churchill Livingstone; 2002.
3. Still A. Osteopathy: research and practice. Kirksville: Journal Printing Company; 1910.
4. Lippincott HA. Basic principles of osteopathic technique. In: Barnes MW. Yearbook of the academy of applied osteopathy. Indianapolis: American Academy of Osteopathy; 1961.
5. Mitchell FL Jr, Mitchell PK. The muscle energy manual. Michigan: MET Press; 1995.
6. Moore M, Kukulka C. Depression of Hoffman reflexes following voluntary contraction and implications for proprioceptive neuromuscular facilitation therapy. Phys Ther. 1991;71(4):321-9.
7. Gandevia SC, Peterson N, Butler JE, et al. Impaired response of human motorneurones to corticospinal stimulation after voluntary exercise. J Physiol. 1999;521(3):749-59.
8. Ballantyne F, Fryer G, McLaughlin P. The effect of muscle energy technique on hamstring extensibility: the mechanism of altered flexibility. J Osteopath Med. 2003;6(2):59-63.
9. Magnusson SP, Simonsen EB, Aagaard P, et al. Mechanical and physiological responses to stretching with and without preisometric contraction in human skeletal muscle. Arch Phys Med Rehabil. 1996;77(2):373-7.
10. Roberts JM, Wilson K. Effect of stretching duration on active and passive range of motion in the lower extremity. Br J Sports Med. 1999;33(4):259-63.
11. Chaitow L. Muscle energy techniques. 3 ed. Edinburgh: Churchill Livingstone; 2006.
12. Chila A. Foundations of osteopathic medicine. Philadelphia: Lippincott, Williams & Wilkins; 2011.
13. Schenk RJ, Adelman K, Rousselle J. The effects of muscle energy technique on cervical range of motion. J Manip Ther. 1994;2(4):149-55.
14. Schenk RJ, MacDiarmid, Rousselle J. The effects of muscle energy technique on lumbar range of motion. J Manip Ther. 1997;5(4):179-83.
15. Fryer G, Ruszkowski W. The influence of contraction duration in muscle energy technique applied to the atlanto-axial joint. J Osteopath Med. 2004;7(2):79-84.
16. Burns DK, Wells MR. Gross range of motion in the cervical spine: the effects of osteopathic muscle energy technique in asymptomatic subjects. JAOA. 2006;106(3):137-42.
17. Ballantyne F, Fryer G, McLaughlin P. The effect of muscle energy technique on hamstring extensibility: the mechanism of altered flexibility. J Osteopath Med. 2003;6(2):59-63.
18. Magnusson SP, Simonsen EB, Aagaard P, et al. Mechanical and physiological responses to stretching with and without preisometric contraction in human skeletal muscle. Arch Phys Med Rehab. 1996;77(3):373-7.
19. Magnusson M, Simonsen EB, Aagaard P, et al. A mechanism for altered flexibility in human skeletal muscle. J Physiol. 1996;497(2):293-8.
20. Jones LH. Spontaneous release by positioning. DO.1964;4(1):109-16.
21 - Jones LH. Strain and counterstrain. Newark, OH: American Academy of Osteopathy, 1981.
22 - Korr IM. The facilitated segment: a factor in injury to the body framework. The collected papers of Irvin M. Korr. Newark, OH: American Academy of Osteopathy. 1979.
23- Van Buskirk RL: Nociceptive reflexes and the somatic dysfunction. J Am Osteopath Assoc.1990, 90:92-809.
24- Tozzi P. A unifying neuro-fasciagenic model of somatic dysfunction – Underlying mechanisms and treatment – Part I. Journal of Bodywork & Movement Therapies. 2015: 1-15.
25. Chaitow L. Soft tissue manipulation: a practitioner's guide to the diagnosis and treatment of soft tissue dysfunction and reflex activity. Rochester: Healing Arts Press; 1988.
26. Leif P. The neuromuscular lesion. Br Natur J. 1963;5(3):10.
27. Lippincott H. The osteopathic technique of W. G. Sutherland. In: Barnes MW. Yearbook of the academy of applied osteopathy. Indianapolis: American Academy of Osteopathy; 1949.

28. Chaitow L. Fascial dysfunction. Manual therapy approaches. Scotland: Handspring; 2014.
29. Hazzard C. The practice and applied therapeutics of osteopathy. 3 ed. Kirksville: Journal Printing; 1905.
30. McConnell CP, Teall CC. The practice of osteopathy. 4 ed. Kirksville: Journal Printing;1920.
31. Ashmore EF. Osteopathic mechanics. Kirksville: Journal Printing; 1915.
32. Van Buskirk,, Robert L.. "A manipulative technique of Andrew Taylor Still as reported by Charles Hazzard, DO, in 1905" *Journal of Osteopathic Medicine*, vol. 96, no. 10, 1996, pp. 597-597.
33. Cruz-Díaz D, Lomas Vega R, Osuna-Pérez MC, et al. Effects of joint mobilization on chronic ankle instability: a randomized controlled trial. Disabil Rehabil. 2015;37(7):601-10.
34. Silveira F, Teixeira L, Nogueira LC. The effect of manipulative manual therapy, in improving range of motion and reducing the intensity of pain in subjects with ankle sprain – a systematic review. Man Ther. 2016;25(4):132-3.
35. Coronado RA, Gay CW, Bialosky JE, et al. Changes in pain sensitivity following spinal manipulation: a systematic review and metaanalysis. J Electromyogr Kinesiol. 2012;22(2):752-67.
36. Millan M, Leboeuf-Y C, Budgell B, et al. The effect of spinal manipulative therapy on experimentally induced pain: a systematic literature review. Chiropr Man Ther. 2012;10(1):26.
37. Courtney CA, Steffen AD, Fernández-de-las-Peñas C, et al. Joint mobilization enhances mechanisms of conditioned pain modulation in individuals with osteoarthritis of the knee. J Orthop Sports Phys Ther. 2016;46(3):168-76.
33. Szlezak AM, Georgilopoulos P, Bullock-Saxton JE, et al. The immediate effect of unilateral lumbar Z-joint mobilisation on posterior chain neurodynamics: a randomised controlled study. Man Ther. 2011;16(6):609-13.
39. Bartol KM. Osseous manual thrust techniques. In: Gatterman MI. Foundations of chiropractic. St. Louis: Mosby; 1995.
40. Bergmann TF. Short lever, specific contact articular chiropractic technique. J Manipul Physiol Ther. 1992;15(4):591-5.
41. Hohner JG, Cymet TC. Thrust (hight velocity/low amplitude) approach; "the pop". In: Chila A. Foundations of osteophatic medicine. 3 ed. Philadelphia: Lippincott, Williams & Wilkins; 2010.
42. Fernández-de-las-Peñas C, Pérez-de-Heredia M, Brea-Rivero M, et al. Immediate effects on pressure pain threshold following a single cervical spine manipulation in healthy subjects. J Orthop Sports Phys Ther. 2007;37(6):325-9.
43. Triano J. Interaction of spinal biomechanics and physiology. In: Haldeman S. Principles and practice of chiropractic. 2 ed. Norwalk: Appleton and Lange; 1992.
44. Gillette RG. A speculative argument for the coactivation of diverse somatic receptor populations by forceful chiropractic adjustments. Man Med. 1987;3(1):1-14.
45. Pickar JG. Neurophysiological effects of spinal manipulation. Spine J. 2002;2(5):357-71.
46. Ruiz-Saez M, Fernandez-de-las-Penas C, Blanco CR, et al. Changes in pressure pain sensitivity in latent myofascial trigger points in the upper trapezius muscle after a cervical spine manipulation in pain-free subjects. J Manipul Phys Ther. 2007;30(8):578-83.
47. Bicalho ES, Setti JA, Macagnan J. Immediate effects of a high-velocity spine manipulation in paraspinal muscles activity of nonspecific chronic low-back pain subjects. Man Ther. 2010;15(5):469-75.
48. Colloca CJ, Keller TS. Stiffness and neuromuscular reflex response of the human spine to posteroanterior manipulative thrusts in patients with low back pain. J Manipul Phys Ther. 2001;24(8):489-500.
49. DeVocht JW, Pickar JG, Wilder DG. Spinal manipulation alters electromyographic activity of paraspinal muscles: a descriptive study. J Manipul Phys Ther. 2005;28(8):465-71.
50. Fernandez-de-Las-Penas C, Alonso-Blanco C, Cleland JA, et al. Changes in pressure pain thresholds over C5-C6 zygapophyseal joint after a cervicothoracic junction manipulation in healthy subjects. J Manipul Phys Ther. 2008;31(5):332-7.
51. Schiowitz S. Facilitated positional release. JAOA. 1990;901(2):145-55.
52. Glossary of osteopathic terminology. Chicago: AACOM; 2016.
53. Dowling DJ. Facilatated posicional release. In: Chila A. Foundations of osteophatic medicine. 3 ed. Philadelphia: Lippincott, Williams & Wilkins; 2010.

Capítulo 21

ABORDAGEM OSTEOPÁTICA VISCERAL

Gustavo Luiz Bortolazzo

A abordagem osteopática aplicada às vísceras ocorre desde o surgimento da Osteopatia, com o Dr. Still, que dava atenção especial à irrigação dos tecidos viscerais aos quais tratava.[1] No início do ensino da Osteopatia, destacou-se o Dr. McConnell, DO, aluno do Dr. Still na *American School of Osteopathy* que escreveu textos[2-4] sobre o tratamento osteopático visceral.

Outros Osteopatas[5-9] continuaram o desenvolvimento desta área ao longo dos anos, especialmente nas últimas 3 décadas, com o objetivo de identificar as disfunções de mobilidade visceral e propor técnicas que possam devolver esta mobilidade,[10] esses Osteopatas alcançaram avanços significativos em relação ao seu diagnóstico, tratamento e aplicabilidade.

A mobilidade visceral é parte importante da dinâmica corporal e sua avaliação deve participar do olhar global que o Osteopata utiliza durante a confecção do diagnóstico.[5] Vale salientar que durante a avaliação física, o Osteopata deve estar atento a todos os tecidos do corpo do paciente e que não deve priorizar nenhum deles antes do início da exploração.

A Osteopatia visceral envolve técnicas de tratamento manual aplicadas diretamente nos órgãos, via paredes corporais, ou indiretamente, utilizando alavancas de outros segmentos corporais que estão conectados anatômica ou reflexamente à víscera tratada.[6]

Para o tratamento visceral, além da mobilidade, é importante avaliar e, se necessário, tratar, os componentes neurológicos (reflexos e aspectos neuroemocionais), estruturais (musculoesquelético e fascial) e fluídicos (irrigação e drenagem) relacionados à víscera em disfunção.[6]

Como relatado, diversos autores contribuíram para a evolução do tratamento osteopático visceral. Atualmente, destacam-se algumas abordagens, cada uma com foco em diferentes variáveis, que, em diversos casos, se complementam durante o tratamento.

A ABORDAGEM CONFORME A FORÇA QUE MOVE AS VÍSCERAS

Os conceitos difundidos por Barral, DO, dividem a mobilidade visceral, de acordo com a força motora, em 3 tipos de movimentos: **motricidade** (que ocorre em adaptação aos movimentos do tronco, coluna cervical, cintura escapular e cintura pélvica), **mobilidade** (que ocorre em adaptação aos movimentos do diafragma) e a **motilidade** (que ocorre pelo movimento celular).[7,11]

Neste conceito, a proposta é a exploração visceral por testes de ausculta geral e local, pelo diagnóstico térmico manual e pela relação visceral com o aspecto comportamental do paciente.[7,11]

Para o tratamento a sugestão é intervir sobre a motricidade, a mobilidade e a motilidade visceral. A motricidade é tratada com acesso à víscera associada aos movimentos musculoesqueléticos, a mobilidade é tratada com acesso à víscera diretamente ou associada aos movimentos amplos do diafragma respiratório e a motilidade é tratada com técnicas de indução.

As técnicas de indução utilizadas pelos Osteopatas visam intervir ao nível celular e vão ao encontro dos conceitos desenvolvidos pelo pai da patologia moderna, Rudolf Virshow, que escreveu sobre os órgãos:

> "Virtualmente, todas as formas de doença nos órgãos iniciam ao nível da estrutura celular e molecular."

Em 1961, BlechSchimidt[12] escreveu sobre a ação de forças mecânicas aplicadas às células e seus efeitos sobre a estrutura e função celular. Estas forças aplicadas às células alteram sua conformação e, consequentemente, sua função, pois são transmitidas do meio extracelular à membrana celular pela ação das integrinas e ao núcleo celular, por ação dos microfilamentos. Quando o núcleo recebe a força mecânica (compressão ou tração), faz com que a célula responda, funcionalmente, a este estímulo e esta resposta depende da força e da intensidade que incide sobre ela.[13]

Quando aplicadas às vísceras, as técnicas de indução procuram intervir sobre a mobilidade celular e repercutir sobre suas funções.

A ABORDAGEM DE ACORDO COM A FÁSCIA VISCERAL

Os conceitos de Finnet, DO, e Williame, DO, abordam, especialmente, o tratamento fascial visceral. Foram alunos de Jacques Weinschenck, DO, um dos primeiros Osteopatas a escrever um livro sobre o tratamento visceral moderno,[9] em 1982. Consideram a fáscia visceral como parte da fáscia de todo corpo, que pode influenciar e ser influenciada por todo conjunto se estiver em disfunção.

Se há disfunção fascial visceral, pode haver repercussão sobre a mobilidade, inervação, irrigação e drenagem visceral. Esta condição pode manter a disfunção visceral e gerar um processo que se autoalimenta.

Para diagnóstico, estes autores propõem exploração da fáscia superficial para coleta de dados das estruturas mais profundas e a avaliação das relações neurovegetativas.

Para tratamento, a proposta é intervir sobre o movimento visceral com auxílio, principalmente, da respiração do paciente. A utilização da respiração se explica pelo fato de um dos principais movimentos viscerais ocorrerem pela ação da alteração do posicionamento do diafragma durante os ciclos respiratórios.

A ABORDAGEM DE ACORDO COM A INERVAÇÃO E VASCULARIZAÇÃO VISCERAL

Os conceitos de Kuchera, DO, e Kuchera, DO, são orientados aos círculos funcionais e trata os órgãos individualmente. Dá ênfase ao componente circulatório e neurológico de cada víscera, destacando suas relações ao invés do órgão propriamente dito. Para estes autores, o tratamento da mobilidade visceral é secundário ao tratamento fluídico e neurológico.

Propõem executar mobilização/manipulação sobre a coluna vertebral, à altura das artérias que irrigam as vísceras, para intervir sobre o componente arterial visceral. Por exemplo, para influenciar o tronco celíaco, deve-se intervir sobre as vértebras T12 e L1. Para a artéria mesentérica superior, intervir sobre as vértebras L1 e L2. Para a artéria mesentérica inferior, intervir sobre as vértebras L3 e L4.

Para drenagem visceral, Kuchera propõe realizar liberação do fígado, da veia porta e do diafragma.

Para estimulação linfática, propõe técnicas que utilizam pressão, como a manobra hemodinâmica total do abdômen e técnicas diafragmáticas.

Para o componente neurológico, propõe intervir sobre o crânio e o sacro para estimular o sistema parassimpático e sobre a coluna vertebral, no nível de inervação da víscera a ser tratada, para estimular o sistema simpático.

A **Tabela 21.1** mostra os níveis de inervação simpática das vísceras (ressaltamos que cada víscera recebe inervação de diversos níveis e nesta tabela está apenas o principal nível para cada víscera).

Tabela 21.1. Relação entre gânglio simpático paravertebral e víscera.

Víscera	Nível dos gânglios paravertebrais
Coração	C1, C2, C3, C6, C7
Pulmão	T1, T2, T3
Estômago (piloro)	T5
Fígado	T8
Vesícula biliar	T8
Duodeno (esfíncter de Oddi)	T9
Duodeno-jejuno	T10
Intestino grosso	T11
Rim	T12
Ílio (válvula ileo-ecal)	L1
Ceco/Ovário	L2
Sigmoide	L4
Útero/Próstata	L5

A ABORDAGEM REFLEXA VISCERAL

O conceito de Chapman, DO, propõe o tratamento reflexo visceral e utiliza-se da inervação neurovegetativa para intervir sobre a víscera.

Para Chapman, DO, há correlação visceral com a fáscia e esta relação é constante, mesmo em diferentes indivíduos. Quando estimulada a região da fáscia, origina-se o reflexo de Chapman, como é conhecido pelos Osteopatas. O reflexo de Chapman é

> *"um sistema de pontos reflexos presentes na fáscia anterior e posterior, que apresentam textura alterada quando a víscera relacionada está em disfunção ou patológica".*[9]

Nesse sentido, o autor propôs um "mapa" das relações entre a fáscia e os órgãos, como mostrada na **Figura 21.1**. Um órgão tem representação anterior e posterior no corpo.

Para avaliação, Chapman, DO, propõe comprimir suavemente a região musculoesquelética relativa à víscera e, se a víscera estiver em disfunção, a região será mais sensível.

Para tratamento, a proposta é realizar movimentos circulares suaves sobre a região do sistema fascial relacionado à víscera. Inicia-se o tratamento pela região anterior e em seguida trata-se a região posterior. Os movimentos circulares são realizados até que a região apresente diminuição da sensibilidade. Encerra-se o tratamento refazendo os movimentos na região anterior do corpo.

O tratamento visceral na Osteopatia normalmente mescla estes conceitos e o Osteopata pode optar por utilizar mais um conceito em detrimento dos outros, segundo as características morfológicas e clínicas do paciente.

Seguindo estes conceitos, o Osteopata pode, a partir de sua avaliação, utilizar técnicas diretas, indiretas, reflexas e de indução. Estes tipos de técnicas visam restaurar a motricidade, mobilidade, motilidade, irrigação, drenagem e equilibrar o sistema nervoso autônomo para melhorar a função visceral.

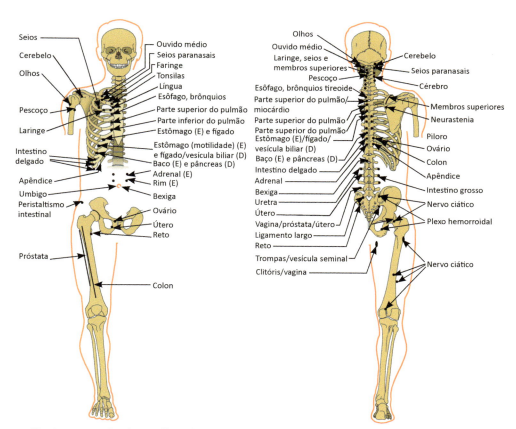

Figura 21.1. Pontos utilizados para estimular o reflexo de Chapman.[9]

Espera-se que as técnicas que estimulem a mobilidade influenciem a viscoelasticidade do tecido visceral, sobre a mobilidade da víscera em relação às estruturas ao seu redor, sobre a mobilidade celular e, consequentemente, sobre a atividade elétrica e química das células que compõe a víscera tratada, já que, forças mecânicas aplicadas às células alteram o seu crescimento, sua função e seu desenvolvimento.[12]

Vale ressaltar que as organelas estão conectadas com a membrana celular e com o núcleo da célula via microfilamentos, que formam um esqueleto celular e tem a capacidade de transferir as forças mecânicas para toda célula, interferindo na sua função.

Os tecidos fibrosos viscerais são viscoelásticos, o que os confere a capacidade de serem flexíveis e passíveis de deformação. Desta forma, técnicas que atuem sobre a flexibilidade destes tecidos fibrosos tendem a aumentar a mobilidade da víscera, sem alterar sua forma. Já, técnicas que atuem sobre a plasticidade tecidual tendem a alterar a forma do tecido.

Atuar sobre a flexibilidade ou sobre a plasticidade depende da energia empregada em cada técnica. Técnicas mais intensas ou aplicadas por mais tempo tendem a atuar sobre a plasticidade, enquanto técnicas mais sutis e mais rápidas tendem a atuar sobre a flexibilidade.[6]

São contraindicações ao tratamento manipulativo osteopático nas vísceras os aneurismas abdominais, hemorragias internas, infecção não controlada, dor extrema à palpação e urgências médicas (por exemplo, a descompensação hemodinâmica).

As técnicas viscerais são amplamente ensinadas nas diferentes escolas de Osteopatia no mundo todo e sua eficácia vem sendo demonstrada por trabalhos científicos cada vez melhores do ponto de vista metodológico. Nos últimos anos alguns artigos foram publicados sobre os efeitos destas técnicas em diferentes tipos de voluntários.

O-Yurvati et al.[14] realizaram uma sessão de Osteopatia em pacientes submetidos à cirurgia de revascularização do miocárdio, logo após a intervenção cirúrgica, enquanto estavam sedados e encontraram aumento do índice cardíaco, aumento da impedância no tórax e aumento na saturação venosa de O_2.

McSweeney et al.[15] realizaram manobras para estimular a mobilidade do cólon sigmoide de voluntários assintomáticos e encontraram aumento do limiar de dor à pressão na região dos músculos paravertebrais ao nível de L1. Os resultados deste estudo reforçam a relação entre a mobilidade visceral e a influência no sistema musculoesquelético, provavelmente pelo reflexo víscero-somático.[6,10,16]

Tozzi et al.[8] interviram sobre a mobilidade do rim direito de voluntários com lombalgia e encontraram aumento da mobilidade do rim avaliada por ultrassom, diminuição da dor lombar avaliada por escala visual analógica e diminuição da incapacidade decorrente da dor lombar avaliada por um índice de função lombar.

Pasin Neto et al.[17] realizaram técnicas viscerais em voluntários pós-acidente vascular encefálico com constipação intestinal e encontraram melhora nos sinais, como, por exemplo, a frequência da evacuação, dor e desconforto abdominal, dificuldade em defecar, sensação de inchaço ou distensão abdominal, eliminação de gases, sensação de evacuação incompleta e dor anal durante a defecação.

Muitas perguntas ainda precisam ser respondidas por estudos de bom nível, porém os trabalhos com maior rigor metodológico têm demonstrado bons resultados das técnicas viscerais em diferentes condições de saúde.

A seguir serão apresentadas algumas técnicas, com diferentes objetivos de interferência sobre o sistema visceral. Cabe salientar que as técnicas são direcionadas para seu objetivo principal, porém repercutem sobre os outros parâmetros do tratamento visceral e do corpo como um todo. Como exemplo, uma técnica em que o principal objetivo é mobilizar o cólon sigmoide vai também repercutir sobre o mesocólon sigmoide, sua irrigação, drenagem, inervação e motilidade, bem como vai interferir na mobilidade da articulação sacro-ilíaca esquerda pela relação anatômica via mesocólon sigmoide.

TÉCNICAS PARA MOBILIDADE VISCERAL

Tem como objetivo principal aumentar a mobilidade da víscera em relação à outra víscera ou à parede abdominal, ou torácica.

Estão indicadas quando as vísceras apresentam diminuição da amplitude ou qualidade de movimento.

Técnica para mobilidade do ceco

Paciente em decúbito dorsal, Osteopata do lado esquerdo do paciente, à altura do abdômen do paciente, faz contato com a região lateral da parede externa do ceco com as duas mãos.

A técnica consiste em tracionar o ceco no sentido medial. Pode-se mobilizar, com movimentos rítmicos ou pode-se colocar tensão e esperar a liberação tecidual.

Técnica para mobilidade do sigmoide

Paciente em decúbito dorsal. Osteopata do lado direito do paciente, à altura do ombro do paciente, faz contato com a região lateral da parede externa do sigmoide com as duas mãos.

A técnica consiste em tracionar o sigmoide na direção da cicatriz umbilical. Pode-se mobilizar, com movimentos rítmicos ou pode-se colocar tensão e esperar a liberação tecidual.

TÉCNICAS PARA MOTILIDADE VISCERAL

Objetivam intervir na mobilidade celular visceral.

Técnica para estímulo da motilidade do estômago.

Paciente em decúbito dorsal. Osteopata em pé ou sentado do lado direito do paciente, faz contato com sua mão direita sobre a região de projeção do estômago, de maneira que a palma da mão fique na região do corpo do estômago e o polegar fique na região do piloro.

A técnica consiste em, inicialmente, avaliar a motilidade do estômago e sentir se o movimento é simétrico nas duas direções.

Se o movimento for maior num sentido, a técnica deve ser realizada aumentando o movimento que já é maior. Ao aumentar este movimento, deve-se manter a amplitude até que o órgão inicie o movimento no sentido contrário.

Ao iniciar este movimento, o Osteopata deve acompanhá-lo até o final.

Em seguida, o Osteopata deve acompanhar mais dois ou três ciclos de movimento da víscera.

TÉCNICAS PARA SISTEMA NERVOSO AUTÔNOMO

Têm como objetivo intervir reflexamente, via sistema nervoso, sobre a função visceral.

Técnica de levantamento costal para o sistema nervoso simpático

Paciente em decúbito dorsal, com os braços abduzidos, Osteopata em pé, ao lado do paciente, faz contato bilateral com a polpa dos dedos nas cabeças das costelas no nível de inervação da víscera a ser tratada.

A manobra consiste em leva a cabeça da costela na direção do teto e manter até o relaxamento fascial e então realizar pequenos bombeios sobre a costela (8 a 10 vezes).

Técnica de tratamento para os gânglios e plexos pré-aórticos

Paciente em decúbito dorsal, com os membros inferiores flexionados. Osteopata em pé, ao lado do paciente, faz contato com as duas mãos sobre o gânglio/plexo a ser estimulado.

Mantém a compressão sobre o gânglio/plexo até o relaxamento fascial e, em seguida, realiza retiradas bruscas da pressão.

Técnica de oscilação sobre o sacro para estímulo parassimpático

Paciente em decúbito ventral. Osteopata em pé, ao lado do paciente, faz contato com as duas mãos sobre a região posterior do sacro.

A técnica consiste em realizar compressões no sentido anterior e superior numa frequência de 150 a 180/min.

TÉCNICAS PARA FLUIDOS CORPORAIS

Tem como objetivo intervir sobre a irrigação, drenagem e a estase fluídica visceral.

Técnica de bomba esternal

Paciente em decúbito dorsal, Osteopata em pé, de frente para cabeça do paciente, com as mãos sobre o esterno do paciente.

A técnica consiste em pedir ao paciente inspirações e expirações profundas. Durante a expiração, o Osteopata comprime o esterno na direção posterior e inferior e durante a inspiração, pode soltar bruscamente, realizando um *recoil*.

Manobra abdominal total (manobra hemodinâmica abdominal)

Paciente em decúbito dorsal, com os membros inferiores flexionados. Osteopata em pé, faz contato com as regiões hipotenares um nível acima do púbis e região anterior das cristas ilíacas do paciente.

A técnica é dividida em 3 etapas. Durante toda a execução, o paciente deve realizar inspirações e expirações máximas. Na **primeira etapa**, o osteopata empurra as vísceras abdominais no sentido superior durante a expiração do paciente e libera durante a inspiração. Na **segunda etapa**, o osteopata empurra as vísceras no sentido superior durante a expiração e mantém a compressão durante a inspiração e vai ganhando barreira durante as expirações. Na **terceira etapa**, o osteopata empurra as vísceras no sentido superior durante a expiração e solta bruscamente a compressão no final da inspiração.

Como exemplo de tratamento osteopático visceral, pode-se utilizar o tratamento para o fígado. Para tratá-lo, deve-se avaliar e, se necessário, tratar:

- a motricidade/mobilidade/motilidade do fígado;
- as artérias celíaca e hepática (que irrigam o fígado);
- a veia cava inferior (que drena o fígado);
- a veia porta (que recebe o sangue advindo do sistema digestivo);
- o gânglio celíaco (que emite os nervos para o fígado);
- os níveis de T5 a T10 (de onde saem as raízes que formam o nervo esplâncnico maior);
- o trajeto do nervo vago (que inerva o fígado);
- nervo frênico (que participa da inervação sensitiva do fígado);
- o diafragma (que movimenta o fígado a cada ciclo respiratório);
- as vísceras que apresentam relação anatômica com o fígado;
- as vísceras que apresentam relação funcional com o fígado;
- entre outras relações que existem e podem interferir no funcionamento deste órgão.

O fígado pode influenciar ou estar influenciado por todos estes tecidos e sistemas e avaliá-los faz parte do olhar global e integrativo que o Osteopata deve ter sobre o paciente.

REFERÊNCIAS

1. Still AT. Autobiografia do Dr. Andrew T. Still.
2. McConnell CP. Notes on Osteopathic Therapeutics. Kirksville, Mo: Journal Printing Co; 1898.
3. McConnell CP. Editorial: the treatment of influenza. Journal of American Osteopathic Association. 18:83-85, 1918.
4. McConnell CP, Teall CC. The Practice of Osteopathy. 4ª ed. Kirksville, Mo: Journal Printing Co; 1920.
5. Hebgen EU. Visceral Manipulation in Osteopathy. Madri. Ed McGraw-Hill Interamericana:22-30, 2011
6. Stone CA. Visceral and obstetric Osteopathy. Elsevier.Philadelphia:11-31, 2007
7. Barral JP e Mercier P. Manipulaciones viscerales tomo 1. 2ª ed. Barcelona. Elsevier-Masson:1-32, 2009
8. Tozzi P, Bongiorno D e Vitturini C. Low back pain and kidney mobility: local osteopathic fascial manipulation decreases pain perception and improves renal mobility. Journal of Bodywork & Movement Therapies. 16: 381-91, 2012.
9. Weinschenck J. Traité D'Osteopathis viscerale. Paris. Ed. Malione:1-236, 1982
10. Parsons J e Marcer N. Osteopathy: Models for diagnosis, treatment and practice. Philadelphia. Ed Elsevier: 223-32, 2006.
11. Barral JP e Mercier P. Manipulaciones viscerales tomo 2. 2ª ed. Barcelona. Elsevier-Masson:1-26, 2009
12. Blechschmidt E. The Stages of Human Development before Birth. Philadelphia. Saunders Company, 1961.
13. Humphrey JD, Delance SL. An Introduction to Biomechanics. New York. Springer-Verlag: 3-43, 2004.
14. O-Yurvati AH, Carnes MS, Clearfield MB, Stoll ST, McConathy WJ. Hemodynamic Effects of Osteopathic Manipulative Treatment Immediately After Coronary Artery Bypass Graft Surgery. Journal of American Osteopathic Association. 105(10):475-81, 2005:
15. McSweeney TP, Thomson OP, Johnston R. The immediate effects of sigmoid colon manipulation on pressure pain thresholds in the lumbar spine. Journal of Bodywork & Movement Therapies. 16: 416-23, 2012.
16. Lossing. Visceral Osteopathy. in. Foundations of Osteophatic Medicine. 3ª ed. Philadelphia. Ed. Lippincott Williams & Wilkins: 845-9, 2010.
17. Pasin Neto H, BORGES RA. Visceral mobilization and functional constipation in stroke survivors: a randomized, controlled, double-blind, clinical trial. Cureus, v. 12, n. 5, 2020.

Capítulo 22

ABORDAGEM OSTEOPÁTICA AO CRÂNIO

Eduardo Silveira Bicalho
Tatiane Stancker Moreno

INTRODUÇÃO

A Osteopatia, no âmbito craniano, teve seu início embasado nas hipóteses propostas inicialmente por W.G. Sutherland, discípulo direto de Still. Suas teorias iniciais sugeriram a possibilidade do "sopro da vida", a mobilidade fisiológica involuntária denominada na época como mecanismo respiratório primário (MRP) e atualmente como impulso rítmico craniano (IRC). Reconhecendo a fisiologia e as disfunções relacionadas a esse mecanismo, Sutherland propôs diferentes abordagens manuais aplicadas nos tecidos cranianos. Desde então, diferentes personalidades da Osteopatia mundial desenvolveram diversas técnicas que complementam e evoluem constantemente esse método de tratamento que faz parte do contexto da globalidade da Osteopatia.

A Osteopatia Craniana pode ser definida como um sistema de diagnóstico e tratamento, onde o Osteopata pode perceber a qualidade do IRC, assim como analisar condições relacionadas as suturas, membranas e o sistema vascular e neural do crânio.[1] Em sua obra, *The Cranial Bowl*,[2] Sutherland definiu que:

> "A Osteopatia Craniana não é uma especialidade. É uma mera continuação no estudo da ciência da osteopatia."[2]

Para ele, esse método seria simplesmente embasado na filosofia osteopática ensinada pelo Dr. Still.

Nenhum osso craniano tem sua mobilidade independente dos demais, por isso, uma restrição originada em qualquer parte do crânio pode comprometer o padrão de movimento geral do IRC. As intervenções cranianas podem ser aplicadas de forma localizada em determinado tecido do crânio, entretanto sua utilização deve sempre respeitar os princípios globais do método – centrando suas atenções no indivíduo em sua totalidade e não em partes de seu sopro ou em doenças. Tratar os tecidos localmente para obter resultados sistêmicos é a ideia que deve ser considerada pelos praticantes desse tipo de abordagem.

As habilidades diagnósticas devem ser desenvolvidas para saber perceber a origem das disfunções, que podem ser fluídicas, membranosas, suturais, etc. Disfunções em qualquer tecido craniano podem comprometer a funcionalidade e o padrão do IRC, entretanto podem requerer diferentes tipos de abordagem corretiva. Existem diferentes estilos de aplicação das manipulações cranianas, que podem ser aplicadas com diferentes magnitudes, desde as técnicas destinadas a mobilizar e relaxar o tecido sutural e membranoso, assim como as técnicas mais sutis utilizadas para se trabalhar sobre o IRC.

A ciência atual vem demonstrando (ler **Capítulo** sobre **Mobilidade Craniana**) que é necessário treinamento intenso para se sentir e perceber a mobilidade das estruturas cranianas, seja analisando o sutil mecanismo de mobilidade inerente, ou até mesmo a resistência passiva dos tecidos. Também é de fundamental importância que o praticante de Osteopatia Craniana busque aprimorar diariamente a sua percepção manual, para aplicar de forma eficaz as técnicas de tratamento no intuito de obter as melhores respostas.[3]

As intenções desse capítulo são introduzir os princípios básicos da Osteopatia no campo craniano, as diferentes categorias de técnicas, seus principais objetivos e indicações, assim como expor algumas pesquisas relevantes realizadas até o momento atual nesse campo.

TECIDOS ABORDADOS NAS MANIPULAÇÕES CRANIANAS

Da mesma forma que as manipulações osteopáticas aplicadas em outros segmentos corporais, as técnicas cranianas podem ser direcionadas aos diferentes tecidos contidos do crânio de forma minimalista, ou até mesmo buscando respostas sistêmicas. O grande arsenal de técnicas disponíveis na Osteopatia Craniana deve ser utilizado de forma objetiva e coerente com os achados clínicos, o modelo proposto de tratamento e as metas terapêuticas estipuladas. São propostas algumas abordagens para influenciar os diferentes tecidos cranianos:

- Suturas;
- Meninges;
- Aponeuroses;
- Nervos espinhais e cranianos;
- Fluídos (arterial, venoso, líquido cerebrospinal e linfático);
- Gânglios neurovegetativos;
- Envoltórios fasciais de artérias e seios venosos cranianos;
- Hipófise;
- Glândulas (lacrimais, salivares);
- Mucosa nasal e paranasal;
- Estruturas do sistema nervoso central (telencéfalo, tronco encefálico, cerebelo, etc.).

CATEGORIAS DE TÉCNICAS CRANIANAS

As manipulações cranianas são aplicadas essencialmente para:

- Suprimir restrições teciduais;
- Influenciar positivamente a dinâmica dos fluidos;
- Minimizar o bombardeio aferente
- Proporcionar condição mais equilibrada ao sistema nervoso autônomo.

As técnicas podem seguir basicamente os princípios: **diretos** (estruturais), **indiretos** (funcionais) ou até mesmo **a combinação de ambos** (técnicas combinadas). Também podem ser realizadas técnicas com propostas diferentes, como as de desengajamento/descompressivas, as fluídicas,[4] e algumas técnicas específicas da área pediátrica (moldagem, intraóssea).[5] A escolha da categoria de técnica por parte do Osteopata leva em conta diversos fatores, como o tipo de disfunção encontrada, as metas propostas, a idade e o histórico clínico do paciente.

Outras variáveis podem ser controladas pelo operador da manipulação craniana. Sua execução pode estar sincronizada (ou não) aos movimentos inerentes do crânio do paciente. O Osteopata pode abordar o crânio acompanhando o IRC, ou também pode realizar a técnica independente dos movimentos involuntários com a categoria de técnica (direta ou indireta) desejada.

Também é possível manipular estruturas cranianas sincronizadas a respirações diafragmáticas profundas e movimentos corporais realizados ativamente pelo paciente para que as tensões fasciais extrínsecas (ao crânio) auxiliem nas liberações teciduais.[6] Postula-se que durante uma inspiração ampla e profunda somada à flexão dorsal dos tornozelos, as cadeias fasciais impõem tensões aos ossos cranianos, induzindo movimentos que correspondem a fase de flexão craniana. Na expiração profunda somada a flexão plantar dos tornozelos ocorre o inverso, o relaxamento fascial que corresponde a fase de extensão craniana. Aproveitando-se desse mecanismo, o executor da técnica pode levar uma determinada articulação ou tecido craniano no sentido da sua restrição (técnica direta) ou de sua facilidade (técnica indireta), e em seguida utilizar os movimentos respiratórios com o intuito de se beneficiar da mobilidade que as próprias fáscias do paciente estariam induzindo ao crânio.[7]

Existe grande variabilidade em relação à intensidade mecânica proposta nas técnicas cranianas. Alguns sugerem a imposição de cargas bastante sutis como as poucas gramas utilizadas na terapia craniosacral,[8] já outros propõem abordagens com cargas mecânicas pouco mais acentuadas em sua execução. Poucos estudos foram feitos até o momento, buscando desvendar e definir as intensidades ideais para atingir os distintos tecidos cranianos.

Como citado anteriormente, o tratamento craniano deve ser aplicado de forma global respeitando as filosofias propostas por Still. Tensões em fáscias de outras zonas do corpo relacionadas ao crânio devem ser tratadas para que não sejam transmitidas de forma constante, produzindo reincidências de disfunções de mobilidade de estruturas cranianas.[9]

Após a realização de qualquer técnica craniana, é importante que sejam refeitos os testes que levaram à conclusão de uma disfunção local, para avaliar a eficácia da técnica ou a necessidade da mesma ser refeita.

Técnicas Cranianas Diretas

Nas técnicas diretas, é necessário impor as tensões corretivas em direção às barreiras restritivas, de tal forma que a tensão seja mantida na barreira até que se perceba a liberação da restrição.[4,7] O aplicador da técnica deve perceber a redução da resistência dos tecidos, a amplificação do IRC ou também o aumento da amplitude de movimento no local, para que se certifique que a técnica foi aplicada de forma eficaz.

Essas técnicas são mais indicadas nos casos de restrições articulares suturais e também nas disfunções tipicamente ocorridas por traumas.[7] É possível inclusive buscar o relaxamento de membranas intracranianas com técnicas voltadas para esses tecidos de forma direta, colocando o tecido em tensão até que as restrições desapareçam.

A seguir serão demonstrados dois exemplos de técnicas diretas, aplicada ao nível sutural e membranoso.

Técnica de liberação da maxila

Paciente em decúbito dorsal e Osteopata em pé ao lado da maxila que será abordada.

A mão cefálica toma contato específico no osso esfenoide (asas maiores), enquanto a mão caudal toma contato na maxila (eminência canina).

A mão cefálica fixa o osso esfenoide enquanto a mão caudal busca a barreira fascial (sutura) da maxila, conforme **Figura 22.1**.

Em seguida é possível realizar a técnica direta para essa sutura de duas maneiras: (1) buscar ativamente as barreiras restritivas, independente do IRC, (2) entrar em contato passivamente com o IRC do paciente para buscar os parâmetros de movimentos restritos da articulação. Após encontrar as restrições tridimensionais, o osteopata deve manter a tensão até que os indícios de liberação de mobilidade tecidual sejam percebidos.

Técnica direta membranosa: técnica de Lift dos parietais

O objetivo fundamental dessa técnica é impor tensão de forma direta na foice do cérebro. O paciente permanece em decúbito dorsal. Osteopata sentado atrás da cabeça do paciente, voltado para seus pés. Posicionar as mãos nos parietais de maneira específica – polpa dos dedos indicadores e médios nos ângulos anteriores e dos dedos anulares e mínimos nos ângulos posteriores.

Deve-se buscar a região da sutura sagital que apresente maior tensão e/ou sensibilidade, e posicionar os polegares neste nível. Inicialmente deve-se realizar uma separação dos polegares para impor tensão na sutura sagital, e em seguida deve-se realizar uma leve pressão medial dos outros dedos para liberar os ângulos dos parietais. Após perceber a

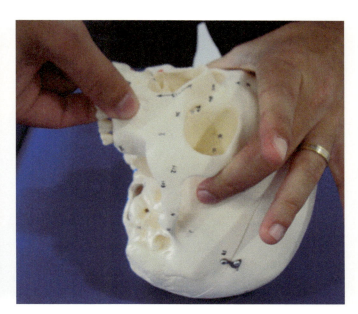

Figura 22.1. Técnica de liberação da maxila esquerda

redução das tensões nos ângulos dos parietais, o Osteopata deve exercer uma tração superior até atingir a barreira fascial e manter esta posição enquanto o paciente respira amplamente. Quando perceber os indícios típicos de liberação tecidual, a técnica é finalizada. Vide **Figura 22.2.**

Técnicas Cranianas Indiretas

As técnicas indiretas são realizadas com o praticante levando os tecidos em direção à facilidade ou relaxamento das tensões mecânicas, no sentido oposto à restrição tecidual. Essa busca é feita até que se encontre uma situação de tensão fascial mínima denominada como *still point* (ponto de quietude) ou ponto de equilíbrio das tensões membranosas (*balanced membranous tension*).[10] Seria a condição em que as tensões disfuncionais seriam reduzidas ao seu estado mínimo,[6] pois sabe-se que a quietude total é inexistente no corpo humano em virtude da motilidade inerente das fáscias (ler **Capítulo** referente às **Fáscias**). A inibição reduz os *inputs* proprioceptivos e nociceptivos para consequentemente influenciar positivamente as eferências neuronais, em especial sobre o controle da vasomotricidade (artérias, veias e linfáticos) – melhorando o dinamismo fluídico tecidual. A condição de relaxamento e redução do bombardeio aferente por parte dos tecidos disfuncionais é mantida até que se percebam indícios de liberação ou relaxamento tecidual. É necessário perceber a modificação de densidade e elasticidade dos tecidos para saber que a técnica atingiu sua meta.

Essas técnicas são mais indicadas para trabalhar sobre as disfunções membranosas, como no caso das chamadas técnicas de tensão membranosa balanceada, porém, também podem ser aplicadas para qualquer restrição articular craniana.[4,7] Sutherland foi o pioneiro das técnicas indiretas para abordar os tecidos e suturas cranianas.

Logo abaixo será demonstrado um exemplo de técnica indireta.

Técnica indireta para a sincondrose esfenobasilar

Paciente em decúbito dorsal. Osteopata sentado atrás da cabeça do paciente. É necessário tomar os contatos específicos para a sincondrose esfenobasilar. Em seguida é possível realizar a técnica indireta de duas maneiras: (1) buscar ativamente os parâmetros de facilidade fascial independente do IRC, (2) sincronizar com o IRC do paciente para buscar os movimentos livres. Após encontrar os parâmetros livres, manter a situação de menor tensão (ponto de quietude – *still point*) até que os indícios de liberação tecidual sejam percebidos.

Técnicas Cranianas Descompressivas

As técnicas de desengajamento ou descompressivas são realizadas com o simples princípio de afastar, ou separar estruturas anatômicas de maneira direta, dentro de seus limites fisiológicos. Isso se faz necessário quando

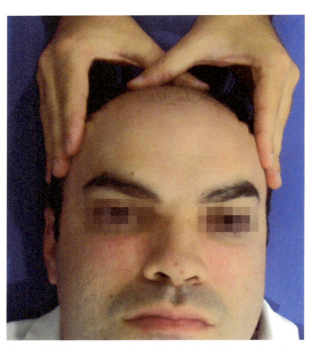
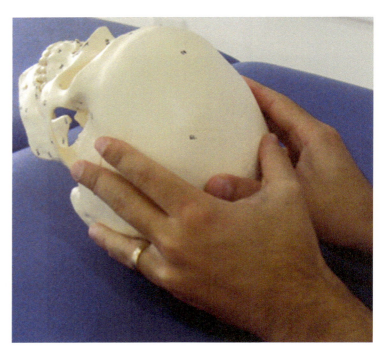

Figura 22.2. Representação da técnica de Lift dos parietais

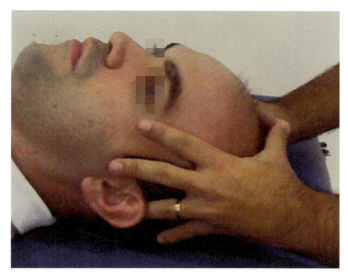

Figura 22.3. Representação da técnica indireta para a sincondrose esfenobasilar

ocorre impactação óssea.[11] Sequelas de traumas diretos ou indiretos no crânio de crianças e adultos podem necessitar a aplicação desse tipo de técnica para que ocorra a liberação total.

Não deixam de ser técnicas do tipo diretas, pois são aplicadas no sentido da barreira tecidual, porém seguem a proposta básica de geração de tensão puramente em afastamento das estruturas. Geralmente são utilizadas sem impor outros parâmetros ou modalidade de abordagem, como, por exemplo, as técnicas que acompanham o IRC ou as respirações diafragmáticas, e as que utilizam movimentos tridimensionais para alcançar a correção.

A figura abaixo demonstra de maneira representativa as ideias básicas dos três tipos de técnicas descritas acima – **direta**, **indireta** e **descompressiva**. Os blocos representam dois ossos que se articulam e se encontram em estado disfuncional, e as flechas indicam a tensão mecânica imposta pelo operador da técnica.

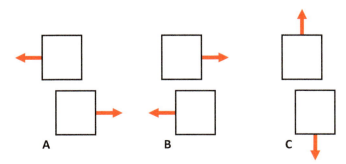

Figura 22.4. Diferentes formas de buscar o equilíbrio tecidual. *A* – Técnica com ação indireta; *B* – Técnica com ação direta; *C* Técnica com ação descompressiva.

Serão demonstrados exemplos abaixo de técnicas de desengajamento/descompressivas.

Técnica de liberação da sutura frontomaxilar

O paciente encontra-se em decúbito dorsal e o Osteopata fica sentado no lado oposto da disfunção. A mão cefálica toma contato específico no osso frontal. A mão caudal toma contato com o indicador no processo frontal da maxila, próximo à sutura frontomaxilar. O restante dos dedos toma contato na face lateral da mandíbula. Com esses contatos, o Osteopata deve buscar a barreira fascial (sutural) deslocando o indicador da mão caudal (maxilar) na direção caudal, enquanto a mão cefálica leva o osso frontal no sentido anterossuperior, descomprimindo a sutura frontomaxilar.

Esta posição é mantida até que se perceba os sinais de liberação tecidual, redução da densidade e sensibilidade na sutura, e restauração da mobilidade.

Técnica de descompressão da sincondrose esfenobasilar

Paciente em decúbito dorsal. O Osteopata deve estar sentado ao lado do paciente. A mão cefálica toma um contato específico no osso esfenoide (asas maiores). A mão inferior toma contato no osso occipital.

O osteopata deve buscar a barreira fascial direta, sustentando o occipital enquanto leva o esfenoide no sentido anterior. Deve-se manter essa tensão tecidual o tempo necessário para que sejam notados os indícios de liberação tecidual e de aumento da mobilidade.

Técnicas Cranianas Fluídicas

Algumas técnicas cranianas são utilizadas com a proposta de alterar os padrões da circulação fluídica do crânio e obter influências sistêmicas. Nessa categoria de técnicas pode-se incluir as que objetivam drenar zonas congestionadas, como seios venosos ou seios paranasais.[4] Técnicas compressivas são utilizadas com o intuito de descongestionar os fluidos de uma zona ou forame craniano, ou também com o intuito de influenciar positivamente o sistema nervoso autônomo e o dinamismo do liquide cerebrospinal, como ocorre na clássica técnica de compressão do quarto ventrículo (CV-4).

A técnica de CV-4 é descrita por vários autores em suas obras.[3,4,9,10] É uma das técnicas mais utilizadas e conhecidas na prática craniana devido a sua diversidade de indicações e efeitos. Pode ser aplicada para reduzir cefaleias, estados febris, dores crônicas e estados congestivos do crânio.

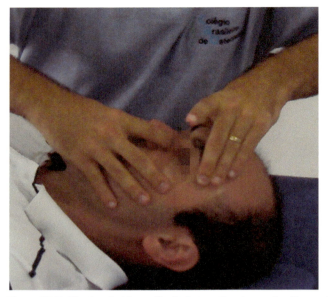 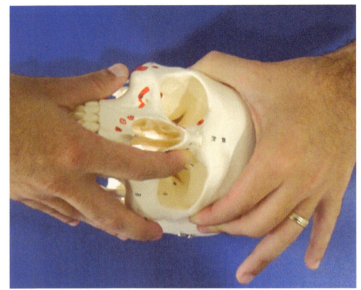

Figura 22.5. Técnica de Liberação da Sutura Frontomaxilar Esquerda

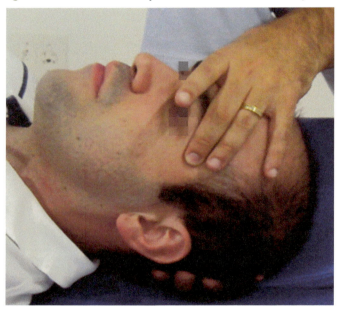 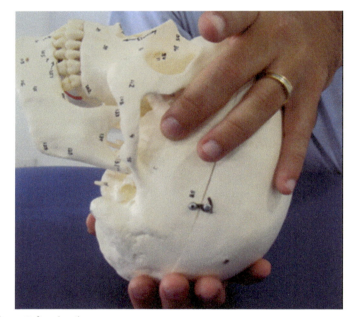

Figura 22.6. Representação da Técnica de Descompressão da Sincondrose Esfenobasilar

A execução da técnica CV-4 é feita com contato manual bilateral (região tênar) no osso occipital, bloqueando o osso em uma posição específica de extensão. A partir disso aguardam-se as respostas perceptíveis palpatoriamente indicando o final da técnica.[4] A técnica de CV-4 apresenta efeitos relaxantes, com o intuito de reduzir a atividade do sistema nervoso simpático e potencializar o intercâmbio fluídico.[12]

Inúmeras pesquisas científicas buscaram analisar os efeitos dessa técnica localmente no crânio e globalmente no organismo, em indivíduos saudáveis e também em sintomáticos. Foram publicados, nesse século, trabalhos relevantes analisando a repercussão dessa técnica sobre algumas variáveis como a atividade cerebral,[13] sono e atividade simpática,[14] e também suas respostas sobre as ondas autonômicas de Traube-Hering-Mayer.[15]

Em 2012, Miana et al.[13] publicaram uma pesquisa em que foi estudado o efeito da técnica de CV-4 sobre a atividade neural cerebral mensurada pela eletroencefalografia em suas bandas alfa. Após a aplicação da técnica ocorreu o aumento das ondas alfa mensuradas nos testes sugerindo a indução do estado de relaxamento corporal.

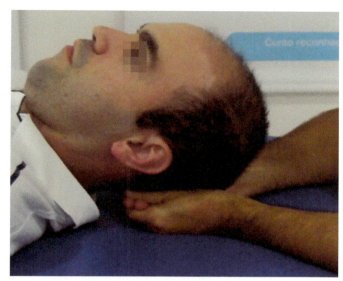

Figura 22.7. Representação da técnica de compressão do quarto ventrículo – CV4. (modificar imagem deixando somente as linhas da foto)

A técnica CV-4 também foi aplicada para analisar suas respostas sobre o estado do sono e também sobre a atividade autonômica simpática.[14] Os 20 indivíduos assintomáticos incluídos na pesquisa foram submetidos à aplicação da técnica e foram reportados resultados de redução da latência para indução do sono e redução da atividade simpática dos indivíduos analisados, consistentes com as hipóteses propostas de que a técnica alcança respostas fisiológicas significativas sobre o sistema nervoso autônomo e também sobre o sono.

Como descrito anteriormente no capítulo referente à mobilidade craniana, as pesquisas realizadas recentemente mostraram a íntima relação entre o IRC e as ondas autonômicas de Traube-Hering-Mayer. Consequentemente existe a tendência que o comportamento dessas ondas seja investigado cientificamente em pessoas portadoras de determinadas condições patológicas comparando às populações assintomáticas, e também certamente as pesquisas devem seguir o rumo de analisar o impacto das manipulações cranianas nessa variável. Nelson e seus colegas[15] analisaram os efeitos da técnica de CV-4 sobre as ondas de Traube-Hering-Mayer em 26 indivíduos assintomáticos. Encontraram resultados interessantes que aparentemente vão ao encontro de que sugerem as teorias sobre os efeitos fisiológicos dessa técnica: impacto direto sobre o sistema nervoso autônomo, aumento da amplitude do IRC e aumento da dinâmica fluídica craniana. Essas conclusões foram tomadas baseadas nos fatos que a instrumentação utilizada no estudo evidenciou o aumento da velocidade do fluxo sanguíneo e também o aumento da amplitude das ondas Traube-Hering-Mayer.[15]

Em 2020, autores avaliaram a saturação cerebral e periférica de 22 recém-nascidos durante e após a aplicação da técnica de CV-4, onde concluíram que este procedimento é seguro para estes pacientes, visto que não houve diminuição da saturação ou efeitos adversos. Assumem que se fazem necessários mais estudos para evidenciar os efeitos da técnica em uma amostra maior.[16]

Técnicas Cranianas em Pediatria

Além das categorias de técnicas descritas anteriormente, que podem ser aplicadas no campo pediátrico respeitando a anatomia diferenciada dos bebês e crianças, existem algumas técnicas distintas que são aplicadas especificamente nesses pacientes:[5,17]

Técnicas de moldagem:

Aplicadas como o intuito de trabalhar sobre a plasticidade dos ossos cranianos do bebê, principalmente no primeiro ano de vida, suprimindo as zonas de tensão das fibras ósseas para corrigir assimetrias e deformidades. São utilizadas sobretudo nas escamas dos ossos da calota craniana. É possível observar um exemplo de técnica de moldagem logo abaixo.

- Técnica de moldagem do osso parietal

Antes da realização desse tipo de técnica, devem ser corrigidas as possíveis restrições suturais. O objetivo é equilibrar a forças anormais atuantes nas porções escamosas dos ossos, suprimindo as restrições e deformidades.

O Osteopata toma contato com o centro da palma de uma das mãos na eminência parietal. A mão inicialmente se molda ao parietal, e em seguida induz uma tensão direta corretiva que pode ser diferente dependendo da meta proposta: aplanando o osso ou produzindo uma zona proeminente. É necessário atingir a barreira de tensão óssea e fascial, e mantê-la até que a densidade se modifique. O Osteopata pode realizar alguns ciclos de tensão modificando a posição da sua mão em relação ao parietal com o objetivo de estirar ou relaxar fibras ósseas em vários planos.

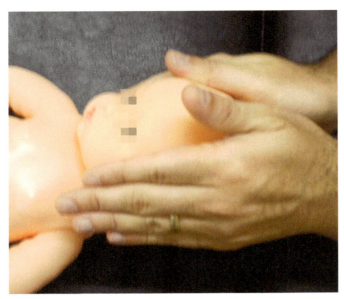

Figura 22.8. Representação da técnica de moldagem do parietal.

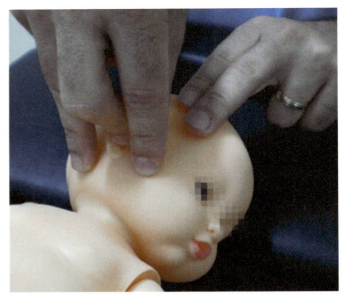

Figura 22.9. Representação da técnica intraóssea do temporal.

Técnicas Intraósseas:

Alguns ossos permanecem, por longo período, "articulados" após o nascimento até que ocorra a ossificação total. Mecanismos traumáticos e/ou adaptativos podem impor tensões residuais anormais nos centros de ossificação (endocondral e intramembranosa) produzindo crescimento ósseo desequilibrado nos ossos da base e calota craniana. Técnicas manuais que buscam regular as densidades nas zonas de centros de ossificação devem ser realizadas para corrigir esse tipo de disfunção.[5,17] Logo abaixo um exemplo:

- Técnica de correção da disfunção intraóssea de osso temporal

Até cerca de um ano, o temporal ainda é separado em duas partes: a escama e a porção timpânica ou penhasco. A disfunção intraóssea ocorre de tal forma que a porção timpânica pode estar fixada em rotação em um determinado sentido (rotação anteroexterna ou pósteroexterna), e a escama se fixa no sentido oposto. Caso essa disfunção não seja corrigida a tempo, o temporal pode se fundir deformado.

Para corrigir essa disfunção, o Osteopata deve tomar contatos específicos nas duas porções do temporal, para que possa manter um ponto fixo em uma porção e na outra buscar a correção de maneira direta ou indireta.

Técnicas para correção de sobreposições suturais:

Durante a gestação ou no parto é considerado fisiológico que algumas suturas, especialmente da calota craniana, sofram mecanismos de sobreposição. Normalmente, após alguns dias, as pressões internas impostas pelo choro e sucção corrigem naturalmente essas alterações. Quando as pressões fisiológicas não são suficientes para que ocorra a autocorreção, as restrições se mantêm ao longo do tempo. As técnicas corretivas utilizadas para esse tipo de disfunção são técnicas descompressivas diretas que podem ser aplicadas em certas patologias, como a plagiocefalia, mas também em qualquer tratamento craniano que vise à saúde geral do bebê. Um exemplo de técnica para sobreposição pode ser visto abaixo, na **Figura 22.10**.

- Técnica de correção da sobreposição da sutura coronal

As técnicas de correção das sobreposições suturais são diretas. O princípio é aplicar leve tensão no sentido do centro do crânio no osso que está sobreposto e em seguida tensionar de maneira divergente os ossos que compõem a sutura em disfunção.

O Osteopata posiciona seus contatos no osso frontal e parietal de tal forma que a sutura coronal esteja entre seus dedos. Após ter definido anteriormente qual osso encontra-se sobreposto, deve-se aplicar os princípios mecânicos descritos no parágrafo anterior, até que seja alcançado o estado de liberação das restrições.

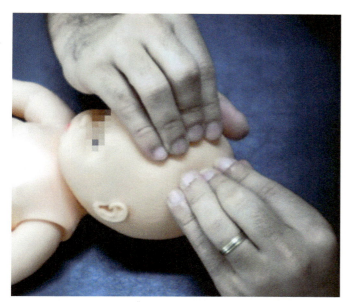

Figura 20.10. Representação da técnica de correção da sobreposição da sutura coronal.

OBJETIVOS E EFEITOS DAS TÉCNICAS CRANIANAS

As finalidades básicas das manipulações cranianas são semelhantes àquelas buscadas com as manipulações aplicadas em disfunções de outros segmentos: corrigir as restrições teciduais para obter respostas mecânicas e fisiológicas, proporcionando condição de equilíbrio.[11] O objetivo é devolver função às estruturas, removendo os possíveis obstáculos da homeostase.

Especificamente propõem-se diferentes metas das manipulações cranianas:

- Normalizar as restrições articulares/suturais;[6]
- Reduzir estases circulatórias equilibrando os canais venosos, arteriais e linfáticos;[6]
- Corrigir compressões/tensões neurais para normalizar a função nervosa: incluindo nervos cranianos, espinhais e o sistema nervoso autônomo;[6]
- Relaxar as tensões sobre os músculos e aponeuroses cranianas;[3]
- Melhorar a circulação do líquido cerebrospinal;[6,9,11]
- Liberar as tensões das membranas intracranianas;[6,9]
- Corrigir deformidades estruturais (especialmente em bebês);[6,11]
- Equilibrar o ritmo de movimentos cranianos – IRC.[9,11]

A Osteopatia no campo craniano é uma das modalidades mais discutíveis dentro do contexto do método. Estudos relevantes já foram realizados no intuito de analisar as respostas fisiológicas e mecânicas das manipulações cranianas, assim como seus efeitos em determinadas patologias, porém é essencial continuar e expandir a análise científica de vários parâmetros ainda não estudados. A seguir serão descritos alguns dos trabalhos publicados até o atual momento, que analisaram distintas respostas das modalidades de tratamento craniano.

Respostas fisiológicas das técnicas cranianas

Os fundamentos teóricos das manipulações cranianas, em suas diversas formas, indicam que essa modalidade de tratamento pode produzir respostas locais e sistêmicas no organismo. O impacto da aplicação de técnicas cranianas já foi avaliado em algumas funções fisiológicas humanas como, por exemplo, a visão,[18] a dinâmica uterina,[19] a oxigenação dos tecidos cerebrais[20] e a atividade autonômica mensurada pela motricidade cardiovascular.[21]

As literaturas da área sugerem que as manipulações cranianas podem causar influências diretas sobre a atividade dos nervos cranianos e também em tecidos musculares e conjuntivos dispostos no crânio.[6,7,10,11] Sandhouse et al.[18] publicaram um estudo em 2010, no qual foram analisadas as respostas imediatas de uma única sessão de tratamento craniano sobre a função visual em indivíduos com graus de miopia, hipermetropia e astigmatismo. Algumas variáveis foram investigadas: teste de acuidade visual à distância, teste de acomodação, medida das pupilas. Na reavaliação imediata houve mudanças significativas na maior parte das variáveis. Os autores sugeriram que possivelmente as técnicas osteopáticas cranianas apresentam efeitos nas funções visuais estudadas. O comportamento do tempo em relação às variáveis deve ser analisado em outras pesquisas, assim como a aplicação de maior número de sessões de tratamento para obter maiores conclusões.

Propõe-se que as manipulações da articulação entre o occipital e o esfenoide, a sincondrose esfenobasilar, podem casar diversos efeitos fisiológicos, entre eles influenciar diretamente a glândula hipófise e consequentemente o sistema endócrino. Um estudo publicado em 2010[19] investigou se as técnicas de normalização dessa zona do crânio poderiam influenciar as contrações uterinas de 118 mulheres no final da gestação. A pesquisa revelou que nas mulheres submetidas à intervenção craniana, ocorreu o aumento das contrações uterinas comparadas ao grupo controle. Os dados sugerem que possivelmente o sistema endócrino é influenciado por esse tipo de manipulação craniana.[19] Além disso, em 2019, autores avaliaram os resultados de uma série de intervenções em gestantes do terceiro trimestre, onde umas das técnicas era a de CV-4. Concluiu-se que o não houve aumento de partos prematuros ou maior incidência na classificação de partos de alto risco.[22]

Afetar positivamente mecanismos que envolvem a vascularização craniana e a atividade do sistema nervoso autônomo também são propostas apresentadas na literatura.[8,10] Um interessante estudo realizado em 2011 por Shi et al.,[20] investigou o impacto de técnicas cranianas sobre a saturação de oxigênio cerebral (córtex pré-frontal) e alguns parâmetros diretamente relacionados ao sistema nervoso autônomo (frequência cardíaca, pressão arterial e saturação de oxigênio arterial sistêmico). Os autores utilizaram três tipos de técnicas: uma técnica que buscava potencializar os movimentos cranianos (flexão/extensão da sincondrose esfenobasilar); uma técnica que buscava bloquear temporariamente os movimentos cranianos (CV4); e uma técnica placebo. A técnica de CV-4 foi a única capaz de modificar a oxigenação cerebral, sendo que a técnica que buscava o incremento do movimento craniano não causou nenhuma mudança nessa condição. Todas as técnicas aplicadas causaram respostas sobre o sistema nervoso autônomo que sugerem uma redução da atividade simpática.

Sergueef et al.[21] também publicaram um estudo utilizando como variável a mensuração das ondas Traube-Hering-Mayer para avaliar o impacto de algumas manipulações no crânio e na junção craniocervical sobre a atividade do sistema nervoso autônomo. Os resultados encontrados demonstraram claramente que os procedimentos manipulativos cranianos causaram repercussões diretas sobre o sistema nervoso autônomo.

Uma revisão sistemática sobre os efeitos terapêuticos das manipulações cranianas osteopáticas foi publicada por Jäkel e Hauenschild em 2011.[12] Os autores descreveram que ainda existe escassez de estudos referentes ao assunto e que as metodologias utilizadas nesses poucos estudos publicados são, na maior parte, moderadas. Sendo assim, ressaltaram a necessidade de pesquisas com metodologias confiáveis no campo da Osteopatia Craniana.[12]

Em estudo recente, realizado com homens saudáveis, avaliou-se a frequência e variabilidade cardíaca, assim como os níveis de cortisol através da saliva, onde os participantes receberam apenas uma intervenção composta por técnicas na região craniana e sacral após um evento estressor. Os resultados, quando comparados ao grupo controle, mostraram um maior equilíbrio simpático-vagal e da frequência cardíaca. Além disso, houve diminuição da liberação de cortisol durante a intervenção e no dia após. Os autores sugerem que outros estudos avaliando biomarcadores autonômicos e neuroendócrinos sejam realizados.[23]

Respostas mecânicas das técnicas cranianas

Sugere-se que as técnicas manipulativas utilizadas na Osteopatia Craniana provocam respostas mecânicas nos distintos tecidos cranianos (suturas, dura-máter, etc.). Alguns estudos buscaram avaliar diferentes variáveis relacionadas a essas condições. Analisar repercussões radiológicas da aplicação de manipulações cranianas foi a proposta de um estudo publicado em 2002 por Oleski, Smith e Crow.[24] Foram analisados 5 diferentes ângulos calculados entre distintas referências ósseas do crânio de indivíduos antes e após a aplicação de manipulações cranianas não padronizadas. A porcentagem de 91,6 dos pacientes teve modificações de pelo menos 3 dos ângulos estudados e 41,6% tiveram modificações significativas em todos os 5 ângulos analisados. Todos os sujeitos tiveram alterações importantes em pelo menos 2 ângulos estudados. Os resultados dessa pesquisa mostram claramente que as técnicas cranianas podem resultar em importantes efeitos mecânicos no crânio humano.

Kostopoulos e Keramidas[25] pesquisaram a tensão mecânica imposta na foice do cérebro de um cadáver após a aplicação de algumas técnicas manipulativas frequentemente utilizadas para relaxamento das membranas intracranianas. Foi possível constatar estiramentos teciduais de 1,44 milímetros na técnica de *lift* do frontal, 1,08 milímetros no *lift* dos parietais, 0,33 milímetros na técnica de compressão/descompressão da sincondrose. No caso da técnica de relaxamento da tenda do cerebelo (*ear pull*) os resultados foram inconclusivos.

Os efeitos de técnicas cranianas sobre a pressão intracraniana (PIC) também foram investigados em 2006 por Downey et al.[26] Realizaram um estudo em coelhos para analisar se as forças em tração aplicadas no osso frontal (simulando a técnica de *lift* do frontal), com diferentes magnitudes, causavam algum movimento na sutura coronal ou alteração na pressão intracraniana. Não foi registrado nenhum tipo de movimento na sutura sagital dos animais submetidos às cargas de 20 gramas ou menos. Somente no animal que recebeu maiores cargas, após a magnitude de 500 gramas, foi observada a separação de 0,30 milímetros na sutura sem alterar a pressão intracraniana. Os autores sugeriram que as técnicas que aplicam movimentos com baixa magnitude podem não provocar tensão mecânica suficiente nas suturas cranianas e nem qualquer tipo de modificação na PIC. A aplicação de metodologias semelhantes em estudos com materiais humanos é essencial para analisar os efeitos mecânicos que ocorrem dependendo da intensidade das técnicas aplicadas.

Respostas de abordagens cranianas em algumas patologias

As análises das repostas do tratamento craniano em condições patológicas específicas como a paralisia cerebral[27], a hipertensão ocular[28] e cólica intestinal infantil[29] também foram pesquisadas. Wyatt *et al.*[27] realizaram um estudo sobre os efeitos do tratamento craniano em crianças com paralisia cerebral. Algumas variáveis foram investigadas após a aplicação de 6 sessões de manipulações cranianas, como a função motora, a dor, a qualidade de sono e de vida. O estudo não relatou resultados positivos nas variáveis analisadas quando comparadas as crianças que foram tratadas com técnicas cranianas com as do grupo controle.

A pressão intraocular (PIO) aumentada em sujeitos com hipertensão sistêmica é frequente e este pode ser um fator de risco importante para desencadear glaucoma. Um trabalho[28] explorou os efeitos, sobre essa população, de uma técnica de bombeamento do globo ocular que tem como meta potencializar a drenagem da cavidade orbitária. Foi observada a redução média de 16,9% da PIO logo após a técnica e essa redução se acentuou para 22,7% 15 minutos após o procedimento. Os resultados desse estudo sugerem importantes benefícios que podem ser alcançados com o tratamento osteopático para pacientes com PIO aumentada, podendo ser um tratamento adjunto ao farmacológico nessa condição patológica.[28]

Como citado anteriormente, os efeitos fisiológicos sugeridos pelas técnicas cranianas se expandem a diferentes órgãos e sistemas corporais. O sistema digestivo pode ser afetado por estímulos provocados nos núcleos e raízes de nervos que controlam suas atividades. Hayden e Mullinger, em 2006,[29] relataram efeitos positivos após manipulações cranianas em crianças com cólicas intestinais.

A redução do tempo de choro e aumento do tempo de sono foram as principais modificações que ocorreram no grupo de bebês tratados com manipulações comparando ao grupo controle. As intervenções cranianas foram aplicadas por 4 semanas (4 atendimentos) individualmente pelo mesmo executor. É necessário que outros estudos sejam feitos analisando as respostas individuais de cada técnica aplicada para essa condição clínica.

Em estudo experimental recente, constatou-se que a aplicação da técnica de CV-4, por 7 dias, em ratos idosos, teve efeito significativo na alteração da expressão de genes que participam do mecanismo de neurotransmissão colinérgico, relacionados previamente em doenças neurológicas com alterações cognitivas, como o Alzheimer. Os autores sugerem que estes resultados justificam maiores estudos clínicos e que representam um forte indício que a Osteopatia pode ser uma ferramenta importante e de baixo risco para o tratamento destes pacientes.[30]

Outro estudo clínico, com indivíduos diagnosticados com Parkinson, avaliou a marcha do grupo que recebeu intervenção osteopática, apenas com técnicas musculoesqueléticas, com o grupo que, além destas, receberam técnicas cranianas. Observou-se um aumento significativo da amplitude de movimento do quadril durante a marcha pré e pós-intervenção do grupo com técnicas cranianas. O mesmo não foi observado nos outros grupos (incluindo o controle).[31]

É possível considerar que os estudos realizados até o momento já trouxeram algumas informações relevantes sobre os impactos que podem ser atingidos no campo da manipulação craniana. O campo de pesquisa é muito amplo nessa área, e certamente muitas dúvidas devem ser esclarecidas cientificamente sobre as abordagens cranianas e seus diversos efeitos locais e sistêmicos.

PRINCIPAIS INDICAÇÕES E CONTRAINDICAÇÕES

Uma das principais propostas da Osteopatia é que o diagnóstico e tratamento devam ser feitos de forma global, como preconizou seu criador. Baseado nessa filosofia, o tratamento craniano pode e deve ser efetivado, não somente em condições clínicas que ocorrem no próprio crânio, mas também como forma de corrigir disfunções que possam estar relacionadas a problemas de qualquer outro sistema corporal. É imperativo ter noção que o crânio está diretamente ligado a todo o resto do corpo, seja pelo sistema fascial contínuo ou até mesmo por relações fisiológicas. A anatomia e fisiologia humana devem ser apreciadas e compreendidas, pois mostram todos os caminhos dos mecanismos de autorregulação corporal.

Algumas das principais indicações do tratamento osteopático craniano são:[7,10,32]

- Vários tipos de cefaleias;
- Vertigens;
- Otites;
- Disfunções temporomandibulares;
- Sinusites;
- Dores crônicas;
- Regularização neurovegetativa visceral buscando respostas sistêmicas;
- Normalização do impulso rítmico craniano (IRC);
- Nevralgias locais e sistêmicas (fáscias neuro meníngeas).

Existem poucas contraindicações para esse tipo de tratamento, pois pode ser aplicado com forças suaves sem oferecer risco aos tecidos. A seguir algumas delas:[7,10]

- Fraturas cranianas;
- Traumatismos cranianos agudos;
- Hemorragia craniana;
- Aumento da pressão intracraniana.

EFEITOS COLATERAIS

É frequente que os pacientes submetidos às manipulações cranianas apresentem algum tipo de efeito colateral em período de um ou dois dias após as aplicações das intervenções. Os sintomas mais frequentes são fadiga e letargia. Tontura, náusea, vômito, dor de cabeça, diarreia, ou até mesmo febre podem também ocorrer.[4,10] Possivelmente essas alterações ocorrem devido às respostas teciduais locais às manipulações e também em virtude de respostas mediadas pelo sistema nervoso autônomo. Repercussões emocionais também devem ser consideradas como possibilidades decorrentes desse tipo de tratamento.[33]

O tratamento craniano é realizado com técnicas aplicadas localmente de forma minimalista, porém devem sempre seguir princípios globais e holísticos no próprio crânio. E claro, relacionando os sistemas é possível buscar objetivos amplos no organismo com as técnicas cranianas, tratando o indivíduo globalmente, em conjunto com as abordagens musculoesqueléticas e viscerais. O praticante de manipulações cranianas deve ter ciência que está tratando um segmento corporal, e nunca deve esquecer um dos mais importantes princípios da osteopatia descrito por A.T. Still – a unidade do corpo.

REFERÊNCIAS

1. American Association of Colleges of Osteopathic Medicine (AACOM).Glossary of Osteopathic terminology Nov 2011.
2. Sutherland WG. The Cranial Bowl. Monkato: Free Press CO., 1939.
3. Chaitow L. Teoria e Prática da Manipulação Craniana: abordagem em tecidos ósseo e mole. São Paulo: Editora Manole, 2001.
4. DiGiovanna EL, Schiowitz S, Dowling DJ. An Osteopathic Approach to Diagnosis and Treatment. 3 ed. Lippincott Williams & Wilkins, 2005.
5. Moeckel E, Mitha N. Textbook of Pediatric Osteopathy. Elsevier, 2008.
6. Chila AG. Foundations of osteopathic medicine, 3 ed. Philadelphia: Lippincott Williams & Wilkins; 2010.
7. Nicholas AS, Nicholas EA. Atlas of Osteopathic Techniques. Lippincott Williams & Wilkins, 2008.
8. Upledger JE. Terapia craniossacral. Roca, 2011.
9. Parsons J, Marcer N. Osteopathy: Models for Diagnosis, Treatment and Practice. 1 ed. Elsevier Health Sciences, 2006.
10. Liem T. Cranial Osteopathy: Principles and Practice. 2 ed. London: Elsever, 2004.
11. Ward R. Foundations for Osteopathic Medicine. Philadelphia: Lippincott Williams & Wilkins, 2003.
12. Jäkel A, Hauenschild PV. Therapeutic Effects of Cranial Osteopathic Manipulative Medicine: A Systematic Review. Journal of the American Osteopathic Association. 2011; 111(12): 685-693.
13. Miana L, Bastos VHV, Machado S, Arias-Carrión O, Nardi AE, Almeida L, Ribeiro P, Machado D, King H, Silva JG. Changes in alpha band activity associated with application of the compression of fourth ventricular (CV-4) osteopathic procedure: A qEEG pilot study. Journal of Bodywork & Movement Therapies. 2012: 1 – 6.
14. Cutler MJ, Holland S, Stupski BA, Gamber RG, Smith ML. Cranial Manipulation Can Alter Sleep Latency and Sympathetic Nerve Activity in Humans: A Pilot Study. The Journal of Alternative and Complementary Medicine. 2005; 11 (1): 103 – 108.
15. Nelson KE, Sergueef N, Glonek T. The Effect of an Alternative Medical Procedure Upon Low-Frequency Oscillatons in Cutaneous Blood Flow Velocity. Journal of Manipulative and Physiological Therapeutics. 2006 oct; 29 (8): 626 – 636.
16. Malak R, Kozłowska Z, Owsiańska Z, Sikorska D, Andrusiewicz M, Szymankiewicz-Bręborowicz M, Samborski W, Szczapa T. Cerebral tissue oxygenation during cranial osteopathic CV4 procedure in newborns. Adv Clin Exp Med. 2020 Oct;29(10):1187-1191.
17. Carreiro JE. Pediatric Manual Medicine: An Osteopathic Approach. London: Churchill Livingstone, 2009.
18. Sandhouse ME, Shechtman D, Sorkin R, Drowos JL, Caban-Martinez AJ, Patterson MM, Shallo-Hoffmann J, Hardigan P, Snyder A. Effect of Osteopathy in the Cranial Field on Visual Function—A Pilot Study. Journal of the American Osteopathic Association. 2010; 110(4): 239-243.

19. Rodríguez AV, Loza AM. Modificaciones inmediatas en la dinámica uterina tras la realización de la técnica de equilibración de la sincondrosis esfenobasilar según Upledger. Osteopatía científica. 2010; 5(1): 2-8.
20. Shi X, Rehrer S, Prajapati P, Stoll ST, Gamber RG, Downey HF. Effect of Cranial Osteopathic Manipulative Medicine on Cerebral Tissue Oxygenation. Journal of the American Osteopathic Association. 2011 dec; 111(12):660-666.
21. Sergueef N, Nelson KE, Glonek T. The Effect of Cranial Manipulation on the Traube-Hering-Mayer Oscilations as Measured by Laser-Doppler Flowmetry. Alternative Therapies. 2002 dec; 8 (6): 74 – 83.
22. FALTA ENTRADA
23. Fornari M, Carnevali L, Sgoifo A. Single Osteopathic Manipulative Therapy Session Dampens Acute Autonomic and Neuroendocrine Responses to Mental Stress in Healthy Male Participants. J Am Osteopath Assoc. 2017 Sep 1;117(9):559-567.
24. Oleski SL, Smith GH, Crow WT. Radiographic Evidence of Cranial Bone Mobility. The Jornal of Craniomandibular Practice. 2002 jan; 2o (1): 34.
25. Kostopoulos DC, Keramidas G. Changes in Elongation of Falx Cerebri During Craniosacral Therapy Techniques Applied on the Skull of an Embalmed Cadaver. The Journal of Craniomandibular Practice. 1992 jan; 10 (1): 9 – 12.
26. Downey PA, Barbano T, Kapur-Wadhwa R, Sciote JJ, DDS, MS, Siegel MI, Mooney MP. Craniosacral Therapy: The Effects of Cranial Manipulation on Intracranial Pressure and Cranial Bone Movement. Journal of Orthopaedic & Sports Physical Therapy. 2006; 36(11): 845-853.
27. Wyatt K, Edwards V, Franck L, Britten N, Creanor S, Maddick A, Logan S. Cranial osteopathy for children with cerebral palsy: a randomised controlled trial. Archieves of Disease in Childhood; 2011 apr: 1 – 8.
28. Jorge SS, Cerro LP. Influencia de la técnica de bombeo del globo ocular en la presión intraocular en sujetos hipertensos sometidos a medicación. Osteopatía científica. 2010; 5(1): 17-24.
29. Hayden C, Mullinger B. A preliminary assessment of the impact of cranial osteopathy for the relief of infantile colic. Complementary Therapy in Clinical Practice. 2006; 12: 83 – 90.
30. Anandakrishnan R, Tobey H, Nguyen S, Sandoval O, Klein BG, Costa BM. Cranial manipulation affects cholinergic pathway gene expression in aged rats. J Osteopath Med. 2022 Jan 10;122(2):95-103.
31. Terrell ZT, Moudy SC, Hensel KL, Patterson RM. Effects of osteopathic manipulative treatment vs. osteopathic cranial manipulative medicine on Parkinsonian gait. J Osteopath Med. 2022 Feb 14. doi: 10.1515/jom-2021-0203. Epub ahead of print. PMID: 35148036.
32. Guy R. La Práctica de la Osteopatía: Principios, técnicas e indicaciones terapéuticas. Madrid: EDAF. 1995.
33. Upledger JE. Somato Emotional Release: Deciphering the Language of Life. North Atlantic Books, 2002.
34 - Hensel KL, Roane BM. Does Compression of the Fourth Ventricle Cause Preterm Labor? Analysis of Data From the PROMOTE Study. J Am Osteopath Assoc. 2019 Oct 1;119(10):668-672.

Capítulo 23

MODELO BIOMECÂNICO DE LITTLEJOHN E TRATAMENTO GLOBAL OSTEOPÁTICO (G.O.T.)

Fabrício de Oliveira Teixeira Lopes

INTRODUÇÃO

John-Martin Littlejohn

Littlejohn nasceu na cidade de Gasglow, Escócia, em 1865. Era um jovem com problemas crônicos de saúde, altamente inteligente, estudou idiomas, formando-se em Teologia, Medicina, Filosofia e Sociologia. Em 1886-1887, já ministrava suas primeiras palestras. Neste período, começou a sofrer com sua saúde devido ao clima severo da região e isso o obrigou a procurar uma mudança de clima. Este foi o fim abrupto a uma carreira universitária esplêndida.[1]

Em 1892, imigrou para os Estados Unidos com seus irmãos, Tiago e William, e continuou seus estudos na Universidade de Columbia, em Nova York. Devido ao seu grande desempenho, logo se tornou chefe do *Amity College*, em College Springs, Iowa. No entanto, seus sintomas não melhoraram e isso levou ao seu fatídico encontro, em 1895, em Kirksville, com o Dr. Still. Mesmo após um único tratamento levou a uma melhora acentuada. Como ainda precisava urgentemente de professores qualificados para a sua Escola Americana de Osteopatia, após a sua fundação, em 1892, Still ofereceu a Littlejohn o cargo de professor em fisiologia. Littlejohn ficou profundamente impressionado com Still e com o conceito natural da Osteopatia e aceitou a oferta. Começou a trabalhar em 1897, registrado como estudante e apenas um ano mais tarde se tornou reitor da escola. No entanto, Littlejohn considerava a fisiologia como o núcleo da Osteopatia, enquanto a Escola Americana de Osteopatia considerava a anatomia como base. Tal conflito levou-o a se desligar da Escola Americana de Osteopatia e então se mudou para Chicago, com seus irmãos, e fundou a Escola de Chicago de Osteopatia, em 1900. Lá o ensino nas disciplinas teóricas foi estendido e a fisiologia foi estabelecida como um assunto central.[1]

Em 1913, Littlejohn retorna para a Inglaterra e, em 1917, funda a Escola Britânica de Osteopatia, em Londres, e o *Journal of Osteopathy* e assim, finalmente lançando as bases para Osteopatia na Europa.[1]

Littlejohn, o representante mais importante da Osteopatia, além de Still, morreu em 1947, em Bagger Hall. Ele estendeu o conceito fisiológico dentro da Osteopatia e foi fundamental para o surgimento e crescimento da Osteopatia europeia.[1]

Modelo Biomecânico de Littlejohn

Littlejohn desenvolveu toda uma filosofia de biomecânica diferenciada, com uma análise fisiológica associada que relaciona o movimento e alterações posturais com função e disfunção do corpo.[2]

A mecânica de Littlejohn diz respeito à maneira como a coluna vertebral atua como uma unidade flexível de curvas interligadas no corpo, onde o centro de gravidade encontra-se exatamente anterior à terceira vértebra lombar. A forma que a gravidade atua longitudinalmente através da coluna vertebral cria uma interação de forças que reagem com a arquitetura óssea das curvas da coluna, levando a um conjunto complexo de interações. É um modelo que, entre outras coisas, permite uma previsão de onde irá ocorrer a disfunção.³

No modelo biomecânico tradicional, é sabido que a flexibilidade do eixo vertebral é atribuída à sua estrutura composta por diversas peças superpostas, unidas por elementos ligamentares e musculares. Dessa forma, esta estrutura pode se deformar, apesar de permanecer rígida sob a ação dos tensores musculares. Na sua porção cervical, a coluna vertebral suporta o crânio e deve situar-se o mais próximo possível do seu centro de gravidade. Quanto à sua porção dorsal, os órgãos do mediastino, especialmente o coração, deslocam a coluna vertebral para trás. Contudo, na sua porção lombar, a coluna suporta o peso de toda a parte superior do tronco, recupera uma posição central, constituindo uma proeminência na cavidade abdominal. Além desta função de suporte do tronco, a coluna vertebral desempenha um papel protetor do eixo nervoso.⁴

Littlejohn observou que o formato vertebral e ângulo da faceta rege o movimento. Dentro do modelo biomecânico tradicional, as vértebras são agrupadas por causa de sua localização: sete vértebras cervicais, doze vértebras torácicas e cinco vértebras lombares. No entanto, este agrupamento não está relacionado com o formato real das vértebras quando observadas individualmente.³

O modelo biomecânico de Littlejohn leva em consideração a transição do formato de uma vértebra para outra. Visto dessa forma, as curvas da coluna vertebral podem ser redescritas, de acordo com o princípio que relaciona estrutura e função, pois o formato vertebral muda gradualmente através das curvas, deslocando assim tradicionais áreas de transição. Esta análise torna-se mais relevante quando se avalia a funcionalidade no estudo da mecânica de toda a coluna vertebral. (**Figura 23.1.**)

Curvas e arcos

No modelo biomecânico de Littlejohn, a região cervical vai de C2 à T4 e a coluna torácica de T4 à T9 (nestes intervalos todas estas vértebras são tipicamente torácicas). De T9 em diante as vértebras começam a mudar de forma novamente, assumindo um formato ligeiramente lombar. Portanto, a coluna lombar vai desde a área de T10 ao sacro (com T10 e T11 sendo consideradas transitórias, não sendo nem totalmente torácicas, nem totalmente lombares). As vértebras cervicais superiores são atípicas em forma e tendem a seguir regras próprias. Para Littlejohn o atlas

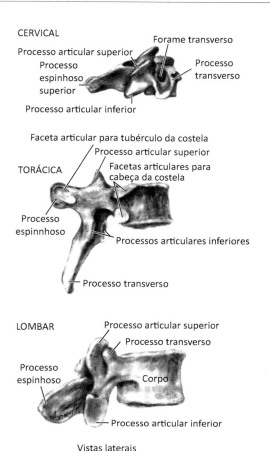

Figura 23.1. – Mecânica da Coluna Vertebral. Vértebras cervicais, Torácicas e Lombares e suas diferenças anatômicas referente ao formato e orientação das facetas
(Modificado de Science in the art of Osteopathy: Osteopathic principles and Pratice. Cheltenham: Stanley Thornes,1999. Por Caroline Stone).

deve ser considerado mais uma junção ao occipital do que parte da coluna cervical.³

A partir destas curvas, o modelo de Littlejohn chama a atenção para a diferença da orientação das facetas existentes em algumas vértebras. Na região cervical, existe uma variação na orientação das facetas em C3/C4 e C6/C7. Isto significa que, acima de C5 as vértebras são inclinadas de uma forma para se movimentarem de uma determinada maneira e abaixo dela, estão inclinadas em outra direção. Consequentemente, C5 torna-se um pouco mais instável que as demais vértebras cervicais. (**Figura 23.2.**)

Na coluna torácica os ângulos das facetas mudam em T9/10. As facetas de T11 e T12 favorecem a extensão, enquanto as facetas de T9 e T10 favorecem a flexão e inclinação lateral. Isto significa que há uma espécie de dobradiça em torno da área de T9/10, que também é enfatizada pelo fato que as vértebras T11 e T12 apresentam apenas 1 faceta articular com as costelas flutuantes

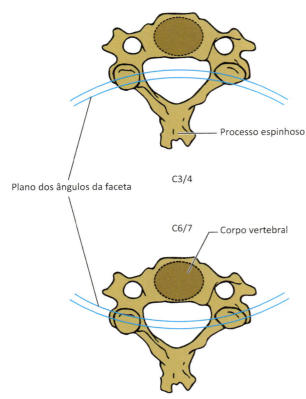

Figura 23.2. Vista superior da vértebra cervical, mostrando a orientação dos planos faceta em C3/4 e C6/7. Esta orientação diferente dá diferentes eixos de movimento na coluna cervical e abaixo C5
(Modificado de Science in the art of Osteopathy: Osteopathic principles and Pratice. Cheltenham: Stanley Thornes,1999. Por Caroline Stone).

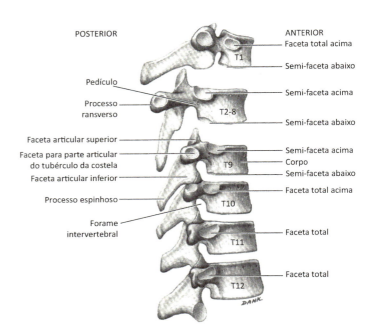

Figura 23.3. Vista lateral direita de vértebras torácicas articulada.
(Reproduzido de Princípios de anatomia e fisiologia humana, 7ª Ed, por Tortora e Grabowski.

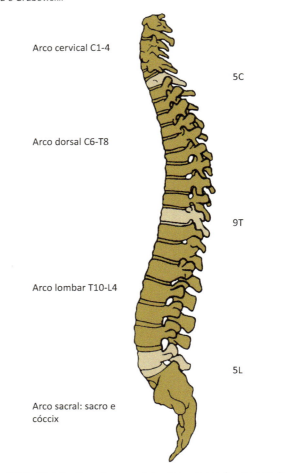

Figura 23.4. Divisão da coluna vertebral em arcos funcionais (CI-4, C6-T8, TI0-L4, sacro).
(Modificado de Science in the art of Osteopathy: Osteopathic principles and Pratice. Cheltenham: Stanley Thornes,1999. Por Caroline Stone).

(anexadas em apenas uma vértebra cada) sendo que as demais vértebras torácicas têm duas articulações com as costelas (costovertebral e costotransversal, exceto T1 e T10 que apresenta apenas 1 faceta costal no corpo da vértebra), restringindo assim o movimento torácico. As articulações das costelas com as vértebras torácicas são apresentados na **Figura 23.3.**:

Na região lombar, as mudanças que começaram em T10/11 vão até L4, e a vértebra L5 é considerada um componente separado para a coluna lombar, formando uma junção com o sacro (tanto quanto o atlas em relação ao occipital).[3]

Juntas, essas curvaturas foram descritas como arcos funcionais (arcos em relação à função ditada pela estrutura). Os pontos de passagem entre os arcos (C5, T9, L5), chamados pivôs interarcos, são mais propensos a disfunções biomecânicas do que outras áreas devido às diferença de forças que caem sobre eles (zona de transição). Sendo assim, a coluna pode ser dividida em arcos funcionais (CI-4, C6-T8, TI0-L4, sacro), tal como definida pela forma como mostra a **Figura 23.4.**:

A influência muscular

Os músculos e anexos também influenciam nas relações entre as curvas da coluna vertebral, favorecendo que determinados locais sejam mais disfuncionais que outros, em especial C5 eT9.[3]

A influência das alavancas musculares na coluna cervical

Há um foco de tensão posterior agindo entre a cabeça e o pescoço, que gira em torno de C2, devido a inserções musculares dos músculos obliquo inferior da cabeça e reto posterior maior e menor da cabeça como mostra a **Figura 23.5.**:

Em C5 há um foco de tensão anterior. As diferentes trações musculares do músculo escaleno a partir de C3 (inclinador homolateral do pescoço e elevador da 1ª costela), do músculo longo da cabeça (flexor da cabeça) a partir do crânio até C6 e do músculo longo do pescoço (flexor do pescoço e inclinador homolateral) entre C2 e T3 atuam em torno da articulação de C5 favorecendo sua disfunção. (**Figura 23.6.**)

A influência das alavancas musculares sobre a coluna torácica

Anexos musculares posteriores e anteriores fazem a "influência da cervical" descer até cerca de T4. O músculo anterior, longo do pescoço, desce até T3 e os músculos posteriores, esplênio do pescoço (desce até T4/5), semiespinal da cabeça (até T6) e longuíssimo da cabeça (a T4/5) tendem a concentrar as forças no movimento do pescoço em torno de T4/5.

A influência de 'bloqueio' é exercida pelos músculos da cintura escapular/membros superiores, que se ligam amplamente ao longo da coluna torácica, através das costelas e anexos da escápula para o esqueleto axial entre a coluna cervical inferior e dois terços superiores da coluna torácica. O trapézio e grande dorsal são exceções a esta situação.[3]

Alavancas musculares que atuam na área toracolombar

Os músculos paraespinhais têm suas inserções como um bloco, desde o sacro, lombar e duas torácicas inferiores. Todo este bloco de inserção é apoiado pela fáscia toracolombar. Portanto, a coluna lombar tende a ser fixada como uma unidade quando os músculos paraespinhais estão agindo. Qualquer movimento do tronco, em seguida, tem de vir de qualquer um dos lados do bloco (área lombossacra ou área toracolombar). A ação em "bloco" da coluna lombar é auxiliada pela ação combinada dos pilares do diafragma e os músculos psoas, que podem estabilizar

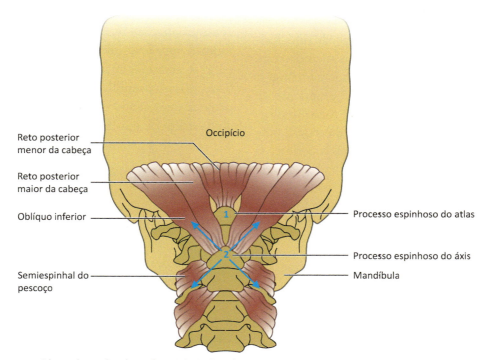

Figura 23.5. Alavancas exercidas pelos músculos suboccipitais da cabeça em C2
(Modificado de Science in the art of Osteopathy: Osteopathic principles and Pratice. Cheltenham: Stanley Thornes,1999. Por Caroline Stone).

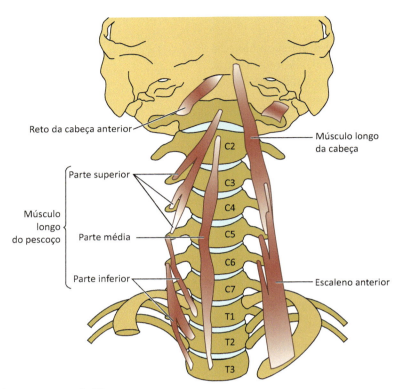

Figura 23.6. Inserções musculares em torno de C5
(Modificado de Science in the art of Osteopathy: Osteopathic principles and Pratice. Cheltenham: Stanley Thornes,1999. Por Caroline Stone).

o aspecto anterior da coluna quando se trabalha em conjunto, auxiliado pela função do abdome e a turgescência abdominal (manobra de Valsalva).

O movimento do tronco também é guiado principalmente pela ação dos músculos abdominais atuando entre a caixa torácica e a pélvis. A sua ação tende a orientar o tórax contra o "bloco" da coluna lombar, e a criação de um foco de tensão apenas acima da região toracolombar. Isso também é exagerado pela influência do serrátil póstero-inferior, que vai das vértebras lombares superiores às costelas inferiores, criando outro bloco a partir das vértebras lombares para as vértebras torácicas inferiores (via costelas). Outro exemplo é o quadrado lombar, que tem inserções musculares nas costelas e vértebras lombares.[3]

Alavancas musculares que atuam na região do médio-lombar

Os músculos psoas e os pilares do diafragma (ação em sentidos opostos) criam um foco ativo em torno da área da L3, porque suas ações e anexos sobrepõem neste ponto.[3]

Alavancas musculares que agem na área lombossacral

Os músculos piriforme, coccígeo e elevador do ânus contrabalanceiam os efeitos da nutação sacral entre o ílio induzido por forças de levantamento de peso. Como L4 e L5 são anexados ao ílio através dos ligamentos iliolombares, existe a possibilidade de que uma torção sacral, que não está totalmente refletida no ílio, possa criar um foco ainda maior de movimento entre L5 e o sacro.[3]

Combinação entre alavancas musculares e arcos funcionais

A maneira como o peso da cabeça é transmitida através da coluna vertebral para a pélvis pode ser ilustrada pelo desenho de duas linhas – as linhas anteriores e posteriores de gravidade. (**Figura 23.7.**) Estas linhas, quando combinadas, criam um polígono de forças ao longo da coluna e efetivamente dividem o corpo em duas áreas triangulares que giram em torno de si na altura de T3/T4. (**Figura 23.7.**) Recebem o nome de triângulos superiores e inferiores, e o centro de gravidade de todo o

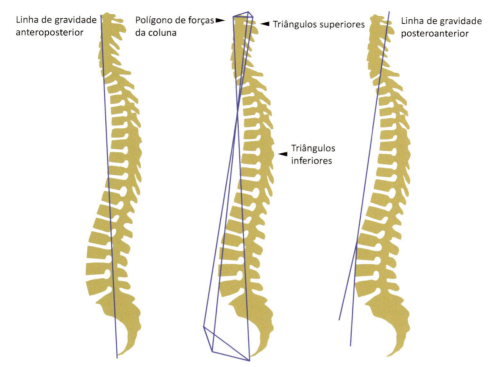

Figura 23.7. Linhas de gravidade ântero-posterior (a) e posterior-anterior (c) e os triângulos superiores e anteriores (b). (Modificado de Science in the art of Osteopathy: *Osteopathic principles and Pratice*. Cheltenham: Stanley Thornes, 1999. Por Caroline Stone).

corpo localiza-se no triângulo inferior, apenas na frente de L3. Agora, não só há uma imagem de uma coluna vertebral de curvas interligadas que naturalmente cria áreas de disfunção em potencial através de sua disposição anatômica, mas também um retrato de áreas do corpo onde as forças se encontram, se acumulam ou se dissipam através da ação da gravidade.[3]

O peso da cabeça e do triângulo superior se acumulam em torno de T4, já o peso do corpo atua entre o vértice do triângulo superior e a base do triângulo inferior (deixando o centro de gravidade no meio disto). Desta forma, a coluna vertebral pode ser separada em três secções principais em relação a estas duas áreas de força: acima de T4, entre T4 e L3, e abaixo do nível L3, ou arcos superior, médio e inferior, respectivamente. O arco médio deve ser forte para resistir às forças que atuam entre os dois pontos de suporte de peso principais do corpo, T4 e L3. T4 e L3 podem ser considerados pivôs interarcos, como C5, T9 e L5 (**Figura 23.8.**).

Dentro de uma estrutura curvada, comprimida longitudinalmente, há geralmente um ponto ao longo dessa curva que atua mais como um pilar de um arco arquitetônico (isto é, a sua estabilidade é fundamental para a integridade estrutural do resto do arco). Littlejohn sentiu que este conceito poderia ser aplicado à coluna vertebral, e considerando T9 como a peça-chave deste forte arco central. Curiosamente, Littlejohn considerava o arco central como o arco principal do corpo, pela análise acima e também por causa da embriologia. Durante o desenvolvimento fetal toda a coluna vertebral é flexionada para a frente e, somente depois do nascimento, que os arcos cervical e lombar se desenvolvem. Littlejohn sentiu que o desenvolvimento das possibilidades de movimento dentro dessas curvas "secundárias", como ele os chamava, dependia da integridade do arco central "primário". Esta relação embriológica pode persistir ao longo do tempo, mesmo na vida adulta o movimento dentro da coluna torácica pode influenciar a mecânica da coluna cervical e lombar. Se houver problemas na coluna cervical (arcada superior) e/ou na coluna lombar (arco inferior), deve-se olhar primeiro para o tórax (arco médio).[3]

General Osteopathic Treatment (G.O.T)

Criado pelo Osteopata John-Martin Littlejohn, o Tratamento Osteopático Global recebe este nome, pois permite que o osteopata realize o tratamento por todo o corpo do paciente. Littlejohn foi professor de fisiologia e trouxe grandes contribuições introduzindo o olhar desta ciência na Osteopatia. Para ele, o tratamento local permaneceria pontual, sem que existissem efeitos permanentes,

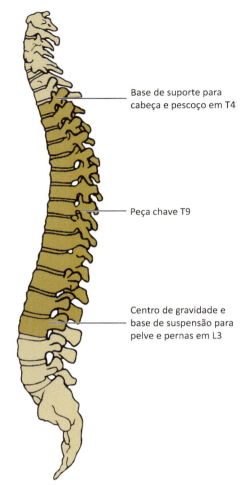

Figura 23.8. Arco central da coluna vertebral
(Modificado de Science in the art of Osteopathy: Osteopathic principles and Pratice. Cheltenham: Stanley Thornes,1999. Por Caroline Stone).

se o campo da fisiologia não fosse acessado. Baseado nisso, criou o *General Osteopathy Treatment* (G.O.T), que consiste em uma rotina de atendimento, com uma sequência coordenada e ordenada de técnicas maximalistas com grandes alavancas, que permitem o diagnóstico e tratamento mediante a mobilização das articulações e distensão dos tecidos moles (músculos, tendões, ligamentos, fáscias). Os ajustes buscam remover todos os vetores anormais do corpo, almejando a integração de todo o sistema. Todo o sistema articular, muscular, neural e visceral é estimulado em uma única sessão.[5]

Além da melhora da mobilidade articular, o método tem como objetivo regular o sistema imunológico, permitir a integração neurológica e o equilíbrio do sistema nervoso autônomo, regular o tônus muscular, melhorar a coordenação, função e circulação de fluidos sanguíneos e linfáticos.[2]

A rotina de atendimento se inicia com uma avaliação do padrão do movimento. Iniciam-se as técnicas pelo membro inferior direito, e na sequência as técnicas de tronco, membro superior direito. A mesma sequência se repete no lado esquerdo do corpo do paciente, finalizando com técnicas de crânio e coluna cervical.[6]

Para a aplicação do tratamento osteopático global deve-se seguir 10 regras:

1. **Rotina:** deve ser seguida;
2. **Ritmo:** as técnicas devem seguir um ritmo. Um ritmo correto influenciará positivamente o sistema nervoso;
3. **Rotação:** este movimento ajuda o osteopata a examinar e identificar áreas de restrição;
4. **Mobilidade:** movimento entre duas estruturas. Utiliza-se para acessar a restrição e tratá-la;
5. **Motilidade:** inerente autônomo dos tecidos. Através dela se compreende o mecanismo da frequência dos tecidos, usando sua intenção e ritmo;
6. **Integridade articular:** move-se qualquer estrutura. Deve se movimentar independente do que se tem ao redor, mantendo sua integridade;
7. **Coordenação:** com os tecidos ao redor, existe um movimento fluido sem interrupção, refere à mobilidade;
8. **Correlação:** a correlação com a função e com a motilidade. Cada estrutura precisa se correlacionar em relação à função com outra estrutura;
9. **Estabilidade:** habilidade do corpo de manter seu equilíbrio, é dinâmico, está na estrutura e função, reforça as linhas de resistência;
10. **Lei mecânica:** observar a coluna através de linha de força.

As **Figuras 23.9., 23.10. e 23.11.** ilustram algumas das técnicas utilizadas no G.O.T:

A rotina visa encontrar as disfunções do corpo. Também ajuda o praticante a melhorar seus sentimentos para detectar mais rapidamente as disfunções do corpo e adaptar o tratamento.

O ritmo é um dos pilares do G.O.T. Permite a mobilização dos elementos líquidos do corpo e atinge os tecidos intrinsecamente. O ritmo é de grande importância, pois

CAPÍTULO 23 | MODELO BIOMECÂNICO DE LITTLEJOHN E TRATAMENTO GLOBAL OSTEOPÁTICO (G.O.T.) 231

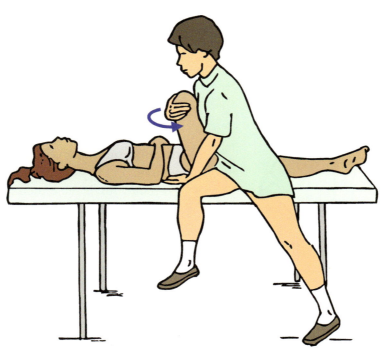

Figura 23.9. Mobilização da coluna lombar: circundução e rotação externa do quadril colocando um fulcro móvel nas vértebras lombares para melhora da mobilidade dos segmentos vertebrais.
(Modificado de Efecto del tratamiento global osteopático sobre el estrenimiento crônico. Dissertatción. Ecola d´Osteopatia de Barcelona. Barcelona, 2013. Por Gomez, L.S.)

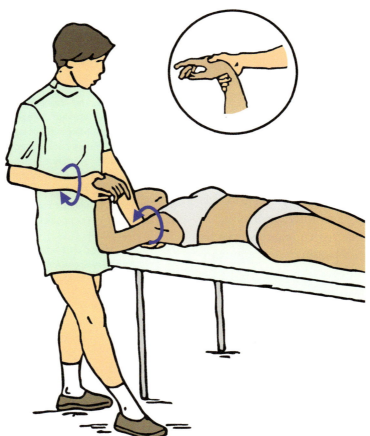

Figura 23.10. Mobilização da articulação do ombro: em 90º de abdução, realiza-se circunduções para mobilizar a articulação e tecidos moles.
(Modificado de Efecto del ratamento global osteopático sobre el estrenimiento crônico. Dissertatción. Ecola d´Osteopatia de Barcelona. Barcelona, 2013. Por Gomez, L.S.)

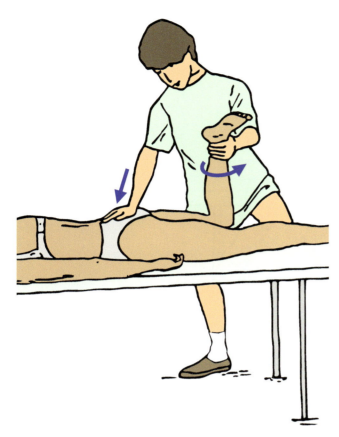

Figura 23.11. Mobilização sacroilíaca realizando circundação e rotação da perna e rotação do quadril.
(Modificado de Efecto del tratamiento global osteopático sobre el estrenimiento crônico. Dissertatción. Ecola d´Osteopatia de Barcelona. Barcelona, 2013. Por Gomez, L.S.)

o objetivo principal do G.O.T. é remover obstáculos ao movimento e circulação de fluidos, além do mais, a recuperação do ritmo permite uma recuperação da fisiologia dos diferentes sistemas corporais e, portanto, a autocura do corpo. Note-se que um ritmo sustentado tenderá a ter uma ação tônica no sistema nervoso simpático, enquanto um ritmo mais lento pode inibi-lo.

A regra da artéria está intimamente relacionada ao ritmo, pois se o papel do G.O.T. é a melhora da circulação dos fluidos, o uso da mobilização ritmada promoverá a boa circulação sanguínea, imprescindível a do corpo.

A rotação está na base do uso das alavancas longas cujo objetivo principal é a coluna vertebral, onde se localiza a cadeia laterovertebral simpática, influenciando assim o Sistema Nervoso Autônomo (Simpático).[6]

O G.O.T foi difundido pelos discípulos de Littlejohn, principalmente na Europa, e desde então vem apresentado excelentes resultados em todos os modelos osteopáticos. Pesquisas recentes tendem a validar sua utilidade global, sendo utilizado como tratamento de disfunções biomecânicas, viscerais e emocionais.

Gomez (2013), utilizou o G.O.T. no tratamento da constipação intestinal e observou que o método pode ser uma opção válida no tratamento desta enfermidade. Os resultados de seu estudo mostraram uma melhora na frequência defecatória, bem como melhora no tamanho e consistência das fezes, diminuição do esforço para evacuar e diminuição da dor abdominal.[7]

P-M, Dugailly *et al.*(2013), avaliaram o efeito do G.O.T na percepção corporal e nível de ansiedade em mulheres assintomáticas e sugeriram que este tipo de abordagem podem levar a uma melhora imediata nos níveis de ansiedade e na percepção corporal.[8]

Stoker, K. (2010), avaliou o efeito do G.O.T. em indivíduos com dor cervical crônica e histórico de *wiplash* cervical. Os resultados mostraram que 4 sessões semanais reduziram significativamente a dor de cervical crônica e incapacidade funcional associada.[9]

REFERÊNCIAS

1. Wernham, J. *The life and times of John Martin Littlejohn*. Maidstone: John Wernham College of Classical Osteopathy, 2013.
2. Parsons, Jon. Marcer Nicholas. *Osteopathy*: Models for diagnosys, treatment and practice. London: ElSevier; 2006.
3. Stone, Caroline. *Science in the art of Osteopathy*: Osteopathic principles and Pratice. Cheltenham: Stanley Thornes,1999.
4. Kapandji, A.I. *Fisiologia articular*: Tronco e coluna vertebral. 5.ed. São Paulo: Panamericana. 2000.
5. Dummer T. A. Textbook of Osteopathy (Volumen two). East Sussex: Jo
6. Dummer,1999.
7. Ponti, L. Effet d'un Traitement Osteopathique Général (TOG) sur le système nerveux autonome. Dissertação (Diplôme en ostéopathie – D.O.) – IDO, Paris, p. 23. 2016.
8. Gomez, L.S. Efecto del tratamiento global osteopático sobre el estrenimiento crônico. Dissertatción. Ecola d´Osteopatia de Barcelona. Barcelona, 2013.
9. P-M, Dugailly et al. Effect of a general osteopathic treatment on body satisfaction, global self perception and anxiety: A randomized trial in asymptomatic female students . Journal of ostheopatic Medicine. August, 2013.
10. Stoker, K. Effect of global osteopathic treatment on individuals with chronic neck pain and a history of whiplash. Thesis of Canadian College of Osteopathy. September, 2010.

Capítulo 24

ABORDAGEM OSTEOPÁTICA NO SISTEMA NERVOSO AUTÔNOMO

Andréia Cristina de Oliveira Silva

INTRODUÇÃO

Meu objetivo é fazer do osteopata um filósofo e colocá-lo na rocha da razão. Então não terei a preocupação de escrever detalhes de como tratar qualquer órgão do corpo humano, porque ele estará qualificado para saber o que produziu variações, de todos os tipos, na forma e no movimento (Andrew Taylor Still, 1910).[1]

Desde sua criação, a Osteopatia nunca pôde ser considerada simplesmente como um método de tratamento ou uma disciplina, mas sim uma maneira de pensar ou um conceito filosófico, que começa com a contemplação da vida e de seus meios de preservação, levando-nos a uma busca contínua pela compreensão da fisiologia do indivíduo e de suas alterações clínicas. Somente o conhecimento profundo do corpo possibilita desenvolver formas terapêuticas eficientes, que atendam a complexidade e dinamismo do indivíduo, permitindo sua integração como um organismo.

Por muitos anos a validação do tratamento manipulativo osteopático foi largamente observacional, onde o potencial terapêutico da Osteopatia baseava-se em conceitos empíricos (baseados na experiência do terapeuta), observados no dia a dia clínico, em desfechos como a intensidade da dor do paciente ou a amplitude de movimento.[2] Porém, os conceitos osteopáticos não foram desenvolvidos para um tratamento centrado apenas nos sintomas, mas sim na imensa capacidade de autorregulação e autocriação do corpo, sendo o objetivo do terapeuta devolver estas propriedades essenciais à saúde do paciente.

Neste contexto, a Osteopatia há muito tempo reconhece a relação entre o Sistema Nervoso Autônomo (SNA) no processo de saúde e doença. Esta possibilidade, até recentemente, tratava principalmente de considerações teóricas, apontando os conhecimentos anatômicos e fisiológicos do sistema, e suas possíveis relações com os sinais clínicos e disfunções somáticas encontradas. Porém, com a evolução dos instrumentos de pesquisa nas últimas décadas, métodos que pudessem coletar informações não invasivas e confiáveis sobre o funcionamento do SNA foram desenvolvidos.

O tratamento deste sistema é parte importante do tratamento Osteopático, já que está envolvida diretamente nos processos necessários para a regulação da homeostase das funções do corpo. Assim, compreender o efeito terapêutico do toque, aplicado nos conceitos osteopáticos, faz-se necessário para uma prática clínica de excelência.

SOBRE O SISTEMA NERVOSO AUTÔNOMO

O SNA é a parte do sistema nervoso responsável pela regulação e integração do funcionamento dos órgãos internos. Juntamente com os sistemas endócrino e imunológico, ele determina o estado do ambiente interno do organismo e o ajusta às suas necessidades a cada momento, permitindo assim a adaptação do ambiente interno às mudanças no ambiente externo.[3]

Sendo considerado muitas vezes como um sistema eferente, sua função é regulada por inúmeros reflexos autonômicos. Em muitos desses reflexos, a informação sensorial é transmitida aos centros de controle homeostático, em particular, aqueles localizados no hipotálamo e no tronco encefálico. Grande parte destas informações aferentes, principalmente originadas das vísceras torácicas e abdominais, são transmitidas ao tronco encefálico por fibras aferentes do Nervo Vago, além de outros nervos cranianos. Após receber as aferências do meio interno corporal, as informações são integradas, e uma resposta é produzida, via neural, modificando a atividade dos neurônios autônomos pré-ganglionares.[4]

Assim, ao considerar o SNA na avaliação e tratamento, o Osteopata não deve observá-lo apenas como um sistema que carrega comandos do cérebro para vias periféricas, mas também um sistema que tem funções planejadas e executadas por meio de um circuito reflexo, utilizando as informações aferentes viscerais para modificar e adaptar precisamente seus comandos, com o objetivo de ajustar o estado fisiológico do corpo.[5]

Desta forma, muitas variáveis importantes no corpo são monitoradas e reguladas no hipotálamo e no tronco cerebral, incluindo frequência cardíaca, pressão arterial, peristaltismo gastrointestinal e secreção glandular, temperatura corporal, fome, sede, volume plasmático e osmolaridade plasmática.[4]

CONCEITO DE ALOSTASE E CARGA ALOSTÁTICA

Para uma compreensão mais profunda do papel do SNA nas funções fisiológicas essenciais a vida é necessário esclarecer alguns conceitos sobre a manutenção da saúde, como os processos que envolvem a alostase e a carga alostática do paciente. Estes conceitos permitem ao terapeuta uma visão mais integrativa ao tratamento e, sem dúvidas, podem gerar melhores resultados em sua prática clínica.

Quando o corpo é desafiado por eventos inesperados ou ameaçadores, ele reage fisiologicamente de maneira adaptativa para manter a homeostase (habilidade de manter o meio interno em um equilíbrio quase constante). Este processo adaptativo é chamado de "alostase", ou seja, trata-se da manutenção da estabilidade através da mudança.[5] Este conceito reforça a visão que o funcionamento saudável requer ajustes contínuos do meio fisiológico interno.[6] Para que seja possível, este processo envolve a produção e/ou liberação de mediadores fisiológicos, incluindo respostas autonômicas, a produção de cortisol, respostas imunológicas e inflamatórias, metabólicas e neuromoduladoras do cérebro, que interagem de forma não linear e promovem adaptação a curto prazo.[5] Embora uma resposta alostática normal seja essencial para a sobrevivência a curto prazo (por exemplo, na resposta de luta ou fuga), a sua superestimulação pode produzir estados fisiopatológicos prejudiciais à manutenção da saúde do indivíduo.[7]

Neste cenário, o acúmulo de experiências que exigem do organismo um potencial alostático para regulação e manutenção de seu funcionamento pode ser chamado de carga alostática. Assim, pode-se dizer que este termo define a quantidade de energia necessária para o corpo manter seu funcionamento adequado, apesar da necessidade de adaptação. Estas demandas podem incluir comportamentos do cotidiano, que apesar de comuns podem ser bastante prejudiciais à saúde, como a falta de sono e perturbações circadianas, falta de exercício, tabagismo, consumo de álcool e dieta pouco saudável.[6]

Assim, quando os desafios ambientais excedem a capacidade individual de enfrentamento, cria-se um estado de sobrecarga alostática, onde os sistemas de resposta ao estresse são ativados repetidamente e os fatores de adaptação não são suficientes para que a seja possível a manutenção da saúde do indivíduo.[6]

Neste contexto, o SNA tem papel essencial na capacidade de alostase do indivíduo, já que é a parte do sistema nervoso responsável pela regulação e integração do funcionamento dos órgãos internos. Esta constatação se mostra verdadeira, já que distúrbios da regulação autonômica são evidenciadas em múltiplas e diversas doenças, tanto aquelas que acometem diretamente o sistema nervoso como aquelas que acometem outros órgãos, onde desencadeiam ou potencializam sintomas patológicos.[3] De fato, um corpo que não é capaz de se adaptar está fadado ao fracasso, e assim, a doença.

O QUE PODE MODIFICAR RESPOSTAS DO SISTEMA NERVOSO AUTÔNOMO

A cada momento, em resposta às demandas ambientais, diferentes sistemas fisiológicos interagem em diferentes graus de atividade. Os sistemas autônomos, neuroendócrino e imunológico respondem a desafios internos ou externos e promovem a adaptação a ameaças ou adversidades.[6]

Embora estes sistemas tenham mecanismos para a manutenção de seu funcionamento adequado, há um limite do potencial de adaptação que deve ser respeitado quando almejamos a saúde, assim devemos estar atentos as situações que podem levar ao desenvolvimento de sobrecarga alostática, e por sua vez levar ao adoecimento:[6] exposição a estressores frequentes que podem determinar um estado de estresse crônico e repetidos despertares fisiológicos;

1. Falta de adaptação a estressores repetidos;
2. Incapacidade de desligar a resposta ao estresse após o término de um estressor;
3. Resposta alostática insuficiente para lidar com o estressor.

Os desequilíbrios supracitados, são capazes de alterar a relação da atividade entre os sistemas simpático e parassimpático, e se mantendo por um longo período podem resultar em diversos sintomas no corpo. Um exemplo da atividade autonômica inadequada pode ser observada na vasoconstrição de vasos sanguíneos do trato gastrointestinal, na vasodilatação dos músculos esqueléticos, nas modificações na frequência cardíaca, alterações das secreções glandulares e mudanças na atividade dos músculos brônquicos, que podem ser manifestas no corpo como uma má função de determinado órgão.[8]

Além dos sistemas cardiovascular e gastrointestinal, alterações nas funções envolvendo o equilíbrio endócrino-metabólico e no sono podem ocorrer. Prova destas atividades viscerais inadequadas está na relação de situações de desequilíbrio, envolvendo hiperatividade do Sistema Nervoso Simpático (SNS) e um Sistema Nervoso Parassimpático (SNP) hipoativo, com várias morbidades, por exemplo, insuficiência cardíaca, obesidade, diabetes tipo 2, distúrbios psicológicos e alterações no padrão respiratório.[9]

A ativação repetitiva dos mecanismos de adaptação por longos períodos também pode levar a uma exacerbação de sintomas clínicos, incluindo dor crônica,[5] informação que deve ser considerada na abordagem terapêutica destes pacientes. Além disto, deve-se ter em mente que as respostas podem ser observadas em estruturas distantes do tecido originalmente exposto a algum fator de estresse,[5] ressaltando o conceito de unidade do corpo da Osteopatia.

Por fim, o eixo hipotálamo-hipófise-adrenal desempenha um papel fundamental na fisiopatologia da carga alostática. A arquitetura cerebral e as funções neuroquímicas são afetadas e ajustes no sistema imunológico (por exemplo, a produção de leucócitos, citocinas e outros mediadores inflamatórios) ocorrem, podendo desencadear efeitos imunossupressores a longo prazo.[6]

COMO AVALIAR RESPOSTAS DO SISTEMA NERVOSO AUTÔNOMO

Muitos métodos de avaliação do sistema nervoso autônomo têm sido descritos. Alguns deles são aplicados na prática clínica, enquanto outros são usados principalmente em estudos científicos. Nas últimas décadas, a importância dos distúrbios da regulação autonômica nas doenças do aparelho circulatório tem sido especialmente enfatizada. Os sintomas clínicos desses distúrbios são frequentemente não característicos e, portanto, para identificá-los é essencial conhecer os métodos de avaliação mais detalhada da função do sistema nervoso autônomo.[3]

O estado autonômico pode ser quantificado principalmente com medidas cardiovasculares e respiratórias. As medidas autonômicas cardíacas incluem a frequência cardíaca, a variabilidade da frequência cardíaca e a recuperação da frequência cardíaca, refletem a sua inervação autonômica e são métodos validados, econômico e não evasivos.[9]

O controle cardíaco pelo sistema parassimpático acontece por via vagal, tendo uma resposta rápida através da liberação de acetilcolina nos canais de íon potássio das células efetoras. A atividade simpática, no entanto, ocorre relativamente mais lenta devido à liberação de noradrenalina. Ao analisar estas variações da frequência cardíaca é possível determinar o input de cada um destes sistemas no tecido cardíaco, com essas variações em grande parte devido a alterações no equilíbrio autonômico no nó sinusal.[2,10]

A variabilidade da frequência cardíaca (VFC) dá ao coração a capacidade de se adaptar a novas circunstâncias, detectando e respondendo rapidamente a estímulos imprevisíveis.[11] Estímulos do SNS aumentado ou SNP diminuído resultam em atividade cardíaca acelerada, enquanto a atividade baixa do SNS ou a atividade alta do SNP desaceleram o coração.

A análise da VFC tornou-se atualmente um dos métodos mais populares de avaliação do sistema nervoso autônomo. Baseia-se na observação de que mesmo em repouso a duração dos intervalos RR não é constante, mas flutua continuamente em torno do valor médio. Mecanismos neurais extremamente complexos são responsáveis por essas flutuações. Eles são baseados principalmente em interações entre o sistema nervoso simpático e parassimpático.[3]

O grau de VFC fornece informações sobre o controle nervoso da FC e a capacidade de resposta do coração.[11] Assim, a baixa variabilidade da frequência cardíaca (VFC) está associada ao aumento do risco de mortalidade por todas as causas, e a baixa VFC tem sido proposta como um marcador de doença.[2]

Clinicamente, a avaliação do sistema nervoso autônomo pode ser realizada através do teste de esclerótomo, levando em consideração a origem dos nervos simpáticos e parassimpáticos e a localização dos gânglios do SNA, testes hemodinâmicos, testes inibitórios, e sinais clínicos observados ou relatados pelo paciente, como alterações da frequência cardíaca e respiratória, vasculares, atividade glandular (como a produção salivar, lacrimal e suor), alterações na digestão e do sistema excretor. A partir destas informações, o terapeuta é capaz de identificar as possíveis disfunções somáticas envolvidas no processo de adoecimento do organismo, organizando um plano de tratamento que considera o controle vegetativo autonômico de seu paciente.

Por vezes, o Osteopata não consegue reconhecer nenhum padrão emergente nos testes provocativos, o que pode ser considerado um sinal de sensibilização central. Uma vez que a sensibilização central está associada as alterações autonômicas e interoceptivas centrais, se faz necessário o tratamento de visão sistêmica, utilizando-se do toque suave de tensão sustentada, buscando o aumento consciência corporal,[12] e por sua vez, a melhor integração de seus sistemas.

O EFEITO DO TRATAMENTO OSTEOPÁTICO NO SISTEMA NERVOSO AUTÔNOMO

Nos últimos anos, pesquisadores do campo da Osteopatia tem se esforçado em compreender os impactos, tanto de técnicas individuais, quanto do tratamento osteopático de fato, no SNA e quais os seus possíveis benefícios adicionais na evolução do tratamento.

É importante ressaltar que embora o número de estudos tenha aumentado continuamente, alguns resultados podem ainda ser considerados inconclusivos, porém, já se pode considerar que o tratamento osteopático é capaz de modificar o controle autonômico. As relações a respeito do tipo de técnica aplicada, bem como a região corporal tratada, com uma predominância de influência simpática ou parassimpática ainda podem gerar dúvidas, porém é possível observar certas tendências nas respostas encontradas.

As técnicas de alta velocidade e baixa amplitude (*high velocity and low amplitude* – HVLA), ou técnicas de *thrust*, parecem produzir diferentes efeitos dependendo da região a qual é aplicada. Quando realizadas na região cervical superior podem levar a um aumento da atividade parassimpática. Este efeito pode estar relacionado a aferência sensitiva dos tecidos da região cervical e a uma estimulação vestibular, que por sua vez é capaz de levar uma alteração cardiovascular, já que muitos neurônios na medula espinal que respondem à estimulação do nervo vestibular também respondem à estimulação do nervo do seio carotídeo. Além destes fatores, a relação íntima do nervo vago com a região cervical também pode ser uma explicação para este achado.[8,11]

Na região torácica, as técnicas de *thrust* levam ao aumento da atividade simpática, já que as raízes dos nervos simpáticos estão localizadas nesta região. Já na transição lombossacra, a técnica parece aumentar a atividade parassimpática, provavelmente pela origem dos nervos parassimpáticos sacrais.[11]

As técnicas de mobilização articular, na região cervical e torácica, parecem ter efeitos de aumento na atividade simpática, além de uma importante redução na percepção da dor.[8] Neste sentido, também a mobilização de costelas, comumente utilizada para estimular os gânglios paravertebrais, apresentam um aumento do sistema nervoso simpático. O efeito excitatório simpático também é relacionado ao aumento do limiar de dor à pressão e diminuição da intensidade da dor, sugerindo que esse efeito foi associado a benefícios para o paciente na dor e função.[11,13]

Técnicas miofasciais podem levar ao aumento da atividade parassimpática, isto porque estimulam mecanorreceptores do tipo III e IV,[8] ou seja, receptores intersticiais. Este grupo específico de mecanorreceptores conseguem responder a estímulos fasciais como uma mudança de pressão rápida ou sustentada, e que resultam em mecanismos de vasodilatação.

Neste sentido, as técnicas de tratamento craniano tendem a estimular a resposta parassimpática, também via estímulos mecânicos.[8] Além do efeito desta abordagem ao SNA, também foi demonstrada uma mudança na velocidade do fluxo sanguíneo e alterações na função visual. É importante salientar que na visão osteopática, o tratamento craniano tem por objetivo recuperar o Movimento Respiratório Primário, componente importante para a autorregulação.[14]

Além das respostas apresentadas anteriormente, é possível ressaltar que alterações no sistema musculoesquelético podem aumentar a atividade simpática via mediadores pró-inflamatórios, ou ainda podem causar uma compressão no trajeto do nervo vago,[5] assim, a cor-

Tabela 24.1. Respostas predominantes* de Técnicas Osteopáticas no Sistema Nervoso Autônomo Simpático e Parassimpático[8,11]

Estímulos com resposta predominante SIMPÁTICA	Estímulos com resposta predominante PARASSIMPÁTICA
HVLA na região torácica; Mobilização articular nas regiões cervical e torácica; Mobilização articular de costelas.	HVLA na região cervical superior; Técnicas miofasciais; Técnicas cranianas.

*Baseado nos resultados obtidos nas revisões de literatura de Borges et al (2011) e Rechberger (2019).

reção das disfunções musculoesqueléticas na Osteopatia pode auxiliar a recuperar o equilíbrio do SNA.

Por fim, o toque desempenha um papel fundamental na abordagem osteopática, tanto no diagnóstico quanto no desenvolvimento do tratamento. O toque consegue provocar uma série de efeitos biológicos nos tecidos corporais, como a fáscia e o sistema nervoso, sendo os efeitos neurofisiológicos do toque um dos principais mecanismos responsáveis pelo benefício clínico induzido pela terapia manual. Já foi sugerido anteriormente que o tratamento manual osteopático tem influência interoceptiva, devido à estimulação de fibras C-táteis. Assim, o toque terapêutico é capaz de influenciar a rede relacionada à ínsula, que processa as funções emocionais e homeostáticas, e está relacionada à atividade do sistema nervoso autônomo (SNA).[12]

Há autores que sugerem que os efeitos genéricos do toque podem contribuir para a eficácia global da Osteopatia, entretanto, o tratamento osteopático específico, visando corrigir a disfunções somáticas, parece apresentar um benefício maior que o simples toque não específico,[12] ressaltando a importância de um atendimento centrado no paciente, que leva em consideração seu histórico, os achados clínicos, suas particularidades e expectativas em relação ao tratamento.

CONSIDERAÇÕES FINAIS

O SNA é um componente essencial para a manutenção da homeostase, participando intrinsecamente dos processos de adaptação as demandas externas e internas corporais, ou seja, a capacidade de alostase. É necessário que o Osteopata tenha com clareza, as propriedades anatômicas e fisiológicas do SNA, bem como sua integração com os demais sistemas, para que seja possível reconhecer sua má função, compreender seu papel no processo de adoecimento do indivíduo, e por fim, ser capaz de incluí-lo em seu processo de avaliação e diagnóstico. Assim, compreender a capacidade do Tratamento Manipulativo Osteopático de influenciar o equilíbrio autonômico e reconhecer suas limitações é fundamental para definir e refinar seus resultados clínico.

REFERÊNCIAS

1. Still AT. Osteopathy Research and Practice. Publicado originalmente pelo autor, 1910.
2. Henley CE, Ivins D, Mills M, Wen FK, Benjamin BA. Osteopathic manipulative treatment and its relationship to autonomic nervous system activity as demonstrated by heart rate variability: a repeated measures study. Osteopath Med Prim Care. 2008 Jun 5;2:7. doi: 10.1186/1750-4732-2-7. PMID: 18534024; PMCID: PMC2442110.
3. Zygmunt A, Stanczyk J. Methods of evaluation of autonomic nervous system function. Arch Med Sci. 2010 Mar 1;6(1):11-8. doi: 10.5114/aoms.2010.13500. Epub 2010 Mar 9. PMID: 22371714; PMCID: PMC3278937.
4. McCorry LK. Physiology of the autonomic nervous system. Am J Pharm Educ. 2007 Aug 15;71(4):78. doi: 10.5688/aj710478. PMID: 17786266; PMCID: PMC1959222.
5. D'Alessandro G, Cerritelli F, Cortelli P. Sensitization and Interoception as Key Neurological Concepts in Osteopathy and Other Manual Medicines. Front Neurosci. 2016 Mar 10;10:100. doi: 10.3389/fnins.2016.00100. PMID: 27013961; PMCID: PMC4785148.
6. Guidi J, Lucente M, Sonino N, Fava GA. Allostatic Load and Its Impact on Health: A Systematic Review. Psychother Psychosom. 2021;90(1):11-27. doi: 10.1159/000510696. Epub 2020 Aug 14. PMID: 32799204.
7. Nuño V, Siu A, Deol N, Juster RP. Osteopathic Manipulative Treatment for Allostatic Load Lowering. J Am Osteopath Assoc. 2019 Oct 1;119(10):646-654. doi: 10.7556/jaoa.2019.112. PMID: 31566692.
8. Rechberger V, Biberschick M, Porthun J. Effectiveness of an osteopathic treatment on the autonomic nervous system: a systematic review of the literature. Eur J Med Res. 2019 Oct 25;24(1):36. doi: 10.1186/s40001-019-0394-5. PMID: 31653268; PMCID: PMC6814098.
9. Benjamin JG, Moran RW, Plews DJ, Kilding AE, Barnett LE, Verhoeff WJ, Bacon CJ. The effect of osteopathic manual therapy with breathing retraining on cardiac autonomic measures and breathing symptoms scores: A randomised wait-list controlled trial. J Bodyw Mov Ther. 2020 Jul;24(3):282-292. doi: 10.1016/j.jbmt.2020.02.014. Epub 2020 Feb 25. PMID: 32826001.
10. Milnes K., Moran R. W. Physiological effects of a CV4 cranial osteopathic technique on autonomic nervous system function: A preliminary investigation. International Journal of Osteopathic Medicine. 2007;10(1):8–17. doi: 10.1016/j.ijosm.2007.01.003
11. Amoroso Borges, B.L., Bortolazzo, G.L., Neto, H.P., Effects of spinal manipulation and myofascial techniques on heart rate variability: A systematic review, Journal of Bodywork & Movement Therapies (2017), doi: 10.1016/j.jbmt.2017.09.025.
12. Baroni F, Ruffini N, D'Alessandro G, Consorti G, Lunghi C. The role of touch in osteopathic practice: A narrative review and integrative hypothesis. Complement Ther Clin Pract. 2021 Feb;42:101277. doi: 10.1016/j.ctcp.2020.101277. Epub 2020 Dec 1. PMID: 33348305.
13. Navarro-Santana MJ, Gómez-Chiguano GF, Somkereki MD, Fernández-de-Las-Peñas C, Cleland JA, Plaza-Manzano G. Effects of joint mobilisation on clinical manifestations of sympathetic nervous system activity: a systematic review and meta-analysis. Physiotherapy. 2020 Jun;107:118-132. doi: 10.1016/j.physio.2019.07.001. Epub 2019 Jul 6. PMID: 32026812.
14. Jäkel, Anne and von Hauenschild, Phillip. "Therapeutic Effects of Cranial Osteopathic Manipulative Medicine: A Systematic Review" Journal of Osteopathic Medicine, vol. 111, no. 12, 2011, pp. 685-693. https://doi.org/10.7556/jaoa.2011.111.12.685

Capítulo 25

ABORDAGEM FLUÍDICA NA OSTEOPATIA

Leonardo Sette Vieira

INTRODUÇÃO

A Osteopatia apresenta basicamente cinco modelos de perspectiva de atuação, conforme descrito no **Capítulo 13** (**Os 5 modelos da aplicação da Osteopatia**). O modelo respiratório-circulatório considera o papel do dinamismo dos fluidos corporais na homeostase e também o impacto das disfunções somáticas, especialmente nos diafragmas corporais, sobre esses mecanismos.

Em virtude da grande importância dos fluidos no corpo e de suas relações com a saúde de todo o sistema, é fundamental conhecer sua anatomia, sua neurofisiologia e seu funcionamento para uma melhor intervenção osteopática. Assim, este capítulo abordará, inicialmente, a água, os fluidos e suas relações com o sistema corporal e, em seguida, a **Matriz Extracelular** (MEC) e a **Fáscia Líquida**. A constituição dos líquidos corporais também é apresentada, respeitando sua divisão em níveis intra e extracelular.

O **nível intracelular** contempla a maior parte do volume dos líquidos no corpo,[1] já o **extracelular** é subdividido em sistemas arterial, venoso, linfático e intersticial.[2] A anatomia desses sistemas, os fatores que interferem nos ritmos e nos fluidos do corpo e algumas ferramentas para acessar cada uma das subdivisões dos fluidos extracelulares também serão temas abordados neste capítulo.

As relações hormonais e suas interferências no sistema de líquidos do corpo também será apresentada, bem como a abordagem osteopática dos fluidos, com destaque para as principais diretrizes e evidências científicas, além de algumas técnicas e suas respostas.

ÁGUA, OS FLUIDOS E OS FLUXOS

A água constitui um grande percentual da formação do corpo humano, que é composto de líquido em mais de 60% de sua composição. Desse total, 40% é armazenado dentro das células, 20% no interstício e o restante nos vasos e em grandes câmaras, como coração e fígado.[3] Por seu pequeno peso molecular, as moléculas de água constituem cerca de 99% das moléculas do corpo.[4]

Cerca de 75.000L/dia de água difundem através da membrana celular do corpo em ambas as direções.[5] Essa tramitação de água pelo corpo respeita algumas leis do gradiente de concentração de íons, proteínas, minerais, entre outras substâncias, além de barreiras físicas entre os espaços intra e extracelular e tecidos que delimitam fisicamente esse movimento.

Segundo Schwenk, o fluxo de água auxilia na remodelagem das estruturas corporais, inclusive dos ossos (**Figura 25.1.**).[6]

Juntamente com a água, temos várias moléculas e íons, produto do meio extracelular e do próprio metabolismo das células. A esse composto chamamos de **fluido**. Quando esse fluido adquire uma direção e velocidade chamamos de **fluxo**. As relações desse fluxo são influenciaras pela concentração dos fluidos, velocidade e pela espessura da parede dos vasos ou pelas condições do interstício. Um aglomerado de células próximas tende a ter um mesmo metabolismo e funções muito similares. Por exemplo, como acontece em um determinado tecido de um órgão. O metabolismo dessas células influencia e é influenciado pelo meio extracelular. Essa relação gera uma polaridade e, essa influencia na direção do fluxo. Esse fluxo leva os nutrientes até o tecido e remove os produtos metabólicos dos mesmos. Ele influencia diretamente na função e na forma dos tecidos do corpo. Um exemplo é o fluxo dos fluidos agindo em receptores sensitivos de estiramento presentes na membrana celular dos osteócitos. Esses fluidos interferem nas funções dessas células e, ao nível macroscópico, na forma dos ossos.[7]

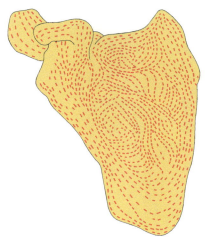

Figura 25.1. Representação esquemática do fluxo da água no osso (escápula).
Fonte: Schwenk T: Sensitive Chaos, 2ª ed. Londres; Ed. Rudolf Steiner, 1996.

As moléculas de água podem se comportar em um estado especial de arranjo intermediário entre as fases líquida e sólida, sob forma de cristais. Isso acontece quando a água entra em contato com substâncias hidrofílicas. Esses cristais são arranjos moleculares que apresentam energia própria. A energia do sol é absorvida pelas moléculas de água, organizando-se em blocos contínuos, causando um acúmulo de energia e cria uma rede predominantemente negativa próximo às substâncias hidrofílicas, formando uma zona de exclusão.

A zona de exclusão cria uma barreira de entrada a qualquer substância e pode ser amplificada por absorção energética, inclusive de infravermelho, inclusive oriundas da mão, por exemplo, dentro do tratamento osteopático. Esse armazenamento de energia elétrica ajuda no movimento dos fluidos.

Os cristais de água envolvem cada macromolécula do corpo. A energia radiante dos cristais de água contribui de maneira relevante no fluxo de substâncias da MEC, inclusive no meio intracelular.[8] Segundo Pollack,[4] essa conformação da água ajudaria no fluxo das hemácias ao passar pelos microcapilares.

Matriz Extracelular

Entre as barreiras físicas, a membrana celular (MC) representa a primeira barreira de comunicação. Nela estão presentes canais que permitem o trânsito dos fluidos. Como fatores determinantes para essa troca, cita-se a concentração das soluções e os eletrólitos dos meios extra e intracelular.

A segunda barreira no espaço extracelular é formada pela fáscia, que divide o corpo em diversos compartimentos. Além disso, o tecido conjuntivo frouxo organiza o fluxo do tecido intersticial por meio do arranjo constante da MEC e pela contração dos fibroblastos e das células de musculatura lisa. Os fibroblastos apresentam filamentos de actina em sua composição celular, o que provoca contrações da célula, a qual é repassada para membrana celular a partir da tensão dos microtúbulos. Essa tensão chega até o núcleo da célula, causando uma reprogramação do DNA, que produzirá as estruturas necessárias para equilibrar a MEC.[9]

Diversos filamentos proteicos ligam-se na MEC, principalmente os de colágeno, que transmitem a contração intracelular para o meio extracelular. Os colágenos ligam-se a moléculas de água, alterando a tensão sobre elas, além de expressar polaridades dentro da sua estrutura molecular, onde o polo negativo se encontra no lado da compressão do tecido e o polo positivo se direciona para o lado de expansão deste.[10,11]

Além disso, também estão presentes vários polímeros na MEC, como ácido hialurônico, proteoglicanos e glicosaminoglicanos, que atraem as moléculas de água e, consequentemente, deixam seu estado mais gelatinoso, diminuindo o fluxo.[12] Quando há alta concentração de Cálcio na MEC, ele se liga a moléculas de água e, assim, aumenta o fluxo de líquidos, passando a MEC do estado gel para o estado solúvel (**Figura 25.2.**).[13]

Fáscia Líquida

A fáscia líquida é um conceito proposto por Bordoni *et al.*[1] que integra o componente dos fluidos e suas interações com os tecidos sólidos do corpo. Essa interação constitui "articulações" nas quais ocorrem movimentos e interações teciduais, governando a função e a forma da fáscia sólida.

O sistema fluídico interage com o sistema de movimento, ajudando na organização da biotensegridade e tornando o corpo mais ágil, além de proteger o organismo e alinhar o sistema de forças físicas e químicas por meio dos metabólitos por ele gerados.

A pressão pela fáscia líquida tem três componentes que determinam a forma e a função da fáscia sólida:

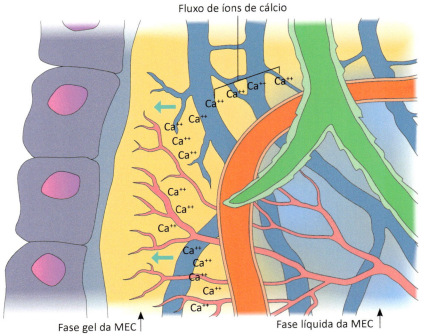

Figura 25.2. Representação esquemática das diferentes fases da água.

1. Volume;
2. Direção;
3. Velocidade.

O fluxo de sangue e linfa determinam a saúde dos tecidos. A troca adequada de nutrientes mantém a integridade do sistema com menor gasto energético,[1] o que garante maior efetividade na transitação das células do sistema imunológico.[14]

Com a idade, há aumento na rigidez aumentada das camadas íntima e adventícia. Mesmo em indivíduos sem manifestação de aterosclerose, nota-se alteração da rigidez dessas camadas.[15,16]

CLASSIFICAÇÃO DOS FLUIDOS CORPORAIS

Fluido Intracelular

Cerca de 40% da água do corpo se encontra no meio intracelular.[3] As trocas com a matriz são constantes, ocorrendo por meio de um processo dinâmico de movimentação desse solvente conforme o metabolismo intracelular e as relações com o meio extracelular, de modo que o corpo mantém em equilíbrio as pressões oncótica, osmótica e hidrostática. Isso gera um fluxo contínuo, mantendo o citoplasma e a membrana celular em um processo de biotensegridade dinâmico e constante.[12]

Fluido Extracelular

O fluido extracelular se subdivide em três grandes subgrupos:

1. Vasos: plasma sanguíneo e linfático;
2. Líquidos do interstício, parênquima do tecido e no tecido conjuntivo;
3. Líquidos que separam áreas (fluidos sinoviais), fluidos serosos (pleura, pericárdio e peritônio) e excretórios (urina e glândulas).[2]

Artérias

As artérias transportam substâncias bioquímicas, hormônios e oxigênio. Os capilares arteriais apresentam permeabilidade ao plasma, que atravessa para o tecido intersticial, para ajudar na pressão hidrostática.

As artérias se dividem em:
- Artérias principais;
- Troncos;
- Ramos terminais;
- Ramos colaterais (mais longos e que se dividem em vários ramos).

As artérias podem se anastomosar com artérias ou com veias.[17]

Estrutura arterial

As artérias são formadas por três capas concêntricas:

1. Túnica interna: natureza endotelial;
2. Túnica média: musculoelástica;
3. Túnica externa ou adventícia de tecido conjuntivo.

As capas concêntricas mudam a constituição de cada camada em relação ao calibre e função.

Tipos de artérias segundo o calibre

Arteríolas

Precedem os capilares e se diferem deles por apresentarem uma camada de tecido muscular contrátil que pode, conforme a necessidade, ativar ou moderar a circulação, diminuindo ou aumentando o calibre do vaso. Apresentam nervos autonômicos simpáticos.

Artérias de calibre pequeno ou mediano

Apresentam aumento da camada média (muscular) e as formações elásticas estão relativamente reduzidas. Têm uma camada endotelial interna coberta por uma camada de tecido conjuntivo subendotelial e também uma camada média rica em tecido muscular liso associado a delgadas fibras elásticas. A camada externa, adventícia, é uma capa de tecido conjuntivo que transporta os vasos que nutrem as paredes das próprias artérias (*vasa vasorum*).

São exemplos dessas artérias a umeral, a radial, a femoral, entre outras.

Artérias de grosso calibre

Na camada média, há prevalência de formações elásticas e menos células musculares. A túnica interna tem a mesma constituição das artérias de calibre mediano, porém a capa de tecido conjuntivo subendotelial apresenta fibras elásticas que proporcionam um aspecto estriado. A camada externa se assemelha à das artérias médias, com fibras vasomotoras simpáticas, sensitivas e *vasa vasorum*.

Veias

O sistema venoso absorve os resíduos e a água dos tecidos. Em virtude da pressão oncótica, os capilares venosos absorvem a maior parte do plasma extravasado dos capilares arteriais e levam o sangue até o coração. O sistema venoso contém cerca de 70% do volume do sangue.[18]

O retorno venoso é favorecido pela localização dos membros acima do coração,[19] havendo variações de fluxo venoso em determinadas posições. Na posição supina, por exemplo, as veias jugulares são abertas, aumentando o retorno do fluxo cerebral venoso; já em ortostatismo, a veia jugular diminui o fluxo, aumentando o fluxo na veia vertebral e dela para a cava superior. Padrões respiratórios específicos também podem ajudar nos fluxos venoso, arterial e linfático.[20]

No trajeto venoso, começam por pequenas vênulas ou radículas venosas que se juntam formando ramos, os originam as ramas e estas, os troncos que desembocam nos átrios cardíacos (**Figura 25.3.**).

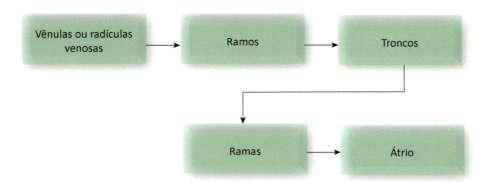

Figura 25.3. Formação das veias por trajeto.

Duas veias acompanham o trajeto de cada artéria, com exceção das artérias aorta, subclávia, axilar e femoral, que têm apenas uma veia correspondente ao trajeto.

O sistema venoso pulmonar corresponde a pequena circulação e leva sangue rico em oxigênio ao átrio esquerdo do coração. As artérias pulmonares carregam sangue rico em gás carbônico do átrio direito ao pulmão.

O sistema venoso da grande circulação é subdivido em:

Sistema das Veias do Coração

- **Sistema da veia cava superior:** recebe o sistema circulatório venoso craniano, que funciona pela drenagem dos grandes seios venosos para a veia jugular e também pelas veias emissárias adentrando do parênquima cerebral para a superfície;
- **Sistema da veia cava inferior:** apresenta sistema de ligação para o feto (veia umbilical) e sistema porta, que conduz o sangue dos órgãos digestivos para a filtragem do fígado.

O calibre das veias em relação à artéria correspondente é sempre maior (por exemplo, as veias cavas em relação à artéria aorta). Em um mesmo indivíduo, o volume é variável em certas condições fisiológicas. As veias subcutâneas se dilatam durante a contração muscular e as veias do pescoço se dilatam durante o esforço.

Em relação à localização, as veias se dividem em:

- **Profundas ou subaponeuróticas:** as veias geralmente acompanham as artérias, quase sempre na proporção de duas veias para cada artéria. Contudo, algumas são solitárias, não acompanhando artérias, como as veias ázigos, as veias supra-hepáticas e os seios craniais;
- **Superficiais ou subcutâneas:** servem não apenas para o sistema de circulação da pele, mas também como um colateral de descarga do sistema venoso profundo.

Em relação às anastomoses, as veias se comunicam entre si com frequência muito maior que as artérias e têm como funções principais as vias derivativas e suplentes e os ductos de segurança.

Diferentemente das artérias, o sistema venoso apresenta finos vasos e válvulas para prevenção do refluxo. Tendo como principais componentes a musculatura lisa e as proteínas fibrosas, além do colágeno e da elastina.[21] Histologicamente, dividem-se em três camadas:

- **Túnica interna (endotelial):** endoveia, limitada internamente por tecido conjuntivo embrionário. As válvulas são formadas a partir desse tecido, que sofre uma prega e desenvolve um dispositivo fibroso e abundante em elemento elástico (lâmina vascular);
- **Túnica média:** formada de tecido muscular em disposição longitudinal ou circulatória. Mais desenvolvida em veias que precisam vencer a ação da gravidade;
- **Túnica adventícia:** camada de tecido conjuntivo que envolve a veia externamente.[17]

Vasos linfáticos

Assim como as veias, os vasos linfáticos são tubos membranosos de ramificações convergentes, e por eles circulam a linfa e o quilo (intestino). Esses vasos estão presentes em todos os tecidos irrigados por vasos sanguíneos, com exceção da placenta, e derivam de capilares endoteliais de tecido conjuntivo. Quando valvulados, apresentam diminuição da quantidade de válvulas ao engrossarem o calibre. Apresentam diversas anastomoses na rede de origem e diminuem à medida que seguem o trajeto.

A linfa é formada a partir do sangue, que passa pelo tecido intersticial, sendo em grande parte absorvido pelas vênulas, e, subsequentemente, pela rede venosa, onde é absorvido pelo sistema linfático. A linfa é pobre em oxigênio, porém rica em células de defesa. A massa de linfa livre nos tubos não costuma exceder 5L, mas, somada à água do protoplasma e ao líquido intersticial, chega a cerda de 40L em um indivíduo de 60kg.[17]

São formados por três túnicas:

1. **Túnica interna (endotelial):** assim como em outros vasos, dobramentos dessa camada constituem as válvulas;
2. **Túnica média:** fascículos de musculatura lisa, mais desenvolvidos nos vasos com característica propulsiva;
3. **Túnica externa (adventícia):** formada por tecido conjuntivo e fibras elásticas anastomosadas em rede;

Embora os gânglios linfáticos possam ter diversas formas, na maioria das vezes eles adquirem um formato esférico irregular. Além disso, são compostos por duas regiões (uma cortical e uma medular) e três formações essenciais: tecido fibroso, tecido linfoide e vias linfáticas.

O **tecido fibroso** envolve o gânglio, formando uma cápsula. A parte interna invagina e, assim, cria compartimentos comunicantes, apresentando continuidade com a região medular.

Já o **tecido linfoide** é constituído de folículos da substância cortical. São compostos por um aglomerado de tecido linfoide nas malhas de tecido reticular e, em seu centro, apresentam uma massa de aspecto mais claro, o centro germinativo. Na região medular, as formações linfoides são constituídas de cordões foliculares, desprendendo-se dos folículos em forma de trabéculas cilíndricas e se anastomosando entre si.

As **vias linfáticas**, por sua vez, se interpõem em todas as relações linfoides e fibrosas. Chegam aos vasos aferentes e, pelo hilo, deixam os vasos eferentes. Os vasos linfáticos aferentes entram pelo gânglio e se abrem em pequenos espaços, chamados seios perifoliculares, que separam a cápsula dos folículos. Os seios perifoliculares continuam para a região medular através dos cordões foliculares, entrando em contato com o estroma conjuntivo, denominadas vias cavernosas que resume no hilo e um ou dois troncos linfáticos, os linfáticos eferentes.

Em resumo, a linfa é levada pelos vasos aferentes aos gânglios linfáticos e extravasa para os seios perifoliculares da região cortical – e daí para as vias cavernosas, na parte medular, para ser conduzida para as vias eferentes.

Os vasos linfáticos apresentam baixa pressão hidrostática e são úteis para controlar a concentração de sódio em contraste à hipertensão causada por altas concentrações desse íon.[3] O movimento linfático em direção a um tecido alvo pode significar uma necessidade imunológica.

O sistema linfático reage à inflamação aumentando a quantidade de linfa e, em contrapartida, há perda de plasma pelos vasos sanguíneos. Se a causa inflamatória não for resolvida, ocorrerão alterações crônicas como estase e edema dos fluidos no interstício, o que diminui a circulação dos nutrientes inflamatórios e altera a nutrição do parênquima tecidual,[22] provavelmente com desarranjo da MEC. Alterações das ligações entre polímeros, colágenos, água e íons modificam o estado gel-sol da matriz, perpetuando o desgaste do sistema.[23]

Os gânglios executam importantes funções, como:

- Produção de linfócitos;
- Barreira contra infecções;
- Bloqueio de substâncias e materiais estranhos para o organismo;
- Ação de órgão suplementador (por exemplo, auxiliando na hematopoese do baço e na medula com a produção de elementos mieloides).

As artérias que irrigam o tecido conjuntivo periganglionar chegam ao gânglio pelo hilo, o fluxo arterial se processa em sentido radial e as veias saem do gânglio pelo hilo (**Figura 25.4.**).

Drenagem linfática da cabeça

A drenagem da cabeça acontece por diferentes vias, sendo a principal a do líquor, ou líquido cefalorraquidiano, que fica no espaço subaracnóideo, entre a pia-máter e a aracnoide. O líquor é produzido, em sua maior parte, nas células do plexo coroide, localizadas preferencialmente no terceiro e no quarto ventrículos; contudo, estudos recentes mostram que a microcirculação encefálica também contribui para sua produção.[24] O líquido é produzido e reabsorvido no mesmo local, mas também pode ser reabsorvido na lâmina crivosa do osso etmoide e nas granulações aracnóideas que comunicam o espaço subaracnóideo com os seios venosos do crânio.[25] Entre as meninges, estão presentes vasos linfáticos que drenam para os gânglios cervicais.[26]

A produção e a reabsorção de líquor sofre influência dos ritmos arterial e respiratório, das pressões intracavitárias e do volume dos líquidos do interstício do cérebro.[27,28] O parênquima cerebral não apresenta rede linfática para evitar danos neuronais em caso de inflamação; assim, os resíduos celulares e o líquido intersticial são drenados pelos astrócitos, células da neuróglia que funcionam como trilhos, direcionando os dejetos das artérias que penetram o parênquima encefálico para os nervos cranianos.[25]

Entre a túnica média das artérias e a membrana basal, forma-se uma via de drenagem do interstício encefálico, em direção contrária à do fluxo arterial.[29] Os nervos cranianos drenam o excesso de líquido em um conjunto com os outros sistemas.[30]

Fatores que influenciam os ritmos dos fluidos

O corpo está sob influência constante de diversos ritmos que controlam sistemas dos fluidos:

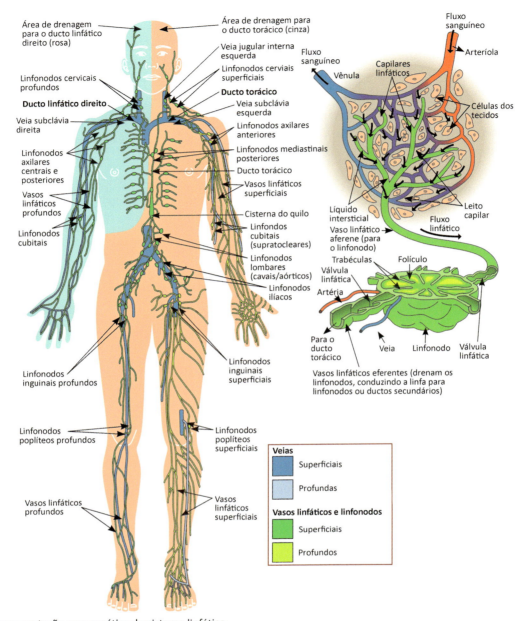

Figura 25.4. Representação esquemática do sistema linfático.
Fonte: Modificada de Anatomia orientado para a Clínica. K. Moore, Arthur Daley, Anne Agur. Ed. Guanabara, 7a ed. USA, 2014.

- **Ritmo cardíaco:** influencia o fluxo arterial;
- **Ritmos venoso e linfático:** influenciados pela respiração, por alterações pressóricas dos diafragmas e pelas contrações do sistema musculoesquelético;
- **Impulso rítmico craniano:** influencia o líquor;
- **Ritmo embrionário de expansão e retração do parênquima:** influenciado pela respiração de repouso, formando o ritmo do interstício;
- **Respiração:** influencia os líquidos intracavitários, em virtude das mudanças de pressão entre as cavidades;
- **Os 5 diafragmas transversais:** Os 5 diafragmas são representados pela tenda do cerebelo, língua e assoalho da boca, entrada torácica, diafragma músculo e diafragma pélvico. Eles controlam as pressões intracavitárias, consequentemente agem diretamente no fluxo corporal.

No caso dos líquidos sinoviais, o movimento, a descarga de peso e as interações entre as fáscias de movimento (profunda e epimisal) exercem papel fundamental no equilíbrio. Esses ritmos são diferentes, porém estão interligados.

Para avaliar e tratar, o osteopata deve estar focado no ritmo a ser avaliado, relacionando-o com os padrões respiratórios que influenciam cada ritmo e atentando-se ao controle neural específico de cada um. Metaforicamente, é como prestar atenção em um instrumento específico da orquestra enquanto a música é tocada. Segundo Chickly et al.,[31] a pressão manual para trabalhar o sistema linfático e o líquido intersticial deve ser suficiente para auxiliar o fluxo, mas sem comprimir os tecidos.

Para se conectar com o sistema arterial, pode-se usar a expiração, que aumenta o batimento cardíaco e, consequentemente, o fluxo. Palpa-se a pulsação da artéria, sem compressão do vaso, e testa-se o fluxo. É prudente avaliar o nível do angiótomo correspondente à artéria testada a fim de se observar a influência do sistema neural no fluxo. Angiótomo corresponde a informação aferente arterial para o corno posterior da medula, atuando em todo o nível medular. Segundo W. Janig et al., 2014 e Snell 2019,[32,33] as aferências arteriais entram no mesmo nível das eferências simpáticas. Jean-Pierre Barral e Alan Croibier, 2011, inferem um leve estiramento mantido na artéria até a estabilização do fluxo constituí uma forma eficiente de normalizar essas informações aferentes arteriais e consequentemente o nível metamérico alterado pela artéria.[34]

Para avaliar o sistema venoso, deve-se palpar ao lado da artéria, pois, embora a veia não tenha pulso, ela segue a artéria, e testar na inspiração, no momento que o retorno venoso aumenta. Testa-se a influência do angiótomo venoso correspondente. Para tratamento, deve-se facilitar o fluxo na fase inspiratória e normalizar o nível medular correspondente ou mesmo as aferências no tronco encefálico, no núcleo do trato solitário e no centro de controle cardiorrespiratório.

No sistema linfático, utiliza-se a inspiração para avaliar as tensões dos diafragmas, a expiração para conectar com o fluxo e o controle medular simpático correspondente ao nível testado. Para o tratamento, deve-se liberar os diafragmas, liberar o angiótomo e dar fluxo ao sistema. As técnicas se baseiam em proporcionar fluidez ao sistema a partir de um leve toque. Associado a isso podemos utilizar de "Pumps" que constituem em bombeiros rítmicos por pelo menos 2 minutos.[35,36]

Os fluidos intersticiais dependem de:

- Diferenças de pressão das várias cavidades do corpo;
- Influência dos diafragmas transversais: músculo, mesocólon transverso, diafragma pélvico, entrada torácica, assoalho da boca, base do crânio, tenda do cerebelo e diafragma da sela túrcica;
- Permeabilidade do tecido conjuntivo (mudanças do estado gel-sol da MEC);
- Permeabilidade dos vasos (ativo) e do tecido conjuntivo perivascular (passivo);
- Função do parênquima dos órgãos e sua inervação.
- Em relação aos 5 diafragmas, o Osteopata deve avaliar a tensão dos mesmos além de avaliar o sincronismo entre eles. Os 5 diafragmas estabelecem uma relação mecânica direta entre si, além de relações neurais ao nível medular e ao nível do tronco encefálico. Essas relações permitem um sincronismo eficiente e sem a participação da direta das demais estruturas encefálicas, gerando uma autorregulação rápida e econômica do ponto de vista energético (Bordoni 2020).

Efeitos hormonais sobre o sistema fluídico

Os efeitos hormonais sobre a circulação são apresentados nas **Figuras 25.5.** e **25.6.**

A **Figura 25.7.** apresenta as ações e a produção do sistema renina-angiotensina e, a **Figura 25.8.**, os efeitos do peptídio atrial natriurético.[37]

Tratamento osteopático nos fluidos

A grande importância dos fluidos na saúde do sistema justifica a necessidade de uma avaliação bem feita e de uma intervenção bem planejada. O sistema nervoso autônomo deve ser bem avaliado, incluindo o nível metamérico simpático.

Além de inervar a musculatura lisa dos vasos, o sistema nervoso autônomo simpático (SNAS) inerva parte da MEC do tecido conjuntivo que permeia os vasos e também influencia na fluidez no tecido intersticial, agindo diretamente no fluxo. É importante analisar a textura das fáscias que conduzem os vasos, pois elas mantém uma relação com o fluxo. Segundo Stecco,[38] níveis de alterações

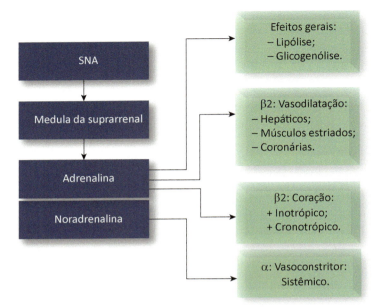

Figura 25.5. Efeito das catecolaminas adrenais.

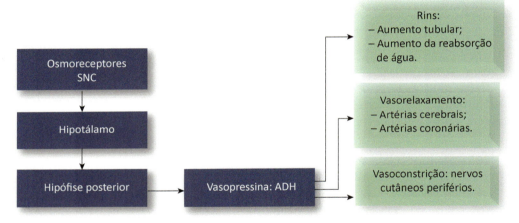

Figura 25.6. Efeito cardiovascular da vasopressina.

profundas no tecido podem repercutir até na superfície e vice-versa.

A avaliação e a intervenção nos diafragmas são de extrema importância, podendo serem associadas a padrões respiratórios profundos que alteram a pressão intracavitária ao tensionar os diafragmas.[39-41] Junto a isso, padrões respiratórios podem excitar áreas cerebrais com estimulação do sistema nervoso autônomo parassimpático central, e com isso reformular a tensão sobre a MEC.[42]

Um dos benefícios da terapia manual é agir pela MEC de forma mecânica ou alterando seu padrão neurofisiológico. Durante aplicação de técnicas manuais, a fáscia absorve a energia gerada pela mão e a transmite para a matriz aquosa, aumentando o fluxo no sistema e formando novos arranjos de água cristalizada, importantes para a saúde dos tecidos.[4]

Na técnica mecânica, têm-se algumas propriedades do tecido conjuntivo, como o efeito piezoelétrico, que altera o fluxo do corpo. Trata-se de uma forma de energia elétrica produzida pela deformação de determinados materiais sólidos. Ao mudar o arranjo da estrutura mecânica que apresenta carga, provoca uma resposta de criação de corrente elétrica e uma alteração do campo eletromagnético de todo o sistema. Com isso, as interações fluídicas alteram a velocidade de nutrição e remoção de substâncias nos tecidos.

O estresse da terapia manual produz uma voltagem no tecido. O lado côncavo do tecido comprimido apresenta carga negativa, e o lado convexo, onde o tecido é

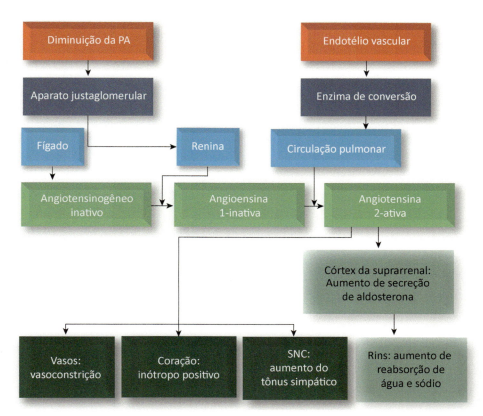

Figura 25.7. Ações e produção do sistema renina-angiotensina.

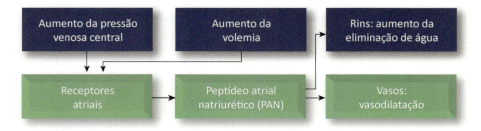

Figura 25.8. Efeitos do peptídeo atrial natriurético.

estirado, carga positiva. No lado comprimido, côncavo, ocorre uma resposta de reconstrução do tecido e, do lado estirado, convexo, um efeito de absorção.

A partir de estudos *in vitro*, observou-se que manter a compressão favorece a apoptose celular, enquanto o estiramento favorece a multiplicação dos fibroblastos e, consequentemente, a produção de colágenos na MEC.[43] O fluxo contínuo e estável dos líquidos promove o alinhamento dos polímeros e do colágeno na MEC, favorecendo a transmissão de informações por todo sistema.[39]

No âmbito neurofisiológico, o toque leve estimula os centros superiores parassimpáticos, o hipotálamo direito e o córtex insular esquerdo, o que provoca uma resposta inibitória do SNAS, um dos moduladores da tensão da MEC.[44]

As células de musculatura lisa são inervadas pelo simpático e, em caso de estresse emocional, as próprias terminações simpáticas produzem TGF-beta, fator de crescimento relacionado à contração dos microfilamentos dos fibroblastos, além de promoverem a diferenciação dos fibroblastos e miofibroblastos, células com maior poder de contração, geração de tensão e produção de colágeno, desorganizando o sistema matricial e tornando-o mais coloidal.[12]

O aumento da tensão da MEC é transmitido pelo colágeno até a membrana celular das células, onde abrem os canais de cálcio por meio da ação das integrinas, proteínas de membrana. O cálcio intracelular ativa os microfilamentos que tensionam os microtúbulos, chegando até o núcleo celular e interferindo no arranjo do

DNA a fim de produzir substâncias da MEC, polímeros e filamentos proteicos, reestruturando a matriz com o estímulo tensional.

O cálcio, ao entrar na célula, diminui a concentração no meio extracelular e, assim, libera as moléculas de água livre para se ligarem aos polímeros, tornando a MEC mais gelatinosa e, consequentemente, diminuindo a velocidade do fluxo dos fluidos.[45]

Algumas pesquisas experimentais evidenciaram resultados interessantes. Por exemplo:

- A manipulação com técnicas de bombeio abdominal apresentou alteração considerável do percentual de células leucocitárias;[35]
- O uso de técnicas de bombeio em pacientes com pneumonia aguda teve como resultados redução do tempo de uso de antibióticos e alta precoce;[36]
- Estudos em ratos mostraram eficiência das técnicas de bombeio torácico e abdominal na redução da colonização dos *Streptococos pneumoniae*;[46]
- Técnicas de drenagem visceral melhoraram a função dos órgãos em decorrência da liberação da estase de líquidos intersticiais;[47]
- Exercícios com movimentos bem controlados e de grande amplitude, liberando a tensão dos tecidos conjuntivo e fascial, promoveram melhor fluxo de líquidos nos tecidos;[48]
- O posicionamento do paciente, bem como sua respiração, associado à terapia manual, ajudaram muito o sistema de regulação fluídica.[2]

Em razão da importância do sistema de líquidos, ainda são necessários mais estudos para definir os padrões de interação entre suas alterações.

REFERÊNCIAS

1. Bordoni B, Marelli F, Morabito B, et al. A new concept of biotensegrity incorporating liquid tissues: blood and lymph. J Evid Based Integr Med. 2018; 23:2515690X18792838.
2. Meert GF. Venolynphatic dranaige therapy. Philadelphia: Churchill Livingstone; 2012.
3. Planas-Paz L, Lammert E. Mechanical forces in lymphatic vascular development and disease. Cell Mol Life Sci. 2013;70(22):4341-54.
4. Pollack G. The fourth phase of water. Seatle: Ebner and Sons; 2013.
5. Klinke R, Silbernagl S. Lehrbuch der Physiologie. Stuttgart: Thieme; 2003.
6. Schwenk T. Sensitive chaos. 2 ed. London: Rudolf Steiner; 1996.
7. Cowin S, Moss-Salentijn L, Moss ML. Candidates for the mechanosensory system in bone. J Biomechemical Eng.1991;113(2): 191-7.
8. Pollack G. The fourth phase of water: a role in fascia? J Bodyw Mov Ther. 2013;17(4):510-1.
9. Ingberd DE. Cellular mechanotransduction: putting all the pieces together again. FASEB J. 2006; 20(7):811-27.
10. Pienta KJ, Coffey DS. Cellular harmonic information transfer through a tissue tensegrity matrix system. Med Hypotheses. 1991;34(1):88-95.
11. Pienta KJ, Hoover CN. Coupling of cell structure to metabolism and junction. J Cell Biochem. 1994;55(1):16-21.
12. Pischinger A. The extracellular matrix and ground regulation. New York: Hartmut Heine; 2003.
13. Lee PR. The living matrix: a model for the primary respiratory mechanism. Explore (NY). 2008; 4(6):374-8.
14. Ader R. Psychoneuroimmunology. 4 ed. Boston: Elsevier; 2007.
15. Barodka VM, Joshi BL, Berkowitz DE, et al. Review article: implications of vascular aging. Anesth Analg. 2011;112(5):1048-60.
16. Edgell H, Robertson AD, Hughson RL. Hemodynamics and brain blood flow during posture change in younger women and postmenopausal women compared with age-matched men. J Appl Physiol. 2012;112(9): 1482-93.
17. Testut L, Latarjet A. Tratado de anatomia humana. 2 ed. Barcelona: Salvat; 1982. v.2.
18. Milnor WR. Cardiovascular physiology. New York: Oxford University; 1990.
19. Hickey M, Phillips JP, Kyriacou PA. The effect of vascular changes on the photoplethysmographic signal at different hand elevations. Physiol Meas. 2015;36(3):425-40.
20. Laganà MM, Di Rienzo M, Rizzo F, et al. Cardiac, respiratory and postural influences on venous return of internal jugular and vertebral veins. Ultrasound Med Biol. 2017;43(6):1195-1204.
21. Poon KS, Pang CC. Venodilator action of organotransition-metal nitrosyl complex. Euro Journal Pharmacology. 2002;436(1-2):107-10.
22. Gousopoulos E, Proulx ST, Bachmann SB, et al. Regulatory T cell transfer ameliorates lymphedema and promotes lymphatic vessel function. JCI Insight. 2016;1(16):e89081.
23. Kuchera M, Kuchera W. Osteopathic considerations in systemic dysfunction. 2 ed. Stillwater: Original Works; 1994.
24. Damkier HH, Brown PD, Praetorius J. Epithelial pathways in choroid plexus electrolyte transport. Physiology (Bethesda). 2010;25(4):239-49.
25. Carare RO, Hawkes CA, Weller RO. Afferent and efferent immunological pathways of the brain. Anatomy, function and failure. Brain Behav Immun. 2014;36(2):9-14.
26. Louveau A, Smirnov I, Keyes TJ, et al. Structural and functional features of central nervous system lymphatic vessels. Nature. 2015;523(7560):337-41.
27. Friese S, Hamhaber U, Erb M, et al. The influence of pulse and respiration on spinal cerebrospinal fluid pulsation. Invest Radiol. 2004;39(2):120-30.
28. Wagshul ME, Eide PK, Madsen JR. The pulsating brain: a review of experimental and clinical studies of intracranial pulsatility. Fluids Barriers CNS. 2011;8(1):5.
29. Benveniste H, Lee H, Volkow N. The glymphatic pathway: waste removal from the CNS via cerebrospinal fluid transport. Neuroscientist. 2017; 23(5):454-65.
30. Pollay M. The function and structure of the cerebrospinal fluid outflow system. Cerebrospinal Fluid. 2010;7(5):9.
31. Chikly B, Quaghebeur J, Witryol W. Controlled comparison between manual lymphatic mapping (MLM) of plantar lymph flow and standard physiologic maps using lymph drainage therapy (LDT)/osteopathic lymphatic technique (OLT). Yoga Phys Ther. 2014;4(3):4-10.
32. W. Jänig:Neurobiologie viszeraler Schmerze. Published by Springer-Verlag Berlin Heidelberg - all rights reserved 2014

33. Richard S. Snell: Clinical Neuroanatomy. 7 Edition. Wolters Kluwer. Philadelphia, USA, 2019.
34. Jean-Pierre Barral e Aladin Croibier: Manipulaciones viscerales vasculares. Elsevier Madson, Barcelona, ESP, 2011.
35. Castillo R, Schander A, Hodge LM. Lymphatic pump treatment mobilizes bioactive lymph that suppresses macrophage activity in vitro. J Am Osteopath Assoc. 2018;118(7):455-61.
36. Schander A, Padro D, King HH, et al. Lymphatic pump treatment repeatedly enhances the lymphatic and immune systems. Lymphat Res Biol. 2013;11(4):219-26.
37. Barral JP, Croibier A. Manipulaciones viscerales vasculares. Barcelona: Elsevier; 2009.
38. Stecco C. Fascial manipulation for internal disfunctions. Padova: Piccin; 2012.
39. Tozzi P, Lunghi C, Fusco G. Los cinco modelos osteopáticos. Madrid: Dilema; 2017.
40. Barral JP, Mercier P. Visceral manipulation. Seattle: Eastland Press; 2005.
41. Bordoni B, Mareli F, Morabito B, et al. New proposal of evaluation of the thoracic outlet. OJTR. 2018;6(2):10-18.
42. Strigo IA, Craig AD. Interoception, homeostatic emotions and sympathovagal balance. Philos Trans R Soc Lond B Biol Sci. 2016; 19;371(1708).
43. Ferreira AM, Noris-Suárez K, Lira-Olivares J, et al. Collagen piezoelectric effects induce boné healing. Acta Microscopia. 2007;6(1-2):15-22.
44. Olausson H, Wessberg J, Morrison I, et al. The neurophysiology of unmyelinated tactile afferents. Neurosci Biobehav Rev. 2010;34(2):185-91.
45. Lee RP. Interface. 4 ed. Portland: Stillness Press; 2015.
46. Creasy C, Schander A, Orlowski A, et al. Thoracic and abdominal lymphatic pump techniques inhibit the growth of S. pneumoniae bacteriain the lungs of rats. Lymphat Res Biol. 2013;11(3):183-6.
47. Chila A. Foundations of osteopathic medicine. 3 ed. Philadelphia: Lippincott, Williams & Wilkins; 2011.
48. Schleip R, Gitta D. Training principles for fascial connective tissue: scientific foundation and suggested practical applications. J Bodyw Mov Ther. 2013;17(1):103-15.
49. Olausson HW, Cole J, Vallbo A, et al. Unmyelinated tactile afferents have opposite effects on insular and somatosensory cortical processing. Neurosci Lett. 2008;436(2):128-32.

Capítulo 26

OSTEOPATIA PEDIÁTRICA

Bruno Amoroso Borges

INTRODUÇÃO

Pediatria é uma especialidade dedicada ao **atendimento e assistência à criança** e **ao adolescente**, seja de forma preventiva ou curativa. Crianças, principalmente bebês, têm morfologia e fisiologia diferentes do adulto, o que deve ser considerado quando são avaliados e tratados. Eles devem ser considerados um todo fluido, muito elástico e resiliente, e com um olhar de continuidade que vai além do corpo físico (podemos exemplificar esta relação além do corpo físico com a gestação, pois a ligação do bebê com a mãe ultrapassa a relação física).

Bebês apresentam diferentes comportamentos, podem estar felizes ou tristes, nervosos, com medo, inseguros... e precisamos de ferramentas para apreender esses comportamentos. É importante reconhecermos os limites no diagnóstico e tratamento e sermos flexíveis com o nosso sistema de abordagem.

Para uma abordagem completa, se faz necessário entender sobre o processo gestacional, o parto, o desenvolvimento fetal e do bebê, além da forma em que deve ser realizados a avaliação e o tratamento. Muitas vezes temos que intervir de forma emergencial, outras vezes através de uma queixa específica, ou simplesmente uma avaliação de rotina. É preciso muita prática para tratar, assim como lidar com suas percepções e da família. Pequenos problemas no início da vida podem levar a grandes complicações mais tarde, por isso osteopatas defendem que todos os bebês deveriam passar por uma consulta. O corpo pode se adaptar frente a uma disfunção, todavia pode haver aumento do problema com o passar dos anos.

Há quem considere a intervenção osteopática um tratamento placebo na pediatria. Apesar de alguns estudos considerarem o placebo como parte do tratamento, Martelli *et al.* (2014) demonstraram que o tratamento osteopático não está relacionado aos efeitos placebo. Além de outros estudos apresentarem melhoras robustas como na plagiocefalia (Pastor-Pons *et al.*, 2021) e torcicolo congênito (Pastor-Pons *et al.*, 2021).

Outra preocupação importante sobre a Osteopatia pediátrica é a segurança. As técnicas em si são suaves, porém precisas. Cabe ressaltar o estudo de Morin *et al.* (2018), que destaca a segurança através da visão médica, indicando que as intervenções osteopáticas são suaves e seguras para pacientes pediátricos. Essa segurança é destacada principalmente para os Osteopatas que tiveram maior número de pacientes pediátricos em sua prática. Portanto, esse estudo destaca que a Osteopatia em geral foi percebida como uma solução segura e não invasiva.

Dado o exposto, então o que seria necessário para que um osteopata atenda um paciente pediátrico? A princípio, na formação completa de Osteopatia, o módulo de pediatria compõe a grade curricular. Todavia, nem todos os osteopatas atendem esse público. E isso tem relação com seu *background*. É muito importante que o osteopata tenha experiência no atendimento ao público pediátrico e todo o conhecimento adquirido na formação em Fisioterapia, no qual a carga horária é mais extensa e contém todo o processo de aprendizado em relação ao desenvolvimento motor e neurodesenvolvimento. Baseado nisso, mostraremos a seguir alguns pontos importantes para que se tenha a compreensão da importância do conhecimento básico de alguns pontos. É claro que o intuito desse capítulo não é se aprofundar a toda conceituação ou fornecer uma formação em pediatria, mas sim demonstrar o que é preciso para se aprofundar.

DESENVOLVIMENTO FETAL

Após a **Fecundação**, muitos eventos iniciam para o desenvolvimento do bebê. A fecundação é o processo de concepção onde ocorre a penetração do espermatozoide no ovócito, formando o zigoto. Durante seu transporte pela tuba uterina em direção ao útero, o zigoto sofre a clivagem, que são divisões celulares através da mitose. Quando essas divisões chegam ao número de 16 células, o zigoto passa a ser denominado mórula, depois, com 32 células, há entrada de fluidos para dentro do embrião, quando passa a se chamar blastocisto (Lent, 2010, Lundy-Ekman, 2014, Kandell *et al.*, 2014).

Na **segunda semana** ocorre a implantação. O blastocisto já se encontra em processo de adesão no epitélio uterino, formando um disco embrionário ou folhetos. A partir da terceira semana se divide em ectoderma, mesoderma e endoderma, momento em que a placenta inicia sua gênese. Primeiramente se formam vilosidades primarias na segunda semana e na terceira surgem vasos sanguíneos (Lent, 2010, Lundy-Ekman, 2014, Kandell *et al.*, 2014).

Na **terceira semana** ocorre, então, a gastrulação, com o estabelecimento das três camadas germinativas do embrião. O ectoderma é a camada das células que se localiza mais no exterior, responsável pela formação da epiderme e anexos epidérmicos (unha, pelo), do sistema nervoso e das cavidades (boca, nariz, ânus). O endoderma é localizado mais no interior das células e forma o sistema respiratório e alguns órgãos do sistema digestório – o fígado e o pâncreas. E o mesoderma é o folheto intermediário, ou seja, aquele que se localiza entre a ectoderma e a endoderma. A mesoderme origina a derme, os ossos e os músculos, bem como os sistemas circulatório e reprodutor (Lent, 2010, Lundy-Ekman, 2014, Kandell *et al.*, 2014)

PARTO

Para o osteopata é importante conhecer as etapas do parto natural e suas possíveis complicações. Isto facilita o entendimento de diversas disfunções que ocorrem com o bebê quando da 1ª avaliação osteopática.

Primeiramente, a cabeça se flexiona para que ocorra a redução do diâmetro da parte do crânio apresentada na pelve. Neste momento ocorre um deslizamento posterior dos côndilos occipitais e a musculatura do períneo materno resiste à pressão axial exercida pelo corpo do bebê. Aqui vale a pena acrescentar que a cabeça está rodada... Em seguida há o encontro com o sacro da mãe causando uma resistência contra o crânio do bebê. Isso faz com que o lado do crânio em que não esteja em contato ósseo, esteja livre para progredir pelos tecidos moles da parte anterior da pelve materna (Carreiro, 2009, Sergueef, 2007).

Nesse período, as contrações do útero são vigorosas exercendo forças de compressão no eixo do corpo do bebê. A junção craniocervical é exposta à constante pressão durante o primeiro estágio do parto (Carreiro, 2009, Sergueef, 2007).

Ao encontrar o crânio do bebê com os músculos do períneo da mãe, forma-se um eixo para rotação da cabeça. A cabeça inferioriza ainda mais buscando sempre a menor resistência, realizando rotação de 90 graus com o rosto voltado ao sacro (Carreiro, 2009, Sergueef, 2007).

A cabeça estende logo abaixo do arco púbico materno. Os ombros penetram no canal pélvico, normalmente em posição de rotação a 90 graus em relação à cabeça. Quando a cabeça deixa a pelve materna, ela fica livre para se rodar e acompanhar a posição dos ombros e tronco. Em seguida os ombros deixam a pelve de forma alternada, isso pode causar estiramento excessivo de tecidos cervicais e plexo braquial. Ultrapassados os ombros, o restante do corpo deixa a pelve de forma mais livre e com menor resistência (Carreiro, 2009, Sergueef, 2007).

Todo esse processo é chamado de sinclitismo. Quando ocorre um parto disfuncional, pode ocorrer o que chamamos de assinclitismo, o posicionamento atípico do bebê que pode gerar alterações somáticas (Moeckel, Mitha, 2008).

Além do assinclitismo, outros fatores podem ser as causas de uma disfunção do bebê tais como indutores (ocitocina e prostaglandinas) levando a um aumento da contração uterina provocando possíveis disfunções compressivas. E, finalmente, o uso de instrumentos como fórceps e ventosas a fim de facilitar a retirada do bebê, porém podem levar a assimetrias cranianas ou disfunções nas suturas cranianas (Moeckel, Mitha, 2008).

DESENVOLVIMENTO NEUROPSICOMOTOR (DNPM) (TECKLIN, 2002)

É o processo da mudança no comportamento motor relacionado com a idade do bebê, tanto na postura, como no movimento. Essas mudanças ocorrem através da maturação do sistema nervoso central, musculoesquelético e cardiorrespiratório. O bebê muda da impotência à competência motora. No primeiro ano eles são dependentes, tornando-se, após essa fase, independentes do ponto de vista motor. Para facilitar o entendimento do DNPM, podemos dividir em trimestres seus marcos motores. Eles não têm a precisão matemática, pois dependem de fatores ambientais e genéticos, mas alguns estudos foram realizados determinando esses marcos.

Primeiro trimestre: alinhamento da cabeça

- O recém-nascido é chamado de **neonato**, período que dura 2 semanas. Sua postura é fletida, devido ao posicionamento intrauterino e além da imaturação do SNC. Como o SNC não consegue inibir os centros inferiores por essa imaturação, o tono muscular do bebê ao nascer é elevado.

- Na **posição supina**, a cabeça está virada para um dos lados e vai se desenvolvendo ao longo do trimestre até manter-se na linha média. Isso permite a convergência ocular e das mãos, que auxiliam para exploração corporal. Os membros superiores e inferiores inicialmente estão em posições flexionadas com aumento da resistência ao movimento passivo. Essa situação vai perdendo intensidade, sendo que no final desse trimestre ocorre movimentos de extensão, chutes e empurrões. Antes da alimentação, os bebês estão mais ativos e durante o choro tendem aumentar o tono muscular. O rolar pode ocorrer, porém de forma acidental e não voluntário (ocorre entre o segundo e terceiro semestres). O rolar resulta na combinação de rotação de cabeça e extensão de cabeça e tronco.

- Na **posição prona**, o RN é capaz de virar a cabeça para um lado e outro. O processo de desenvolvimento ocorre por meio de movimentação repetitiva da cabeça, provavelmente estimulando sistema vestibular para facilitar sua primeira ação contra a gravidade. No final desse trimestre o bebê já pode ficar em extensão da cabeça e tronco com os membros superiores apoiados, mas ainda não são capazes em transferir o peso sobre eles.

- Durante esse trimestre o bebê não é capaz em se manter sentado ou em pé, apenas com apoio, pois ainda não desenvolve *o balance* (reações de retificação, equilíbrio e proteção). O que podemos notar nesses posicionamentos é a melhora da posição da cabeça. Na posição em pé o bebê posiciona-se o que é chamado de "em pé primário" que consiste em apoio plantar, cruzados, mas que cedem não mantendo por longos períodos (astasia).

Reflexos presentes no 1º trimestre:

- **Reflexo tônico cervical assimétrico (RTCA):** ao realizar a rotação da cabeça, a criança realiza extensão dos MMSS e II no lado facial e no lado occipital flexão dos MMSS e II.

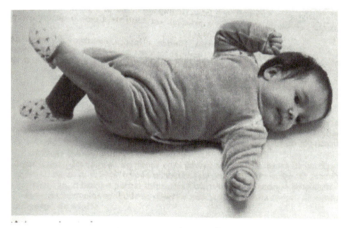

Figura 26.1. Reflexo Tônico Cervical Assimétrico

- **Reflexo de Galant:** estímulo de T12 até a crista ilíaca, tendo como resposta a inclinação do tronco.**Figura 26.2. Reflexo de Galant**

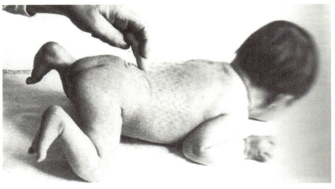

Figura 26.2. Reflexo de Galant

- **Marcha reflexa:** suspendendo a criança pela axila estimular o dorso do pé na borda da maca. Como resposta a criança realiza marcha reflexa.

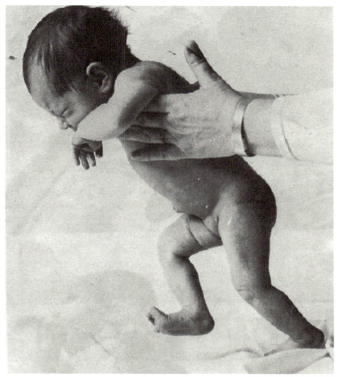

Figura 26.3. Marcha reflexa

Segundo trimestre: levantando e sentando

- Marcado por grandes progressos em seus movimentos contra a gravidade. Na **posição supina**, o bebê inicia a exploração das mãos e pés, podendo levá-los à boca. Como já levanta os membros inferiores, o rolar ocorre com maior facilidade, não se mantendo muito nessa posição. Além disso, já é capaz de realizar a "ponte".
- **Em prono**, aumenta gradativamente a força extensora, sendo capaz de apoiar em uma das mãos para tentar alcançar brinquedos. Esse aumento extensor contribui na posição de avião ou postura – pivô. Além disso, é capaz de iniciar sua locomoção mais primitiva, o rastejar.
- A **posição sentada** ocorre de maneira gradual. Inicialmente, com apoios anteriores dos membros superiores, com inclinação anterior do tronco, com os membros inferiores abduzidos e rodados lateralmente. Nessa fase, o bebê começa a retirada do apoio das mãos, realizando retração

escapular e flexão dos antebraços, assumindo a postura de proteção superior. Após essa fase, os bebês conseguem se manter por até 20 minutos. E nesse período, a reação de proteção ocorre lateralmente, chamando reação de paraquedas, fato importante para seu desenvolvimento.

- A **postura em pé** nessa fase é chamada de "em pé secundária", que consiste na posição com apoio, quadris abduzidos, joelhos estendidos e apoio plantígrado.

Reflexos presentes no 1º e 2º trimestres:

- **Reflexo de Moro:** inicia no primeiro trimestre e finaliza no segundo. Realizar extensão cervical com a criança suspensa e como resposta ocorrerá abdução dos MMSS.

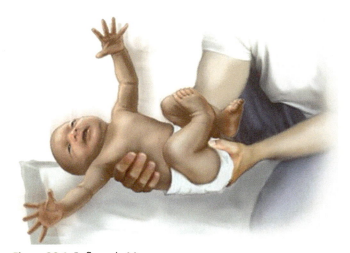

Figura 26.4. Reflexo de Moro

- **Preensões palmar e plantar:** iniciam no primeiro trimestre e finaliza no segundo. Pressionar a palma e a planta do pé e como resposta ocorre a flexão dos dedos.
- **Reflexo de sucção:** inicia no primeiro trimestre e finaliza no segundo. Com uma luva introduzir um dos dedos e como resposta o bebê irá sugar.

Terceiro trimestre: movimentação constante

- A **posição supina** diminui sobretudo na aprendizagem do rolar de supino para prono podendo parar de lado. Na posição prona o bebê pivoteia sob o estômago e dissocia os membros com importante flexão lateral do tronco.

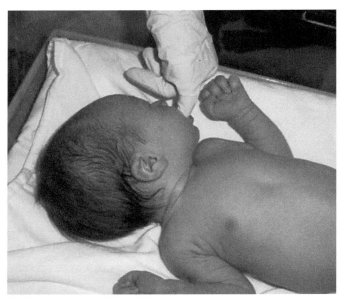
Figura 26.5. Reflexo de sucção

- A **posição sentada** é realizada facilmente, de forma estável e ereta por mais de 30 minutos, com exploração de objetos com as mãos, batendo palmas e sendo levadas para a boca. Além disso, pode girar lateralmente, deslizando as nádegas.
- Nesse trimestre ocorre um marco motor importante, a **posição quadrúpede** e consequentemente o engatinhar. Inicialmente ocorre o posicionamento com balanceio para estímulos vestibulares e sensoriais para os membros.
- A **posição em pé** é uma das favoritas. Movem-se de ajoelhado para em pé com apoio. Primeiro fica em posição mais fletida e instável e cria um dilema entre essa posição e sentada. Ao permanecer em pé, com apoio, realiza balanceios e transferências de peso, seguido por andar lateral com apoio.

Quarto trimestre: finalmente andando

- As posições supina e prono são posturas de transições. O **engatinhar** é habilidoso e alguns preferem essa locomoção por meses devido à facilidade para exploração. O engatinhar plantígrado faz parte do repertório e é o próximo passo na elevação gradual do tronco. A posição sentada é muito funcional, podendo apresentar variações dessa postura com sentar de lado ou em "w".
- A **postura em p**é é a preferida, tendo habilidade em recuar, subir através dos móveis, primeiro com apoio. Realizam passos nas diagonais para frente ou lateral. Progride para marcha segurando pelas duas mãos, evoluindo para apenas uma mão. Ao se encorajar realizando de forma independente, o bebê aumenta a base, com passos na diagonal. Podem realizar de forma digitígrada que evolui gradativamente para plantígrada. Também realizam a proteção superior para auxiliar a estabilidade que vão diminuindo conforme se desenvolvem.

DESENVOLVIMENTO CRANIANO

Existem seis fontanelas no crânio do recém-nascido: duas pares (anterolateral/ptério e posterolateral/astério) e duas ímpares (bregma e lambda). As fontanelas e as diversas suturas cranianas devem permitir não somente as adaptações ao posicionamento fetal e nascimento, mas também o rápido crescimento do conteúdo encefálico.

O recém-nascido normalmente pesa entre 2.500 a 4.000 gramas (média de 3.200) nas 40 semanas de gestação e medem cerca de 50cm (48 a 53cm). No segundo ou terceiro dia após o nascimento, o perímetro do crânio tem cerca de 35 centímetros, sendo que logo após o nascimento pode ter menos pela compressão sofrida pelas contrações uterinas ou no caso de parto natural.

As suturas de um recém-nascido têm largura de cerca de 3mm e chegam a 2mm por volta de um ano. Existem suturas de sobreposição e as que formam entalhes entre si.

As digitações das suturas formadas por entalhes, como numa engrenagem, formam-se por volta de dois ou três meses. Até os seis meses as suturas são palpadas como leves depressões. As suturas podem sofrer repercussões mecânicas de tal forma que se formem sobreposições entre elas. O tecido conjuntivo disposto entre as suturas é substituído por tecido fibroso até a idade de 10 a 13 anos.

DISFUNÇÕES SOMÁTICAS

Disfunção é alteração do equilíbrio do movimento dos tecidos como osso, músculo, vísceras, crânio, fáscias, etc. Isso ocorre por consequências traumáticas, tensões miofasciais, como cicatrizes, estresse emocional, fatores patológicos. Ocorre alteração no tecido levando à dor, assimetria, restrição do movimento e mudança na textura tecidual. A disfunção somática é associada ao desconforto através da manifestação nociceptiva e causa impacto no sistema nervoso central suprido pela ativação por neurônios nociceptivos. Essa irritabilidade é causada por manifestações neurológicas, respostas viscerossomáticas, somatoviscerais, somato-somáticas e víscero viscerais.

A facilitação medular segmentar de uma disfunção somática pode manifestar resposta somato emocional, resultando na irritabilidade que geralmente afeta os bebês.

O parto pode ser um evento traumático para a criança, seja ele normal ou uma cesariana. Antes do nascimento a criança pode ser submetida a exigências mecânicas significativas em relação aos distintos posicionamentos na pelve materna. Em algumas ocasiões é necessário utilizar instrumentos (fórceps, ventosa) para extrair o feto, ou até mesmo é necessária a realização da cesariana. O Brasil é um dos países com maiores índices de partos por cesariana no mundo.

O traumatismo obstétrico pode causar lesões estruturais em diversos tecidos (fraturas, hemorragias, lacerações) ou pode causar alterações funcionais que passam despercebidas pelos serviços médicos tradicionais. Forças mecânicas excessivas ou anormais (deformação, torção, tração) durante o parto normal ou cirúrgico são responsáveis por essas consequências.

As disfunções podem causar alterações vasculares, nervosas, nas estruturas ósseas, articulares, na pressão dinâmica dos fluidos, neurovasculares e visceral. Cabe ao osteopata identificar as disfunções através da avaliação associando com os sinais e sintomas da criança.

É possível encontrar disfunções cranianas, vertebrais, dos membros superiores e inferiores tais como no adulto. O processo do parto ou indutores podem ser fatores que levam a esses processo, assim como o assinclitismo. Para isso, é necessária avaliação precisa.

Dessa forma, serão citadas disfunções que são específicas nos bebês.

Sobreposição Craniana

Durante a passagem do crânio pelo canal do parto, a sobreposição das suturas cranianas é muito frequente para que ocorra a moldagem necessária para permitir a expulsão. Essas sobreposições suturais são eventos fisiológicos que podem se manter ao longo do tempo, resultando em problemas funcionais ao crânio do recém-nascido. Esse mecanismo disfuncional merece atenção nas suturas cobertas (escamosa, coronal, lambdoide) e também nas centrais (sagital, metópica), mesmo que suas "engrenagens" não estejam desenvolvidas. As fortes pressões mecânicas podem facilmente deslizar um osso sobre o outro. A sobreposição pode se manter caso as pressões ultrapassem os limites da normalidade. Esta disfunção de deslizamento, que causa a sobreposição, acaba causando uma redução da superfície dos fontículos vizinhos. Essa característica é importante de ser verificada durante a palpação do crânio do recém-nascido. Junto com o aumento da densidade local, da sensação de degrau na sutura, e da perda da elasticidade em afastamento da sutura, também se pode buscar a diminuição da área do fontículo próximo à sutura sobreposta.

Torções Intraósseas

Todo tecido ósseo apresenta uma rede de conexões calcificadas de tecidos com densidades variadas dependendo da idade e a saúde do indivíduo. Quando não há disfunção, a matriz óssea é capaz de se desenvolver ao longo do tempo. Existem, na criança, centros de ossificação de crescimento formado por tecidos cartilaginosos flexíveis que podem desencadear disfunções e até ocorrer calcificação. Quando ocorre disfunção intraóssea há uma perda na flexibilidade dos componentes fibrosos da matriz óssea. A calcificação finaliza aos 30 anos. A torção ocorre durante a vida intrauterina quando o esqueleto está mais vulnerável, além de traumas na infância (Sergueef, 2007).

Disfunções Membranosas

A **membrana dural** consiste em uma densa rede fibrosa, organizada em fascículos. O desenvolvimento do crânio ocorre concomitantemente com a dura-máter. O equilíbrio e desequilíbrio de forças rege o desenvolvimento, já que a rede dural conecta e exerce influência em diferentes partes no mecanismo craniossacral. Portanto, quando ocorre uma disfunção somática, gera alterações nesse mecanismo, impactando no MRP. Geralmente essas disfunções ocorrem na vida intrauterina, devido às forças da contração do útero da medula à base do crânio, ou durante o parto devido às compressões e cisalhamentos. Além disso, a circulação intracraniana pode ser afetada devido à relação entre a dura-máter e os seios venosos (Sergueef, 2007).

PATOLOGIAS

Doenças são **conjuntos de sinais e sintomas** que afetam a fisiologia anatômica de uma estrutura. Serão destacadas algumas que são encontradas durante uma consulta osteopática.

Torcicolo Congênito (TC)

Caracterizado por uma postura assimétrica, da cabeça e da cervical, devido à alteração do esternocleidomastóideo associado a inclinação do mesmo lado do músculo com rotação contra-lateral. A principal hipótese do acometimento desse músculo é a síndrome compartimental, com consequência traumatismo intrauterino ou pré-natal, levando a uma isquemia e fibrose com retração muscular. O motivo que leva essa síndrome pode ser pelo assinclitismo e distocia no parto (Nuysink *et al.*, 2008; Casella *et al.* 2006).

O diagnóstico é clinico, com o bebê apresentando limitações na amplitude de movimento e a presença ou não de nódulo. Exames de imagens podem ser necessários para excluir má formação óssea e verificar a presença do nódulo (Dudkiewic, *et al.* 2005)

O prognóstico é favorável, porém algumas complicações podem ser encontradas, como assimetria craniana e escoliose. Dentre as assimetrias, no estudo de Bastos *et al.*(2014) a plagiocefalia pode ser encontrada em torno de 50,6% em um estudo com 91 crianças (Freed *et al.* 2004).

Em um *guideline* sobre torcicolo congênito (2020), lista alguns pontos mais importantes:

- Diagnosticado no 1º mês de vida, sendo raro após 6 meses (outras causas devem ser consideradas);
- TC muscular é o mais comum;
- Casos leves podem ser tratados através de orientações e casos graves requerem fisioterapia (Osteopatia) e raramente intervenção ortopédica.
- Apesar da classificação citada, podemos dividir de forma mais atual desde a citação de MacDonald (1969):
  o **Muscular:** rigidez no músculo esternocleidomastóideo (ECOM) e limitação articular passiva, sendo esse o mais comum;
  o **Muscular com massa:** espessamento do músculo ECOM e limitação articular passiva;
  o **Postural:** o lactente tem uma postura de preferência da cabeça, mas não há rigidez muscular ou restrição à amplitude de movimentação passiva.
- Avaliação:
  o **História:** notado no início, após os 6 meses considerar causas adquiridas; dificuldade em amamentar de um lado; diminuição do tempo no *tummy time*; atrasos motores relacionados ao posicionamento do *tummy time*.
  o **Exame:** posição da cabeça em inclinação e rotação para o lado oposto; limitação na mobilidade passiva em rotação e inclinação; palpação do músculo ECOM; assimetrias cranianas são comuns; pode ter associação à displasia do quadril.
  o **Diagnóstico diferencial:** associar com outros problemas, como fratura de clavícula, plagiocefalia, craniossinostose, patologia ocular...
  o **Red flags:** causas não musculares com alterações nos movimentos oculares, alterações da coluna vertebral e de membros.
- **Gestão:**
  o **Investigações:** exames de imagens não são recomendados, porém, o ultrassom (US) seria interessante em casos de massa, mas não do ECOM, Raios X para anomalias cervicais e fraturas de clavícula, US para investigação do quadril.

Em um estudo de caso, Berkowitz (2017) propôs um tratamento utilizando BLT e *counterstrain* somado ao alongamento do músculo esternocleidomastóideo pelos pais teve uma melhora da inclinação da cabeça de 15º.

Um estudo mais recente de Pastor-Pons (2021), em um grupo de 34 crianças com menos de 28 semanas de vida, foram divididas em 2 grupos, sendo que o grupo controle era orientado sobre exercícios para minimizar a preferência postural associada aos estímulos de DNPM. Já o outro grupo, além dessas orientações, foram associadas 10 sessões de terapia manual, como base teórica a Osteopatia, com o princípio em mobilizar a região da cervical superior. Após o término, houve melhora no DNPM em ambos os grupos e uma melhora somente no grupo que recebeu a técnica manual na rotação da cervical.

Craniosinostose

Segundo Fajardo (2010), é importante identificar precocemente essa disfunção, pois se trata de um fechamento precoce de alguma sutura craniana, levando a um desaparecimento de uma ou mais fontanela. É possível detectar à palpação um aplanamento nesse local. Por ordem de frequência podemos encontrar:

- **Escafocefalia:** fusão da sutura sagita.
- **Plagiocefalia anterior:** fusão da sutura hemicoronal.
- **Trigonocefalia:** fusão da sutura metópica.
- **Braquicefalia bilateral:** fusão da sutura coronal bilateral.
- **Oxicefalia:** fechamento de todas suturas. Normalmente a opção é pelo tratamento cirúrgico nestas condições.

Plagiocefalia e Braquicefalia

Plagiocefalia é definida como assimetria de crânio resultante de forças externas aplicadas ao crânio da criança, sua manifestação mais comum é um paralelogramo, com achatamento occipital, uma bossa anterior ipsilateral e um abaulamento occipital contralateral. A **braquicefalia**, por sua vez, é conhecida por ter a mesma etiologia e refere-se ao achatamento occipital bilateral. Os fatores extrínsecos podem iniciar ainda no útero, com envolvimento de diversos aspectos: fetos muito grandes, gestações múltiplas, pelve materna muito pequena, útero pequeno ou mal formado, excesso ou escassez de líquido amniótico e até um aumento do tônus muscular do abdômen podem ser fatores restritivos determinantes (Fish *et al.*, 2004).

A maioria dos casos, porém, desenvolve-se ao longo dos primeiros meses de vida, a partir de um crânio normal ao nascimento. O diagnóstico das deformidades cranianas é clínico, sendo importante a inspeção da cabeça da criança, a visualização a partir do topo, incidência em que mais facilmente se vê o paralelogramo (Freitas *et al.*, 2010).

A Osteopatia utiliza a palpação como forma de diagnóstico. O profissional avalia e diagnostica a mobilidade das suturas cranianas durante o ciclo respiratório e identifica a mobilidade limitada ou ausente (Amiel-Tison, Soyez-Papiernik, 2008). Comumente, a **craniossinostose** está presente no nascimento, mas nem sempre é diagnosticada quando leve. Normalmente é diagnosticada como deformidade craniana nos primeiros meses de vida. O diagnóstico depende de exame físico e estudos radiográficos, incluindo radiografia simples e tomografia computadorizada (TC) (Kabbani, Raghuveer, 2004).

A **plagiocefalia** pode apresentar cinco tipos, segundo Wandell (2018) e Jung *et al.* (2020):

- **Tipo 1 (Normal):** achatamento posterior leve em um quadrante;
- **Tipo 2 (Leve):** mudança da orelha para a frente no mesmo lado do achatamento;
- **Tipo 3 (Moderada):** proeminência da testa no mesmo lado do achatamento;
- **Tipo 4 (Severo):** assimetria da bochecha, rosto e mandíbula no mesmo lado do achatamento;
- **Tipo 5 (Muito Severo):** deformidade vertical e temporal.

Existem algumas hipóteses que podem desencadear a assimetria craniana, algumas vezes ainda no útero, com envolvimento de diversos aspectos: fetos muito grandes, gestações múltiplas, prematuridade, pelve materna muito pequena, útero pequeno ou mal formado, excesso ou escassez de líquido amniótico e até um aumento do tônus muscular do abdômen podem ser fatores restritivos determinantes (Fish *et al.*, 2004).

Um ponto importante que deve ser considerado é o tratamento precoce, ou seja, o diagnóstico de plagiocefalia deve ser realizado nos primeiros meses de vida do bebê para que o tratamento possa trazer mais benefícios. Esse fato é importante, pois as fontanelas começam a se fechar a partir do 6º mês de vida (Furuya *et al.*, 1984).

Dentre as disfunções somáticas cranianas da plagiocefalia, a principal delas foi descrita por Sergueef *et al.* (2006) através do diagnóstico palpatório em 649 bebês na junção dos ossos esfenoide e occipital denominada sincondrose esfeno-basilar (SEB). Somada a essa disfunção, encontra-se também a crânio-cervical, que estaria em restrição da rotação. Nas formas que as disfunções podem ocorrer, as mais comuns delas seriam em posicionamento em torção destes ossos, deslizamento deles um sobre o outro ("*Lateral strain*") e em inclinação, que seria o fechamento de um dos lados em relação ao outro ("*Sidebending rotation*").

Existem algumas formas de avaliação clínica para plagiocefalia, dentre elas, existem as medições antropométricas do crânio, e são feitas com um craniômetro, que serão avaliados os diâmetros anteroposterior (AP), direito-esquerdo (DE) e os diâmetros diagonais direito e esquerdo (medidos do ponto supraorbitário à zona parieto-occipital de máxima convexidade contralateral). Essa avaliação é feita com a cabeça do paciente em posição neutra, mantida pela mão do Osteopata ou com a ajuda de outro avaliador, e é realizada três vezes pelo mesmo avaliador (Lopes, 2013). A craniometria pode ser realizada com os bebês colocados nos joelhos da mãe ou do pai olhando para eles. Em seguida, coloca-se uma faixa com uma seta indicando a direção do násion posicionado na região da glabela. O avaliador posiciona-se atrás do bebê e realiza a medida três vezes nas diagonais A e B que estarão indicadas com "+", através da sutura fronto-zigomático de um lado e sutura lambdoide do outro. Além disso, foram realizadas as medidas lineares da glabela até o opistocrânio (comprimento craniano (CC) e a distância entre os "euryons" (largura LC) (Pastor-Pons et al., 2020).

Após essas medidas, são realizados cálculos de dois índices (Loveday, Chalain, 2001):

- Índice craniano (IC), sendo os valores normais entre 75-85%:
  o IC = LC/CC x100
- Índice de assimetria craniana (IAC):
  o IAC = diagonal A - diagonal B/diagonal A X 100

Essas medidas apresentam alta confiabilidade através do uso da faixa e craniômetro, segundo os estudos de Ohman (2016) e Pastor-Pons et al. (2020).

A classificação da plagiocefalia, segundo Argenta et al. (2004):

1. **Normal:** menor ou igual a 3,5%.
2. **Leve:** 3,5 a 6,25%.
3. **Moderado:** 6,25 a 8,75%.
4. **Severa:** 8,75 a 11%.
5. **Muito severa:** acima de 11%.

Outro fato importante é com relação à predominância do sexo masculino na população que foi avaliada por Sergueef, compondo cerca de 61,6%, assim como no artigo de Pastor-Pons (2021), na qual, dividiu a população voluntária em dois grupos (grupo controle e grupo intervenção) com 17 em cada um deles, foi possível observar que percentual de meninos comparado com o de meninas no total era maior.

Apesar da questão estética ser o principal sinalizador para que os pais dos bebês busquem o tratamento para a Plagiocefalia, há outros pontos que também devem ser levados em consideração, assim como o desenvolvimento motor destes pacientes.

Segundo o estudo de Cabrera Martos (2016) cujo objetivo era estudar e analisar as repercussões no desenvolvimento motor em bebês com diagnóstico de plagiocefalia e realizar comparativo do tratamento com órtese e o uso da terapia manual para minimizá-las, foi concluído que o grupo que recebeu o tratamento osteopático obteve resultados de um tempo reduzido de intervenção comparado ao outro grupo, apresentando não só a questão de desempenho da Osteopatia no tratamento como também fornecendo resultados em um curto espaço de tempo, sendo que em cinco semanas foi possível entregar boas resultantes estatísticas encontradas na craniometria, assim como no presente estudo, que após cinco encontros com espaço de tempo de uma semana entre eles, foram oferecidos resultados significativos.

Em um estudo clínico randomizado com 12 crianças, através de 4 sessões de Osteopatia de 1 hora de duração, com intervalo de 15 dias, demonstrou significantes melhoras na assimetria da abóboda e na base (Lessard, 2007).

Refluxo Gastroesofagico (RGE)

No Brasil, esse distúrbio nas crianças pode chegar a um pouco mais de 18% segundo Koda et al. (2010). O esôfago do bebê é formado por músculos lisos e estriados. Na sua porção caudal encontra-se o esfíncter esofágico inferior. Está fixado pela membrana frenoesofágica. Sua inervação parassimpática é feita pelo nervo vago e a inervação simpática pelo nervo esplâncnico maior (T5 a T10). O vago tem como função relaxar o esfíncter além de promover o peristaltismo esofágico.

O RGE é o fluxo que retorna e pode ocorrer por forma de vômito ou de regurgitação. Pode levar à inflamação tecidual, esofagite, apneia obstrutiva, doenças respiratórias, dificuldade alimentar, perda de peso e dificuldade de crescimento.

A maioria é sintomática, com presença de enzimas digestivas como a pepsina, enzimas pancreáticas que irritam o tecido. Ocorre principalmente no primeiro trimestre e vai diminuindo nos próximos. Isso se dá pela imaturidade gastrointestinal, hérnia de hiato, alergia a proteína do leite de vaca.

Portanto, a hiperatividade vagal decorrente de estímulos sensoriais produz aumento da acidez gástrica. Todavia, pode ocorrer melhora do quadro até os 12 meses. Além disso, a mobilidade do esôfago promovido pelo

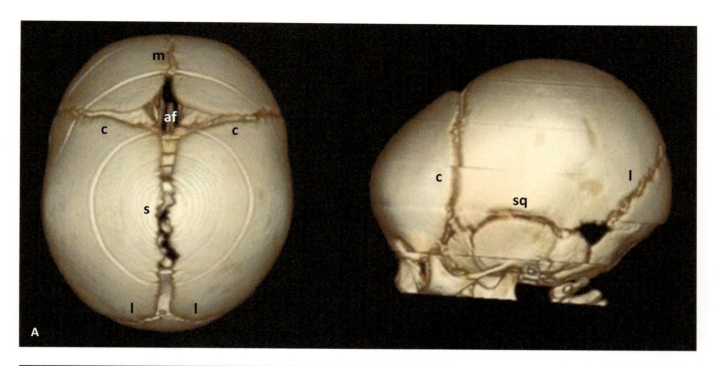
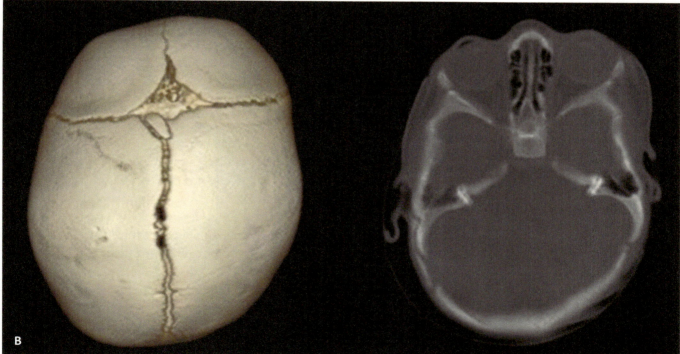

Figura 26.6. **A**: Suturas normais, incluindo a metopica. **B**: Plagiocefalia (Nationwide Children's hospital, 2015)

ligamento freno esofágico permite seu tensionamento e relaxamento ao deglutir ou respirar. Portanto, é necessário ter um equilíbrio entre essas estruturas quando ocorre o RGE. Esse ligamento está entre o peritônio e a parede abdominal e continua com a fáscia pélvica, posterior com a fáscia toracolombar e superiormente ao diafragma. Na **Figura 26.7.** demonstra o mecanismo do RGE

Para o diagnóstico incluir: crianças de até 12 meses de vida, apresente 2 ou mais episódios por dia por um período de 3 semanas. Exames podem ser necessários com endoscopia, phmetria, biopsia esofágica, radiografia do esôfago, manometria, cintilografia e ultrassom.

No tratamento osteopático, deve-se buscar o equilíbrio do nervo vago, estômago e esôfago em conjunto

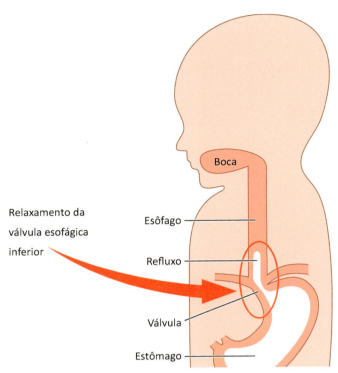

Figura 26.7. Refluxo em bebês.

com as relações mecânicas com o diafragma, fáscias e ligamentos. Para o tratamento do RGE, Gemelli (2014) propôs em seu estudo o seguinte protocolo: inibição dos suboccipitais, estímulo no forame jugular (inibição vagal), técnicas intraósseas do occipital, técnica das membranas intracranianas, estímulos cervicais de T5 e T6, intervenções diafragmáticas, estímulo do plexo celíaco, mobilidade e motilidade e equilíbrio funcional do estômago. Esse estudo foi dividido em dois grupos, sendo que o controle não foi aplicado intervenção osteopática. Esse protocolo se mostrou eficaz nos resultados ao comparar com o controle.

Constipação Intestinal

Alguns estudos realizados demonstram que até 25% das crianças menores de 2 anos podem apresentar constipação intestinal. Esse fato é maior em crianças nos primeiros 6 meses de vida. Constipação pode ser considerada quando ocorre a eliminação de fezes duras, dor ou dificuldade ao evacuar, fezes com formato de cíbalos ou cilíndrica, com rachaduras e intervalo de 3 dias.

A ausência do aleitamento materno pode ser um dos fatores atingindo até 4, 5 vezes mais do que lactentes em aleitamento materno exclusivo. Alguns aspectos também podem contribuir, tais como aleitamento artificial, intolerância à proteína do leite de vaca. Outro fator que pode influenciar no desenvolvimento de constipação é o baixo consumo de fibras alimentares no desmame, apesar de não ter estudos que corroborem com esse fato. Além desses fatores, a hereditariedade, diminuição da motilidade intestinal, retenção fecal e aspectos sociais também contribuem para tal disfunção.

Já a pseudo constipação é caracterizada na eliminação de fezes amolecidas, sem dor ou dificuldade, maior ou igual a 3 dias. Não é uma condição patológica, dentre as hipóteses pode-se ressaltar a imaturidade do sistema excretor e o aleitamento materno. Isso ocorre de 5 a 14%. Deve-se ressaltar que, nesses casos, o aleitamento materno não deve ser interrompido.

Cólica e Disquesia

A cólica infantil, juntamente com choro excessivo, pode afetar cerca de 5 a 19% dos bebês. Geralmente o padrão do choro vem no período noturno, de forma inconsolável por até 3 horas, durante 3 semanas. As características são: choro alto, face ruborizada, movimentos de chutes, desconforto abdominal, sem localização específica, dificuldade em se acalmar

Existem algumas hipóteses que explicam esse fenômeno. A imaturidade do sistema digestório, chamado de disquesia, que no terceiro mês há uma tendência em melhorar caso essa seja a causa. A imaturidade do sistema nervoso, o bebê apresenta suas primeiras experiências relacionadas a sensibilidades, dentre elas, a dor. A presença de aerocolia, algumas manobras poderiam auxiliar nesse desconforto. Uma causa bem provável é a alimentar. Não se sabe ao certo quais alimentos poderiam desencadear tal desconforto, mas alimentos à base de leite, açúcar, brócolis, couve-flor, repolho, feijão, cebola e comidas apimentadas. Esses alimentos tendem a ter maior fermentação no sistema digestório, provocando gases.

Um fator que pode ser uma fonte causadora da cólica no bebê é a enxaqueca. Segundo uma metanálise, a razão de possibilidade é de 5,6, 95% e o intervalo de confiança de 3,3-9,5. A hipótese que a cólica seja através do fenômeno da enxaqueca pode estar relacionado com o neurodesenvolvimento. O choro relacionado à cólica geralmente ocorre durante algumas semanas no primeiro trimestre. Quando ocorre enxaqueca, há aumento de estímulo sensorial e as habilidades de percepção se desenvolvem nessa mesma época. É possível que crianças com cólicas tenham genes relacionados à enxaqueca, deixando-

-as mais sensíveis ao estímulo, expressando, então, através do choro. Esse aumento da sensibilidade pode explicar o motivo pelo qual o choro seja noturno, pela influência do ciclo circadiano e pela estimulação ao longo do dia. É provável que essa relação seja por predisposição genética.

Se a cólica for um fenômeno associada à enxaqueca, pode ser explicado o porquê isso se resolva aos 3 meses. Aproximadamente nesse período, o cérebro ainda imaturo desenvolve o ritmo de excreção endógena de melatonina e a consolidação do sono noturno. A habilidade do sono auxilia a finalizar a crise de enxaqueca, assim como a privação do sono pode ser o gatilho para essa dor. A melatonina pode prevenir esse sintoma, como demonstrado em um estudo placebo-controle (Peres, Gonçalves, 2013), da mesma forma que em crianças (Miano *et al.*, 2008).

Otites

Inflamação da cavidade timpânica e uma das queixas comuns que podemos encontrar na prática clínica. Existem algumas hipóteses que podem justificar o surgimento dessa inflamação. Em uma revisão sistemática (Neto *et al.*, 2006) aponta as principais hipóteses, que são alergias, dentre elas rinite alérgica; anormalidade crânio faciais, como a fenda palatina, pois pode levar a disfunção da tuba auditiva; refluxo gastroesofágico, pois o fluido da rinofaringe pode penetrar o nasofaríngeo da tuba durante deglutição em condições fisiológicas. Da mesma forma, sabe-se que a exposição da tuba auditiva a pH < 4 resulta em ciliostase, prejudicando a depuração mucociliar, aumentando a chance para acúmulo de efusão na orelha média. Em adição, foi demonstrado que a exposição a suco gástrico causa inflamação, edema e mesmo ulceração do epitélio respiratório, o que, por sua vez, também pode favorecer o aparecimento da otite média, pelo prejuízo da função tubária.

A nasofaringe se localiza posteriormente às cavidades nasais e acima do palato mole. Em sua parede posterior se localizam as tonsilas faríngeas, compostas de tecido linfoide. A hipertrofia das tonsilas é conhecida como adenoide.

O ouvido médio é um espaço irregular, preenchido de ar, localizado dentro da porção petrosa do osso temporal, entre o canal auditivo externo e a orelha interna. Ao nascimento essa cavidade já apresenta tamanho adulto.

Adenoide também pode ser fator para otite, pois podem ser reservatórios bacterianos.

Além dessas hipóteses, fatores ambientais podem contribuir, como infecções das vias respiratórias, cuidados em ambiente escolares, tamanho da família, fumo passivo, amamentação e uso de chupeta.

A porção cartilaginosa da tuba é conectada à base do crânio e se encaixa em um sulco entre a asa maior do esfenoide e a porção petrosa do esfenoide. Sugere-se que as restrições de mobilidade desses dois ossos possam afetar funcionalmente a ventilação do ouvido médio. Essa porção apresenta uma zona mais estreita chamada de istmo, que tem seu diâmetro de cerca de 1 a 2 mm. Nos adultos a tuba auditiva se localiza a 45 graus em relação ao plano horizontal e na criança esse ângulo é de apenas 10 graus.

A tuba auditiva da criança mede cerca de 18 mm de comprimento e no adulto tem o dobro. Na criança a porção petrosa é mais longa e de maior diâmetro comparada a do adulto, proporcionalmente ao tamanho da tuba auditiva. Dessa forma, as secreções da nasofaringe tem mais facilidade de refluírem para a tuba.

A obstrução da tuba auditiva pode se decorrente de processos mecânicos funcionais que resultam num colapso dessa zona. Isso pode ser devido ao fato que a rigidez da porção cartilaginosa é menor em crianças que em adultos e adolescentes. Pressão negativa elevada da orelha média também pode ser a causa da obstrução. Infecções do trato respiratório superior podem congestionar a mucosa do sistema que é contínuo com a tuba auditiva.

O istmo da tuba auditiva normalmente é a zona que se obstrui com maior facilidade. Isso aumenta a pressão negativa da orelha média. Com isso as secreções da nasofaringe podem facilmente ser aspiradas pela orelha média, resultando numa otite média bacteriana.

A inspeção do osteopata deve iniciar verificando o padrão respiratório do paciente, que geralmente é oral nos casos de otite. Também observar a proporção do tamanho dos ossos do crânio facial em relação à calota craniana, já que restrições nos ossos da face podem dificultar a ventilação das cavidades cranianas. As articulações entre as porções petrosas dos temporais e a porção basilar do occipital e o osso esfenoide devem ser levadas em consideração nesta patologia devido à possibilidade de alteração de tônus dos músculos tensor e elevador do véu palatino e também à restrição da drenagem venosa local.

A drenagem venosa das tubas auditivas ocorre através do plexo pterigoide que fica localizado entre os músculos temporal, pterigoide lateral e medial, drenando o sangue para a veia jugular externa. Disfunções mandibulares que possam repercutir sobre o tônus dos pterigoides podem afetar negativamente a drenagem das tubas.

Além das disfunções e doenças, cabe ressaltar alguns problemas vivenciados pelos pais e bebês que serão citados a seguir.

Bronquiolite

É uma síndrome do sistema respiratório mais frequente e grave que acomete a criança nos dois primeiros anos de vida. Tem um padrão epidêmico com prevalência nos períodos mais frios. Inicia-se com os sintomas das infecções virais das vias aéreas respiratórias superiores (febre e coriza), que progridem em quatro a seis dias, evoluindo para o acometimento inferior (tosse e chiado) (Holman *et al.*, 2003).

Crianças com idade inferior a seis meses apresentam maior risco de doença grave. Ocasiona a inflamação e a obstrução dos bronquíolos. O agente etiológico mais frequente é o vírus sincicial respiratório, mas também pode ser ocasionada pelo parainfluenza, adenovírus, influenza, *Mycoplasma pneumoniae*, rinovírus, *Chlamydia pneumoniae*, metapneumovírus humano e coronavírus (Leader *et al.*, 2003).

Belcastro *et al.* (1984) pretendia determinar a eficácia do tratamento osteopático em 12 pacientes com bronquiolite. Três sujeitos tiveram 3 sessões de OMT e 9 receberam drenagem postural. Os autores relataram que não houve diferenças estatisticamente significantes entre grupos no número de dias hospitalizados e aspectos respiratórios. As técnicas utilizadas foram: liberação escapular, elevação das costelas, liberação fascial intercostal, liberação do diafragma anterior e posterior, liberação fascial cervical.

Paralisia Cerebral

É uma encefalopatia no cérebro imaturo com causas pré-natal, peri-natal e pós-natal. Apresenta características principalmente hipóxico-isquêmico, com alterações motoras. Dentre as deficiências estão as alterações nos movimentos seletivos, tono muscular e funções como marcha, atividades motoras finas e grossas. Suas características dependem da localização e extensão da lesão (Tecklin, 2002).

O tratamento osteopático pode ser associado à reabilitação motora. Duncan *et al.* (2008) propôs uma comparação no tratamento osteopático que consistia basicamente em técnicas cranianas e liberação miofascial (grupo osteopatia) e acupuntura em 55 crianças com paralisia cerebral espástica grave e 22 no grupo controle. Dentre as ferramentas de avaliação utilizadas, houve uma melhora na GMFM, uma avaliação que visa identificar as alterações motoras grossas, assim como na medida de independência funcional.

Por outro lado, em um estudo de Wyatt *et al.* (2011) que usaram as técnicas osteopáticas cranianas em 142 crianças com paralisia cerebral avaliando também a GMFM, além da *Physical Summary Score* e Escore de resumo psicológico. Mostrando que não houve diferenças estatisticamente significantes com o grupo controle na dor ou funções motoras e psicológicas. Isso mostra que o tratamento em crianças com paralisia cerebral requer uso de técnicas em todo o corpo.

DISTÚRBIOS DO SONO

O ritmo circadiano já é definido desde o período pré-natal. Porém, o RN apresenta seu ciclo diferente, chamado de ritmo ultradiano (menor que 24 horas) e após esse período o sono passa a apresentar o ciclo circadiano. O ciclo de sono do RN pode variar, porém, a média que dure 3 horas e em torno de 1 hora acordado, tanto durante o dia, como a noite. Durante o final do primeiro mês esse ciclo vai aumentando e a ciclagem do sono inicia a relacionar-se com noite e dia. Contudo, a consolidação do sono noturno ocorre aos 12 meses. A evolução é mostrada na **Tabela 26.1**.

Uma das principais queixas dos pais é a insônia, que caracteriza a dificuldade em iniciar ou manter o sono. Para entender a queixa é importante estabelecer como é a rotina da criança dentro das 24 horas. As causas podem ser hábito alimentar ou ingestão noturna excessiva, alergia ao leite de vaca, doenças crônicas ou agudas, falta de estabelecimento de limites, medo, pesadelos, ansiedade, distúrbios emocionais. Isso pode ocorrer numa faixa etária de RN à adolescência.

A melatonina, um hormônio produzido pela glândula pineal, apresenta um período de secreção à noite, sensível à luminosidade, com pico no início da noite e declínio no final. No ser humano, o hormônio começa a ser secretada ao redor do 4º mês de vida. Portanto, a partir disso, o quarto do bebê deve ser escuro, sem o uso de luzes para não interfir em sua secreção, já que a luz interfere na produção e secreção do hormônio. Alguns estudos

Tabela 26.1. Evolução do Sono

Faixa de idade	Média de horas de sono	Características do sono
Recém-nascidos (0 a 30 dias de vida)	- 16 a 20 horas	Ciclos de sono com 1 a 4 horas de duração, intercalados por período de vigília de 1 a 2 horas, independente de ser noite ou dia.
Lactentes (1 a 12 meses)	- 14 a 15 horas (em torno do 4º mês de vida) - 13 a 14 horas (em torno do 6º mês de vida)	Entre 6 semanas e 3 meses começa a ocorrer diferenciação dos ciclos de sono diurnos e noturnos, que ficam mais longos. Após os 6 meses, observa-se sonecas diurnas (em torno de 2 por dia) que podem durar de 2 a 4 horas.
De 1 a 3 anos	- 12 horas	Sono noturno consolidado e uma soneca por dia (1,5 a 3,5 horas).
Entre 2 e 3 anos	- 12 horas	O sono noturno deve estar consolidado, e as sonecas durante o dia tendem a diminuir ou acabar. Podem aparecer os "medos noturnos" nessa fase.

mostram comprimento de onda entre 446 e 447 nm, que é percebido pelo humanos como luz azul, suprime a secreção desse hormônio. Essas luzes são encontradas em lâmpadas de led e em aparelhos eletrônicos.

AMAMENTAÇÃO

A amamentação é vital para a saúde de uma criança, reduzindo custos e trazendo benefícios relacionados à saúde. A primeira amamentação pós-parto é essencial para a formação e fortalecimento do sistema imune. Segundo a OMS (Organização Mundial da Saúde) e o UNICEF (Fundo das Nações Unidas para a Infância), o aleitamento materno deve ser exclusivo por seis meses. Sendo também é uma importante fonte de energia e nutrientes até os 23 meses.

Para entender as disfunções da sucção na amamentação é importante ter conhecimento sobre sua fisiologia. Do primeiro até o início do segundo trimestre o bebê faz uso dos reflexos para tal, através do reflexo de busca e de sucção. O neonato apresenta sua mandíbula pequena, dessa forma a língua apoia-se sobre o lábio inferior, anteriorizada e inferiorizada. A língua é grande, a base próxima à epiglote, próximo ao palato mole. Tudo isso para facilitar o ato de sugar, deglutir e respirar. Na **Figura 26.8.** está demonstrada a forma ideal.

As estruturas anatômicas importantes para tal função incluem a cavidade oral, lábios, língua, bochechas, mandíbula, palatos mole e duro, osso hioide, cartilagem tireoide, epiglote, músculos faciais, periorais e constritores da faringe, além dos nervos cranianos I, V, VII, IX, X e XI.

A língua é uma das partes que mais participa durante a sucção. É uma estrutura muscular dividida em intrínseca e extrínseca. Os músculos intrínsecos são longitudinal superior, longitudinal inferior, músculo transverso e músculo vertical. Já os extrínsecos são genioglosso, hioglosso, estiloglosso e palatoglosso.

A sucção, no início, é um ato reflexo, mas a extração do leite exige o processo de aprendizagem para que o RN adapte suas condições orais para o encaixe na mama. São nessas situações que podemos nos deparar com as dificuldades no processo.

O processo se dá inicialmente pela abertura ampla da boca, contato dela com aréola e mamilo, formando um lacre, sendo que a parte anterior dos lábios são voltados para fora. A língua se apoia na gengiva, curvando-se superiormente (canolamento). Na parte posterior da boca, a língua eleva-se em direção ao palato mole, o bico do peito toca entre a região dos palatos facilitando a extração e deglutição. Os movimentos da mandíbula que ocorrem em sequência são depressão (pterigoide lateral, supra e infra hioides); protrusão para alcançar a mama (pterigoides lateral e medial e masseter), elevação para compressão dos seios lactíferos (masseter, temporal e pterigoide medial), retrusão para extração do leite (temporal, digástrico posterior). Esses estímulos são importantes para o desenvolvimento da ATM e dos ossos cranianos. A língua eleva lateralmente (músculos transverso e vertical) e a ponta para formar uma concha. Ao entrar em contato com a língua ocorre movimento peristáltico rítmico, direcionando a língua para orofaringe para compressão do mamilo para extração. A ponta da língua garante a vedação se mantendo anterior. Em todo esse mecanismo não há necessidade força excessiva.

O leite materno é um fluido complexo que contém mais de 200 componentes e é importante para o desenvolvimento saudável do bebê. A amamentação promove diversos benefícios, como diminuição de infecções gastrointestinais e respiratórias, otite média, fornece proteção

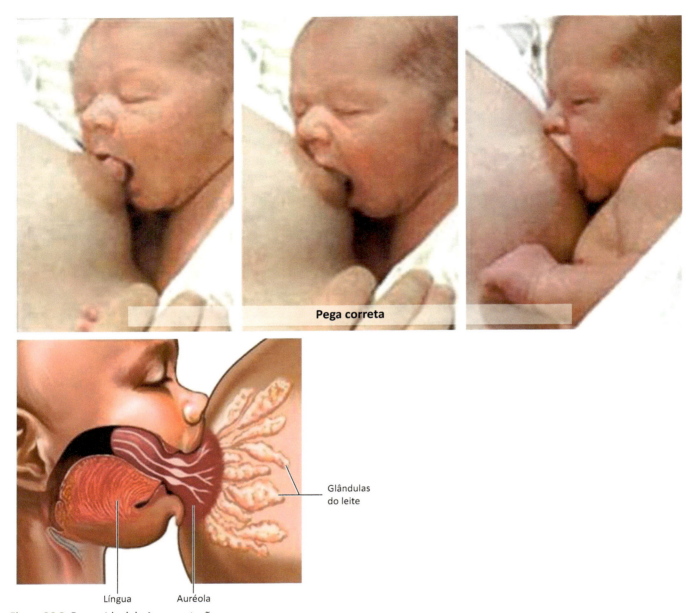

Figura 26.8. Forma Ideal da Amamentação

contra doenças atópicas. Também reduz dor em crianças, auxilia no desenvolvimento cognitivo e visual, além de impacto positivo para saúde da mãe.

Biomecanicamente, a amamentação é importante no desenvolvimento craniano também. Ocorre uma tração muscular estimulando o desenvolvimento orofacial, contribuindo assim para a oclusão dentária. Dessa forma, estimula o crescimento mandibular, tanto dos côndilos como no crescimento sagital. Devido ao movimento da língua contra o palato, essa região é moldada e do movimento dessa estrutura produz movimento padrão craniano de flexão e rotação lateral. Cria então um efeito positivo no equilíbrio do crânio.

AVALIAÇÃO EM PEDIATRIA (SERGUEEF, 2007, FAJARDO, 2010, TECKLIN, 2002, MOECKE, MITHA 2009, CARREIRO, 2010)

Anamnese

Inicialmente, na anamnese, os pais podem iniciar a conversa pela queixa que trouxe para análise de um osteopata. Ou o osteopata pode organizar dividindo na seguinte forma:

1. **História da gravidez:** data da última menstruação, complicações obstétricas, prematuridade,

pós-termo, dores (como lombalgia, pressões significantes na região costal, diafragmática, toracolombar), questões emocionais, movimentos fetais, apresentação do bebê e contrações de Braxton Hicks.
2. **Processo de nascimento:** espontâneo ou induzido (qual motivo), uso de ocitocina, tipo de analgesia ou anestesia, tipo de apresentação, presença de circular de cordão umbilical, duração e dificuldade no parto, complicações, instrumentação, cesariana, episiotomia.
3. **Informação do neonato:** sexo, peso, comprimento, perímetro cefálico, Apgar, necessidade de intervenções como intubação, complicações ortopédicas (fraturas, displasias...), neurológicas (hemorragias, neuropatia traumática), moldagem craniana.
4. **História pós-parto:** sucção, método de alimentação, problemas digestivos, uso de chupetas, chupa dedos, respiração, regurgitação, irritabilidade, qualidade do sono, pesadelos, brincadeiras, posição preferencial ou não, amplitude de movimento, ruídos articulares, comportamentos repetitivos, tiques, balanços, bater palmas, nascimento do primeiro dente, mordidas cruzadas, bruxismo, DNPM, doenças, desordem de atenção.

Avaliação do Desenvolvimento Neuropsicomotor

- Controle cefálico: em todas as posturas e puxado para sentar;
- Rolamento em bloco e/ou dissociado;
- Sentado: *taylor sitting, long sitting, side sitting;*
- Levantar-se;
- Ajoelhado e semi-ajoelhado;
- Em pé;Marcha;
- Alcance, manutenção e manipulação; e
- Avaliação dos reflexos.

Inspeção

Deve ser realizada de forma estática e dinâmica.

- **Estática:** analisar padrões respiratórios, marcas, diferença de um lado e outro, assimetrias, hiperemia, lesões, cicatrizes, distribuição do cabelo.

- **Dinâmica:** analisar minuciosamente os movimentos. Verificar qualidade, amplitude, restrições, assimetrias.

Palpação

As mãos devem estar aquecidas e higienizadas. Palpar a pele e verificar suas características como oleosidades, aspereza, suavidade. Palpando mais profundamente, verificar músculos sentindo sua textura, tono, volume e forma.

É importante palpar durante o movimento também apreciando a tensão dos tecidos, amplitude, mobilidade articular, MRP. Realizar movimentos passivos para verificar restrição.

Ausculta Fascial

Pode ser feito no sentido crânio caudal ou vice-versa. Por exemplo, iniciando pelos tornozelos, analisar os movimentos rotacionais para verificar sua motilidade e subindo pelas pernas, coxas, ilíacos, abdominal, torácica, membros superiores, crânio. Sempre utilizando as duas mãos. Outra forma é perceber a área restrita, da mesma forma que ausculta a motilidade, verificar onde a mão do osteopata será tracionada. Por exemplo, numa disfunção da sacrilíaca direita, ao iniciar pelos tornozelos, a mão direita será tracionada superiormente e ao realizar a região abdominal a mão direita é tracionada inferiormente. Feito isso, é importante analisar a mobilidade articular.

Com a criança em decúbito dorsal na maca é possível realizar a maior parte da avaliação osteopática.Crânio

Análise de todo o crânio;
o Palpação das suturas e fontanelas verificando complexo côndilos-atlas-axis com a base do crânio, MRP.
o **Face:** forma de abertura da boca, sucção (palatinos, vômer e maxilas), ATM, língua, hioide, aspecto das órbitas (sete ossos). Avaliar gânglio pterigopalatino, avaliar etmoide (inserção da foice).
o Avaliar as fontanelas buscando assimetrias.
o SEB:
- **Fisiológico:** flexão, extensão, torção, inclinação e rotação (SBR). Se existe uma tendência em algumas dessas ocorrem na linha média. Se for lateral é mais inclinação e torção.

- Se tiver torção, strain lateral e SBR geralmente acompanham disfunções de C0 e C1.
- o **Orelha:** aurícula, a membrana da orelha, cartilagem que vem do meato acústico externo, se tiver mal posicionado tem impacto na função do ouvido médio, onde tem tuba faringo-timpânica (auditiva), a drenagem fica perturbada assim como equilíbrio pressórico.
- o Testar mobilidade do temporal.
- o **Disfunção intraóssea dos côndilos occipital:** com os dedos mínimos, posterior aos côndilos e polegares nas asas maiores do esfenoide. Perceber flexão e extensão. Na extensão junta os cotovelos e separa os côndilos fazendo pronação.

Análise estrutural

Análise da mobilidade da coluna cervical:**C0 e C1:** mão no ângulo da mandíbula apoiando as mãos nos arcos zigomáticos. Realizar a flexão capital e analisar a presença de restrição.

- o **C7-T1:** uma mão no esterno e outra na região C7-T1. Realizar a flexão, extensão, inclinação e rotação e analisar presença de restrição.
- o **Ausculta:** mãos, inferior tubérculo de C1 e outra mão na região frontoparietal. Ausculta flexão e extensão (MRP). Na fase de extensão levar C1 para anterior enquanto a outra mão faz flexão leve da cabeça. Mantém bloqueado na flexão e ganha na extensão.

Análise da Mobilidade do Membro Superior

- o Distócia do ombro pode levar a alterações claviculares, plexo braquial e 1ª costela;
- o Cabeça do úmero (deslizamentos anteroposteriores);
- o Clavícula (rotações, esterno clavicular e acromioclavicular);
- o Cotovelo (úmero ulnar, rádio);
- o Análise da mobilidade das costelas (primeiras e demais);
- o Análise da mobilidade intraóssea do esterno;
- o Análise da mobilidade das articulações sacroilíacas;
- o Mobilidade do sacro através da ausculta;
- o Avaliação da mobilidade em supino;
- o Análise da mobilidade das articulações coxofemorais (deslizamentos anteroposteriores da cabeça femoral);
- o Análise da mobilidade dos joelhos (lateralidades, deslizamentos anteroposteriores da tíbia, rotações da tíbia);
- o Análise da mobilidade dos tornozelos;
- o Análise da mobilidade passiva de dorsiflexão e flexão plantar;
- o Avaliar através da palpação e mobilidade de dorsi e flexão plantar a membrana interóssea;
- o Palpação do diafragma respiratório;
- o Suspendendo a criança ventralmente buscando restrições;Ausculta do tórax e abdome;
- o Palpação de esfíncteres viscerais e densidades teciduais nas cavidades;
- o Análise da mobilidade e motilidade visceral;Dura-máter: com a criança suspensa segurando pelo crânio e pelve avaliar a mobilidade da dura-máter realizando compressão e descompressão;
- o A análise da mobilidade vertebral torácica e lombar de uma criança pequena pode ser feita com o paciente no colo do avaliador em decúbito dorsal ou ventral.

Amamentação

É importante analisar o posicionamento e a pega. O posicionamento inadequado da mãe e/ou do bebê gerar traumas, dores, dificultando a continuidade do aleitamento.

O posicionamento deve ser confortável para ambos. O RN deve ficar com seu corpo voltado para o corpo da mãe com sustentação do quadril. O mau posicionamento gera gasto energético excessivo, fazendo que canse rapidamente, adormeça, se agite, se irrite ou chore.

Já durante a pega e a ordenha é importante analisar os reflexos orais, sinais de fome e procura. O queixo deve tocar a mama, lábios para fora através do orbicular da boca para selamento labial. A língua deve envolver a região inferior da aréola e mamilo. Os movimentos mandibulares devem ser suaves, coordenados com ritmo da deglutição e respiração sem o uso excessivo do bucinador.

Importante analisar o vínculo como toque, contato visual, toques físicos. Tanto antes, durante e depois.

Em relação ao comportamento, segundo Barnes *et al.*, 1953, pode ser classificado como:

- **Barracudas:** grande interesse;
- **Excitados inefetivos:** não estabelecem um ritmo constante;
- **Procrastinadores:** adiam a sucção por 4 a 5 dias até apojadura (descida do leite);
- **Gulosos:** insistência em degustar, aproveitam o peito, cheiram;
- Tranquilos.

Já para análise da sucção, o osteopata deve introduzir o dedo mínimo com luva, pressionando-se o palato contra a falange distal para estimular o reflexo de sucção. Como resposta, a sucção deve ser vigorosa e adequada, a língua deve envolver o dedo do examinador, ultrapassando a gengiva inferior, executando um movimento da ponta para base no sentido caudal cranial (ondulatório), sendo que a ponta permanece projetada anteriormente à boca. Os lábios devem estar relaxados. Em seguida, ainda com o dedo intra-oral, analisar os movimentos do hioide e da cartilagem da tireoide. Esse devem realizar movimentos no sentido cranial e caudal durante a deglutição. E por fim, analisar os movimentos dos côndilos mandibulares: durante a abertura os condilos devem anteriorizar.

Algumas considerações nessa avaliação:

- Se o lábio superior estiver interno, deve-se atentar em relação a um desequilíbrio entre orbicular da boca e bucinador (VII par craniano, bem como as tensões musculares);
- Padrões mordedores, se não for por estímulo na região interna da gengiva (nesse toque pode estimular reflexamente), importante verificar tensões nos músculos da mastigação;
- Avaliar a mobilidade do hioide, pois além de alguns músculos da língua se inserirem nesse osso, como genioglosso e hioglosso, músculos supra hióideos e infra-hióideos participam na deglutição e na depressão da mandíbula. Algumas considerações: se o hioide estiver mais superior deve-se investigar os supra hióideos, mais inferior os infra-hióideos, posterior os constritores da faringe;
- Avaliar a mobilidade da língua e buscar pontos de maior tensão;
- Avaliar as suturas relacionadas as inervações de músculos que participam do processo mamada: esfenoide (V par), temporal (VII par) e occipital (XII par);
- Avaliar o palato: maxila e palatinos já que são guias para língua;
- Avaliar cervical, seja pela fáscia cervical e pela inervação de músculos hioides.

RGE

A inspeção abdominal verificando o formato, contorno e os movimentos durante a respiração são importantes. O músculo abdominal deve ser arredondado devido à flacidez tônica dessa região. Observar assimetrias abdominais, tensões abdominais principalmente no processo xifoide, verificar se a cicatriz umbilical é centralizada ou decentralizada, ou protrusa. Outro ponto importante de análise são os dentes, como presença de cárie ou placa bacteriana.

Avaliar a dobradiça crânio cervical, relação entre occipital e temporal devido a possibilidade de compressão do forame jugular que impacta na saída do X par craniano. Analisar de C3 a C5 devido ao nervo frênico e sua ação no diafragma, bem como a análise desse músculo buscando tensões e assimetrias. Verificar a mobilidade e motilidade entre estômago e diafragma.

Cólica

Primeiro investigar se o choro excessivo tem causa orgânica. Feito isso, a osteopatia, então, pode auxiliar na redução aferente através do reflexo viscerosomático. É importante analisar a postura da criança. Nessa situação o bebê pode apresentar um padrão flexor dos membros inferiores, aumento da lordose lombar aumentando a distensão abdominal, tensão abdominal devido à presença de gases.

Na análise física verificar a motilidade e mobilidade craniana e abdominal. Disfunções no occipital, dobradiça craniocervical, cervicais superiores, torácica, costelas, lombar superior, diafragma, parede abdominal, sacro-ilíaca podem ser encontradas.

Constipação

Com o bebê em supino observar formato abdominal, possíveis distensões. A palpação abdominal procurando tensões abdominais é importante, assim como a dobradiça toracolombar devido ao músculo psoas ou resposta somatovisceral simpática, sacro, cóccix devido à resposta somatovisceral parassimpática.

TRATAMENTO

Organizando a Prática

Inicialmente, é interessante respeitar o tempo do bebê. Se ele está sendo alimentado, devemos esperar até que o ato finalize. Outro ponto importante é o contato visual. Assim que isso ocorre podemos avaliar fisicamente, pois intervir diretamente com o bebê sem esse contato é provável que a sessão não seja tão eficaz.

O ambiente pode ajudar no tratamento, seja para relaxar o paciente como os pais. A presença de brinquedos, livros, músicas, vídeos apropriados podem ser importantes aliados.

A comunicação com o bebê pode influenciar no tratamento também. Não existe uma receita mágica que dê certo com todos os bebês. Porém, alguns sons e gestos podem ajudar a manter o bebê confortável e confiante, como emitir sons com a língua, abrir e fechar a boca, mostrar a língua podem ser úteis para a distração e acalmar o bebê.

Não é raro que o bebê chore em uma consulta, o toque excessivo e a limitação do movimento para uma técnica no crânio, por exemplo, podem causar o choro. Por isso é importante ter a possibilidade de intervir através de diferentes posicionamentos, tais como em supino, no colo do osteopata, no colo dos pais, etc. Apesar de o tratamento focar no indivíduo e não na doença, alguns estudos osteopáticos têm demonstrado resultados promissores. Para isso, utilizam alguns protocolos de atendimento a fim de padronizar e ter a possibilidade de comparar os resultados para discussão.

Em relação à prática vai depender da avaliação minuciosa, é difícil demonstrar todas as possibilidades. Nesse capítulo, vamos dividir em alguns exemplos.

Técnicas Cranianas

Sobreposição

Para corrigir as disfunções em sobreposição, os polegares cruzados deixando a sutura entre eles; ou polpa dos dedos das mãos em cada lado da sutura e exercer uma tensão em afastamento dos contatos até a barreira. Essa tensão é mantida até que a barreira se desfaça, conforme mostrado na **Figura 26.9**.

Torção Intraóssea

É necessário realizar técnica de correção quando esses centros são palpados e se encontra um ou mais deles mais

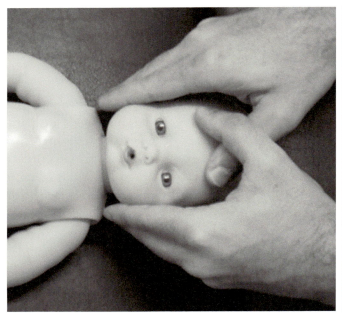
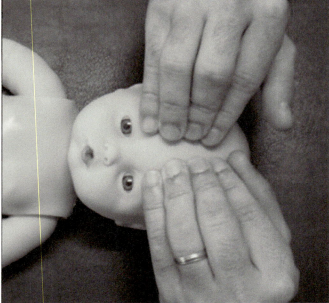

Figura 26.9. Correção das Disfunções em Sobreposição

denso, proeminente/aplanado e com tensões torcionais. Tomar contato com a polpa dos cinco dedos de uma das mãos ao redor do centro de ossificação. Em seguida vai exercer uma tensão divergente entre os dedos quando o centro está mais proeminente, ou uma tensão convergente quando o centro encontra-se mais aplanado. Mantendo essa barreira inicial vai buscar as tensões torcionais e caso exista assimetria entre a tensão horária e anti-horária, deve realizar uma técnica de correção direta indo no sentido da barreira até que essa se desfaça, conforme mostrado na **Figura 26.10**.

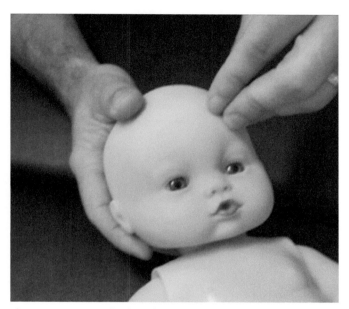

Figura 26.10. Correção da Disfunção de Torção Intraóssea

Membrana Intracraniana

Uma das mãos fica posicionada sob o occipital da seguinte forma: o dedo médio fica na linha média do occipital no sentido das inserções da foice do cerebelo; as articulações metacarpofalangianas são posicionadas ao longo das inserções da tenda do cerebelo; o polegar e o dedo mínimo ou anular são posicionados justamente acima do astério.

A outra mão toma os seguintes contatos: dedo médio ao longo da foice do cérebro; articulações metacarpofalangianas sobre a sutura coronal; o polegar e o dedo mínimo ou anular são posicionados justamente acima do ptério.

O fisioterapeuta deve inicialmente impor um leve pressão dos contatos no sentido do centro do crânio até obter a barreira membranosa. Mantendo essa barreira, o fisioterapeuta agora busca os parâmetros funcionais realizando movimentos com as duas mãos no sentido anterior ou posterior, direita ou esquerda, e rotação horária e anti-horária. Quando encontrar o *stil point*, o fisioterapeuta deve manter todos os parâmetros até a percepção de liberação membranosa, conforme mostrado na **Figura 26.11**.

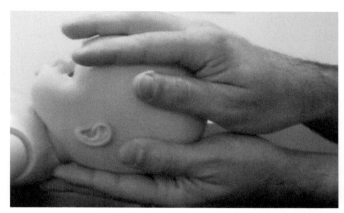

Figura 26.11. Correção de Distorção na Membrana Intracraniana

Moldagem

O objetivo é equilibrar a forças atuantes nas porções escamosas dos ossos. O osso parietal é tratado nesse exemplo. A primeira fase da técnica busca descomprimir as suturas que fazem parte do osso a ser tratado. É necessário realizar uma tração tecidual no intuito de tensionar a sutura afastando os ossos. Essa tensão é mantida por alguns segundos até se perceber mudança na textura tecidual. Na segunda fase da técnica é necessário tomar contato com o centro da palma de uma das mãos na localização do centro de ossificação desse osso. A mão inicialmente se molda com as articulações da mão levemente flexionadas, e em seguida induz uma tensão aplanando sua mão no sentido do estender as articulações de sua mão. É necessário atingir a barreira de tensão óssea e mantê-la até que a textura se modifique, conforme mostrado na **Figura 26.12**.

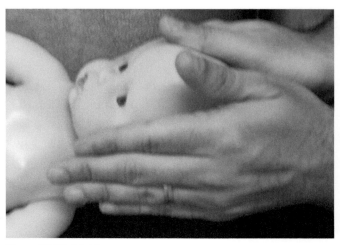

Figura 26.12. Moldagem

Técnicas Viscerais

Peritônio

O paciente permanece em decúbito ventral. A ideia é que a própria posição do paciente favoreça que as vísceras abdominais fiquem apoiadas nas mãos do fisioterapeuta. Tomados os contatos, o fisioterapeuta inicialmente realiza, uma leve tensão no sentido posterior do paciente, com suas mãos, no intuito de sustentar as vísceras. Essa tensão é levada até sentir o relaxamento da cadeia visceral em suas mãos. Mantendo essa barreira, o fisioterapeuta busca o relaxamento funcional do peritônio, testando os movimentos e buscando a facilidade dos mesmos: deslizamento cefálico ou caudal, deslizamento para a direita ou esquerda, rotação horária ou anti-horária. Os parâmetros são mantidos até o relaxamento completo da cavidade abdominal. Vide **Figura 26.13**.

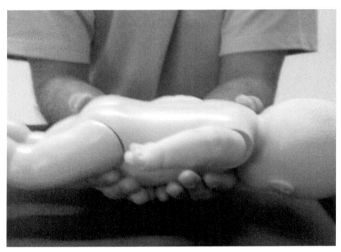

Figura 26.13. Técnicas Viscerais

Técnicas Articulares

Sacro-ilíaca

O paciente posicionado em decúbito dorsal e o fisioterapeuta, sentado ao seu lado. Sua mão caudal toma contato com o polegar e indicador nas EIASs bilateralmente. Sua mão cefálica toma contato com os dedos indicador e médio centralmente no sacro, de tal forma que o indicador fique na região da base e o dedo médio no ápice do sacro. O primeiro parâmetro deve ser a compressão das EIASs medialmente até que se perceba a repercussão no sacro. Mantendo o mesmo nível de compressão, a mão cefálica deve buscar os movimentos facilitados do sacro: flexão/extensão, deslocamento cefálico/caudal, inclinação lateral direita/esquerda. É necessário manter os parâmetros de forma acumulativa até encontrar o ponto de relaxamento fascial máximo. Quando o *still point* é encontrado, a posição deve ser mantida estaticamente até a percepção de liberação do sacro em relação aos ilíacos, como mostrado na **Figura 26.14**.

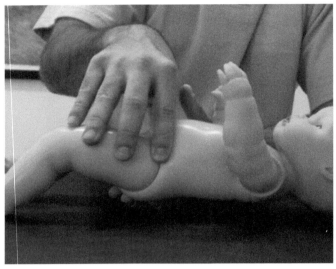

Figura 26.14. Técnicas Articulares

REFERÊNCIAS

1. Bastos S, Almeida J, Veiros I, Bártolo M, Ribeira T, Nunes R. Torcicolo Muscular Congénito. *Revista da Sociedade Portuguesa de Medicina Física e de Reabilitação* I Vol 25 I N° 1 I Ano 22 (2014)
2. Belcastro MR, Backes CR, Chila AG. Bronchiolitis: a pilot study of osteopathic manipulative treatment, bronchodilators, and other therapy. *J Am Osteopath Assoc.* 1984;83(9):672–676
3. Berkowitz MR. Osteopathic approach to treating a patient with congenital infantile torticollis reveals unusual presentation of absence of concomitant cranial base strain pattern : A case report. *International Journal of Osteopathic Medicine.* 2017, 25:017 46e48.
4. CABRERA, M. *Effects of manual therapy on treatment duration and motor development in infants with severe nonsynostotic plagiocephaly: a randomised controlled pilot study,* 2016. DOI: 10.1007/s00381-016-3200-5
5. Carreiro JE. *An osteopathic approach to children.* Philadelphia: Churchill Livingstone Elsevier, 2009.
6. Casella L, Casella E, Baldacci E, Ramos J. Torcicolo paroxístico benignoda infância. Diagnóstico e evolução clínica de seis pacientes. *Arq Neuropsiquiatr.* 2006; 64:845-8.
7. Chantal Morin, Johanne Desrosiers & Isabelle Gaboury (2018): Enablers and barriers to the development of interprofessional collaboration between physicians and osteopaths: A mixed methods study, Journal of Interprofessional Care, DOI: 10.1080/13561820.2018.1435515
8. Dudkiewic, I, Ganel A, Blankstein A. Congenital muscular torticollis in infants: Ultrasound-assisted aiagnosis and evaluation. *J Pediatr Orthop.* 2005; 25:812-14.
9. Duncan B, McDonough-Means S, Worden K, Schnyer R, Andrews J, Meaney FJ. Effectiveness of osteopathy in the cranial field and myo-

fascial release versus acupuncture as complementary treatment for children with spastic cerebral palsy: a pilot study. *J Am Osteopath Assoc.* 2008;108(10):559–570

10. Fajardo F. *Tratado integral de osteopatia pediátrica.* Madrid: Editorial Dilema, 2010.

11. Fish D, Lima D. An overview of positional plagiocephaly and cranial remolding ortheses: a review of literature. *J Prosthet Orthot.* 2004;16(4):S9-S14.

12. Freed S, Coulter-O'Berry C. Identification and treatment of congenital muscular torticollis in infants. *Prosthet Orthop Int.* 2004;16:18-23.

13. Freitas RS, Alonso N, Shin JH, Persing J. Assimetrias cranianas em crianças: diagnóstico diferencial e tratamento. *Rev Bras Cir Craniomaxilofac.* 2010;13(1):44-8.

14. FURUYA Y, Edwards MS, Alpers CE, Tress BM, Ousterhout DK, Norman D. Computerized tomography of cranial sutures. Part 1: comparison of suture anatomy in children and adults. *J Neurosurg.* 1984;61:53-8.

15. Holman RC, Shay DK, Curns AT, Lingappa JR, Anderson LJ. Risk factors for bronchiolitis-associated deaths among infants in the United States. *Pediatr Infect Dis J.* 2003;22:483-90.

16. JUNG, K. BOK; YUN, S. IN. Diagnosis and treatment of positional plagiocephaly, 2020. Doi: 10.7181/acfs.2020.00059

17. KABBANI H, RAGHUVEER TS. Craniosynostosis. *Am Fam Physician* 69:2863–2870, 2004.

18. KAJDIC, N. Craniosynostosis Recognition, Clinical, Characteristics and treatment. *Bosnian journal of basic medical sciences*, 2018. Disponível em: <https://www.ncbi.nlm.nih.gov/pmc/articles/PMC5988529/

19. Kandell E, Schwartz JH, Jessel TM. *Principios da neurociencias.* São Paulo: 5ª edição, Artmed, 2014.

20. Leader S, Kohlhase K. Recent trends in severe respiratory syncytial virus (RSV) among US infants,1997 to 2000. *J Pediatr.* 2003;143:S127-S32.

21. Lessard S. Projet de standardisation clinique explorant l'effet du traitement ostéopathique sur les asymétries crâniennes chez les nourrissons. Thèse de doctorat, Collège d'Etudes Ostéopathiques de Montréal. 2007.

22. Lent R. *Cem bilhões de neurônios.* 2ª edição. Rio de Janeiro: Editora Atheneu, 2010.

23. Lundy-Ekman L. *Neurociencia: fundamentos para reabilitação.* Rio de janeiro: 3ª edição, Elsevier, 2008.

24. MacDonald D. Sternomastoid Tumour and Muscular Torticollis. *J Bone Joint Surg* Am. 1969; 51 B:432-42.

25. Martelli M, Cardinalli L, Barlafante G, Pizzolorusso G, Renzetti C, Cerritelli F. Do placebo effects associated with sham osteopathic procedure occur in newborns? Results of a randomized controlled trial. *Complementary Therapies in Medicine*, 2014, 22: 197-202.

26. Miano S, Parisi P, Pelliccia A, et al. Melatonin to preventmigraine or tension-type headache in children. *Neurol Sci* 2008; 29: 285–287.

27. Moeckel E, Mitha N. *Textbook of pediatric osteopathy.* Philadelphia: Elsevier, 2008.

28. Neto JFL, Hemb L, Silva DB. Fatores de risco para otite média aguda recorrente: onde podemos intervir? - uma revisão sistemática da literatura. *J. Pediatr.* (Rio J.) vol.82 no.2 Porto Alegre Mar./Apr. 2006

29. Nuysink, J, Haastert, I, Takken, T, Helders, P Symptomatic asymmentry in the first six months of life: differential diagnosis. *Eur J Pediatr.* 2008, Vols.167:613-619.

30. Pastor-Pons I, Hidalgo-García C, Lucha-López MO, Barrau-Lalmolda M, Rodes-Pastor I, Rodríguez-Fernández ÁL, Tricás-Moreno JM. Effectiveness of pediatric integrative manual therapy in cervical movement limitation in infants with positional plagiocephaly: a randomized controlled trial. Ital J Pediatr. 2021 Feb 25;47(1):41. doi: 10.1186/s13052-021-00995-9. PMID: 33632268; PMCID: PMC7908758.

31. Pastor-Pons I, Lucha-López MO, Barrau-Lalmolda M, Rodes-Pastor I, Rodríguez-Fernández ÁL, Hidalgo-García C, Tricás-Moreno JM. Efficacy of pediatric integrative manual therapy in positional plagiocephaly: a randomized controlled trial. Ital J Pediatr. 2021 Jun 5;47(1):132. doi: 10.1186/s13052-021-01079-4. PMID: 34090515; PMCID: PMC8180102.

32. Peres M and Gonc¸alves A. Double-blind, placebo comtrolled, randomized clinical trial comparing melatonin 3mg, amitriptyline 25 mg and placebo for migraine pre-vention. Neurology 2013; 80: S40.005.

33. SERGUEEF, N. Palpatory diagnosis of plagiocephaly. Complementary Therapies in Clinical Practice, 2006, Disponível em: <https://www.researchgate.net/publication/7133431_Palpatory_diagnosis_of_plagiocephaly>

34. Sergueef N. *Cranial osteopathy for infants, children and adolescents a pratical handbook.* UK: Churchill Livingstone Elsevier, 2007.

35. Schreen G, Matarazzo CG. Tratamento de plagiocefalia e braquicefalia posicionais com órtese craniana: estudo de caso . *Einstein.* 2013;11(1):114-8

36. Tecklin JS. Fisioterapia Pediátrica. Porto Alegre: 3ª edição, Artmed, 2002.

37. Wyatt K, Edwards V, Franck L, et al. Cranial osteopathy for children with cerebral palsy: a randomised controlled trial. *ArchDis Child.* 2011;96(6):505–512

Capítulo 27

OSTEOPATIA BASEADA EM EVIDÊNCIAS

Hugo Pasin Neto
Gustavo Luiz Bortolazzo

INTRODUÇÃO

Todas as decisões tomadas em nossas vidas são baseadas em evidências, algumas delas mais objetivas e outras nem tanto. Porém, a cada "passo", analisamos o custo/benefício de cada ação e tomamos uma decisão. Na atuação profissional, não poderia ser diferente.

Profissionalmente, as decisões devem ser mais técnicas, mais racionais. Diante disso, aumenta a importância de a tomada de decisão ser baseada em dados mais objetivos e menos subjetivos. Porém, os dados objetivos e subjetivos, apresentam seus benefícios e limitações e podem se complementar. O objetivo desse capítulo é fazer uma reflexão sobre a prática da Osteopatia baseada em evidências e, em seguida, apresentar algumas evidências científicas determinantes na construção dessa ciência.

PRÁTICA BASEADA EM EVIDÊNCIA

Essa visão da prática médica baseada em evidência surge na metade do século XIX com a intenção de reforçar a importância de aliar os dados produzidos através de pesquisas científicas com outros mais tradicionais, como a experiência do profissional da saúde e do paciente em relação à queixa ou doença apresentada pelo mesmo (Masic, 2008). Essa ideia fica clara no artigo escrito por Sackett (1996), um dos precursores dessa proposta:

> "A prática de medicina baseada em evidências significa integrar a experiência clínica individual com a melhor evidência científica disponível de pesquisas sistemáticas"

Essa crescente tendência de um olhar mais pragmático para a relação saúde/doença, aliada ao avanço da tecnologia, permitiu entender detalhadamente as respostas fisiológicas, biomecânicas, sociais, metabólicas, nutricionais, entre outras, e trouxeram benefícios e avanços positivos inimagináveis para diversos tratamentos, além de possibilitar ao clínico utilizar os melhores conhecimentos no cuidado ao paciente.

Nesse sentido, Herbert *et al.* (2011) avançam na importância do pragmatismo em relação às definições prévias e declaram que a prática baseada em evidências obrigatoriamente estaria vinculada a pesquisas clínicas relevantes e de alta qualidade. Assim, pesquisas clínicas de baixa qualidade, opiniões consensuais e experiência clínica do profissional não poderiam ser considerados como "baseado em evidências". Porém, os autores reforçam que, apesar desses exemplos acima, por definição, não deverem ser incluídos na proposta da prática baseada em evidências, esse conhecimento deve ser sempre levado em consideração na tomada de decisão, pois, segundo os autores, às vezes, o conhecimento prático pode sobrepor as evidências científicas ao considerar todo o contexto do paciente.

Essa é uma discussão, presente nos meios acadêmicos, afinal essa possibilidade de se basear e nortear por essas evidências científicas, originadas de pesquisas pragmáticas, ganharam muita força no decorrer dos anos, e ainda continuam crescendo, de tal forma que essa possibilidade, muitas vezes podem se transformar em uma obrigatoriedade, ou seja, tantos avanços podem pressionar a tomada decisão baseada em apenas um componente, no caso, o científico. Dessa forma, correria o risco de outros fatores não serem observados e considerados, como a experiência prévia do profissional no tratamento daquela doença, naquele determinado "tipo" de paciente, com aquele determinado hábito e costume, morador daquela região específica, com uma determinada disponibilidade de tempo e dinheiro para o tratamento, etc.

Entre esses diversos aspectos citados, Montori e Guyatt (2008) destacam a necessidade de considerar a experiência prévia do paciente relacionado àquela queixa ou doença. Segundo Edwards e Elwyn (2001), os pacientes se envolvem, cada vez mais na tomada de decisão relacionada à sua condição, diferente do que era praticado no passado, onde o profissional determinava o tratamento. Agora, segundo o autor, muitos pacientes esperam receber a oportunidade de contribuir e compartilhar decisões e escolhas envolvendo sua saúde, demonstrando que vivemos uma mudança cultural importante nesse aspecto.

Diante do exposto, fica evidente como a tomada de decisão clínica é complexa e desafiadora para todo profissional da saúde, pois ela deve estar apoiada em muitos aspectos, como, pesquisas clínicas de alta qualidade (evidências científicas), informações dos pacientes sobre suas preferências, considerando e respeitando os seus aspectos culturais e econômicos, bem como, a experiência do profissional relacionado àquela situação.

Nível de evidências científicas

Segundo Ministério da Saúde (2014), em um manual que visa determinar a graduação da qualidade de evidências e força de recomendação para a tomada de decisão em saúde, o nível de evidência representa a confiança na informação utilizada, podendo ser alto, moderado, baixo ou muito baixo.

O primeiro aspecto relacionado a qualidade é o delineamento do estudo. Por exemplo, um ensaio clínico aleatorizado é considerado de alta qualidade, enquanto estudos observacionais são classificados como baixa. Apesar de ambos serem estudos que envolvem uma pesquisa clínica com pessoas, existe uma grande diferença na metodologia, fazendo com que os resultados de um ensaio clínico sejam mais relevantes cientificamente do que um observacional.

Enquanto estudos observacionais visam coletar informações de pessoas em seus ambientes normais visando perceber a influência de um determinado comportamento ou ação ao longo do tempo, ensaios clínicos são estudos que visam avaliar as respostas de uma intervenção específica para uma pré-determinada população, geralmente comparada a outra intervenção ou um grupo controle (grupo que não recebeu nenhuma intervenção), visando tratar, prevenir ou reconhecer uma determinada condição clínica.

Essa segunda metodologia é considerada de alta qualidade justamente por permitir um maior controle dos fatores influenciadores do resultado, e dessa forma, a conclusão dessa pesquisa poder ser utilizada pelos profissionais como uma boa referência. Porém, um ensaio clínico de alta qualidade precisa de outras características, que vão além do seu delineamento, para que seu resultado possa ser usado com confiança. Nesse sentido, um grupo de fisioterapeutas clínicos e acadêmicos do *Institute for Musculoskeletal Health da University of Sydney e do Sydney Local Health District,* elaboraram em 1999 um banco de dados de ensaios clínicos aleatorizados e revisões sistemáticas que visavam facilitar o acesso às evidências de alta qualidade, denominado PEDro (Physiotherapy Evidence Database). Além de disponibilizar esse banco de dados, eles criaram uma avaliação crítica desses ensaios clínicos denominada "Escala PEDro" que permitem aos usuários classificar o estudo pela qualidade.

Esses critérios são relacionados a metodologia de pesquisa e entre eles estão a descrição dos critérios de elegibilidade no estudo, a alocação de forma aleatórios e "cegada" dos sujeitos nos diferentes grupos, a semelhança entre os grupos antes da realização da intervenção, a não ciência de qual grupo os voluntários pertenciam por parte dos participantes da pesquisa e do próprio voluntário, a permanência de pelo menos 85% dos voluntários até o fim da pesquisa, a existência de uma intervenção placebo no grupo de comparação, a apresentação das comparações estatísticas entre os grupos e medidas de variabilidade.

Além desses critérios, o Ministério da Saúde (2014) descreveu outros três que devem ser observados e podem elevar o nível de evidência de um artigo científico e o credenciar a ser uma referência de alta qualidade ao leitor, que são:

- **Grande magnitude de efeito:** O efeito de um determinado ensaio clínico é a estimativa que demonstra a diferença entre os grupos estudados, por exemplo, grupo intervenção e grupo controle. Assim, a alteração drástica na incidência de um determinado desfecho é um resultado que pode elevar o nível de evidência de um determinado estudo.
- **Presença de gradiente dose-resposta:** Reforça a probabilidade da ocorrência da relação causa/efeito através de uma curva dose-resposta. Por exemplo, ao observar um aumento de um determinado resultado à medida que aumenta a dose ou a frequência de uma determinada intervenção aumenta a hipótese de causalidade.
- **Fatores de confusão residuais que aumentam a confiança na estimativa:** Esses fatores podem distorcer a associação de uma intervenção e um desfecho e interferir no efeito, fazendo com que favoreçam associações que não existam ou escondam associações verdadeiras. Por exemplo, o resultado de um estudo que vise avaliar o efeito de uma intervenção em uma determinada condição clínica pode ter o resultado influenciado por fatores psicossociais ou nutricionais, os quais, muitas vezes são distantes do desfecho estudado. Em estudos controlados e aleatorizados com bons critérios metodológicos busca-se reduzir esse viés de confusão aumentando a credibilidade do resultado.

Conforme apresentado anteriormente, o delineamento de um estudo é essencial para determinação de sua qualidade e credibilidade, porém outros critérios devem ser observados, pois interferem diretamente sobre os resultados obtidos.

Nesse caminho, de busca de evidências científicas de qualidade, destacam-se as revisões sistemáticas, que é um método científico que visa reunir todos os ensaios clínicos relevantes de uma determinada condição clínica. Portanto, essas são dependentes e construídas a partir desses ensaios clínicos de alta qualidade e são um padrão de referência para sintetizar evidências para o profissional da saúde (Moher *et al.*, 2015). Além disso, essa revisão pode vir acompanhada de um método estatístico que visa combinar os dados de todos os estudos incluídos, denominado metanálise.

Visando definir essa metodologia, Moher (2009) a fez da seguinte forma:

"Uma revisão sistemática visa reunir todas as evidências relevantes que se encaixam nos critérios de elegibilidade pré-especificado para responder a uma pesquisa. Ela usa métodos explícitos e sistemáticos para reduzir o viés na identificação, seleção, síntese e resumo dos estudos".

"A metanálise é o uso de técnicas estatísticas para combinar e resumir os resultados de vários estudos. Ao combinar dados de vários estudos, as metanálises podem favorecer estimativas mais precisas dos efeitos dos cuidados de saúde do que aqueles derivados de estudos isolados".

Porém, assim como o ensaio clínico, as revisões devem apresentar critérios bem definidos para minimizar o aparecimento de viés. Nesse sentido, um comitê internacional, com membros com ampla experiência em metodologia de revisão sistemática, desenvolveu o PRISMA P (Moher, 2010) que foi o primeiro *checklist* relacionado a elaboração de protocolos de revisão sistemática e metanálise. Depois disso, ocorreram algumas atualizações em encontros e debates organizados por pesquisadores e estatísticos, para discutir e repensar essa primeira lista de itens, obtendo sua última versão no ano de 2020 (Page *et al.*, 2021). Atualmente, essa lista contém 7 sessões totalizando 27 itens distribuídos entre elas. Por exemplo, dentro de uma sessão denominada "Introdução" estão os itens "descreva a justificativa para a revisão no contexto do conhecimento existente" e "forneça uma declaração explícita dos objetivos ou perguntas que a revisão aborda". Frente ao exposto, fica evidente a importância de critérios bem definidos para elaboração de um protocolo de revisão, bem como, apresentação dos resultados dessa pesquisa, permitindo assim que ela possa ser usada pelo profissional como uma referência de alta qualidade e boa credibilidade.

PRÁTICA DA OSTEOPATIA BASEADA EM EVIDÊNCIA

Conforme amplamente apresentado e discutido em todo esse livro, com destaque ao título, a Osteopatia é um conceito global e integrativo, uma filosofia que possui uma forma particular de entendimento entre saúde e doença, a qual está vinculada a diversos aspectos da vida do indivíduo, organizados didaticamente nos cinco modelos.

Vale salientar que o tratamento manipulativo osteopático (TMO) – momento em que o Osteopata está testando e tratando o paciente com manobras – é uma parte do tratamento osteopático, que vai além, orientando, de acordo com a filosofia osteopática, o indivíduo nas suas diversas áreas da vida dependendo dos achados no seu histórico e exame físico.

Desta forma, o Osteopata se insere neste modelo complexo que é o ser humano, que o torna único, interferindo em algumas variáveis que fazem parte do processo de saúde e doença, que estão interagindo entre si e se modulando, embora entenda que a grande maioria das variáveis não são passíveis de controle.

Por conta disso, artigos científicos, por mais que visem rastrear e organizar seus participantes considerando os critérios de elegibilidade (critério de inclusão e exclusão) não conseguirão representar a individualidade do paciente no consultório, dificultando o transportar *ipsis litteris* da proposta do artigo para a prática clínica. Por exemplo, no conceito da Osteopatia, uma dor lombar, poderia estar relacionada com alterações estruturais, de mobilidade da lombar ou estruturas vizinhas, ou até, por diferentes doenças que facilmente poderiam consideradas nos critérios de elegibilidade. Mas, outros aspectos menos comumente considerados e de difícil consideração dentre os critérios, como, por exemplo, os aspectos biopsicossociais, posturais (por exemplo, alterações de captores como a ATM), cicatrizes, mobilidades viscerais e cranianas, ou seja, alterações vinculadas a história de cada indivíduo, poderiam gerar cargas alostáticas que desestabilizam o sistema e podem favorecer o resultado da proposta. Portanto, baseado no conceito da Osteopatia, a padronização da amostra fica prejudicada e decorrente a isso os resultados devem ser interpretados com cuidado, seja ele positivo ou negativo.

Porém, esse entendimento não pode causar uma lacuna entre a Osteopatia e a pesquisa. A compreensão dessa situação deve direcionar o pesquisador na busca de metodologias que respondam de maneira mais eficaz os anseios da Osteopatia e da sociedade com relação a essa abordagem, bem como, permitir ao osteopata clínico uma leitura dos artigos científicos de maneira crítica e consciente, sabendo transpor com critério os resultados demonstrados nos artigos. Tentar padronizar condutas, abandonar definitivamente técnicas ou incluí-las de maneira protocolar nos atendimentos devem ser decisões cuidadosas e tomadas com base na leitura de muitos estudos científicos e da experiência clínica do profissional.

A evidência científica deve ser uma grande aliada de qualquer ciência, da Osteopatia não é diferente. Ela deve ser uma direção, uma bússola para o profissional. Porém, como toda a bússola, por mais que demonstre a direção, não necessariamente é a melhor opção de caminho, outros aspectos devem ser considerados.

EVIDÊNCIAS CIENTÍFICAS DA OSTEOPATIA

A Osteopatia sempre esteve conectada à ciência de alguma forma. Dr. Still estimulou o aprofundamento no estudo da anatomia para que a filosofia osteopática fosse aprendida por seus alunos e John Martin Littlejohn ressaltou a importância da fisiologia como área básica para o ensino deste método. Desde então, diversos outros grandes nomes da Osteopatia, como Louisa Burns, Harrison Fryette, Irwin Korr, John Denslow, entre outros, dedicaram-se a pesquisar esta ciência, cada um com as possibilidades que existiam ao seu tempo.

Mais recentemente, diversos outros autores vêm dando suas contribuições para que esta ciência siga evoluindo, acompanhando os avanços das áreas correlatas. Para que haja forte aval científico pelo modelo de ciência atual, como apresentado anteriormente, é necessário que sejam publicadas revisões sistemáticas e metanálises sobre o assunto. É importante enfatizar que este tipo de estudo é elaborado a partir de bons ensaios clínicos, daí a importância de todos os tipos de trabalho para que se construa conhecimento de alta relevância.

Com este objetivo, foram publicadas diversas revisões sistemáticas e ensaios clínicos sobre o tratamento manipulativo osteopático e alguns deles serão apresentados a seguir.

Em relação às revisões sistemáticas, Jäkel *et al.* publicaram revisão sistemática sobre o tratamento craniano e concluíram que, em razão da baixa qualidade dos estudos, os dados eram insuficientes para conclusões definitivas.

O mesmo aconteceu com Ruffini *et al.*, que escreveram uma revisão sistemática sobre os efeitos do TMO na área de ginecologia e obstetrícia e concluíram que, embora tenham sido encontrados efeitos positivos, a heterogeneidade dos desenhos dos estudos, o baixo número de estudos e o alto risco de viés dos estudos incluídos impediram qualquer indicação sobre estes efeitos.

Na mesma linha, Posadizki *et al.* escreveram uma revisão sistemática sobre os efeitos do TMO na área de pediatria e concluíram que a evidência da eficácia da TMO para condições pediátricas permanece não comprovada devido à escassez e baixa qualidade metodológica dos estudos primários.

E, da mesma forma, Rechberger *et al.* publicaram revisão sistemática sobre os efeitos do TMO sobre o sistema nervoso autônomo (SNA) e concluíram que, devido ao pequeno número de sujeitos e ausência de acompanhamento, a qualidade metodológica dos estudos foi classificada como moderada. Há mudança significativa no SNA quando utilizadas técnicas articulares de alta velocidade e baixa amplitude e no tratamento da região suboccipital, porém nenhuma afirmação pôde ser feita em relação às técnicas osteopáticas cranianas e de mobilização na região cervical e torácica devido à falta de qualidade metodológica.

Já, Licciardoni *et al.* publicaram revisão sistemática sobre os efeitos do TMO para dor lombar e concluíram que há redução deste sintoma e que o nível de redução da dor é maior do que o esperado apenas com os efeitos do placebo e persiste por pelo menos três meses.

Chama atenção a recorrente informação de que os artigos têm baixo rigor metodológico, inviabilizando conclusões mais assertivas, tanto confirmando a eficácia do tratamento/protocolo de intervenção/técnica, quanto comprovando que não tem efeito. Vale ressaltar que, para que seja comprovada que uma proposta terapêutica não é eficaz, há necessidade de bons estudos mostrando que esta proposta é pior ou não é melhor que o grupo controle ou placebo, o que não ocorre atualmente.

Em relação aos ensaios clínicos, Noll *et al.* mostraram resultados positivos do TMO no tempo de internação, uso de antibiótico, na dificuldade respiratória e incidência de morte em voluntários idosos com pneumonia, Tozzi *et al.* mostraram os efeitos positivos do tratamento visceral sobre a dor e a mobilidade visceral em voluntários com lombalgia, Cerriteli *et al.* mostraram os efeitos do TMO sobre a perfusão cerebral, especialmente de áreas que participam do controle do SNA, Hodges *et al.* mostraram os efeitos positivos do TMO sobre mediadores químicos e imunológicos e o fluxo linfático no ducto torácico.

Desta forma, fica clara a necessidade de se elevar o nível dos trabalhos científicos sem que haja perda significativa da capacidade que o TMO tem de interferir no processo de saúde e doença. Isto vem acontecendo nos últimos anos, especialmente porque a metodologia empregada em cada trabalho vem sendo discutida a fundo entre pesquisadores e clínicos.

REFERÊNCIAS

Sackett D L, Rosenberg W M C, Gray J A M, Haynes R B, Richardson W S. Evidence based medicine: what it is and what it isn't *BMJ* 1996; 312 :71

Herbert R, Jamtvedt G, Hagen KB, Mead J. Practical Evidence-Based Physiotherapy. Ed. Churchill Livingstone. 2 ed. 2011.

Montori VM, Guyatt GH: Progress in evidence-based medicine . JAMA. 2008, 300:1814-6

Edwards, A., Elwyn, G., 2001. Evidencebased patient choice. Oxford University Press, Oxford

Masic I, Miokovic M, Muhamedagic B: Evidence based medicine - new approaches and challenges. Acta Inform Med. 2008, 16:219-25

Brasil. Ministério da Saúde. Secretaria de Ciência, Tecnologia e Insumos Estratégicos. Departamento de Ciência e Tecnologia. Diretrizes metodológicas : Sistema GRADE – Manual de graduação da qualidade da evidência e força de recomendação para tomada de decisão em saúde / Ministério da Saúde, Secretaria de Ciência, Tecnologia e Insumos Estratégicos, Departamento de Ciência e Tecnologia. – Brasília : Ministério da Saúde, 2014.

GRADE working group: the Grading of Recommendations Assessment, Development and Evaluation [Internet]. 2014 [cited 2014 dez 20]. Available from: http://www.gradeworkinggroup.org

GALVAO, Taís Freire; PEREIRA, Mauricio Gomes. Avaliação da qualidade da evidência de revisões sistemáticas. **Epidemiol. Serv. Saúde**, Brasília , v. 24, n. 1, p. 173-175, mar. 2015

Moher, D., Shamseer, L., Clarke, M. et al. Preferred reporting items for systematic review and meta-analysis protocols (PRISMA-P) 2015 statement. *Syst Rev* **4**, 1 (2015).

Moher D, Liberati A, Tetzlaff J, Altman DG, PRISMA Group: Preferred reporting items for systematic reviews and meta-analyses: the PRISMA Statement. BMJ 2009

Moher D, Schulz KF, Simera I, Altman DG. Guidance for developers of health research reporting guidelines. PLoS Med. 2010 Feb 16;7(2):e1000217

Page M J, Moher D, Bossuyt P M, Boutron I, Hoffmann T C, Mulrow C D et al. PRISMA 2020 explanation and elaboration: updated guidance and exemplars for reporting systematic reviews *BMJ* 2021; 372 :n160

Jäkel, Anne, and Phillip von Hauenschild. "Therapeutic effects of cranial osteopathic manipulative medicine: a systematic review." *Journal of Osteopathic Medicine* 111.12 (2011): 685-693.

Ruffini, Nuria, et al. "Osteopathic manipulative treatment in gynecology and obstetrics: a systematic review." *Complementary therapies in medicine* 26 (2016): 72-78.

Posadzki, Paul, Myeong Soo Lee, and Edzard Ernst. "Osteopathic manipulative treatment for pediatric conditions: a systematic review." *Pediatrics* 132.1 (2013): 140-152.

Licciardone, John C., Angela K. Brimhall, and Linda N. King. "Osteopathic manipulative treatment for low back pain: a systematic review and meta-analysis of randomized controlled trials." *BMC musculoskeletal disorders* 6.1 (2005): 1-12.

Rechberger, Verena, Michael Biberschick, and Jan Porthun. "Effectiveness of an osteopathic treatment on the autonomic nervous system: a systematic review of the literature." *European Journal of Medical Research* 24.1 (2019): 1-14.

Noll, Donald R., et al. "Efficacy of osteopathic manipulation as an adjunctive treatment for hospitalized patients with pneumonia: a randomized controlled trial." *Osteopathic medicine and primary care* 4.1 (2010): 1-13.

Tozzi, P., D. Bongiorno, and C. Vitturini. "Low back pain and kidney mobility: local osteopathic fascial manipulation decreases pain perception and improves renal mobility." *Journal of Bodywork and Movement therapies* 16.3 (2012): 381-391.

Cerritelli, Francesco, et al. "Effect of manual approaches with osteopathic modality on brain correlates of interoception: an fMRI study." *Scientific reports* 10.1 (2020): 1-12.

Hodge, Lisa M., et al. "Abdominal lymphatic pump treatment increases leukocyte count and flux in thoracic duct lymph." *Lymphatic research and biology* 5.2 (2007): 127-134.